瘢痕疙瘩基础与临床

主 编 邓 军

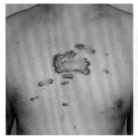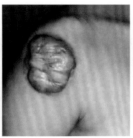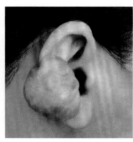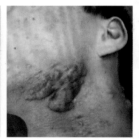

科学出版社

北京

内 容 简 介

本书共 16 章，内容涉及瘢痕疙瘩基础知识、实验研究、流行病学、病理及病理生理、诊断与鉴别诊断、相关综合征、治疗方法、治疗进展、中医中药等多个方面，同时对其他皮肤科纤维化疾病也做了介绍。在瘢痕疙瘩临床治疗中还涉及患者健康教育、心理治疗等内容。

本书内容融入了编者的诊疗经验，反映了学科进展，图文并茂，可供皮肤科医生参考。

图书在版编目（CIP）数据

瘢痕疙瘩基础与临床 / 邓军主编 . —北京：科学出版社，2022.8
ISBN 978-7-03-072821-0

Ⅰ. ①瘢… Ⅱ. ①邓… Ⅲ. ①瘢痕疙瘩 – 诊疗 Ⅳ. ① R619

中国版本图书馆 CIP 数据核字（2022）第 141940 号

责任编辑：沈红芬 许红霞 / 责任校对：刘 芳
责任印制：肖 兴 / 封面设计：黄华斌

科学出版社 出版
北京东黄城根北街 16 号
邮政编码：100717
http://www.sciencep.com
北京九天鸿程印刷有限责任公司 印刷
科学出版社发行 各地新华书店经销
*
2022 年 8 月第 一 版 开本：787×1092 1/16
2023 年 4 月第二次印刷 印张：27 3/4
字数：640 000
定价：248.00 元
（如有印装质量问题，我社负责调换）

编写人员

主　审　李　航　何　威

主　编　邓　军　重庆玛恩医疗美容医院

副主编　金哲虎　延边大学附属医院

编　者　（按姓氏笔画排序）

邓雨萌　陆军军医大学陆军特色医学中心

龙朝钦　重庆市梁平区人民医院

许元元　重庆玛恩医疗美容医院

李　航　北京大学第一医院

邱　磊　重庆玛恩医疗美容医院

何　威　贵黔国际总医院

陈维文　首都医科大学附属北京中医医院

陈群英　重庆玛恩医疗美容医院

周　欢　重庆玛恩医疗美容医院

徐　伟　重庆市中医院

陶　康　陆军军医大学第一附属医院

黄　慧　陆军军医大学第一附属医院

翟志芳　陆军军医大学第一附属医院

主编简介

邓军，男，1964年12月出生，主任医师、硕士研究生导师。

1986年毕业于第三军医大学临床医学系。在第三军医大学（现陆军军医大学）第一附属医院皮肤科工作近30年。1995年开始从事皮肤外科工作，1998年参与创建第三军医大学第一附属医院皮肤科激光中心，2016年6月参与创建重庆玛恩医疗美容医院。

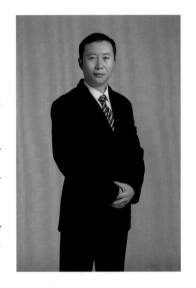

先后担任重庆市激光医学专业委员会副主任委员、重庆医学会皮肤性病专业委员会委员、重庆市中西医结合学会皮肤性病专业委员会副主任委员、重庆市光学学会激光医学分会委员、解放军激光医学专业委员会委员、中华医学会皮肤性病学分会美容学组成员、中国医师协会皮肤科医师分会皮肤外科亚专业委员会委员、中国中西医结合学会皮肤性病专业委员会皮肤外科学组副组长、中国整形美容协会抗衰老分会常务理事、中国整形美容协会激光美容分会委员、中国非公立医疗机构协会皮肤专业委员会瘢痕学组副组长、《中华医学美学美容杂志》编委、《中国美容医学》杂志编委、《皮肤病与性病》杂志编委、《中华皮肤科杂志》审稿人等学术职务。

长期从事皮肤科医疗、教学、科研工作，擅长皮肤外科及激光美容治疗，建立了瘢痕疙瘩综合治疗体系。对各类瘢痕的手术及浅层放射治疗、毛发移植手术、各类皮肤良恶性肿瘤外科手术治疗、光动力治疗、皮肤整形美容手术、注射美容治疗、皮肤激光治疗等均有多年的临床经验。曾主持多项科研课题（含国家自然科学基金面上项目），指导多名硕士研究生在皮肤外科学、皮肤激光美容和色素性皮肤病等领域进行临床和基础研究，获军队医疗成果奖三等奖1项，主译和参编皮肤病学、皮肤美容和皮肤外科等方面的专著10部。

序　言

瘢痕疙瘩在临床上诊断容易，治疗却很困难！

瘢痕疙瘩往往在青春期或中年发病，并可持续终身，严重影响患者身心健康及生活质量。临床医生遇到瘢痕疙瘩通常是束手无策，尤其对多发或巨大的瘢痕疙瘩更是一筹莫展。若要攻克瘢痕疙瘩，深入的基础研究及发病机制揭示是关键。但对患者而言，免受疾病折磨，缓解病情或清除病灶则是梦寐以求的。

邓军医生从事皮肤科临床工作近30年，投身于皮肤外科及激光美容事业也已逾20年。对事业强烈的责任感，对患者的一颗爱心，军人出身的一种使命感，驱使邓军决心去"啃"瘢痕疙瘩这块"硬骨头"，而且这一"啃"就是20多年！不但"啃"出了瘾，更是总结出了一套具有我国特色的司洛德（Surgery、Radiation、Injection、Drugs、Laser，SRIDL）瘢痕疙瘩综合治疗体系，提出了病灶清除、保持结构、愈合优先、精准放疗、长期防控的理念，经大量的临床病例研究表明，该综合治疗体系用于瘢痕疙瘩临床治疗取得了较为满意的疗效。

由邓军主编的《瘢痕疙瘩基础与临床》一书内容丰富翔实，全书参考了近10年的国内外文献，从瘢痕疙瘩的基础知识、实验研究、流行病学、病理生理、诊断与鉴别诊断、相关综合征、治疗方法、治疗进展等多个方面做了全面论述，对司洛德瘢痕疙瘩综合治疗体系做了详细介绍，并配有大量示意图及临床照片。相信该书对临床医生具有很强的指导性和实用性。

邓军及其团队在繁忙的临床工作之余，能瞄准瘢痕疙瘩这个临床难题，急患者之所急、想患者之所想，从机制上进行探索、从方法上优化组合，并在实践中提出了自己的观点及标准，为攻克瘢痕疙瘩起到了积极的推动作用，为患者缓解或解除了病痛，这种精神值得褒奖！

北京大学第一医院终身教授　朱学骏

2021 年 12 月

前　言

　　瘢痕疙瘩是皮肤科、整形科及烧创伤外科的常见病和多发病，具有对治疗抵抗和治疗后高复发的临床特征，目前仍是一种临床治疗极其困难的疾病。瘢痕疙瘩是一种过度生长的特殊类型的病理性瘢痕组织，很多瘢痕疙瘩发病没有明显外伤史，通常在毛囊炎、痤疮等感染性皮肤病基础上发病，继发于外伤或大面积烧烫伤者则病情严重。瘢痕疙瘩的发病与遗传因素密切相关，近半数的瘢痕疙瘩患者具有家族遗传史，已发现在其发病中有 *p53*、*Fas*、*c-myc*、*c-fos*、*ras*、*Bcl-2* 家族、*ICE* 家族等多种基因异常。瘢痕疙瘩发病机制复杂，多种生长因子如 TGF-β、IGF、PDGF 等均参与发病过程，并涉及多个细胞信号通路异常，造成胶原合成与降解失衡。瘢痕疙瘩在临床上具有超过原始皮肤损伤范围的持续性生长特征，以及好发于胸前、肩背、上臂、颌颈、耳部、外阴等处的部位特征。在瘢痕疙瘩病程中常伴有明显瘙痒与疼痛，病程较长的患者可有瘢痕挛缩、脓肿破溃等并发症，严重影响患者生活质量。

　　我们团队近些年诊治了大量的瘢痕疙瘩患者，在总结以往传统方法、单一方法等治疗手段基础上，探索出了优化术式并结合浅层 X 线放疗的司洛德（Surgery、Radiation、Injection、Drugs、Laser，SRIDL）瘢痕疙瘩综合治疗体系，用于大量的临床患者治疗并获得满意疗效。司洛德瘢痕疙瘩综合治疗的核心包括病灶清除、保持结构、愈合优先、精准放疗、长期防控等创新治疗理念和干预策略，确立了以瘢痕清除、损伤控制、综合治疗、治防并重为核心的系统化治疗体系，一定程度上解决了瘢痕疙瘩治疗中损伤大、张力高、易复发的临床难题。

　　本书内容与时俱进，反映了学科进展，并配有大量示意图及临床照片。本书内容涉及瘢痕疙瘩基础知识、实验研究、流行病学、病理及病理生理、诊断与鉴别诊断、相关综合征、治疗方法、治疗进展、中医中药等多个方面，同时对其他皮肤科纤维化疾病也做了介绍。在瘢痕疙瘩临床治疗中还涉及患者健康教育、心理治疗等内容。本书也提到了中医对瘢痕疙瘩的认识及辨证施治，力求系统全面地介绍多种中医验方及应用情况，同时还介绍了中药提取物在瘢痕疙瘩治疗方面的实验研究。本书注重新的研究成果和方法对临床治疗的指导性与实用性，在瘢痕疙瘩发病机制阐述上力求透彻，揭示其某些本质。

　　本书中首次提出了"2+X"瘢痕疙瘩诊断标准，即具备病变超过原始皮肤损伤范围向周围正常皮肤侵犯、病程超过 1 年仍呈持续性生长者为临床诊断的必要条件，其他如典型皮损表现、特定部位发病、家族遗传史、无创伤发病等为诊断的非必要标准，非必要标准中出现任何一条均可增加瘢痕疙瘩的临床诊断证据。在总结大量文献基础上，书中提出了"炎症持续状态"及"瘢痕局部缺氧"在瘢痕疙瘩发病中起重要作用的观点，系统探讨了瘢痕疙瘩发病机制的相关内容，并在瘢痕疙瘩发病假说中提出了自己的观点。在瘢痕疙瘩临床治疗方法上，我们团队创立的司洛德瘢痕疙瘩综合治疗体系强调微创手术、精准放疗、早期防控、长期管理，提出了瘢痕疙瘩"白平软"（尤其是瘢痕色泽评分为 0 的情况）及长期稳定的临床治愈标准，多年来已经临床治愈大量瘢痕疙瘩患者。从本质上阐明某些问题、从方法上提供可行方案是近些年我们团队一直在努力的方向。本书的出版，是各位编者踏实做、用心悟、认真写的最好体现。

　　本书编写过程中，得到金哲虎教授、李航教授、何威教授的大力支持，翟志芳教授、黄慧教授等为编写投入了大量精力，其他各位参编者也付出了辛苦劳动，在此一并致谢！

　　由于编写时间紧，书中不足敬请各位读者指正。

2021 年 11 月

目　　录

第一章

皮肤发育、结构、功能及皮肤免疫学

第一节　皮肤胚胎学

皮肤由胚胎早期的外胚层及中胚层发育分化而来。表皮、附件和神经来自外胚层[1]，真皮、皮下组织中的纤维、血管、淋巴管、肌肉、脂肪等来自中胚层。皮肤组织及附件的分化见图 1-1。

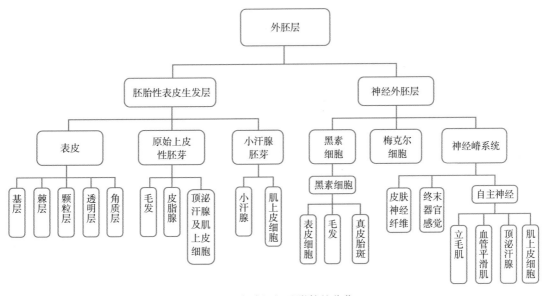

图 1-1　皮肤组织及附件的分化

一、表皮的发生

表皮来自外胚层。人胚胎早期约 3 周时，表皮只有一层立方细胞，富含糖原，胞质透明呈空泡状，分化功能旺盛。4 ～ 6 周时，此单层细胞开始分化成两层细胞，内层细胞呈立方形，称为生发层；外层细胞略扁平，称为周皮或皮上层。从第 9 周开始，上述两层细胞间开始形成中间层，该层细胞较大，也富含糖原，胞质透明，形如气球。随着胚胎发育，生发层细胞分裂，不断形成中间层细胞，并向上推移[2]。12 周后中间层可有 2 ～ 3 层细胞，并逐渐出现棘突，细胞互相嵌合，可见细胞间桥，此层即称为棘层，此时周皮细胞逐渐变得扁平，胞核浓缩。到 16 周后，中间层近表面的细胞及周皮细胞胞质内逐渐产生角质透明蛋白，形成颗粒层，外层周皮细胞角化及脱落，构成胎脂。胎儿近 5 个月时，表皮基底层逐渐呈现波浪状，与真皮乳头相间形成表皮突。6 个月后的表皮已同新生儿，基本结构近似成人。表皮发育过程见图 1-2。

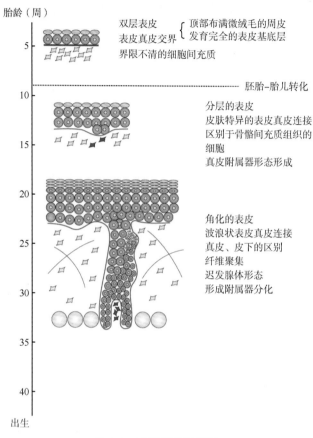

图 1-2　表皮发育示意图

二、皮肤附件的发生

皮肤附件在胚胎发育中皆来源于外胚层。在胚胎 3 个月时，表皮生发层开始分化增生，向真皮内突出形成花蕾状，称为原始上皮性胚芽，也称为毛胚芽。毛胚芽细胞呈深嗜碱性，由此逐步分化成毛囊、毛、皮脂腺和汗腺。皮肤附件发育过程见图 1-3。

毛先见于眉及头部，4～5 个月后渐由头面部向骶尾部发展。胎儿 4～5 个月时，在毛的钝角侧，从毛囊的中间突起分化成皮脂腺。此时，在毛的钝角侧从毛囊的上方突起开始分化形成顶泌汗腺。胚胎 6 个月时多为细胞索，前端渐呈蟠管状。9 个月时内层者分化成分泌部细胞，外层者分化成肌上皮细胞，管腔明显。胚胎时期伴随毛发发生的顶泌汗腺胚芽，除腋部、阴部、肛部等特定部位外，生后皆退化或消失，顶泌汗腺胚芽并不发生在所有的毛囊。立毛肌附着点发生在毛囊的下方突起部。

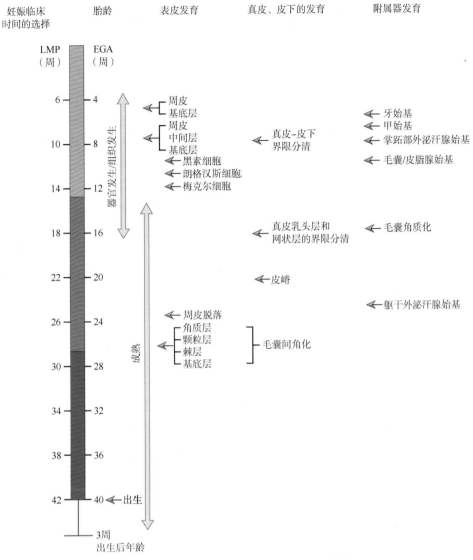

图 1-3 皮肤发育的重要事件及其特殊的结构

时间线条代表胎龄开始时间和妊娠持续时间。LMP. 末次月经时间；EGA. 胎龄

小汗腺发生于胚胎表皮生发层的小汗腺胚芽。开始是成片的密集的深嗜碱性细胞位于基底生发层内，渐向真皮突出，但比原始上皮性胚芽小，在胚胎 4～5 个月时，首先见于掌跖部，5 个月后开始见于身体其他部位，逐渐出现由两层细胞构成的管腔，分泌部形成蟠管，分化为分泌细胞及肌上皮细胞，到出生时近于成人汗腺。

甲的发生起始于胚胎 2 个月，指趾末节背侧前端出现隆起及浅凹（原始甲基），此处形成甲母质，逐渐角化形成甲板。

三、黑素细胞的发生

表皮及毛发的黑素细胞与神经一样，皆来源于外胚层的神经嵴，在胚胎发育过程中，与皮肤神经有密切的关系[3]。9 ～ 10 周时，真皮中可见黑素细胞，约 3 个月时可达表皮基底细胞层内及毛囊内。黑素细胞有树枝状突起，内含黑素颗粒。出生后婴儿臀、背、腰骶部真皮内浅层留有黑素细胞，即胎斑。

四、皮肤肌肉的发生

皮肤除面颈有横纹肌外，其他部位皆为平滑肌，如立毛肌和乳头、阴囊肉膜、眼睑及血管壁的平滑肌，皆由胚胎性的间质细胞分化而来。胚胎 5 个月前后可见幼稚的平滑肌。

五、皮肤血管及淋巴管的发生

皮肤的血管及淋巴管皆由胚胎期中胚层的间质细胞分化而来，一部分间质细胞先聚集形成血岛，然后逐渐分化成内皮细胞，彼此连接排列成管状，以后发育演变成血管及淋巴管（图 1-4）。胚胎 5 个月时可见较大的血管，管壁出现幼稚的平滑肌，弹性纤维不明显。血管和淋巴管为同源的脉管，故临床上淋巴管瘤有时可伴有血管瘤。

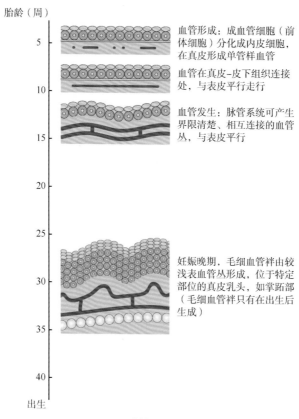

图 1-4　脉管系统的发育

六、皮肤神经的发生

皮肤的神经来源于外胚层的神经嵴，即神经外胚层。胚胎 4 个月以后，神经末梢可达到表皮下，并逐渐发育分化，到 6 个月时真皮乳头发达，末梢神经在乳头内的分支呈网状，在真皮乳头层及真皮深层，皮下组织内分别形成触觉小体（Meissner 小体）及环层小体（Vater-Pacini 小体）。

七、梅克尔细胞

梅克尔细胞（Merkel cell）的来源尚不明确，有学者认为它起源于外胚叶的神经嵴细胞，约在胚胎 6 周时进入表皮底层，也有学者认为它起源于胚胎表皮内原始上皮细胞，可称为表皮的原位分化细胞。梅克尔细胞是最先出现于 11～12 周人胚掌跖表皮中的标志性细胞，与角质细胞一样，梅克尔细胞也含有角质中间丝（keratin intermediate filament），但是角蛋白的种类（K8、K18、K19、K20）较角质上皮更具典型性和特异性。实验可证明从外胚层表皮原位分化的梅克尔细胞较从胚胎期神经嵴分化的梅克尔细胞多见，梅克尔细胞主要直接来源于表皮干细胞[4]。

梅克尔细胞还出现于甲母质中，它们的密度随年龄变化。婴儿期梅克尔细胞的数量多于成人。在胚胎和胎儿发育期，梅克尔细胞既可作为神经末梢作用的靶器官，又可作为一种刺激促进神经分化。梅克尔细胞还参与立毛肌、毛囊皮脂腺的诱导分化。

参 考 文 献

[1] Bajpai VK, Kerosuo L, Tseropoulos G, et al. Reprogramming postnatal human epidermal keratinocytes toward functional neural crest fates. Stem Cells, 2017, 35（5）: 1402-1415.

[2] Zambruno G, Girolomoni G, Manca V, et al. Epidermal growth factor and transferrin receptor expression in human embryonic and fetal epidermal cells. Arch Dermatol Res, 1990, 282（8）: 544-548.

[3] Hirobe T. Keratinocytes regulate the function of melanocytes. Dermatol Sin, 2014, 32（4）: 200-204.

[4] Van Keymeulen A, Mascre G, Youseff KK, et al. Epidermal progenitors give rise to Merkel cells during embryonic development and adult homeostasis. J Exp Med, 2009, 206（11）: i26.

第二节　皮肤组织学

皮肤组织由表皮、真皮、皮下组织及皮肤附件构成。

一、表皮

表皮是复层扁平上皮（stratified squamous epithelium），厚度因部位而异，大部分为 100μm 左右。眼睑、外阴、腋窝及四肢屈侧较薄，最厚处为手掌及足跟，可达 0.8～1.4mm。表皮主要由两类细胞组成，即角质形成细胞和非角质形成细胞（图 1-5）。角质形成

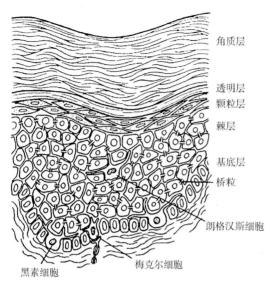

角质层

透明层
颗粒层

棘层

基底层

桥粒

朗格汉斯细胞

黑素细胞　　　　　梅克尔细胞

图 1-5　表皮组织模式图

细胞属于外胚叶的上皮细胞，特点为可产生角蛋白，胞质内含有张力原纤维，有桥粒。非角质形成细胞不产生角蛋白，胞质内无张力原纤维，胞质呈树突状，无桥粒。非角质形成细胞包括少数由胚胎神经嵴细胞移行后进入表皮的黑素细胞，可合成和分泌黑素；在骨髓中形成经血液进入表皮的朗格汉斯细胞（Langerhans cell），该细胞属单核巨噬细胞系统和免疫调节效应细胞系统，参与免疫应答反应；起源于外胚叶的神经嵴细胞的梅克尔细胞，此细胞则与触觉有关。

（一）角质形成细胞

角质形成细胞是表皮的主要细胞，占表皮细胞的 80% 以上，在角质形成细胞发生和分化的最终阶段形成具有保护作用的角质蛋白[1]。根据角质形成细胞的发展阶段和特点，表皮由内向外依次分为五层，即基底层、棘层、颗粒层、透明层和角质层。

1. 基底层　又称生发层，是表皮最下面的一层细胞，表皮其他四层细胞皆由此层细胞分化而来。基底细胞仅为一层矮柱状细胞，呈栅栏状排列，其长轴与基底膜垂直，胞质呈嗜碱性，胞核椭圆，核染色质丰富，有时可见核分裂象，部分基底细胞内可见黑素颗粒，呈帽状分布在胞核的上方。此色素颗粒来自黑素细胞，通过基底细胞的自吞噬作用摄入。基底细胞之间及基底细胞与棘细胞之间以细胞间桥相连接，基底细胞的底部则附着于表皮下基底膜带。电镜下基底细胞的特点是胞质内可见张力细丝，相邻的基底细胞间、基底细胞与其上的棘细胞间可见桥粒，基底细胞的真皮侧则可见半桥粒。在正常情况下，一部分基底细胞（约 50%）可进入分裂象，产生新的表皮细胞。基底细胞的分裂周期为 13 ~ 19天。分裂后产生的角质形成细胞由基底层移行至颗粒层最上层，约需 14 天，再移至角质层上部又需 14 天，共为 28 天，称为表皮通过时间（transit time）或更替时间（turnover time）。表皮更替时间受年龄、皮肤状况、健康状况、环境和压力等因素影响，随着年龄的增长，40 ~ 50 岁为 45 ~ 60 天；50 岁以上为 60 ~ 90 天。

一些因素可促进基底细胞的增生，如求偶素、表皮生长因子、环磷酸鸟苷，而表皮抑素及环磷酸腺苷则可抑制基底细胞分裂。在创伤愈合及发生某些疾病（如肿瘤或银屑病）时基底细胞进行分裂的比例增加，细胞新生加快及增多，恶性肿瘤等的生长完全失去控制，而在银屑病缓解时，其分裂周期恢复正常。在基底细胞分裂过程中，两个新生的细胞有一个被挤向上方，经棘层、颗粒层，最后形成角质层细胞，失去生命力而逐渐脱落。正常皮肤维持其合适的增生和抑制比例，使新生细胞与脱落的角质层细胞保持平衡，从而保持其生理需要的厚度，如过度增生则形成胼胝，过度脱落则形成鳞屑。

2. 棘层　位于基底层上方，此层有 4 ~ 8 层细胞，细胞呈多角形，随着靠近皮肤表面，逐渐变得扁平，胞质丰富，略呈嗜碱性，有许多被称为棘突的胞质突起，细胞间有细胞间桥连接，细胞间桥有一个小结节增厚，称为郎飞结（Ranvier node），可用海登海因（Heidenhain）铁苏木素染色显示，此种表皮细胞间结合称为桥粒（desmosome）或张力微丝桥粒复合体（tonofilament-desmosome complex）（图1-6）。相邻的基底细胞与其上的棘层细胞，以及棘层细胞与其上的颗粒细胞，借桥粒互相连接。棘细胞中有丰富的细胞器，包括溶酶体及吞噬体等，可以进行重要的代谢活动，以及吞噬和消化表皮损伤后的细胞碎片与皮肤黑素颗粒等。其他不能完全消化的物质，可随角质细胞脱落。

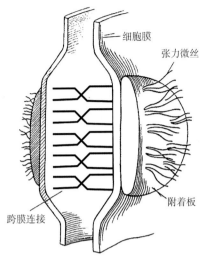

图1-6 桥粒模式图

3. 颗粒层 位于棘细胞层之上，由1~3层扁平或梭形细胞组成，其长轴与皮肤表面平行，胞质中含有圆形或多角形深嗜碱性的不规则粗大颗粒，称为角质透明颗粒（keratohyalin granule），有细胞核、细胞间桥及张力原纤维。正常皮肤颗粒层的厚度与角质层的厚度成正比，在角质层厚的部位，如掌跖，颗粒层则较厚，可达5~6层，而在角质层薄的部位仅有1~3层。颗粒层的厚度与角化程度有关，角化不全时常不见颗粒层，角质层增厚时颗粒层也相应增厚。

4. 透明层 此层仅见于手掌和足趾表皮部，透明层介于颗粒层与角质层之间，由数层透明、折光强的鳞状细胞构成，细胞境界不清，结构松散，张力原纤维不如角质层致密，苏木精-伊红（HE）染色不见细胞核，呈红染的玻璃样透明带，内充满角母蛋白，由透明角质颗粒液化而来。此层富含结合蛋白的磷脂质及核糖核酸，具有防止水及电解质透入的作用，故被称为生理屏障。

5. 角质层 是表皮的最外层，厚度随部位而异。一般由5~10层已经死亡的扁平无核的细胞组成，内含角蛋白，是主要的防水屏障及保护层。其细胞器几乎溶解。角质层细胞扁平，与皮肤表面平行，其边缘与其上、下的角质层细胞边缘互相交错重叠，使角质层可获得更好的屏障作用。HE染色呈红色，可呈波浪状或筐篮状，此层细胞经常有生理性脱落。表皮从基底细胞产生棘细胞，逐渐演变为颗粒细胞，最后形成角质层，故这些细胞又称为角质形成细胞。有学者将基底层、棘层、颗粒层合称为表皮生发层，又称马氏层。

（二）非角质形成细胞

1. 黑素细胞 是合成和分泌黑素的树枝状细胞，来源于神经嵴，然后移行至表皮基底层和毛基质等处[2]。黑素细胞位于表皮基底细胞层，也可位于黏膜、眼色素层和软脑膜等处。在HE染色切片上，黑素细胞有一个小的深染的核，以及透亮略呈嗜碱性的胞质，故又称透亮细胞。布洛赫（Bloch）3,4-二羟苯丙氨酸反应阳性，染成黑色，用银染色可显示出黑素细胞有树枝状突起，内含大量黑素，故又称为树突状细胞。该细胞无桥粒，不含张力原纤维。在黑素细胞的胞质中，含有特征性的黑素体（melanosome），形成黑素。黑素形成后即由树枝状突起输送到角质形成细胞内。黑素小体转运至角质形成细胞后即被膜包裹，形成次级溶酶体。

黑素小体是黑素细胞进行黑素合成的场所，根据其分化过程可分为四期。Ⅰ期黑素小体是一种来源于高尔基体的球形小泡，含有无定形的蛋白及一些微泡。Ⅰ期黑素小体变圆，含有许多黑素细丝和板层状物质，Ⅰ、Ⅱ期黑素小体均无酪氨酸酶活性。Ⅲ期黑素小体则变为酪氨酸酶阳性，并可在板层上开始黑素合成，由于黑素的沉积，Ⅲ期黑素小体的结构已模糊不清，到Ⅳ期，黑素小体中已充满黑素，电子密度较高。微泡可能起源于高尔基体，与黑素小体的外层膜融合后可释放出酪氨酸酶，在黑素小体Ⅱ期至Ⅲ期的转变中起重要作用。此外，黑素小体除酪氨酸外，还含有一些基质蛋白，对于正常结构的维持也较重要。

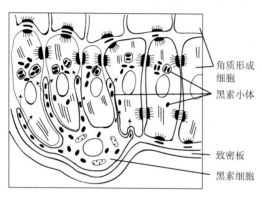

角质形成细胞
黑素小体
致密板
黑素细胞

图 1-7　表皮黑素单位模式图

正常皮肤中黑素细胞数目是稳定的，在 4 ～ 10 个基底角质形成细胞中有 1 个黑素细胞。每个黑素细胞借助树枝状突起与约 36 个角质形成细胞接触，向它们输送黑素颗粒，称为表皮黑素单位[3]（图 1-7）。角质形成细胞吞噬经黑素细胞树枝状突起输送来的黑素，这些色素颗粒呈伞形聚集于角质形成细胞核上部，对紫外线起屏障作用。黑素细胞的树枝状突起向各个方向延伸，将其色素输入其他表皮角质形成细胞和毛发细胞。随着表皮细胞的上移，黑素颗粒逐渐被溶酶体的酶所分解，并随角质层细胞脱落。

黑素细胞几乎分布于所有组织，最常见于表皮、毛囊、真皮、眼、血管周围、外周神经及交感神经干，在软脑膜、内耳等处亦有分布。表皮内黑素细胞总数约为 20 亿。在人体不同部位，黑素细胞的分布也存在差异。面部、生殖器黑素细胞分布密度比躯干黑素细胞分布密度高，面部每平方毫米有（2900±249）个，而前臂每平方毫米只有（1100±215）个，但黑素细胞的分布无性别及种族差异。暴露于紫外线后，会促进黑素的形成和输送，产生晒斑。而黑素细胞的数量随年龄的增长而减少，老年人毛基质中色素细胞减少，致头发变白。

脑垂体分泌的促黑素（melanocyte stimulating hormone，MSH）、雌激素、前列腺素 E_1 和 E_2，以及紫外线照射均可促使色素增加。

2. 朗格汉斯细胞　是一种树枝状细胞，是从骨髓中的前体细胞分化而来，主要位于表皮中部，上可达颗粒层，下可至真皮与表皮交界处[4]。朗格汉斯细胞也可见于真皮、口腔、咽、扁桃体、食管、直肠、阴道等处的黏膜，以及胸腺、淋巴结和脾脏。朗格汉斯细胞在表皮中约占 4%，在身体不同部位的分布密度不同，每平方厘米有 460 ～ 1000 个朗格汉斯细胞。

HE 染色时朗格汉斯细胞树突不明显，形态似透明细胞。用氯化金浸透法显示，朗格汉斯细胞位于棘层中部，胞核呈脑回状扭曲，胞质呈空泡状，内无张力原纤维。多巴胺（DOPA）反应阴性。

朗格汉斯细胞有 12 个树突与颗粒层、棘层及基底细胞接触。它的细胞功能近似巨噬细胞，可吞噬外源物质，识别、加工并将接触过敏性皮炎的半抗原提呈给淋巴结中的 T 细胞使之活化。朗格汉斯细胞捕获半抗原后产生白细胞介素（IL）-1。IL-1 与表皮胸腺细胞活化因子（ETAT）协同作用于 Th 细胞，使 T 细胞大量增生，这与过敏性皮炎的发生有密切关系。朗格汉斯细胞还参加同种异体移植时的排斥反应，控制皮肤肿瘤的发生及调控表皮细胞的分化作用[5]。

朗格汉斯细胞亦可见于某些疾病，如组织细胞增生症、蕈样肉芽肿等，而在银屑病、肉样瘤等疾病中其则减少。老年人的朗格汉斯细胞减少，故发生接触性皮炎的程度减弱。

3. 梅克尔细胞 集中于指（趾）尖、口唇等无毛皮肤组织，口腔及生殖器黏膜，以及毛囊外毛根鞘。常规染色时梅克尔细胞难以辨认。梅克尔细胞主要表现为一种机械性、刺激性感受器，当然机械性刺激首先要转化为神经冲动，梅克尔细胞与神经轴索相似，都具有典型的膜性突触结构，会发生突触前、突触后改变[6]。此外，梅克尔细胞的致密颗粒中含有神经介质样物质，可以通过化学突触将刺激信号传递给神经（图 1-8）。梅克尔细胞与神经末梢相关联，当神经进入表皮后发生脱髓鞘，其末梢形成树枝样分枝，并分别与 50 个梅克尔细胞发生联系，有毛发和无毛发区域都存在梅克尔细胞，有毛发区域中触盘（touch domes）与某些毛囊发生联系，主要集中在颈部、前臂伸侧。在掌趾的皮嵴处，梅克尔神经复合体通常伴随小汗腺导管穿入表皮腺乳头，但并非人人如此。梅克尔细胞还出现于甲母质中，但成人较婴儿期数量少。

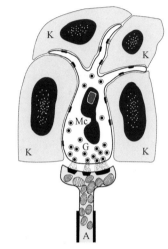

图 1-8 梅克尔细胞 – 轴突复合体模式图
A. 富含线粒体的有髓轴突，突触后终膜增厚；G. 被膜致密核心颗粒；K. 角质形成细胞；Mc. 梅克尔细胞，核内有小杆状结构

二、表皮与真皮交界处

表皮的基底细胞层与真皮的交界面呈波浪状，它是由向真皮伸入的表皮脚和向表皮伸入的真皮乳头互相镶嵌而成（图 1-9），由表皮下基底膜带（subepithelial basement membrane zone）将表皮与真皮连接起来。表皮下基底膜带用过碘酸 – 希夫（PAS）染色，在表皮与真皮交界处有 0.5 ～ 1μm 厚的红染带，提示其中有中性黏多糖。如用硝酸银浸染，在真皮的最上层显示为网状纤维，用阿尔辛蓝染色，表皮下基底膜带处显示酸性黏多糖和网状纤维网。

三、真皮

真皮由胚胎中胚叶产生，位于表皮和皮下脂肪组织之间，主要由结缔组织构成，包括胶原纤维、网状纤维、弹性纤维、基质、细胞成分。血管、淋巴管、神经及肌肉位于真皮和皮下脂肪组织内。从外向内常分为乳头层和网状层。

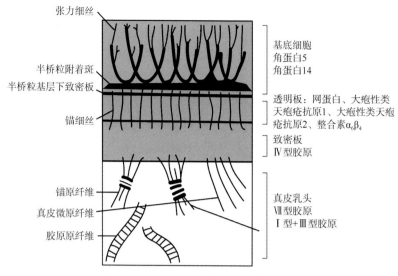

图 1-9　表皮和真皮交界结合与分子成分

1. 乳头层　真皮伸入两个表皮突出间的部分称为乳头体（papillary body），此层包括乳头体及其下方的真皮浅层部分，表皮伸入真皮的部分称为表皮突或钉突（rete peg），该层纤维组织纤细、疏松，排列方向不规则，毛细血管丰富，故炎症反应多在此层[7]。

2. 网状层　在乳头层下方、真皮的下部，其结缔组织中的胶原纤维致密，纤维束粗大，相互交织成网，主要呈水平方向排列。其下为皮下脂肪层，二者的结缔组织相互连续，无明显区别。

四、皮下组织

真皮下方为皮下组织，其下方与肌膜等组织相连。皮下组织系由疏松结缔组织构成，为真皮部分的延续，因含有脂肪组织，故又称为皮下脂肪层。其厚薄因身体不同部位及营养状态而异。脂膜炎等结节性损害多发生在此层。脂肪组织呈小叶状结构，小叶间为结缔组织，包括血管、淋巴管及神经组织。毛囊和汗腺也可达此层。

五、皮肤纤维组织

皮肤纤维组织指真皮及皮下组织的纤维结缔组织，不包括表皮的张力原纤维。除基质与细胞成分外，由下列三种纤维组成。

1. 胶原纤维　占真皮纤维组织的 95%～98%。胶原纤维成束，越近皮下组织，纤维束越粗大，到真皮浅层则变细小。乳头层不交错，网状层的胶原纤维束与皮肤表面平行，并互相交织成网。胶原纤维呈波浪状，在纤维束间有成纤维细胞。胶原纤维的主要成分是 Ⅰ 型胶原蛋白（占 80%～90%）和Ⅲ型胶原蛋白（约占 8%）[8]。胶原纤维韧性大，抗拉力强，但缺乏弹性。

2. 弹性纤维 呈波浪状，有回缩性，防止皮肤过度伸展，弹性纤维与胶原纤维交织在一起。在真皮深层较细，呈水平、斜行或垂直方向走行，但不到达表皮部，在真皮浅层较粗且较致密，与皮肤表面平行。在 HE 染色中不显示，用维尔赫夫（Verhöeff）弹性纤维特殊染色呈黑色。

3. 网状纤维 也称为格子纤维（lattice fiber），因可用银浸法显示，故又称为嗜银纤维（argyrophilic fiber）。一般认为网状纤维即未成熟的胶原纤维，称为前胶原（precollagen），可演变为胶原纤维。其他来自中胚叶的细胞也有产生网状纤维的能力。正常皮肤内只有少量网状纤维，位于毛囊、皮脂腺、汗腺及血管周围。表皮与真皮交界处也有网状纤维存在，在垂直方向的切片中呈毛刷状，在水平方向呈网眼状，表皮基底层细胞的胞突伸入网眼中，构成基底膜的成分，将表皮和真皮结合在一起。在某些病变时，如创伤愈合及成纤维细胞增生活跃或有新胶原形成的病变中，网状纤维大量增生。在炎症性肉芽肿，如肉样瘤或中胚叶细胞肿瘤、组织细胞瘤等中可见网状纤维增多。

六、皮肤结缔组织的细胞成分

1. 成纤维细胞 位于胶原纤维束附近，胞核多呈梭形，核膜薄，有时可见核仁，但不清楚，核染色质较均匀、细致，能产生胶原纤维，近年来认为也有产生弹性纤维及网状纤维的能力。成熟衰老的成纤维细胞也称为纤维细胞，胞核狭长，呈深蓝色。

2. 组织细胞 正常皮肤组织血管周围可见少量组织细胞，细胞呈椭圆形或短梭形，胞核呈圆形或肾形，着色较浅，核膜清楚，胞体不规则。病变时可形成上皮样细胞、成纤维细胞。吞噬能力强的组织细胞可形成巨噬细胞，也可产生网状纤维。现在认为组织细胞多来源于血液的单核细胞。组织细胞参与免疫反应，与机体的防御功能有关。

3. 肥大细胞 在正常组织中可有少量肥大细胞，见于血管周围，细胞呈立方形、椭圆形或梭形，胞核呈圆形或卵圆形，胞质中含有粗大的嗜碱性颗粒，有异染性（metachromasia），即染出的颜色与所用的染料之色不同。HE 染色后胞质轮廓清楚，呈紫红色，不见颗粒，特殊染色如亚甲蓝、甲苯胺蓝（toluidine blue）染色呈紫红色，吉姆萨（Giemsa）染色时颗粒呈紫色。肥大细胞脱颗粒时产生组胺、肝素、5- 羟色胺及嗜酸性粒细胞趋化因子等，在变态反应中有重要作用。

七、皮肤附属器

皮肤附属器由表皮衍生而来，包括毛发、毛囊、皮脂腺、汗腺及指（趾）甲等。

（一）毛发与毛囊

1. 毛发 由角化的表皮细胞构成，分为长毛、短毛及毳毛[9]。长毛如头发、胡须、阴毛及腋毛等。短毛如眉毛、睫毛、鼻毛及外耳道的短毛等。毳毛较细、色淡、无髓，分布于面、颈、躯干及四肢。指（趾）末节伸侧、掌跖、乳头、唇红、龟头及阴蒂等处无毛。

毛的结构从外向内可分下列四个部分。

（1）毛干：露在皮肤外部，毛的出口部称为毛孔，向表皮内的楔形开口称为毛漏斗。毛干由完全角化的细胞组成。

（2）毛根：是毛的皮内部分，下段可深达皮下组织。毛根由尚未角化的上皮细胞组成，由中心向外可分为髓质、皮质和毛小皮 3 个部分。①髓质：由 2 ～ 3 层着色淡的立方细胞组成，胞核逐渐退化，胞质内含黑素颗粒，毳毛不含髓质。毛根向上生长，髓质逐渐消失。

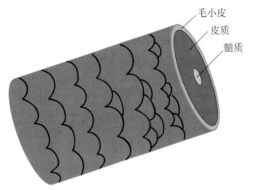

图 1-10　毛发结构模式图

②皮质：包裹在髓质外，为毛的主体，由多层梭形的角化细胞组成，胞核萎缩深染，呈杆状，在向皮肤表面生长的过程中胞核逐渐消失。细胞含有皮质纤维及纵行排列成串的黑素颗粒。③毛小皮：是毛最外的一层，由单层鳞片状排列的死细胞组成，与毛囊内毛根鞘的鞘小皮细胞相嵌合（图 1-10）。

（3）毛球：毛根基底部的肥大部分。此部的细胞核较大，细胞层次不清，可见核分裂象。毛球下层靠近乳头处称为毛母质（hair matrix），为毛及毛内根鞘的生发点。相当于基底层及棘层，并有黑素细胞，毛基质的细胞分裂周期约为 39 小时。

（4）毛乳头：为毛球底面向内的凹陷部，有真皮结缔组织填充，内有丰富的神经及血管，为毛球提供营养。

2. 毛囊　由表皮向真皮下陷，从内向外由两层毛根鞘组成，其细胞来源于表皮，外面由来源于真皮的结缔组织鞘包绕（图 1-11），多数毛囊连有皮脂腺导管[10]。

（1）内毛根鞘：由内向外可分为 3 层。①鞘小皮（sheath cuticle）：紧贴在毛根上的一层鳞片状死细胞，与毛小皮嵌合，向上渐变为角质性小皮。②赫胥黎层（Huxley layer）：由着色淡的 2 ～ 3 层细胞组成，可见毛透明蛋白颗粒。③亨利层（Henle layer）：此层在赫胥黎层外面，外层与外毛根鞘有明显的分界，由 1 ～ 2 层深染的扁平细胞组成，充满毛透明蛋白颗粒，故胞核不易辨认。

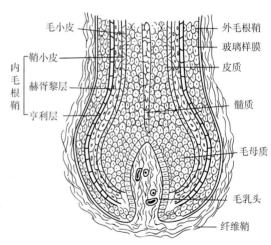

图 1-11　毛囊纵断面

（2）外毛根鞘：包在内毛根鞘外，与亨利层交界清晰，直接与表皮基底生发层及皮脂腺导管相连，由数层不规则的细胞组成，胞核及细胞界限清楚，可见细胞间桥，胞质呈透明空泡样（内含丰富的糖原），最外层细胞呈矮柱状。

外毛根鞘的外围有结缔组织鞘（dermal root sheath），其内层为玻璃样膜（glassy layer），相当于基底膜，中层为较致密的结缔组织，外层为疏松结缔组织与周围的结缔组织连接。

毛囊的不同部位：自毛囊口至皮脂腺开口部称为漏斗部，自皮脂腺开口部至立毛肌附着处称为峡部。

人的头皮部约有头发 10 万根，它们并
非同时或按季节生长或脱落，而是在不同
时期分散地脱落和再生。正常人每日可脱
落 70 ～ 100 根头发，同时也有等量的头
发再生。不同部位的毛发长短不同，这是
由于它们的生长期、退行期及休止期的时
间长短不同（图 1-12）。头发的生长期为
3 ～ 4 年，为头发增长时间，退行期约数
周，这时头发停止生长，休止期为 3 ～ 4
个月，旧发脱落后再生新发。头发每日生

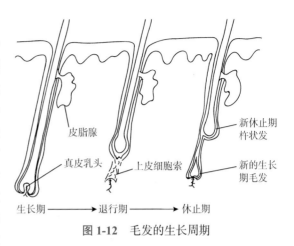

图 1-12 毛发的生长周期

长 0.27 ～ 0.4mm，3 ～ 4 年可生长 50 ～ 60cm，然后脱落及再生新发。眉毛及睫毛等生长
期及休止期各为 2 ～ 6 个月，故较短。正常人休止期头发约占 15%。毛发的生长受多种因
素（如遗传、内分泌、营养、健康等）的影响。胎儿出生后至成人，毛发的数目没有明显
的改变，但逐渐变粗，成为终毛，至老年时，又逐渐退行成毳毛[11]。男性青春期后，胡
须及躯干、腋部、耻部毛发增长，这与睾丸产生的雄性激素有明显的关系；女性在生殖器
成熟前即可出现阴毛，可能与肾上腺皮质产生的雄激素有关。

毛发与皮肤成一定的倾斜角度。在毛囊的稍下段有立毛肌，属平滑肌，受交感神经支
配。立毛肌为一束附着在毛囊上的平滑肌，上端固定在真皮浅层结缔组织，下端在皮脂腺
下方，固定在毛囊的结缔组织膜上。在毛的钝角侧与毛囊形成锐角。精神紧张及寒冷可引
起立毛肌收缩，毛竖立，皮肤呈鸡皮疙瘩样外观，即所谓的"鸡皮疙瘩"。

（二）皮脂腺

皮脂腺分布广泛，除掌跖和指（趾）屈侧外，皮肤各处皆有。头面及胸背上部等处
皮脂腺较多，故称为皮脂溢出部位。附属于长毛及短毛的皮脂腺开口于毛囊上部。毛发
部的皮脂腺位于立毛肌及毛囊的夹角之间。立毛肌收缩时可促进皮脂排出。乳头、乳晕
（Montgomery 腺）、口角、唇部、颊黏膜、龟头、包皮内侧面（Tyson 腺）及小阴唇、大
阴唇、阴蒂区的皮脂腺直接开口于皮肤或黏膜。皮脂腺由腺体及导管组成。皮脂腺为泡状腺，
无腺腔，细胞崩解后的分泌物即皮脂，也称为全浆分泌腺，分泌物经导管排泄入毛囊[12]。
导管壁与外毛根鞘相连，由复层扁平上皮构成。每一个皮脂腺由数个小叶组成，小叶周边
为一层深嗜碱性的立方细胞，为腺细胞的生发层，小叶内层细胞大，呈圆形或多边形，胞
质含有脂滴，多呈泡沫状，胞核渐退化、破碎，细胞破裂，脂滴游离形成皮脂。眼睑的睑
板腺（Meibom 腺）是变异的皮脂腺。毛与皮脂腺常称为毛囊皮脂腺单位（图 1-13）。

（三）小汗腺

除唇红、包皮内侧、龟头、小阴唇、阴蒂外，小汗腺遍布全身，有 160 万～ 400 万个。
腋窝部、额部较多，背部较少，小汗腺以掌跖部最多，前额次之，上肢比下肢多，屈侧比
伸侧多，躯干部最少。小汗腺是盲管状腺，其分泌部盘曲呈丝球状，多位于真皮与皮下组

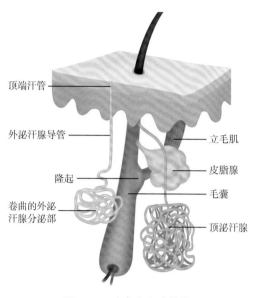

顶端汗管

外泌汗腺导管

隆起

卷曲的外泌
汗腺分泌部

立毛肌

皮脂腺

毛囊

顶泌汗腺

图1-13　毛囊皮脂腺单位

织交界处。小汗腺分为分泌部和排泄部（导管部）两部分[13]。

1. 分泌部　为一盘曲成球状的蟠管。位于真皮网状层或真皮与皮下脂肪组织间。分泌蟠管由三种类型的细胞组成。①亮细胞：在常规切片中容易见到，底部直接依靠基底膜和肌上皮细胞，细胞稍大，基底部较宽，其顶部较窄，占管腔面的比例较小，胞质中有淡色细小糖原颗粒，为分泌汗液的主要细胞，可通过细胞间的小管将汗液排入汗管。此汗液含较多的钠离子、氯离子、水分及少量糖原。②暗细胞：略小，其顶部较宽，占腺腔的大部分面积，其胞质 HE 染色略呈嗜碱性，PAS 染色阴性，可排出 PAS 染色阳性的蛋白（涎黏蛋白），并回收钠离子、氯离子等。③肌上皮细胞：为有收缩功能的梭形细胞，细胞围绕分泌蟠管，胞核小，胞质染色呈嗜碱性。肌上皮细胞对汗腺分泌部分起支持作用，其收缩对排汗作用甚微。肌上皮细胞外围有基底膜环绕。

2. 排泄部（导管部）　也称汗管，由两层小立方形细胞组成，其基底膜较薄且不完整，无肌上皮细胞。管腔直径约 15μm。汗管由三段组成：①真皮内蟠形导管与分泌蟠管紧密连接的卷曲蟠管；②真皮内直行导管；③表皮内导管，又称为末端汗管。汗管通过真皮，经两个真皮乳头间的表皮突部进入表皮，在表皮中呈螺旋状上升，开口于皮肤表面，称为汗孔。表皮内汗管细胞的角化过程比附近表皮角质形成细胞早，在颗粒层水平即已完全角化[14]。

（四）顶泌汗腺

胚胎期顶泌汗腺在全身分布较广，以后逐渐退化，大部分消失。到成人期顶泌汗腺仅见于腋窝部、乳晕、乳头、外生殖器、会阴及肛门周围，偶见于胸、腹及头面部。顶泌汗腺在女性较多见。外耳道的盯聍腺、眼睑缘的睫毛腺（Moll 腺）及乳腺等皆是变异的顶泌汗腺。顶泌汗腺与毛囊皮脂腺皆发生于原始上皮性胚芽。顶泌汗腺是较大的管状腺。分泌部分在皮下脂肪层中，导管在皮脂腺导管的上方开口于毛的漏斗部，一部分顶泌汗腺可直接开口于表皮。顶泌汗腺的分泌部呈蟠管状，只有单层分泌细胞，呈立方形，分泌期逐渐增加其高度，向管腔内突出，继之细胞的远端脱落，称为顶浆分泌或断头分泌（apocrine）。顶泌汗腺的腺腔大，直径可达 200μm，为小汗腺腺腔的 10 倍。外面是一层肌上皮细胞，再向外为基底膜。顶泌汗腺胞质嗜酸性染色与轻度嗜碱性染色的小汗腺不同。导管部分较直，由两层上皮细胞构成，胞质也略呈嗜酸性染色。顶泌汗腺的分泌活动主要受性激素影响，于青春期分泌旺盛。有学者认为顶泌汗腺的分泌有顶浆分泌、局浆分泌和全浆分泌三种类型。

（五）甲

甲分为甲板游离缘和甲根两部分。覆盖甲板周围的皮肤称为甲廓。后甲廓部有甲上皮固着在甲板表面，伸入表皮内的部分称为甲根，甲板下的皮肤称为甲床。甲板位于指（趾）端伸侧甲床之上，由多层紧密的角化细胞组成，因含角蛋白而显得坚韧、富有弹性。甲根之下的上皮细胞为甲母，是甲的生长区。甲的近端有一弧形淡色区，称为甲半月。甲单位的外科解剖特点见图 1-14。甲板暴露部分的前端为游离缘。除游离缘外，甲板的两侧与后面均嵌于皮肤皱褶的甲廓内。指甲生长速度约 0.1mm/d，趾甲生长速度为指甲的 1/3～1/2。疾病、营养状况、生活习惯及环境等改变可影响甲的生理，使当时所产生的指（趾）甲发生凹沟或不平。

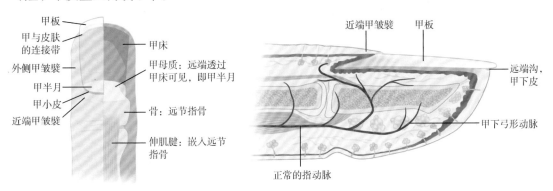

图 1-14 甲单位外科解剖特点

八、皮肤的血管、淋巴管和神经

（一）皮肤的血管

表皮内无血管，真皮及皮下组织内血管丰富，从深部到浅部可分为 5 个血管丛[15]：①皮下血管丛，位于皮下组织深部，是皮肤内最大的血管丛，其下与体内大血管相通，分支大而多，动脉多，供给皮下组织营养，分支逐渐在脂肪细胞间形成毛细血管网；②真皮下部血管丛，此丛血管来自脂肪小叶间动脉分支，供给汗腺、毛乳头等的营养；③真皮中部血管丛，此丛静脉较多，调节皮肤附件及其他血管丛的血液循环；④乳头下血管丛，此丛有蓄血的功能，血管方向多与皮肤表面平行；⑤乳头内血管丛，此丛血管走行方向多与皮肤表面垂直，在乳头顶端形成血管袢，供给乳头及皮肤的营养。

皮肤小动脉从皮下血管丛向真皮上行，逐渐变细，管壁变薄，到达毛细血管只有一层内皮细胞（图 1-15），外围一薄层结缔组织，内有少数组织细胞即外皮细胞或周皮细胞及成纤维细胞。皮肤动脉管壁分为内膜、中膜及外膜 3 层。内膜的管腔面由一层扁平的内皮细胞组成，内皮外有一薄层结缔组织称为内皮下层，再向外为内弹性膜。中膜由多层环形平滑肌束组成，束间有结缔组织。外膜主要由纵行的结缔组织组成，偶有散在的平滑肌及弹性纤维。

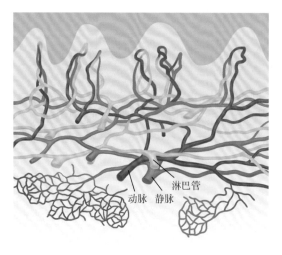

图 1-15　皮肤血管系统示意图

静脉多与动脉伴行，管壁也分为 3 层，中膜较薄，外膜相对较厚，管腔较同行动脉大。

在指（趾）端及甲床有种特殊血管结构称为血管球，也可见于掌、跖、耳及面部中心，是小动脉与小静脉间的一种特殊短路结构。其间无毛细血管，小动脉段称为 Sucquet-Hoyer 小管，壁厚腔窄，有一层内皮细胞及内皮下网状纤维，无内弹性膜。中膜由数层密集的血管球细胞构成，血管球细胞较大，胞质透亮，似上皮样细胞，用镀银染色法可显示血管球细胞与自主神经纤维网有密切的联系，也是一种变异的平滑肌细胞。血管球的静脉段腔大、壁薄，血液由静脉段流入乳头下小静脉，然后经小静脉再流入深层静脉。

（二）皮肤的淋巴管

皮肤的淋巴管伴随小静脉走行。淋巴管分为毛细淋巴管、后毛细淋巴管和深部淋巴管。毛细淋巴管的盲端起源于真皮乳头的结缔组织间隙，其壁由一层内皮细胞及稀疏的网织纤维构成。管腔不规则，乳头下层及真皮深部的淋巴管汇合成浅及深的淋巴网，经过皮下组织排入淋巴结。真皮深层及较大的淋巴管，其内皮细胞外有一层结缔组织，内有胶原纤维、弹性纤维及平滑肌，有时可见瓣膜。管壁较静脉薄。由于毛细淋巴管内压力低于毛细血管及周围组织间隙的渗透压，且通透性较大，因此结缔组织中的淋巴液、皮肤中的游走细胞、皮肤病反应的一些产物、细菌、肿瘤细胞等均可进入淋巴管而到达淋巴结，在淋巴结内被滤去或被清除，或引起免疫反应，甚至进一步扩散[16]。

（三）皮肤的神经

皮肤是很重要的感觉器官，含有丰富的传入的感觉神经及传出的运动神经。感觉神经来自脑脊髓神经，运动神经来自交感神经的节后纤维，即分布到立毛肌、血管平滑肌、Sucquet-Hoyer 小管的球体细胞及汗腺的神经。通常在皮下脂肪和真皮网状层深部可见大的神经纤维，向上至真皮乳头存在细的神经纤维[17]。皮肤的神经纤维分为有髓神经纤维和无髓神经纤维，感觉神经有髓鞘，达真皮乳头层和进入终末器官后则失去髓鞘，交感神经无髓鞘，两种纤维混合存在，此外还有神经末梢和特殊结构（图 1-16）。

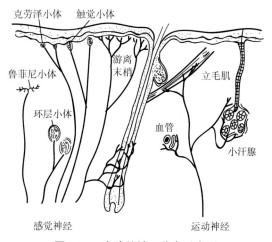

图 1-16　皮肤的神经分布示意图

1. 有髓神经纤维 每一条神经纤维的轴心部分均可见轴索（轴突），轴索由圆筒状的神经胞质和神经元纤维构成，神经轴索有施万细胞形成的神经膜呈圆筒状包绕，还有很厚的髓鞘围绕。神经纤维呈节段状在一定距离处（位于两个施万细胞交界处）出现环状狭窄，即郎飞结，轴索的分支在此分出。

2. 无髓神经纤维 同有髓神经纤维，在轴突外围有一层施万细胞形成的神经膜包围，但无髓鞘及郎飞结。

3. 神经末梢 皮肤内所有自主神经末梢均呈细小树状分布。而感觉神经末梢可分为三类：①末端变细的游离神经末梢，分布到表皮下及毛囊周围。②末端膨大的游离神经末梢，与表皮下的梅克尔细胞接触的神经盘、鲁菲尼（Ruffini）小体等。③有囊包裹的神经末梢，常见于手（足）部掌（跖）侧真皮乳头的迈斯纳（Meissner）触觉小体，掌跖等受压部位、乳头、生殖器真皮深层或皮下组织内的环层小体（lamellar corpuscle）、龟头、包皮、阴蒂、小阴唇、肛门、唇红等处，以及乳头层真皮内的克劳泽小体（Krause corpuscle）等。

皮肤的感觉可分为触觉、痛觉、热觉、冷觉及压觉等。这些感觉特别是前四种，常呈点状分布。由于这种点状的感觉分布，以及有些神经末梢具有特殊结构，因此过去曾根据神经末梢特异能量学说认为不同感觉由不同的神经传导。

（1）迈斯纳触觉小体：位于掌跖部真皮乳头内，以指尖部最多，与传导触觉有关。小体呈卵圆形，其长轴垂直于皮肤表面，小体外包以结缔组织囊，内有密集的扁平细胞（触觉细胞），可能是施万细胞，细胞长轴呈横位，数根有髓神经纤维进入包囊后失去髓鞘，轴索在扁平细胞间分支并旋绕上行，末端扁平肥大。

（2）梅克尔郎飞结：是一种神经末梢，主要感受触觉。由 1 根或数根有髓鞘的神经纤维向上延伸到表皮突的基底部。分支失去髓鞘，末端呈球状增厚。

（3）环层压觉小体：又称 Pacini 小体，是皮肤最大的神经终末器官，位于承重区域的掌跖部皮下组织内，以及乳头、外阴部及肛门周围真皮深层，与传导深部压觉有关。小体直径可达 0.9～1.0mm，呈扁球形或椭圆形洋葱样结构，外有结缔组织包裹，结缔组织细胞和纤维绕成 20～60 层同心圆结构，小体中心为圆柱状的轴，神经纤维入囊底中心轴后失去髓鞘，轴索在中心轴的末端分成细支。

九、皮肤的肌肉

皮肤的肌肉有平滑肌和横纹肌两种。平滑肌也称不随意肌，肌纤维束 HE 染色红染，胞核居中。在纵切面上不见横纹，胞核呈杆状，顺肌纤维长径平行排列，核染色质较少，见于立毛肌、乳晕区的平滑肌、阴囊肉膜的平滑肌及血管壁的肌层。横纹肌又称为随意肌或骨骼肌，肌束呈圆柱状，HE 染色红染，纵切面可见横纹，胞核位于肌纤维的边缘部，见于颈部颈阔肌和面部表情肌。

十、口腔黏膜组织

口腔黏膜结构与皮肤组织结构类似，大部分黏膜缺乏颗粒层及角质层。通常分为以下

3 个部分。

1. 黏膜层　此层相当于皮肤的表皮部分，也是由基底细胞演化而来，相当于棘细胞的部分，胞质因含有丰富的糖原，呈空泡样，近黏膜表面，细胞逐渐变平，因有细胞核残留，很似角化不全细胞。除硬腭及舌背黏膜外，正常黏膜无颗粒层及角化。黏膜的基底细胞呈立方形，比表皮的细胞矮，且不含色素。

2. 固有层　在黏膜层下，二者间也有基底膜，固有层相当于真皮乳头层，也有黏膜上皮突及结缔组织乳头，有丰富的血管及神经。唇红部的乳头狭长，向上延伸几乎达到黏膜表面，黏膜上皮可有轻度角化，乳头中毛细血管祥明显，血液颜色可透露于表面，呈朱红色。硬腭部固有层的结缔组织较致密。

3. 黏膜下层　在固有层下，相当于真皮的网状层及皮下组织。一般由疏松的结缔组织组成，含有唇腺、腭腺、颊腺、舌下腺等腺体，并有丰富的血管、淋巴管网及神经末梢组织。

参 考 文 献

[1] Castro-Muñozledo F，Velez-DelValle C，Marsch-Moreno M，et al. Vimentin is necessary for colony growth of human diploid keratinocytes. Histochem Cell Biol，2015，143（1）：45-57.

[2] Holbrook KA，Vogel AM，Underwood RA，et al. Melanocytes in human embryonic and fetal skin：a review and new findings. Pigm Cell and Melanoma Res，1988，1（Suppl 1）：6-17.

[3] Hirobe T. Keratinocytes regulate the function of melanocytes. Dermatol Sin，2014，32（4）：200-204.

[4] Ginhoux F，Merad M. Ontogeny and homeostasis of Langerhans cells. Immunol Cell Biol，2010，88（4）：387-392.

[5] Fujita M，Furukawa F，Horiguchi Y，et al. Regional development of Langerhans cells and formation of birbeck granules in human embryonic and fetal skin. J Invest Dermatol，1991，97（1）：65-72.

[6] van Keymeulen A，Mascre G，Youseff KK，et al. Epidermal progenitors give rise to Merkel cells during embryonic development and adult homeostasis. J Exp Med，2009，206（11）：i26.

[7] Kollar EJ. The induction of hair follicles by embryonic dermal papillae. J Invest Dermatol，1970，55（6）：374-378.

[8] McGowan KA，Bauer EA，Smith LT. Localization of type Ⅰ human skin collagenase in developing embryonic and fetal skin. J Invest Dermatol，1994，102（6）：951-957.

[9] Saxena N，Mok KW，Rendl M. An updated classification of hair follicle morphogenesis. Exp Dermatol，2019，28（4）：332-344.

[10] Çelik Özenci Ç. The amazing miniorgan：hair follicle. Turkderm，2014，48（suppl 1）：2-5.

[11] Lavker RM，Sun TT，Oshima H，et al. Hair follicle stem cells. J Invest Dermatol，2003，8（1）：28-38.

[12] Shamloul G，Khachemoune A. An updated review of the sebaceous gland and its role in health and diseases part 1: embryology, evolution, structure, and function of sebaceous glands. Dermatol Ther，2020，34（1）：e14695.

[13] Cui CY，Schlessinger D. Eccrine sweat gland development and sweat secretion. Exp Dermatol，2015，24（9）：644-650.

[14] Fu XB，Li JF，Sun XQ，et al. Epidermal stem cells are the source of sweat glands in human fetal skin：evidence of synergetic development of stem cells，sweat glands，growth factors，and matrix metallopro-

teinases. Wound Repair Regen，2005，13（1）：102-108.

[15] Johnson CL，Holbrook KA. Development of human embryonic and fetal dermal vasculature. J Invest Dermatol，1989，93（2 Suppl）：10S-17S.

[16] Schuster C，Mildner M，Botta A，et al. Development of blood and lymphatic endothelial cells in embryonic and fetal human skin. Am J Pathol，2015，185（9）：2563-2574.

[17] Asano K，Nakano T，Tokutake K，et al. Innervation of Meissner's corpuscles and Merkel -cells by transplantation of embryonic dorsal root ganglion cells after peripheral nerve section in rats. J Tissue Eng Regen Med，2021，15（6）：586-595.

第三节 皮肤生理学

一、保护作用

皮肤是人体最大的器官，坚韧而柔软。它覆盖全身，使机体各种组织和器官免受机械性、物理性、化学性和生物性因素的侵袭。皮肤对机体的保护作用主要有以下方面[1,2]：

1. 对机械性损伤的防护 表皮的角质层细胞牢固地互相交错，致密而坚韧，经常受到摩擦和压力的部位会增厚或发生胼胝，以抵抗摩擦和压迫。真皮的胶原纤维呈粗大的束状，弹性纤维柔软而有弹性，使皮肤具有良好的韧性与弹性。皮下组织中的厚层脂肪具有缓冲作用，是外界震动的有效吸收器，因此皮肤能在一定程度上保护深部组织和器官，避免牵拉、冲撞、挤压等机械性刺激造成的损伤[3]。

2. 对物理性损伤的防护

（1）对低压电流损伤的防护：皮肤的角质层含水分少，是电的不良导体，电阻值较大，对低电压电流有一定的阻抗能力。潮湿的皮肤电阻值下降，只有干燥皮肤电阻值的1/3，因此潮湿的皮肤受电流损伤的潜在危险较大。

（2）对紫外线辐射损伤的防护：皮肤对紫外线的防护作用分别由皮肤本身和黑素颗粒完成[4]。角质层可将大部分日光反射回去，角质层内的角蛋白能吸收大量波长为180～280nm的短波紫外线，日晒也会使角质层增厚，此为防护紫外线的保护性反应。棘层细胞、基底层细胞和黑素细胞则吸收波长为320～400nm的长波紫外线。黑素细胞产生的黑素颗粒对紫外线的吸收作用更强。较强的日光照射可以使黑素细胞合成更多的黑素，并向周围角质形成细胞分泌黑素颗粒。黑素能阻止紫外线穿透皮肤，可使深部组织免受伤害。多晒太阳后皮肤内黑素增加，皮肤颜色变深，这是皮肤对日光抵抗力增强的表现。不同人种的肤色深浅主要由遗传决定，而不受光的影响。

3. 对化学性损伤的防护 正常皮肤表面大部分偏酸性（pH为5.5～7.0），有些部位如腋下或趾间pH较高，皮肤表面有中和弱碱或弱酸的能力[5]。整个角质层是防止外界物质进入人体及防止角质层下各层与整个人体其他部分的液体渗透的主要屏障。角质层结构紧密，但不均匀，其外面的2～3层较松，故其屏障作用较弱，其余部分较均匀，对外界物质透入的屏障作用较强。近年来发现化学物质对表皮的渗透作用，从角质层浅部至深部渗透量越来越少。如角质层受到损伤，除失去水分外，渗透性也会发生变化。当皮肤有大面积的糜烂或溃疡时，皮肤屏障作用丧失，对外界的化学药物如硼酸、苏打、水杨酸等吸收甚快，还可引起中毒。此外，当皮肤接触油彩、染料、油漆等化学物质或某些外用药物时，可引起接触性皮炎，表明皮肤对某些化学物质或药物并非绝对不可逾越的屏障。另外，当角质层被水化或被有机溶酶脱脂后，它对化学物质的屏障作用就显著降低。

4. 对生物性损伤的防护　角质层的结构能机械性地阻挡微生物侵入体内，还能使附着于角质层的致病菌随角质层的自然脱落而离开体表[6]。皮肤表面存在的细菌有棒状杆菌属、小球菌属及肠道杆菌等，在健康情况下不发生感染。皮肤表面形成的"酸性脂膜"不利于细菌、真菌和病毒的生长与繁殖。毛囊皮脂腺内寄生的痤疮丙酸杆菌和糠秕孢子菌都具有酯酶，能将皮脂中的甘油三酯分解产生游离脂肪酸，游离脂肪酸能够抑制金黄色葡萄球菌、溶血性链球菌和白念珠菌等的生长与繁殖。毛囊皮脂腺内的这些微生物在帮助皮肤自行"消毒"方面起到了一定作用。皮肤表面在微生物增多时酸性增高、游离脂肪酸浓度增加；当微生物的生长与繁殖受到抑制而数目减少时，自然游离脂肪酸会减少，以后微生物再生长繁殖，又会产生更多的游离脂肪酸。如此循环不已，形成了机体的自然平衡和稳定，在防护外界生物侵袭方面起着十分重要的作用[7]。真皮是对抗生物性损伤的第二道防线。另外，真皮基质的分子筛结构能将进入真皮的细菌限制在局部，以利于白细胞的吞噬作用和网状内皮系统的清除作用。

二、感觉作用

皮肤的感觉是一个很复杂的问题，对它的发生机制、临床试验及其与感受器和神经纤维的关系都不十分清楚。广泛分布于皮肤中的感觉神经末梢和有一定区域分布特点的特殊感受器共同感知体内外各种传导刺激，引起相应的神经反射，保持机体的健康[8]。

1. 感觉和感觉神经及感受器

（1）感觉分类：正常皮肤内感觉神经末梢分为 3 种，即游离神经末梢、毛囊周围末梢神经网及特殊形状的囊状感受器。它们能分别传导 6 种基本感觉：触觉、压觉、冷觉、温觉、痒觉和痛觉。皮肤的感觉一般分为两大类：①单一感觉，由神经末梢或特殊小体感受器接受体内外单一性刺激引起；②复合感觉，由几种不同的感受器或神经末梢共同感知，如潮湿、干燥、平滑、粗糙、坚硬及柔软等。

（2）6 种基本感觉的特点

1）触觉和压觉：游离神经末梢能感受触觉，手指皮肤常见的迈斯纳触觉小体位于表皮突基底的梅克尔细胞及有毛皮肤处的 Pinkus 小体都能感知触觉。环层小体是压力感受器，主要分布于平滑皮肤处，但也可感知轻微触觉。皮肤表面散布触点，触点的大小不同，大的直径约 0.5mm。其分布也不规则，一般指端腹面最多，头部有 300 个 /cm²，小腿处则只有 7 个 /cm²。由于触点较大，故获得的感觉常是混合感觉，而不容易将两种以上的感觉区别开来。

2）冷觉和温觉：游离神经末梢可传导冷和热。皮肤黏膜克劳泽小体在眼睑、唇红、舌、牙龈及外生殖器等对冷较敏感的皮肤处较多，有学者认为与冷觉有关。在有毛皮肤及摩擦部位尚未发现这种感受器。但皮肤表面确有冷点存在，常成群分布，在 2cm² 内约有 33 个。

温觉与小体感受器的关系证据更少，有学者认为它主要是由鲁菲尼小体传导。皮肤表面也有热点存在。冷点和热点的数目均随皮肤温度的变化而变化。

3）痛觉和痒觉：是由皮肤内的游离神经末梢传导的。皮肤表面的痛点分布密集，任何物理性或化学性刺激都可以引起痛感，但必须达到一定的疼痛阈值才能感知。对产生疼痛的机制有两种观点，一种认为是由于直接刺激神经末梢引起；另一种认为是由于外界刺激损伤神经末梢周围的细胞，产生致痛物质，然后作用于神经末梢引起，如组胺、乙酰胆碱、钠离子、缓激肽及 5- 羟色胺等都可能引起疼痛。组织学上尚未发现特殊的痒觉感觉器，一般认为它与痛觉关系密切，是通过游离神经末梢传导的。也有学者认为表皮与真皮交界处的小体感受器参与痒觉的传导。痒觉的发生机制很复杂，如机械性的搔抓，有些酸碱、芥子气、某些植物及机体细胞受损后所产生的一些物质（如组胺等）都可引起痒感。

总之，6 种基本感觉绝不是仅靠特殊的感受器来传导的。皮肤中的神经末梢分布呈极复杂的网状，每一点都有许多神经分支交叉分布。因此，每种基本感觉都有两种以上的传导方式。

2. 感觉的传导 皮肤感知的各种感觉最终都在游离神经末梢和小体感受器内转换成动作电位，然后传递到中枢神经系统。触觉经过腹侧脊髓丘脑径路将神经冲动传到丘脑腹后外侧核第三神经元处，而痛觉、痒觉、冷觉和温觉是经过前外侧脊髓丘脑径路到达丘脑腹后外侧核处，最后分别终止于大脑皮层中央后回。

三、体温调节作用

体温的发生由机体内物质代谢过程中产生的热量引起，体温的发散主要通过皮肤表面和肺进行。在外界温度不断变化的情况下，为了保持体温相对恒定，人体可以进行自主调节。从皮肤散热的物理学机制有 4 种：辐射、对流、传导和蒸发。其中主要的调节形式是皮肤浅层血管的舒缩及汗液的蒸发。

1. 体温调节的机制 体温调节中枢位于下丘脑，由产热中枢和散热中枢组成。它通过交感神经控制全身的血液循环，体内热量大量产生或外界温度上升时，血管扩张，血流加快，出汗增加，从而散发热量；反之，体内热量发生低下或外界温度降低时，则血管收缩，血流减慢，出汗减少，从而保存热量。

皮肤的微循环对体温调节有重要作用[9]。它是由小动脉、细动脉、毛细血管袢、细静脉、小静脉组成。其中位于真皮乳头层内的毛细血管袢和位于指趾端及甲床的血管球是皮肤特有的结构。当体内外温度升高时，皮肤微循环系统发生明显的变化，除小动脉、细动脉血管扩张、血流加快外，活动状态的毛细血管袢的数目明显增加，血管扩张，血流量增多，散发出大量的热量，休息状态的毛细血管袢则减少，外界温度降低时，毛细血管袢则更少。

皮肤血管球的血流量比毛细血管袢的大得多，在温度升高时，它的开放数目多；反之，开放数目少。

2. 皮肤调节体温的方法

（1）辐射：从皮肤表面以电磁波形式向周围散热。高温物体可以向周围辐射红外线，皮肤亦如此。人体皮肤红外线辐射波长为 5 ～ 20mm，在标准条件下 25℃气温辐射散热占总散发热量的 60%。机体有效辐射面积越大，皮肤与环境间的温差越大，辐射散热量越多。

（2）对流：热使空气流动所产生的变化称为对流。通常空气温度比皮肤温度低，因此与皮肤接触的空气层的温度比周围空气的温度高，从而高温空气向周围低温空气转换，这样身体表面的热量就发散至环境空气中，环境空气移动强烈时散热量亦大。另外，外界温度升高时，对流散热增强，散热量可由 9% 增加到 33%。

（3）传导：热量从物体通过接触移动到另一物体称为传导。机体深部的热量以传导方式传至机体表层皮肤，再由皮肤直接传给与它接触的物体，如衣服。皮肤是热的不良导体，传导在皮肤散热中意义不大，散发的热量约占 9%。一般以棉织品散热效果较好，化学纤维散热效果较差。

（4）蒸发：身体热量通过呼吸和皮肤蒸发散发。皮肤蒸发分为不显性出汗和显性出汗。①不显性出汗：人体即使处于低温条件下没有汗液分泌时，从皮肤和呼吸道黏膜也都有水分不断被蒸发。这是一种被动的蒸发过程，一天总的不显性出汗量为 800 ～ 1200ml，其中皮肤占 70%，呼吸道占 30%。不显性出汗散发的热量达 15% ～ 26%。②显性出汗：蒸发 1ml 汗散热 2447.6J（585cal）。显性出汗可以带走大量的热量，散热量可以达 75% ～ 90%。当外界温度等于或超过皮肤温度时，辐射、传导和对流等散热方式停止作用，此时蒸发成为唯一的散热形式。在安静状态 31℃ 或 34.5℃ 时，人体可泛发性出汗，此温度称为临界环境温度，有种族和个体差异。干燥高温环境下，汗液蒸发散热的效果尤为显著。但是，在高温高湿环境下，汗液反而不易蒸发，散热量增加有限，体温调节效果显著低下。因此，在正常温度范围内，体温和皮肤的蒸气压与外界温度和蒸气压成正比，而皮肤的蒸气压与外界的湿度成反比。湿度大时汗的蒸发减少，汗排泄口闭锁，导致各种汗潴留综合征。当外界温度超过 32℃ 时，可以由于体温调节功能的失调发生热射病。

四、分泌和排泄作用

皮肤的汗腺和皮脂腺具有分泌和排泄功能。

1. 汗腺

（1）小汗腺

1）小汗腺的分布及汗液的成分：小汗腺几乎遍布于体表，成人皮肤上小汗腺有 200 万～ 500 万个，头颈、腋窝及掌跖的小汗腺较多。这些小汗腺分为活动状态和休息状态。汗液为无色透明的液体，水分占 99.0% ～ 99.5%，固体成分仅占 0.5% ～ 1.0%。固体成分包括无机物和有机物。有机物中以乳酸和尿素最多，两者的浓度均高于血浆。无机物中以氯化钠最多，此外还有钙、镁、磷、铁。汗液的比重为 1.001 ～ 1.006，pH 为 4.5 ～ 5.0，大量出汗时 pH 可达 7.0。

2）小汗腺的分泌排泄及影响因素：小汗腺受交感神经支配，其节后纤维为胆碱能纤维。局部注射肾上腺素也可引起少量的排汗。另外，小汗腺也受体液因素的影响。室温下，只有少数小汗腺处于分泌状态，大多数处于休息状态。气温高于 30℃ 时，活动状态的小汗腺增加，排汗明显增多。小汗腺分泌部的暗细胞只分泌一种含黏多糖的黏液，透明细胞则分泌钠离子及水分等。二者混合成一种类似血浆的等渗或轻度高渗的液体。在汗管中，部分钠离子由管壁细胞主动再吸收。氧化物则被动再吸收，汗管中的水分再吸收较少，在出汗率高时，不存在水分的重吸收，因此排出到皮肤表面的汗液为低渗性液体，大量排汗时可导致高渗性脱水。汗液的 pH 主要和乳酸盐有关。小汗腺分泌和排泄的主要功能是调节体温，特别在高温干燥环境中，大量的显性出汗起到明显的散热降温作用。此外，汗液与皮脂混合后形成乳状的脂膜，使皮肤柔软、光滑、湿润。酸性汗液可抑制某些细菌的生长。出汗还可以排泄尿素氮及一些药物的代谢产物，并维持水、电解质平衡，代替肾脏的部分功能[10]。

精神因素，如恐惧、愤怒、紧张、兴奋可使掌跖、头、面、颈部及腋窝等处出汗增多，称为精神性出汗。进食辛辣或热烫食物后，在咀嚼时可引起口周、鼻、面、颈及胸背部反射性出汗，称为味觉性出汗。局部注射乙酰胆碱、肾上腺素也能使小汗腺分泌活动增加，分别称为胆碱能性排汗和肾上腺素能性排汗。

（2）顶泌汗腺

1）顶泌汗腺的分布及汗液成分：顶泌汗腺主要分布在有毛的腋窝及外阴部位。其分泌的汗液呈乳状液体，分为液体和固体两部分。前者主要为水分，后者包括铁、脂质（中性脂肪、脂肪酸、胆固醇及类脂质）、荧光物质、有臭物质和有色物质。有臭物质和有色物质含量较多时，可引起臭汗症和色汗症。

2）顶泌汗腺的分泌排泄及影响因素：顶泌汗腺处主要有肾上腺素能纤维分布，局部注射肾上腺素可使顶泌汗腺分泌活动增加。在顶泌汗腺处也发现有胆碱能纤维存在，局部注射乙酰胆碱也有少量的排汗。顶泌汗腺有 3 种分泌方式：顶浆分泌、裂殖分泌和全浆分泌。

2. 皮脂腺

（1）皮脂腺的分布与皮脂的成分：全身皮肤除掌跖及指（趾）腹面外都有皮脂腺分布，在头面、胸、背及外阴部皮脂腺多而大，称为脂溢部位。皮脂腺一般开口于毛囊，但黏膜、乳晕、包皮及眼睑处的皮脂腺不开口于毛囊。皮脂是一种混合物，其中包含多种脂类物质，如甘油三酯、甘油二酯、单酸甘油酯、游离脂肪酸、蜡酯、角鲨烯、固醇、固醇酯等。其中游离脂肪酸在刚分泌的皮脂中不存在，它们是在毛囊内经细菌酯酶作用将甘油三酯分解而形成的。游离脂肪酸可引起毛囊皮脂腺的炎症，在痤疮形成中起作用。

（2）皮脂腺的分泌排泄及影响因素：皮脂腺的分泌细胞是由腺体边缘处未分化的腺细胞向中心生长，逐渐变成成熟的腺细胞。腺细胞的分泌方式是全浆分泌，整个成熟的腺细胞破裂，细胞内含物全部排泄到管腔中[11]。皮脂排泄的机制一般用反馈学说来解释。皮肤表面的脂质量约为 $100\mu g/cm^2$，假如除去皮肤表面的脂质，皮脂将以很快的速度排泄，当皮肤表面的脂质膜达到某种厚度时，皮脂的排泄逐渐减慢乃至完全停止。皮脂排泄的调节是两种力量对抗的结果，一方是皮脂腺内部皮脂的压力，另一方是皮肤表面黏稠皮脂膜的对抗力。

皮脂腺的活动明显地受内分泌系统的影响[12]。青春期分泌活动最旺盛，女性绝经期后和男性 70 岁以后分泌减少。雄激素可促进皮脂腺增生及排泄增加。大量肾上腺皮质类固醇激素也有同样的作用。雌激素、去甲孕酮、醋酸氯羟甲烯孕酮都有抑制皮脂分泌的作用。另外，温度和湿度升高将增加皮脂的排泄与皮脂在皮肤表面的扩散。

（3）皮脂的作用：①形成皮肤表面脂质膜，皮脂和从汗腺、角质层排出的水分及多种物质共同形成乳化的酸性脂质膜，对细菌和真菌的生长有抑制作用。②润泽毛发和皮肤，一部分皮脂附着在毛发上，起着润泽毛发的作用，防止毛发干燥、断裂，另外大部分皮脂则排泌到皮肤表面，润泽皮肤，防止皮肤干燥、皲裂。

五、吸收作用

皮肤虽然能阻止外环境中水分及某些化学物质自由进入机体，并能防止机体内水分的丢失，但绝不是毫无通透性。人体皮肤有吸收外界物质的能力，它对维护身体健康是不可缺少的，而且是皮肤科外用药物治疗皮肤病的依据。

1. 皮肤吸收的途径

（1）角质层的作用：在角质层中，细胞膜、细胞内容物及细胞间的基质与吸收功能都有关系。细胞膜就像一个半通透性薄膜（图1-17），水分可以自由进出角质层细胞，若将细胞膜中的脂质去掉，其就丧失半通透性。每个角质细胞内含有密集、平行的角蛋白纤维，它们既可以促使水溶性物质吸收，又可以阻止水溶性分子弥散[13]。细胞间隙也是吸收的一种途径，是电解质的唯一通道。透入物质在角质层的吸收遵循菲克（Fick）定律，低浓度时单位时间、单位面积内物质的通透率与其浓度成正比。物质在角质层内的溶解度及弥散常数越大，通透率越大；角质层越厚，通透率越小。

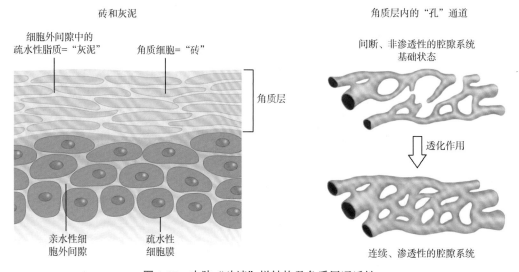

图1-17 皮肤"砖墙"样结构及角质层通透性

（2）皮肤附属器的作用：有少数重金属及化学物质是通过毛囊皮脂腺和汗腺管弥散到真皮中去的，它们的重要性不及角质层。

2. 影响吸收的因素

（1）机体的状况

1）年龄和性别：一般认为婴儿和老人皮肤的吸收能力比成人强，也有学者认为差别不大。性别之间无差异。

2）部位：不同部位皮肤的吸收能力并不一致。阴囊皮肤的通透性最强，而面部、前额、手背的皮肤比躯干、上臂和小腿的皮肤通透性强，四肢的屈侧皮肤比伸侧皮肤通透性强，掌跖部位皮肤通透性最差，所以接触性皮炎在手掌比手背明显减少。不同部位皮肤的吸收能力不同可用角质层厚度不同来解释。

3）对脂质和水分的溶解度：表皮的通透性在很大程度上是由细胞膜的脂蛋白结构所决定的，角质细胞内部切面为镶嵌性结构，脂质为 20%～25%，蛋白质为 75%～80%，所以水溶性物质可通过蛋白质吸收，而脂溶性物质则通过脂质吸收。皮肤表面脂质膜对吸收功能的影响不大，除去皮肤表面脂质后，并不改变皮肤对水分的吸收能力。

4）皮肤的水合程度：角质层水合后许多物质的通透性均见增加，其机制还不完全清楚。不溶于水的许多软膏药物，在封包疗法中因角质层水合作用使药物吸收大大增加。如果角质层水分含量低于 10%，角质层即变脆、易裂，呈脱水状态，也使某些物质易于透入。

5）皮肤损伤：皮肤无论是物理性创伤还是化学性损伤，以及使表皮完整性破坏的各种皮肤疾病，都可以使屏障作用大大减弱，水分及各种外界物质的渗入均明显增强。

（2）被吸收物质的理化性质

1）透入物质的分子量：透入物质的分子量大小与通透率之间无明显关系。小分子量的氨气极易透入皮肤，大分子量的汞、葡聚糖也可透入皮肤。

2）浓度：一般认为透入物质的浓度越高，皮肤吸收越多。少数物质例外，如石炭酸，低浓度时皮肤吸收良好，高浓度时吸收不仅不好，还会造成皮肤损伤。

3）电解度：一般能离解的物质比不能离解的物质易于透过皮肤。

4）脂溶性与水溶性：一般认为脂溶性的物质比水溶性的物质易于透过皮肤。

（3）外界因素

1）温度：温度增高时，皮肤的吸收也加速。这是由于弥散率增加，而且皮肤血管扩张，血流加快，经过表皮到达真皮的物质很快即被移走，所以皮表与深层之间的物质浓度差大，物质易于透入。

2）湿度：外界湿度升高时，角质层内外水分的浓度差减小，影响了水分的透皮吸收，并且对其他物质的吸收能力也降低。外界湿度低，皮肤干燥易裂，角质层水分降到 10% 以下时，吸收水分的能力明显增强。

3）赋形剂：一般认为剂型对物质的吸收有明显影响。同一种药物，由于剂型不同，皮肤吸收的情况也不同。粉剂、水溶液很难被吸收，霜剂可被少量吸收，软膏及硬膏可促进药物的吸收。有机溶媒如二甲基亚砜、氮酮等可增加脂溶性及水溶性物质的吸收。

3. 皮肤对物质的吸收

（1）气体：氧气经皮吸收量仅为肺部摄取量的 1/160；一氧化碳不被吸收；二氧化碳内外两方面都可通过皮肤。另外，氡、氮、氨、硝基苯及特殊的芳香族油类蒸气也可透入皮肤。

（2）水分：角质层含水量为 10%～20%，但完整的皮肤只吸收很少量的水分，水分主要是透过角质层细胞的细胞膜进入体内。

（3）电解质：一般认为电解质是通过角质细胞间隙透入皮肤的。可吸收的阴离子有 I^-、Cl^-、Br^-、PO_4^{3-}；阳离子有 Na^+、K^+、Ca^{2+}、Li^+、Rb^+、Sr^{2+} 和 Ba^{2+} 等。

（4）脂溶性物质：皮肤对这类物质吸收良好，尤其是对脂和水两者均可溶解的大多数物质的吸收。而单纯水溶性的蔗糖、乳糖、葡萄糖不能通过皮肤。

（5）油脂：动植物性和矿物性油脂都是经毛囊皮脂腺而透入，经角质层吸收的极少。吸收的一般规律是羊毛脂＞凡士林＞植物油＞液状石蜡。

（6）酚类药物：一般酚类药物可由皮肤透入。①石炭酸：低浓度时可很快吸收，表皮有损伤时吸收更快。但浓度超过 5% ～ 10% 时，可使皮肤蛋白凝固。②水杨酸：为脂溶性，易于吸收。离子化的水杨酸钠为水溶性，不易吸收。水杨酸软膏大面积外用时可出现恶心、耳鸣、呼吸困难和幻觉等中毒现象。一般用药面积不宜超过体表面积的 25%。

其他脂溶性酚衍生物，如间苯二酚、氢醌、焦性没食子酸，不管何种赋形剂均可透入皮肤。

（7）激素：脂溶性的雌激素、睾酮、孕酮、脱氧皮质固醇等易迅速透皮吸收。在皮质类固醇激素中，可的松不吸收。低效吸收的有氢化可的松、地塞米松、泼尼松龙、甲泼尼龙等；中效吸收的有曲安西龙、倍氯米松、氯倍他松；高效吸收的有氟轻松、倍他米松、哈西奈德、糠酸莫米松等。高效、中效激素可用于躯干、四肢皮损，低效激素用于面部。应注意所有激素类制剂均不宜大面积使用。

（8）维生素：脂溶性维生素 A、D、K、E 易通过皮肤吸收，而水溶性的维生素 B、C不被吸收[14]。

（9）重金属及其盐类：皮肤能够吸收多种重金属的脂溶性盐类。铅、锡、铜、砷、铋、锌、镍、锑、汞有与皮脂中脂肪酸结合成复合物的倾向，使其从非脂溶性变成脂溶性，使皮肤易于吸收。

（10）有机盐基类：如植物性生物碱、镇痛剂、抗组胺剂、收敛剂、合成防腐剂、杀虫剂等，其水溶性盐不能透过皮肤或可透过极微量，但脂溶性的游离盐则易吸收。

六、代谢作用

皮肤是人体最大的一个器官，机体的主要代谢，如糖、蛋白质、脂肪的代谢，以及水和电解质的代谢均能在皮肤中进行。

（一）糖代谢

糖以糖原、葡萄糖和黏多糖三种形式存在。

糖原主要存在于表皮的颗粒层、皮脂腺边缘的未分化细胞内、汗管的基层细胞和毛囊中部的内外毛根鞘内，这些细胞在成熟过程中或功能活动状态下，糖的利用较多。成人皮肤内糖原的含量约为体重的 0.08%，皮肤的表皮细胞有合成糖原的能力，其滑面内质网内具有糖原合成所需要的酶，在皮肤内糖原可以通过磷酸葡萄糖或糖醛途径合成。糖原的降解受 3'-5'- 环磷酸腺苷系统的控制，这一反应过程的激活则是由血液循环中肾上腺素的水平决定的。

皮肤内葡萄糖的含量是血糖的 1/3 ～ 1/2，为 600 ～ 800mg/L，皮肤的各层都有葡萄糖。皮肤可以作为糖的储库，在一定范围内调节血糖浓度，血糖减少时，皮肤的葡萄糖可以进入血液。血糖升高时常导致皮肤中葡萄糖含量增加。糖尿病患者的皮肤中葡萄糖含量较高，易受细菌和真菌感染。葡萄糖通过无氧酵解和有氧氧化两种代谢途径分解，为皮肤细胞活动提供能量。糖酵解中形成的乳酸是维持皮肤表面酸性环境的主要因素。

皮肤内的黏多糖可单独存在，或与多肽、脂肪及其他糖类结合成复合物存在。表皮在细胞间隙、桥粒、基底膜、毛囊玻璃膜及小汗腺分泌细胞都有丰富的黏多糖物质，主要是酸性黏多糖。真皮内黏多糖含量最高，基质内有丰富的黏蛋白，其中最重要的是透明质酸、硫酸软骨素 B、硫酸软骨素 A 和硫酸角质素。透明质酸常以自由状态存在，为一种不定型的胶体物质，有很强的黏性及亲水性，可黏着细胞，保存水分。这些胶冻状的多糖与真皮中的纤维成分构成网架结构，使皮肤具有一定的弹性和韧性，对真皮及皮下组织有支持、固定和保护作用。

（二）蛋白质代谢

皮肤中蛋白质可以分为三类：纤维性蛋白、非纤维性蛋白和球蛋白。皮肤内含有多种氨基酸。在表皮内酪氨酸、胱氨酸、色氨酸和组氨酸的含量高，真皮内主要为羟脯氨酸、脯氨酸、丙氨酸及苯丙氨酸等。

1. 纤维性蛋白　包括张力微丝、角蛋白、网状蛋白、胶原蛋白和弹性蛋白。张力微丝也称角蛋白细丝，分布于表皮细胞内，贯穿整个胞质，其化学成分及结构与角蛋白类似。它的功能主要是维持细胞的形状、位置和张力。角质层细胞中含有大量软角蛋白，毛发和指（趾）甲含有硬角蛋白，二者的化学组成类似，但硬角蛋白含有较多的胱氨酸，对热稳定。角质形成细胞从基底层向角质层成熟分化的过程中，不断合成角蛋白，颗粒层出现透明角质，透明层变为半液体的基质，到角质层时角化成角蛋白。胶原蛋白、网状蛋白和弹力蛋白均分布于真皮中，主要由成纤维细胞合成。胶原蛋白是由几条多肽链通过两端的氢键互相连接，形成二级、三级甚至四级结构。胶原蛋白含有大量的甘氨酸和较多的脯氨酸、羟脯氨酸，其次为赖氨酸及羟赖氨酸。胶原蛋白使真皮具有韧性和抗张力作用。网状蛋白分子结构和胶原相似，由 18 种氨基酸组成，网状蛋白交联形成细而分支状的网状纤维。弹力蛋白的结构也与胶原相似，具有弹性，可以伸展为其自身长度的两倍，这是因为其多肽链的交联比胶原复杂，使其富有弹性。

2. 非纤维性蛋白　这类蛋白多分布在真皮内，称为基质。它常和黏多糖类物质结合，形成黏蛋白或糖蛋白。位于表皮基底膜带的层粘连蛋白也是一种糖蛋白，由角质形成细胞合成，它可以将基底层细胞固定于基底膜致密层的Ⅳ型胶原纤维网中。

3. 球蛋白　包括表皮基底细胞和真皮各种细胞中控制遗传性状的 RNA 与 DNA 核蛋白及调节细胞代谢的各种酶类，它们是细胞生长代谢、完成生理功能必不可少的成分。

（三）脂类代谢

脂类是脂肪和类脂及其衍生物的总称。机体脂类包括皮脂腺、皮下脂肪和皮肤表面的脂质膜，占皮肤总重量的 3.5% ～ 6.0%。

表皮内含胆固醇及磷脂类，后者在基底细胞、毛球下部及未分化的皮脂腺细胞中含量较多，磷脂对细胞膜的胶体状态和通透性有重要作用[15]。表皮内的 7'- 脱氢胆固醇受紫外线照射后可以合成维生素 D_3，调节钙磷代谢。真皮中主要为中性脂肪。皮下组织内含脂量最高，主要为中性脂肪及固醇类酯。皮脂腺的含脂量也较高，主要是未饱和甘油酯和较大量的角鲨烯。皮下是人体储存脂肪的主要部位，其主要生理功能是氧化供能，主要通过β氧化进行降解代谢。

（四）水和电解质的代谢

1. 水的代谢　成人皮肤的含水量为体重的 18%～20%，主要存在于真皮。儿童，特别是婴儿的皮肤含水量更高，女性皮肤的含水量比男性高一些。皮肤中的水分不仅是细胞生长代谢的必要内环境，而且对整体水分起调节作用。机体脱水时，皮肤可以供给其水分的 5%～7%，以补充血容量。当机体内水分增多时，皮肤内水分也增多，表现为水肿。因此，皮肤可以看作人体内的一个大储水库。皮肤也是机体排泄水分的重要途径之一。每日从皮肤散发的水分为 600～800ml，其中从汗管不显性排泄的水分占 1/10，其余的 9/10 从表皮角质层排出。

2. 电解质的代谢　皮肤是机体电解质的储存库之一，真皮和皮下组织的含量更高一些。这些电解质有钠、钾、镁、铜、铁、锌、铝、钙、锡、钴、镍、硫、磷、氯、碳、氮、氟和碘。氯和钠是细胞外液的主要电解质，主要功能是维持渗透压、细胞外液的容量及酸碱平衡。钾主要分布在细胞内，其功能为维持细胞内渗透压及调节酸碱平衡，也是许多酶的激活剂，并有拮抗钙离子的作用。钙主要存在于细胞和骨髓内，与细胞膜的通透性及细胞间的黏着性有一定的关系。镁位于细胞内，表皮的含量比真皮高 4 倍。镁是某些酶的激活物，并具有抑制兴奋的作用。皮肤内铜的含量很少，铜与糖酵解有关，又是一些酶的辅酶，与角质形成及色素代谢也有密切的关系。铁含于某些酶中，磷主要位于细胞内，是许多酶的组成部分，参加许多物质的代谢，参与能量的储存和转换。硫在角质层和甲的角蛋白中含量较高。锌是许多酶的组成成分和激活剂，与成纤维细胞的增生和胶原的合成均有重要关系。

（五）角质的代谢

角质的代谢包括两种过程：①合成代谢，如角蛋白的形成；②分解代谢，如角质形成细胞的崩解。角质形成细胞分化过程中这两种代谢同时进行，最终生成完全的角质。

1. 角蛋白的形成　角蛋白是表皮角质形成细胞增殖、分化的最终产物。角蛋白由 18 种氨基酸组成，这些氨基酸按一定的排列方式结合成多肽链。分子结构中以富含二硫键和 ε- 氨基 -（γ- 谷氨酰）赖氨酸键为特点。用 X 线衍射仪检查时，角蛋白分为 α 角蛋白和 β 角蛋白。α 角蛋白的分子呈螺旋形，其分子表现为多线纤维链排列，可以自行折叠。β 角蛋白在温度和湿度增高时，角质分子可以出现方向的改变。

角蛋白的不溶性和抵抗性强是由于其分子通过二硫键结合。硫氢基向二硫键转化需二硫交键酶参与，钙离子为此酶的辅因子。ε- 氨基 -（γ- 谷氨酰）赖氨酸键的生成需转谷氨酰胺酶参与，也以钙离子为辅因子。这种交键结合颇牢固，用普通的酸碱和热处理不易解离。角质层内，以二硫键和 ε- 氨基 -（γ- 谷氨酰）赖氨酸键两种交键结合，形成纵横强化结构，使角质细胞对来自外界的物理性、化学性侵袭具有很强的防御作用。

2. 角质形成细胞的崩解 角质形成细胞是由立方体形的基底细胞逐渐移行到扁平形的角质层细胞时形成的。这个演变所需的时间称为表皮的生长周期，约为 28 天。角质细胞没有细胞核和细胞器。

角质形成细胞崩解开始前，细胞内线粒体发生肿胀，变得模糊不清，当它移行到颗粒层时则发生突变，胞核和胞质内的各种细胞器发生崩解，最后都消失，只剩下完整的细胞膜。以后，在胞质中逐渐出现透明角质颗粒，这些嗜碱性的颗粒被认为是角质的前体。

（六）黑素的代谢

皮肤黑素细胞呈树枝状，分布于表皮和毛囊内。胞体位于基底细胞层，树枝状胞突伸向棘细胞层。黑素细胞具有合成和输送黑素小体的功能。在人体不同部位，黑素细胞的数目是不同的，头部约为 2000 个 /mm²，躯干约为 900 个 /mm²，四肢约为 1150 个 /mm²，包皮约为 2400 个 /mm²。

1. 黑素的种类 黑素是酚类受酶的催化而生成的高分子色素的总称。生物体内黑素可大致分为 3 种：优黑素、赤褐素（脱黑素）和异黑素。①优黑素：通常所说的黑素指优黑素。它广泛分布于动物界，主要分布于动物的皮肤等处。优黑素以酪氨酸、多巴、多巴胺等合成，呈黑褐色，化学性质较稳定，对酸、碱具有耐受性。②赤褐素：由优黑素合成的中间产物如多巴醌和半胱氨酸生成，呈黄红色，存在于人的红色毛发、鸟的羽毛和普毛中，可溶于稀碱。③异黑素：主要存在于植物中，系儿茶酚类二酚氧化聚合物。

2. 黑素的合成 ①优黑素：以酪氨酸为底物，在有氧条件下受酪氨酸酶的催化作用进行羟化，生成多巴。多巴仍在酪氨酸酶的作用下氧化（去氢）为多巴醌。多巴醌以后的反应为自行氧化。反应过程如下：酪氨酸→多巴→多巴醌→5，6- 羟吲哚二羧酸→5，6- 醌吲哚二羧酸→5，6- 羟吲哚→5，6- 醌吲哚（优黑素）。②赤褐素：由优黑素的中间产物如多巴醌和半胱氨酸结合，经过若干中间反应过程，最后形成赤褐素。上述两种黑素的合成中，酪氨酸酶具有重要作用。它是一种含铜的酶，其催化合成黑素的能力和还原铜的数量成正比。

3. 黑素小体的输送和黑素的排泄 黑素小体是黑素在细胞内的存在形态，也是黑素细胞向角质形成细胞输送黑素的供体。黑素细胞输送黑素小体的机制可能有以下方面 [16]：①角质形成细胞吞噬黑素细胞树枝状胞突的顶端；②黑素小体被排泌到细胞间，后被角质形成细胞吞噬；③黑素细胞和角质形成细胞的胞膜融合，黑素小体经膜孔进入角质形成细胞。

黑素有两个主要的排泄途径，一个途径是随表皮生长移行到角质层而脱落，另一个途径是黑素被转移到真皮内，被噬色素细胞吞噬，进入血液循环，分解后从肾脏排出。

4. 黑素代谢的调节 黑素代谢受多种激素调节 [17]：①促黑素（MSH），由脑垂体合成和分泌，MSH 的作用途径为 MSH →细胞膜受体（腺苷环化酶活性↑）→环磷酸腺苷（cAMP）↑→酪氨酸酶活性↑→黑素量↑；②促黑素细胞激素释放抑制因子（MIF），由下丘脑产生，有拮抗 MSH 的作用，使黑素减少；③肾上腺皮质激素，抑制脑垂体分泌 MSH，间接地使黑素合成减少；④雌激素和孕激素，促进某些特殊部位的黑素增加，如乳头、乳晕、颜面、腹中线及外阴部；⑤甲状腺激素，促进黑素细胞合成黑素。

参 考 文 献

[1] McLafferty E，Hendry C，Alistair F. The integumentary system：anatomy，physiology and function of skin. Nurs Stand，2012，27（3）：35-42.

[2] Venus M，Waterman J，McNab I. Basic physiology of the skin. Surgery（Oxford），2011，29（10）：471-474.

[3] Langton AK，Graham HK，McConnell JC，et al. Organization of the dermal matrix impacts the biomechanical properties of skin. Br J Dermatol，2017，177（3）：818-827.

[4] Powell J. Skin physiology. Surgery（Oxford），2006，24（1）：1-4.

[5] Proksch E. pH in nature，humans and skin. J Dermatol，2018，45（9）：1044-1052.

[6] Döge N，Avetisyan A，Hadam S，et al. Assessment of skin barrier function and biochemical changes of ex vivo human skin in response to physical and chemical barrier disruption. Eur J Pharm Biopharm，2017，116：138-148.

[7] Ogunrinola GA，Oyewale JO，Oshamika OO，et al. The human microbiome and its impacts on health. Int J Microbiol，2020，2020：8045646.

[8] Theoharides TC，Stewart JM，Taracanova A，et al. Neuroendocrinology of the skin. Rev Endocr Metab Disord，2016，17（3）：287-294.

[9] González-Alonso J. Human thermoregulation and the cardiovascular system. Exp Physiol，2012，97（3）：340-346.

[10] Baker LB. Physiology of sweat gland function：the roles of sweating and sweat composition in human health. Temperature，2019，6（3）：211-259.

[11] Firooz A，Zartab H，Rajabi-Estarabadi A. Sebaceous Physiology//Agache P，Humbert P. Agache's Measuring the Skin.Berlin：Springer International Publishing，2016，1-11.

[12] Szöllősia AG，Oláha A，Bíró T，et al. Recent advances in the endocrinology of the sebaceous gland. Dermatoendocrinol，2018，9（1）：e1361576.

[13] Johnsen GK，Norlen L，Martinsen ØG，et al. Sorption properties of the human stratum corneum. Skin Pharmacol Physiol，2011，24（4）：190-198.

[14] D'Ambrosio DN，Clugston RD，Blaner WS. Vitamin a metabolism：an update. Nutrients，2011，3（1）：63-103.

[15] Kruse V，Neess D，Færgeman NJ. The significance of epidermal lipid metabolism in whole-body physiology. Trends Endocrinol Metab，2017，28（9）：669-683.

[16] Ortonne JP. Melanins and melanocytes：form and function. Clin Drug Invest，1995，10（2）：1-16.

[17] Dong CS，Yang SS，Fan RW，et al. Functional role of cyclin-dependent kinase 5 in the regulation of melanogenesis and epidermal structure. Sci Rep，2017，7（1）：13783.

第四节　皮肤免疫学

皮肤是全身最大的组织器官，也是机体与外环境接触的主要界面之一。皮肤中分布着多种免疫细胞，皮肤与免疫的关系很早就受到关注。免疫学发展早期，人们已应用皮肤划痕或皮内接种抗原的方法诱导特异性免疫应答预防传染病，并获得了成功。1978年Streilein提出"皮肤相关淋巴组织"的概念，即皮肤不单纯是阻止微生物及有害物质侵入机体的物理屏障，而且能通过非特异性或特异性免疫应答，主动排出进入皮肤的异物，包括侵入的微生物及各种抗原物质。皮肤免疫系统是全身免疫系统的重要组成部分。

一、皮肤免疫系统细胞

组成皮肤免疫系统的细胞包括经典免疫细胞及免疫相关细胞（表 1-1）。它们分布在表皮、真皮和皮肤引流淋巴结中。

表 1-1　皮肤免疫系统细胞

细胞组成	常驻细胞	募集细胞
经典免疫细胞	T 细胞	单核细胞
	朗格汉斯细胞	嗜酸性粒细胞、嗜碱性粒细胞
	组织巨噬细胞	肥大细胞
	肥大细胞	T 细胞、B 细胞、NK 细胞
免疫相关细胞	角质形成细胞	上皮样细胞
（非经典免疫细胞）	内皮细胞（血管、淋巴管）	

（一）角质形成细胞

角质形成细胞（keratinocyte，KC）由不同发育阶段的上皮细胞组成，位于皮肤最外层，占表皮细胞的 90% 以上。KC 起源于外胚叶，根据细胞特点将 KC 分为四层，从最外层向内分别为角质层、颗粒层、棘层、基底层。基底层细胞通过基底膜与真皮进行物质交换。各细胞层的间隙中有大量的细胞间液和免疫细胞。KC 的表面分子和分泌的细胞因子是组成皮肤免疫微环境的关键，在一定条件下调控局部免疫细胞的功能和发育[1]，KC 分泌的可溶性物质，通过基底膜的半透膜影响真皮细胞的功能。

1. KC 的膜表面分子　包括抗原提呈分子、黏附分子、各种受体及多种 CD 分子等，是 KC 生理活动的分子基础。

（1）CD1：结构类似于主要组织相容性复合体（MHC）Ⅰ类分子，是由 45kDa 重链和 β_2 微球蛋白组成的糖蛋白。人类 CD1 包括 CD1a ～ CD1e 5 种分子，其编码基因位于染色体 1q22—q23。KC 表达 CD1a，CD1a 提呈脂类和多糖类抗原。

（2）MHC 类分子：MHC Ⅰ类和 MHC Ⅱ类分子是经典的抗原提呈分子。正常皮肤的 KC 表达 MHC Ⅰ类分子，不表达 MHC Ⅱ类分子。多种皮肤病中 KC 表达人类白细胞抗原（HLA）-DR、HLA-DP 或 HLA-DQ。单纯疱疹病毒可上调 KC HLA-DR 的表达。IFN-γ 激活的 KC 也表达 MHC Ⅰ类分子。

（3）黏附分子：正常皮肤 KC 表达 CD58[淋巴细胞功能相关抗原（LFA）-3]、VLA-β_2（迟现抗原 -β_2）、CD11α/CD18（LFA-1）及 CD44。CD58 属免疫球蛋白超家族，其配体 LFA-2 表达于 T 细胞和大颗粒淋巴细胞。黏附分子可增加 KC 和免疫细胞及内皮细胞之间的相互作用。

（4）脂肪酸合成酶（Fas，CD95）及其配体 FasL（Fas ligand）：CD95 是 Ⅰ 型跨膜蛋白，属于肿瘤坏死因子（TNF）受体和神经生长因子（NGF）受体家族。CD95 的配体 FasL 属于 TNF 超家族。正常皮肤 KC 从基底层到颗粒层都表达低水平 Fas，感染或炎症性皮肤病时，表皮中常有活化的 T 细胞浸润，活化的 T 细胞分泌 IFN-γ 等细胞因子，同时表达 FasL。IFN-γ 等细胞因子活化 KC，并诱导 KC 表达高水平 Fas、细胞间黏附分子 -1（ICAM-1）等表面分子。T 细胞通过 FasL、LFA-1 等分子与激活的 KC 相互作用，引起 KC 凋亡，出现表皮脱落等一系列病理变化。

（5）Fc 受体：正常皮肤 KC 表达 IgG Fc 受体。KC 基底层表达 FcγR I、FcγR III，棘细胞层和颗粒层表达 FcγR I（表 1-2）。FcγR I 是高亲和性受体，能与 IgG 单体结合，FcγR II 是低亲和性受体，只与聚集的 IgG 单体结合。KC 表达 FcγR 有助于 IgG 及 IgG 免疫复合物在局部聚集和清除。

表 1-2　FcγR 在角质形成细胞中的分布

FcγR	基底层	棘层	颗粒层
FcγR I	+	+	++
FcγR II	-	-	-
FcγR III	++		

Toll 样受体（TLR）是 KC 重要的识别受体，其他还发现有树突状细胞相关性 C 型植物血凝素 1（dectin-1）和核苷酸结合寡聚域（NOD）样受体（NLR）等。TLR 为 I 型跨膜糖蛋白，其胞外段为富含亮氨酸重复序列，参与配体识别；胞内段含有保守的结构域，招募衔接分子如 MyD88、TIRAP、TRIF、TRAM 进行信号转导。TLR 表达于各种免疫细胞，如巨噬细胞、树突状细胞、B 细胞和某些 T 细胞，也见于非免疫细胞，如成纤维细胞和表皮细胞。TLR 活化后可增强细胞因子、趋化因子的分泌及抗菌肽（AMP）的产生（图 1-18）。促炎细胞因子 TNF-α、IL-1α、IL-6、IL-1β 和 IL-18，趋化因子配体（CXCL）1、CXCL2、

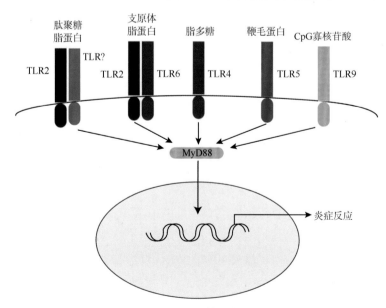

图 1-18　Toll 样受体及信号转导

CCL20、CCL2 和 IL-8，AMP、人 β 防御素（HBD）2、HBD3 和 LL37 是该程序中表达的主要分子。还可以分泌胸腺基质淋巴细胞生成素（TSLP）、IL-36γ、IL-17 家族成员 IL-17C 和抗炎细胞因子 IL-10。KC 产生的某些分子，如核糖核酸酶 5 和 7、S100 蛋白具有抗菌特性。KC 的防御反应可以通过内部和外部因素来调节。

（6）其他表面分子：KC 在不同刺激物作用下，可表达新的表面分子。迟发型超敏反应时，KC 表达 CD36（血小板 GP Ⅲ b），这是一种黏附分子，其配体是血小板反应蛋白（thrombospondin）。KC 与 IFN-γ 共育表达 MHC Ⅱ 类分子、ICAM-1 及 CD13、CD14、CD68 等类似单核巨噬细胞的表面标志物。KC 在 IFN-γ 和组织型纤溶酶原激活剂（TPA）的共同作用下还可表达 CD80，CD80 在抗原诱导的 T 细胞活化中起重要作用。

2. 角质形成细胞的免疫功能　KC 可分泌多种细胞因子，并通过表面分子与免疫细胞相互作用，在机体免疫防御和免疫自稳中发挥重要作用。

（1）分泌细胞因子：KC 分泌的细胞因子分布于 KC 间隙，直接调节表皮细胞的功能，也可渗透到真皮层影响真皮内各种细胞的生理活动[2]。目前发现 KC 能合成和分泌的细胞因子达 20 种以上，大致分为三类。①炎症性细胞因子：IL-1、IL-6、IL-8、TNF-α 等能促进炎症细胞在表皮聚集，活化或渗入真皮诱导皮肤微血管单位的免疫细胞活化，甚至进入血流刺激中枢神经系统引起发热。它们除引起皮肤炎症外，在一定条件下尚可促进皮肤损伤的修复。②促进造血的细胞因子：包括集落刺激因子如 GM-CSF、G-CSF、M-CSF、IL-3，以及 IL-7、干细胞因子（SCF）、胸腺细胞生成素等。③起免疫调节作用的细胞因子：包括 IFN-γ、转化生长因子 -β（TGF-β）、IL-10、IL-12 等。IFN-γ 除诱导许多细胞表达 MHC 类分子和黏附分子外，可活化自然杀伤细胞（NK）、细胞毒性 T 细胞（CTL），增强局部免疫细胞功能。除上述因子外，KC 还可分泌血管内皮生长因子（VEGF，促进真皮内新血管形成）、成纤维细胞生长因子（FGF）、角质形成细胞衍生 T 细胞生长因子（KTGF）等（表 1-3）。

表 1-3　人类角质形成细胞分泌的细胞因子

白细胞介素：IL-1α、IL-1β、IL-6、IL-7、IL-8、IL-10、IL-12、IL-15、IL-18
集落刺激因子：IL-3、GM-CSF、G-CSF、M-CSF、SCF
干扰素：IFN-α、IFN-β
肿瘤坏死因子：TNF-α
转化生长因子：TGF-α、TGF-β
其他生长因子：VEGF、FGF、KTGF、胸腺细胞生成素等

（2）KC 与 T 细胞活化：抗原诱导的 T 细胞活化是机体产生特异性免疫应答的关键。KC 具有吞噬功能并分泌 IL-1 等细胞因子，在一定条件下可表达 MHC Ⅱ 类分子和 CD80。这些特点提示，KC 具有抗原提呈细胞（antigen presenting cell，APC）功能。MHC Ⅱ⁺ KC 能辅助超抗原诱导 T 细胞活化。

（3）KC 与 T 细胞发育：胸腺并非 T 细胞发育的唯一场所。已证明肠上皮是胸腺外 T 细胞发育的重要部位，皮肤特别是表皮的微环境与肠上皮有许多相似之处。表皮 KC 表达多种黏附分子，分泌 IL-3、IL-7、SCF、胸腺细胞生成素、KTGF 等多种细胞因子。这些分子与 KC 细胞间基质、朗格汉斯细胞、肥大细胞共同形成的微环境为淋巴细胞的发育提供了有利条件 [3]。

（二）朗格汉斯细胞

朗格汉斯细胞（Langerhans cell，LC）起源于骨髓，呈树突状，分布在黏膜上皮和皮肤，占表皮细胞的 3% ～ 4%。皮肤中的 LC 总数随年龄的增长而减少。该细胞有吞噬功能，腺苷三磷酸酶（ATPase）阳性，胞质中有特殊的伯贝克（Birbeck）颗粒，LC 可表达多种免疫分子，是表皮中固有的免疫细胞 [4]。

1. 朗格汉斯细胞膜表面分子 LC 表达的膜分子包括：①抗原提呈分子，LC 表达丰富的 MHC Ⅰ类分子、MHC Ⅱ类分子、CD1。②黏附分子，LC 表达的 CD80、LFA-1、ICAM-1、CD40，与 T 细胞表面的配体结合，可促进 T 细胞活化。此外，LC 表达的 LFA-1、ICAM-1、ICAM-2、ICAM-3、CD491、上皮钙黏素（E-cadherin）等黏附分子与 KC、血管内皮细胞、细胞外基质（ECM）表面配体结合，有利于 LC 的迁移及在表皮的定位。③各种受体，免疫球蛋白受体（FcγR Ⅲ、FcεR Ⅰ、FcεR Ⅱ）、补体受体（CR1），这些受体可增强 LC 的吞噬功能，提高捕捉抗原的能力，还可促进 LC 的分化和功能成熟。④ CD4 分子，CD4 是人类免疫缺陷病毒（HIV）的受体，将人类 LC 与 HIV 共同孵育，可引起 LC 感染。LC 分布于表皮和黏膜，是 HIV 进入机体的重要门户。⑤衰变加速因子（decay accelerating factor，DAF，即 CD55），可防止补体介导的溶细胞作用，对 LC 有保护作用。LC 表面分子的种类和数量随着细胞生理状态的改变而有所变化。新分离的 LC 不表达 LFA-1、LFA-3、ICAM-1、CD80。LC 从表皮向引流淋巴结迁移的过程中，其表型发生变化，可表达高水平的 MHC Ⅱ类分子、CD80、ICAM-1、ICAM-3 和 LFA-3。

2. 朗格汉斯细胞的功能 LC 是表皮固有的抗原提呈细胞 [5]。它们通过巨胞饮（macropinocytosis）、甘露糖受体及 FcγR 等介导的内吞方式摄取抗原。巨胞饮是一种特殊的液相吞饮方式，这种方式可摄取大量可溶性抗原。甘露糖受体介导的内吞作用可高效、选择性地摄取抗原，并明显增强 LC 提呈抗原的效应。LC 借助不同的抗原提呈分子提呈肽类和非肽类抗原。LC 摄取抗原后，经淋巴管进入引流淋巴结，到达淋巴结的 T 细胞区。LC 在迁移过程中，细胞表型和功能不断完善。在淋巴结中功能完善的 LC 被称为并指状细胞（interdigitating cell），可诱导特异性 T 细胞活化，活化的 CD4+ T 细胞分泌细胞因子并表达新的表面分子，同时穿过血管内皮进入血液循环，通过再循环到达特定的组织中，再次遇到同样的抗原时即可引发Ⅳ型超敏反应。皮肤Ⅳ型超敏反应的发生依赖表皮内 LC 的密度（表 1-4）。

表 1-4　表皮内朗格汉斯细胞迁移与细胞表型和功能的变化

LC 迁移	细胞表型				功能	
	FcγR	CR1	HLA-DR	CD1	内吞作用	免疫刺激作用
天然抗原						
↓						

续表

LC 迁移	细胞表型				功能	
	FcγR	CR1	HLA-DR	CD1	内吞作用	免疫刺激作用
表皮内朗格汉斯细胞	+	+	+	+	+++	±
↓						
淋巴管内朗格汉斯细胞	+	+	+	+/-		
↓						
淋巴结内朗格汉斯细胞（并指状细胞）	?	?	+	-	±	+++

注：表中箭头表示朗格汉斯细胞向淋巴结的迁移过程。

（三）皮肤 T 细胞

皮肤 T 细胞主要分布于表皮基底层上方及皮肤血管周围，这是由许多细胞组成的免疫功能单位，又称皮肤微血管单位（dermal microvascular unit）[6]。其主要分布于真皮乳头层、乳头下及真皮附件的毛细血管后静脉周围，包括 T 细胞、肥大细胞、单核巨噬细胞、树突状细胞、血管内皮细胞和周皮细胞。人类皮肤中未见 B 细胞，T 细胞总数达 40 亿个，90% 以上分布在皮肤血管周围，$CD4^+$ T 细胞与 $CD8^+$ T 细胞数目相当，其中绝大部分是 $CD45RO^+$ 记忆细胞，表达 HLA-DR、IL-2R。表皮含 2% T 细胞，主要是 $CD8^+$ αβTCR 细胞，少数是 γδT 细胞，还有 $CD1^+$、$CD2^+$、$CD3^+$、HLA DR$^+$ 树突状 T 细胞。43% 的人类皮肤 T 细胞表达皮肤淋巴细胞相关抗原（cutaneous lymphocyte associated antigen，CLA）。CLA 与内皮细胞表面的 E 选择素（E-selectin）相互作用，促进 T 细胞迁移。外周血 T 细胞表达 CLA 者占 16%，其他组织中 CLA^+ T 细胞低于 5%。细菌超抗原可诱导 T 细胞表达 CLA，抗 IL-2 抗体可抑制 CLA 表达。许多皮肤病都有 T 细胞浸润，各类皮肤病中 T 细胞浸润的性质和病理意义不完全相同[7]。

（四）皮肤肥大细胞

肥大细胞起源于骨髓多能造血干细胞。肥大细胞前体从骨髓经血流进入组织后，在不同的组织微环境中分化成熟，形成黏膜型肥大细胞或结缔组织型肥大细胞。皮肤内主要是结缔组织型肥大细胞，它们存在于皮肤血管周围，沿着皮肤神经和乳头层真皮血管内皮基底膜呈串状分布。正常人皮肤肥大细胞的平均密度为 7225 个 /mm²，它们表达丰富的 FcεR I，在 IgE 介导的皮肤超敏反应中起重要作用[8]。肥大细胞活化后，脱颗粒释放组胺、白细胞三烯 C4（LTC4）、前列腺素 D_2（PGD_2）等活性物质引起小血管扩张，皮肤红肿，出现风团，分泌的趋化因子及 TNF-α、IL-1、IL-8、巨噬细胞炎症蛋白 1（MIP-1）等细胞因子可引起大量炎症细胞在局部聚集，TNF-α 能直接杀伤肿瘤细胞，增强吞噬细胞功能，刺激血管内皮细胞增生，表达黏附分子，有利于众多炎症细胞包括肥大细胞、嗜酸性粒细胞等向炎症或感染部位迁移[9]。此外，肥大细胞还参与 II 型超敏反应和IV型超敏反应的皮肤反应。皮肤肥大细胞分泌的 IL-3、IL-4、IL-5、IL-6、GM-CSF 等细胞因子除有自分泌作用外，尚可调节皮肤免疫细胞的功能，由于皮肤神经与肥大细胞相伴，神经细胞分泌的神经递质（P 物质）可刺激肥大细胞分泌适量的活性物质及细胞因子，调节皮肤血管内皮细胞和免疫细胞功能，维持皮肤自稳。

（五）皮肤血管内皮细胞

这种细胞具有很强的活性和多种功能，血管内皮细胞及其合成的细胞外基质（ECM）包括纤维连接蛋白（fibronectin）、Ⅳ型胶原蛋白和糖蛋白构成真皮基质。它们是皮肤免疫微环境的重要组成部分。静止的皮肤血管内皮细胞表达 MHC Ⅰ类和 MHC Ⅱ类分子、低水平的 ICAM-1。在 IFN-γ 作用下，该细胞表达较多的 MHC Ⅰ类分子，并刺激异型 T 细胞增殖分化。皮肤血管内皮细胞在 IL-1、TNF-α、IFN-γ 共同作用下可表达多种免疫分子，包括黏附分子如 ICAM-1、ICAM-2、P- 选择素、E- 选择素、血管细胞黏附分子 -1（VCAM-1）和 LFA-3，趋化因子如 IL-8、MCP-1、PGE$_2$，还有 GM-CSF、G-CSF、M-CSF、IL-1、IL-6 等细胞因子。该细胞表达的黏附分子与免疫细胞表面的配体相互作用促进免疫细胞迁移。分泌的细胞因子调节免疫细胞功能。此外，皮肤血管内皮细胞还能表达 CD40，CD40 与 MHC 类分子共同参与皮肤局部的免疫应答。该细胞在皮肤Ⅳ型超敏反应中有两种作用：①抗原提呈作用，启动 T 细胞活化；②促进免疫细胞向局部迁移，引起炎症细胞浸润。

（六）组织巨噬细胞和皮肤血管周围树突状细胞

这两类细胞都起源于骨髓造血干细胞、组织巨噬细胞，分散在真皮乳头，皮肤血管周围树突状细胞（dermal perivascular dendritic cell，DPDC）沿着微血管壁分布。它们都具有吞噬功能，可清除死亡或衰老的自身细胞，并表达丰富的 MHC Ⅰ类、MHC Ⅱ类分子和共刺激分子，DPDC 还表达 CD11c、CD11b 及 LFA-1、CD36，在 IFN-γ 作用下表达 ICAM-1。组织巨噬细胞和 DPDC 是真皮中的抗原提呈细胞[10]。

二、皮肤免疫系统的功能

免疫应答和免疫耐受是机体免疫系统表现功能的重要方式。完整的皮肤对许多抗原物质都具有屏障作用，但是破损的皮肤或将抗原注入皮内，皮肤免疫系统即可选择性地对有害抗原或异体抗原产生免疫应答，而对自身成分则表现为免疫耐受，这种对不同抗原发生选择性应答的机制是阐明皮肤免疫系统功能的关键。

（一）免疫应答

皮肤是机体免疫系统的重要组成部分，鉴于皮肤的解剖位置及细胞组成的特点，决定了皮肤免疫应答在抗原提呈和免疫应答的类型方面都有其特殊性。

1. 抗原提呈细胞（APC）　是诱导机体特异性免疫应答的关键因素，它们不仅对抗原有选择性的提呈作用，而且决定着免疫应答的类型。皮肤中有三类提呈抗原的细胞。①LC：这是表皮固有的 APC，能提呈颗粒性或可溶性、肽类或非肽类抗原，主要为 MHC Ⅱ限制性方式，也可通过 MHC Ⅰ类分子或 MHC Ib 类分子将抗原提呈给初始 T 细胞。

LC 提呈抗原的功能可被紫外线抑制。②组织巨噬细胞和皮肤树突状细胞：它们分布在真皮中，可将抗原提呈给记忆 T 细胞或已致敏的 T 细胞。③血管内皮细胞、KC 和皮肤肥大细胞：这些都是非专职抗原提呈细胞。在一定条件下，它们能以 MHC Ⅰ 或 MHC Ⅱ 限制性方式提呈抗原。

2. T 细胞介导的免疫应答 皮肤Ⅳ型超敏反应（DTH）和接触性超敏反应（allergic contact hypersensitivity，CHS）是两种典型的 T 细胞介导的皮肤免疫反应，它们在清除抗原性异物的过程中都伴有免疫损伤。DTH 又称为迟发型超敏反应，可发生在身体各个部位。结核菌素反应是典型的发生在皮肤的 DTH。CHS 的发生机制与 DTH 不完全相同。①引起 CHS 的物质多为小分子（＜1kDa）化学物质，是没有免疫原性的半抗原，这些物质与皮肤或组织蛋白结合后，具有免疫原性。诱导 DTH 的抗原多数是蛋白或各种多肽。②皮肤 DTH 的 APC 是 LC，LC 将抗原提呈给 CD4$^+$ T（Th1）细胞。CHS 的 APC 还有活化的 KC、内皮细胞和皮肤肥大细胞。因此，LC 在 CHS 中并非必需的，缺乏 LC 仍然可诱发 CHS，甚至出现更强的 CHS。KC、内皮细胞、皮肤肥大细胞能以 MHC Ⅰ 或 MHC Ⅱ 限制性方式提呈抗原给 CD8$^+$ T 细胞或 CD4$^+$ T 细胞。③ DTH 的效应细胞主要是 CD4$^+$ T（Th1）细胞及活化的巨噬细胞等，CHS 的效应细胞包括 CD4$^+$ T（Th2）细胞、CD8$^+$ T 细胞、$\gamma\delta$T 细胞，以及肥大细胞、中性粒细胞等。

3. B 细胞介导的免疫应答 皮肤接种抗原获得免疫血清的方法早已被免疫学界广泛应用，特异性抗体在皮肤免疫效应中的作用是肯定的。在皮肤分泌液（汗液）中可检测到 sIgA。IgA 缺陷患者、皮肤化脓性感染者 B 细胞明显增多。某些个体于皮肤接种抗原后产生 IgE，IgE 与 LC 表面的 FcεR Ⅰ 结合，有助于 LC 摄取抗原。IgE 与皮肤肥大细胞结合是诱发皮肤Ⅰ型超敏反应的重要因素，真皮和表皮中未见 B 细胞，但是皮肤接种抗原后可引起局部引流淋巴结肿大，推测 B 细胞介导的免疫应答是在皮肤相关的引流淋巴结中进行的。进入皮肤的抗原被 LC 或巨噬细胞或血管周围树突状细胞摄取并提呈给 CD4$^+$ T 细胞或被 B 细胞识别。B 细胞在 CD4$^+$ T 细胞辅助下被活化，并进一步分化成浆细胞，或者随血流进入身体其他部位的免疫器官分化为浆细胞并分泌抗体，部分 B 细胞形成记忆细胞。皮肤接种抗原后，可以在外围血中检测到特异性抗体。长期以来，皮肤接种疫苗以获得特异性抗体一直是预防传染病的重要手段。

（二）免疫无反应性

免疫无反应性包括免疫耐受和免疫抑制。前者是机体对某种抗原的特异性无应答状态，后者是对各种抗原均呈现低应答或无应答状态。生理条件下，皮肤免疫无反应性是调节皮肤免疫应答，避免或减轻免疫损伤的重要因素。病理性皮肤免疫无反应性常常是引起皮肤严重感染和皮肤肿瘤的重要原因。皮肤免疫无反应性的机制尚不完全清楚。皮肤免疫系统解剖位置非常重要，其细胞组成庞大而特殊，在机体免疫防御、免疫自稳及免疫监视中起重要作用。

参 考 文 献

[1] Bitschar K，Wolz C，Krismer B，et al. Keratinocytes as sensors and central players in the immune defense

against Staphylococcus aureus in the skin. J Dermatol Sci, 2017, 87（3）: 215-220.

[2] Piipponen M, Li DQ, Landén NX. The immune functions of keratinocytes in skin wound healing. Int J Mol Sci, 2020, 21（22）: 8790.

[3] Wang JN, Li M. The immune function of keratinocytes in anti-pathogen infection in the skin. Int J Dermatol Venereol, 2020, 3（4）: 231-238.

[4] West HC, Bennett CL. Redefining the role of Langerhans cells as immune regulators within the skin. Front Immunol, 2018, 8: 1941.

[5] Dioszeghy V, Plaquet C, Sampson H. Role of Langerhans cells in the formation of germinal center and modulation of humoral immunity during epicutaneous immunotherapy. J Allergy Clin Immun, 2020, 145（2）: AB86.

[6] Park JS, Kim JH. Role of non-classical T cells in skin immunity. Mol Immunol, 2018, 103: 286-292.

[7] Cruz MS, Diamond A, Russell A, et al. Human αβ and γδ T cells in skin immunity and disease. Front Immunol, 2018, 9: 1304.

[8] Harvima IT, Nilsson G. Mast cells as regulators of skin inflammation and immunity. Acta Derm Venereol, 2011, 91（6）: 644-650.

[9] Piliponsky AM, Acharya M, Shubin NJ, et al. Mast cells in viral, bacterial, and fungal infection immunity. Int J Mol Sci, 2019, 20（12）: 2851.

[10] Yanez DA, Lacher RK, Vidyarthi A, et al. The role of macrophages in skin homeostasis. Pflugers Arch, 2017, 469（3-4）: 455-463.

（邱　磊　邓　军　李　航）

第二章

皮肤创伤与愈合

皮肤位于体表，是全身最大的器官，容易受到损伤。外科和皮肤科等为了诊断和治疗目的，也会留下皮肤伤口。皮肤伤口愈合涉及不同种类的细胞，以及这些细胞产生的细胞因子或介质及细胞外基质之间复杂的相互作用。血管反应、细胞和趋化的活性及受伤组织内化学介质的释放共同形成了伤口愈合固有的、相互关联的组成部分。

了解伤口修复的过程极其重要。需要强调的是，虽然伤口愈合传统上分为炎症期、增生期和重塑期，但该过程实际上是一个连续和重叠的整体。因此，各期概念上的区分只是便于阐述伤口修复所发生的过程。

第一节　皮肤创伤愈合类型

涉及表皮的损伤与涉及真皮的损伤是不同的。仅限于表皮的损伤，表皮可以自我重建达到与损伤前相似的结构。这和损伤到更深的结构如真皮是不同的，在这个深度，完全再生不能正常发生，而是发生修复。伤口可以根据其深度分类。如果只有表皮（或部分表皮）丢失，称为糜烂。涉及表皮下结构的损伤称为溃疡。涉及表皮和不同程度真皮的伤口称为部分厚度伤口，而涉及表皮、全部真皮及其更深层结构的伤口称为全层厚度伤口（图 2-1）。

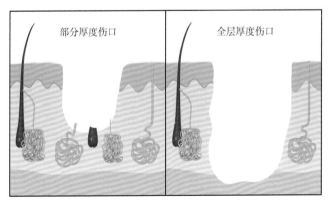

图 2-1　部分厚度和全层厚度伤口的对比

在部分厚度伤口中上皮化的机制与全层厚度伤口不同。在部分厚度伤口中，因为深层的真皮没有丢失或损伤，附属结构是存在的，这些结构可作为表皮再生长的上皮细胞储存库。和溃疡边缘一样，上皮从这些结构中迁移出来盖住伤口表面。在全层厚度伤口中，附件结构不复存在，上皮只能从溃疡边缘迁移出来。

创伤愈合的基本类型取决于创伤本身及治疗方法等多种因素。根据损伤程度及有无感染，皮肤创伤愈合可分为三种类型：一期愈合、二期愈合和痂下愈合。

一、一期愈合

一期愈合（primary healing）是最简单的伤口愈合类型，也是由组织的直接结合所致。这类愈合主要发生于组织缺损少、创缘整齐、无感染和经过缝合或粘合的手术切口。其基本过程[1]是在组织损伤后，血液在创面形成血凝块，使断端两侧连接，并有保护创面作用。伤后早期（24 小时以内），创面的变化主要是炎症渗出及血凝块的溶解等；之后，创面浸润的巨噬细胞开始清除创面残留的纤维蛋白、红细胞和细胞碎片；从伤后第 3 天开始，可见毛细血管每天以 0.2mm 的速度从伤口边缘和底部长入，形成新的血供。同时邻近的成纤维细胞增生并移行进入伤口，产生细胞外基质，如胶原；伤后 1 周，胶原纤维可跨过伤口，将伤口连接，之后伤口内的胶原继续增加并进行改造，使伤口张力增加。

二、二期愈合

二期愈合（secondary healing）又称为间接愈合，是指伤口缘分离，创面未能严密对合的开放性伤口所经历的愈合过程。一般认为，由于创面缺损较大且常伴有感染，其愈合通常先由肉芽组织充填创面，再由新生的表皮将创面覆盖，从而完成修复过程[2]。这种理论把创面肉芽充填与再上皮化看作同步进行的过程。但也有学者认为此类创面的修复首先为表皮细胞的再生，再刺激肉芽组织的形成，最终使创面得以修复。二期愈合后的瘢痕常较大，愈合时间也较长，通常需要 4～5 周[3]。

三、痂下愈合

痂下愈合（healing under scab）是一种特殊条件下的伤口修复愈合方式，主要指伤口表面由渗出液、血液及坏死脱落的物质干燥后形成一层黑褐色硬痂，创面愈合在硬痂下进行的二期愈合方式。例如，小面积深 I 度烧伤创面的愈合过程便属此类，其愈合过程首先是由创缘的表皮基底细胞增生，在痂下生长并向创面中心移行，同时创面肉芽组织也发生增生。痂下愈合的速度较无痂皮创面愈合慢，硬痂的形成一方面可以保护创面[4]，另一方面也阻碍了创面渗出液的流出，易于诱发感染，导致创面愈合延迟。临床上常采用切痂或削痂手术暴露创面，以利于组织修复。

临床医生常根据伤口的位置、深度及大小，以及患者因素、对美学结果的期望等因素决定伤口是否一期愈合。患者因素包括年龄、伴随疾病情况（如门静脉高压和动脉粥样硬化）、发生感染的风险、个体耐受外科修复的能力等。通过使伤口边缘接近而直接闭合伤口则为一期愈合，这些闭合伤口的方法包括边 - 边闭合、皮瓣和皮片移植。即使伤口的边缘通过使用一期愈合方法相互接近了，但伤口依然需要经过愈合的三个阶段。对于小伤口，一期和二期愈合产生的美学结果是相似的。外科手术所造成的较大伤口，让其自行愈合属于二期愈合。二期愈合时，位于凹面和固定结构之上的伤口比其他部位伤口的美学愈合效果好。二期愈合中，再上皮化完成的时间依赖于一些因素，包括伤口深度（浅表伤口愈合较快）、伤口位置（面部伤口比四肢愈合快）和几何形状（面积一定时，直径小的伤口愈合更快）。

参 考 文 献

[1] Malekmohammadi M，Tehrani HA，Aghdami N. Skin structure and wound healing phases. Derma Cosmet，2012，2（4）：229-244.

[2] Cordoro KM，Russell MA. Minimally invasive options for cutaneous defects：secondary intention healing，partial closure，and skin grafts. Facial Plast Surg Clin North Am，2005，13（2）：215-230.

[3] Liu KY，Silvestri B，Marquez J，et al. Secondary intention healing after Mohs surgical excision as an alternative to surgical repair：evaluation of wound characteristics and esthetic outcomes. Ann Plast Surg，2020，85（Suppl 1）：S28-S32.

[4] van der Pol E，Mudde YD，Coumans FAW，et al. Wound scabs protect regenerating tissue against harmful ultraviolet radiation. Med Hypotheses，2016，96：39-41.

第二节　皮肤创伤修复过程

创伤的修复是一个非常复杂的过程，其机制涉及血液凝固、炎症的发生发展、基质合成、血管再生、纤维组织增生、再上皮化、创口收缩及组织重构等，它们既相互交错，又循序发生，涵盖了多种细胞和细胞外基质的变化情况。整个再生修复过程既受到遗传基因的调控，也受到环境因子的影响。修复细胞的增殖、迁移、分化和凋亡，细胞外基质的合成和分解，以及伤口挛缩与闭合，都涉及生长因子、细胞因子信号在伤区的出现与启动、级联与终止，它们之间既相互协调，又相互拮抗，共同参与调节整个创面修复过程[1]。

创伤发生后，伤口很快发生收缩，并在 2 周达到高峰。对于缺损的深度超过皮肤附属器全层的伤口，收缩是伤口愈合的重要组成部分，可以使伤口面积减小高达 40%。部分厚度伤口只有轻微的收缩。收缩可能由于机械或生物因素（或二者皆有）介导。在收缩过程中伤口的面积缩小，该过程涉及已经存在的组织向心性移动，而不是形成新组织。伤口收缩有利于随后的愈合，也可能导致毁容性的挛缩。肌成纤维细胞具有伸展和收缩功能，是收缩过程的主要介质[2]。肌成纤维细胞含有肌动蛋白，在伤口中这些细胞沿着收缩线排列，这和其他细胞成分不同。白细胞和内皮细胞不表现这样的排列方式。肌成纤维蛋白的这种肌肉样收缩由炎症介质等介导，细胞外基质中的纤维连接蛋白含有肌动蛋白结合位点，参与伤口收缩。因此，这种收缩是联合的，需要细胞 – 细胞和细胞 – 基质间的信息交流。

一、炎症期

1. 血小板聚集止血及炎症反应　对创伤的起始反应包括细胞性和血管性反应。创伤使内皮细胞和血管破坏，胶原显露。伤口局部产生的凝血酶和显露的纤维蛋白刺激血小板，然后经历活化、黏附和聚集过程。血小板并不只是帮助止血，还通过释放重要的生长因子如血小板衍生生长因子（platelet derived growth factor，PDGF）而启动愈合级联过程。胶原蛋白中的氨基酸（脯氨酸和羟脯氨酸）在血小板活化的启动中起重要的决定作用。血小板被活化后释放多种介质，包括5-羟色胺、二磷酸腺苷（ADP）、血栓素A2、纤维蛋白原、纤维连接蛋白和凝血酶敏感蛋白。在这些化学物质和蛋白的诱导下，经过的血小板黏附在受伤部位血管壁内皮细胞所暴露的结缔组织上，形成相对不稳定的血小板栓，能有效地堵塞小血管，使出血减缓或停止。与之相伴的，内皮细胞产生前列环素，能够抑制血小板聚集，这样能够限制血小板在受伤部位的聚集程度。

血小板聚集暂时堵塞小血管，使出血减缓或停止。无论是否有长时间血管收缩发生，这个过程能够诱发循环酶凝血因子Ⅻ通过将凝血素转化成凝血酶而启动凝固，然后纤维蛋白原转化成纤维蛋白，从而启动单核细胞和成纤维细胞大量涌入的过程。血小板也产生PDGF，PDGF对巨噬细胞、单核细胞和中性粒细胞有趋化作用，凝血酶活化的血小板具有血管生成活性。血小板的这些功能显然不只是在止血中很重要，在调节纤维蛋白沉积、纤维增生和血管生成中也起到重要作用。

损伤后最初的血管收缩导致受损的小血管被压在一起，使内皮增厚而堵塞血管。中性粒细胞几乎立即黏附在小静脉的内皮上。在炎症开始1小时内小静脉的全部内皮细胞边缘都被中性粒细胞覆盖。在这种蚀边作用发生后不久，中性粒细胞开始出现变形虫样运动，将细窄的突起插入内皮细胞间，释放趋化因子（图2-2）。在炎症早期，损伤部位出现以中性粒细胞（在循环中的存活时间只有数小时）和单核细胞为主的细胞。在炎症后期，中性粒细胞的数量减少，以巨噬细胞（组织来源的单核细胞）为主。蚀边作用后，肥大细胞、嗜碱性粒细胞和血小板很快释放组胺至该区域，引起血管扩张和小静脉内皮细胞壁对低分子量血浆蛋白的通透性增加。尽管组胺活性保持时间非常短（一般不超过30分钟），但由于血管壁通透性增加，其作用持续时间会延长。

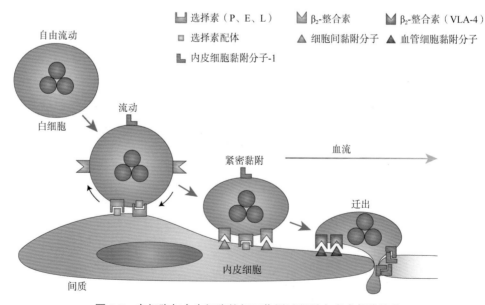

图 2-2　白细胞与内皮细胞的相互作用过程及向炎症部位聚集

在创伤早期，局部血管扩张、液体渗透到血管外空间、淋巴引流的中断均能够导致炎症的主要体征，包括皮肤发红、肿胀和烧灼感（发热）。这种急性炎症反应通常持续24～48小时，某些患者的炎症可以持续2周。这种急性炎症反应与感染表现相似，可能被误认为是感染过程。

2. 细胞反应及化学介质　有许多细胞反应参与了伤口愈合的炎症期（图 2-3）。中性粒细胞是第一个到达的白细胞，和单核细胞一起被凝集级联反应所产生的趋化因子诱导而迁移入伤口部位。这些趋化因子如激肽释放酶、纤维蛋白原释放的纤维蛋白肽、纤维蛋白降解产物等能上调介导细胞 – 细胞结合的重要黏附分子的表达[3]。黏附分子的上调使白细胞与内皮细胞间相互作用，有利于白细胞溢出。过去认为内皮细胞是炎症过程和伤口愈合的"旁观者"，现在认为在促进白细胞迁移方面起主动作用。中性粒细胞释放弹力蛋白酶和胶原酶，增强其通过血管基底膜的能力。中性粒细胞进入受伤部位能够发挥杀伤、吞噬细菌和降解创伤床中基质蛋白的功能。正常情况下这个过程只持续数天，伤口污染会延长中性粒细胞在伤口中的存留时间。

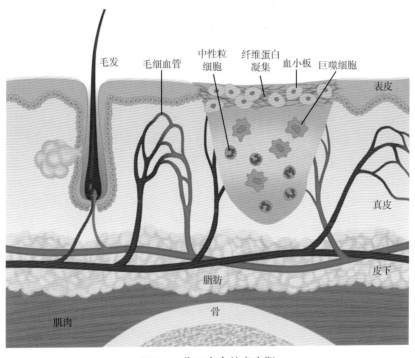

图 2-3　伤口愈合的炎症期

嗜酸性粒细胞也可能具有一定程度的吞噬作用。而嗜碱性粒细胞含有组胺，在受伤后局部释放，并与早期血管通透性增加有关。当单核细胞从血流中迁移到组织间时，便转化成巨噬细胞。单核细胞及其在组织中的相应成分、巨噬细胞很快成为炎症期主角。单核细胞开始由某些与吸引中性粒细胞相同的趋化物质吸引至受伤部位，单核细胞的特异性趋化物使其不断得到补充，这些物质包括细胞外降解产物、凝血酶和转化生长因子 -β（TGF-β）。

巨噬细胞在修复中被认为是最重要的调节细胞[4]。和其他白细胞一起，巨噬细胞消化、吞噬和杀伤致病微生物，清除组织残骸，破坏残留的中性粒细胞，并和细胞膜结合及在随后的吞噬作用中，通过释放生物活性氧中间体和蛋白酶实现细菌、细胞和组织的破坏。这些由单核细胞／巨噬细胞完成的非常重要的过程能够引起血管再生和肉芽组织的形成。巨噬细胞能耐受严重组织缺氧，这也许可解释它们通常出现在慢性炎症部位的部分原因。巨噬细胞释放趋化因子（如纤维连接蛋白）吸引成纤维细胞进入伤口并在炎症局限中起一定作用；它们还在伤口修复过程的炎症和增生期转换中协助成纤维细胞黏附到纤维蛋白上。巨噬细胞可以增加胶原沉积，它们的减少能够显著降低胶原在伤口内的沉积。缺乏巨噬细胞时，迁移入损伤处的成纤维细胞数量则显著减少。巨噬细胞还具有诱导血管再生的潜能。巨噬细胞能产生生长因子、PDGF、成纤维细胞生长因子（FGF）、血管内皮生长因子（VEGF）、TGF-β 和 TGF-α，这些细胞因子在诱导细胞迁移和增生中非常重要[5]。

大量化学介质参与了炎症的起始和调控，这些介质共同作用，一些是炎症的促进剂，一些是炎症的拮抗剂。

组胺（histamine）是肥大细胞的众多产物之一。组胺的释放会导致小静脉通透性暂时增加。除组胺外，肥大细胞的颗粒含有多种活性化合物，包括肝素和 5- 羟色胺。肝素在炎症反应的早期可以暂时性阻止过量组织液和血液成分的凝集[6]。

5- 羟色胺参与了伤口愈合后期的其他活性反应，如成纤维细胞增生和胶原蛋白分子的交联。

激肽（kinin）是一个具有生物活性的肽类家族，出现在组织破坏区域。最熟悉的缓激肽是一种受损组织在血浆酶（激肽释放酶）的作用下由血浆蛋白释放出来的强效炎症介质。激肽对微循环的作用和组胺相似，即有强力的血管收缩作用，激肽能被组织蛋白酶迅速破坏，提示其重要性仅限于伤口愈合的炎症早期。

前列腺素（prostaglandins，PG）是几乎所有的细胞在对细胞膜损伤发生反应时都会产生的炎症介质。当细胞膜被改变时，它们的磷脂成分被磷脂酶 A2 降解，其结果是花生四烯酸形成。花生四烯酸被 5- 脂氧化酶氧化，形成一系列强效化合物白三烯。一些不同类型的白三烯相结合形成以前所谓的"过敏慢反应物质"，其在炎症反应中改变毛细血管通透性。花生四烯酸被环氧化酶氧化，形成 PG、前列环素、血栓素。PG 是非常强效的生物物质，特定种类的 PG 可以控制或延续局部炎症反应。如 PGE_2 可以通过拮抗血管收缩作用增加血管通透性，且其趋化活性可以吸引白细胞到局部炎症区域。PG 作为前炎症因子与缓激肽等其他炎症物质起协同作用。前炎症性 PG 被认为是敏化疼痛受体的原因，导致与炎症反应相关的痛觉过敏状态，而其他类型的 PG 则为抑制剂。不同 PG 的这些相反的作用综合在一起严格控制着炎症反应。PG 可能还通过合成糖胺聚糖（GAG）在愈合的早期调节修复过程。

补体系统（complement system）总体表现为多种蛋白质的级联反应，这些蛋白质中的多数为酶的前体。所有这些蛋白质都可以存在于血浆蛋白中，从毛细血管中漏出到伤口的组织间隙。该级联反应不论由经典途径（通过抗原 - 抗体复合物）或旁路途径（通过微生物的膜）所触发，其相继的反应产生多种终产物以帮助机体防止入侵微生物或毒素造成的损伤。在伤口愈合过程中，一些终产物活化中性粒细胞和巨噬细胞的吞噬作用，另一些加强入侵微生物的溶解和凝集（如 C5b-9），还有其他的一些活化肥大细胞和嗜碱性粒细胞使其释放组胺。

急性炎症反应的相关症状大约维持 2 周。在亚急性期后，持续数月或数年的炎症则称为慢性炎症。和损伤相关的慢性炎症常发生于有坏死组织封闭的伤口上，或伤口被病原体污染，或者含有异物而在急性严重期不能被粒细胞吞噬或溶解。在慢性炎症性伤口中，吞噬了外来颗粒物质的巨噬细胞如果不能溶解这些物质，则其将保持在炎症组织中。巨噬细胞吸引成纤维细胞，随着时间的推移，后者产生胶原蛋白的量增加，引起包裹性肉芽肿缓慢形成。这被认为是机体对那些不能吞噬或溶解异物的最后一个防御功能。

二、增生期

增殖阶段的显著特征是肉芽组织的形成，表现包括成纤维细胞、血管内皮细胞和表皮细胞迁移、增殖与分化（图 2-4）。

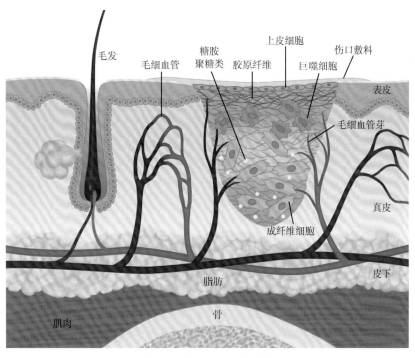

图 2-4　伤口愈合的增生期

1. 真皮血管再生　血管再生指的是新的血管生成或新的血管形成。从伤口附近现存的血管中可伸出新的毛细血管芽向自身伤口延伸。新血管形成包括内皮细胞表型的改变、直接的迁移和各种有丝分裂刺激作用。毛细血管尖端的内皮细胞迁移进入伤口，但不发生活跃的增生。新血管形成早期依赖于邻近细胞和基质提供的趋化因子。创伤后 2 天，胞质性伪足从内皮细胞伸出，胶原蛋白酶分泌，并发生向血管周围间隙的迁移。另外，内皮细胞的增生也是细胞迁移的结果。纤维连接蛋白、肝素和血小板因子对内皮细胞的增生有直接刺激作用。

内皮细胞在伤口的愈合过程中起着关键作用，包括新血管的形成、白细胞迁移、提供氧气和营养运输进入伤口，以及生物活性物质的分泌。巨噬细胞等释放的细胞因子在伤口愈合过程中刺激血管再生。伤口中低张力氧气或组织缺氧可能是 TGF-β 和胶原蛋白合成的一种强效刺激剂，也可能是某些慢性伤口过多纤维化的原因。

FGF 家族和 VEGP 是愈合过程中血管再生的强效刺激因素[7]。碱性成纤维细胞生长因子（bFGF）能与肝素相互作用，促进血管生成。在皮肤伤口愈合中 FGF 家族由巨噬细胞和成纤维细胞分泌。VEGF 存在时，活化的血管内皮细胞经历血管形成的连续步骤，而当 VEGF 不存在时，血管内皮细胞则凋亡。凝血酶敏感蛋白是皮肤血管形成的内源性抑制因子，当过度表达时可导致肉芽组织和伤口血管形成不足，表达减少可导致皮肤血管形成增多。

2. 纤维素增生　肉芽组织形成是愈合的信号，肉芽组织由迁移至伤口的新生血管、成纤维细胞和基质形成。在真皮基质产生中最重要的细胞是成纤维细胞。在 48 ~ 72 小时成纤维细胞迁移至伤口。成纤维细胞首先经历表型的变化以实现其不同的功能，可能在伤口愈合过程中发挥各自不同的作用。成纤维细胞通过表型变化从静止型细胞向功能活跃型细胞转化，而肌成纤维细胞则增生并迁移至伤口。肌成纤维细胞参与了伤口的收缩，伴有肌动蛋白丝沿细胞周边排列，提供移动和收缩的力量。成纤维细胞生长因子和趋化因子可能是造成成纤维细胞发生形态改变、合成基质的因素，而 PDGF、表皮生长因子（EGF）和 FGF 等则诱导成纤维细胞增生和迁移[8]。伤口中央出现的低氧环境刺激成纤维细胞增生。随着血管的不断再生、新的血管形成及运输氧气的毛细血管增加，这种刺激减弱。

肌成纤维细胞提供构架并合成纤维连接蛋白、胶原蛋白、糖胺聚糖、血栓黏附素和不同的酶[8]。纤维连接蛋白是一种糖蛋白，最初分泌可加强肌成纤维细胞活性。凝血酶和 EGF 刺激纤维连接蛋白合成和分泌。纤维连接蛋白使成纤维细胞可以结合到细胞外基质并为细胞迁移提供黏附基础，使成纤维细胞能够连接到胶原蛋白、纤维蛋白和透明质酸上。纤维连接蛋白基质也为胶原蛋白纤维提供了支架并介导了伤口收缩。成纤维细胞迁移进入伤口的载体受纤维连接蛋白的分子量和总体纤维状结构控制，并因此在真皮修复的速度和方向上起重要作用。成纤维细胞沿着纤维连接蛋白基质自我拉伸而迁移，这种拉伸通过肌动蛋白的细胞内微丝等收缩实现。

3. 细胞外基质　结缔组织由细胞、纤维和无定形基质组成，纤维和基础物质一起被称为细胞外基质（ECM）。GAG 和蛋白聚糖（GAG 以共价键与蛋白质结合）是基础物质的主要成分。后者是成纤维细胞分泌的不定型黏性凝胶，占据结缔组织中细胞和纤维间的空间。基质对真皮的可塑性、柔韧性和完整性起决定性作用，也与组织的强度、支撑和密度密切相关，在组织被压迫或拉紧时降低结缔组织纤维之间的摩擦力，保护组织免受微生物侵害[9]。基质允许组织液在细胞和毛细血管间弥散，组织液包含细胞的营养物和废物，还能转运多种可溶性物质并储存电解质和水分。透明质酸是伤口中主要的非硫酸化 GAG，在愈合的前 4 ~ 5 天含量最高。透明质酸是成纤维细胞增生和迁移的刺激物，并能吸收大量水分，导致组织水肿。这种水肿为成纤维细胞迁移进入伤口提供了额外的空间。一旦需要减少透明质酸时，透明质酸酶会将其降解。

硫酸化 GAG 如硫酸软骨素、硫酸皮肤素附着在蛋白芯上而成为蛋白聚糖。它们提供了一个稳定且有弹性的基质而抑制细胞迁移和增生。软骨素 -4- 硫酸和硫酸皮肤素在第 5 ～ 7 天替代透明质酸成为主要的 GAG。硫酸软骨素 – 蛋白质复合物中的糖链与胶原蛋白纤维交联。这些硫酸化 GAG 促进胶原蛋白合成和成熟（即聚合）。最后是硫酸乙酰肝素（另一种蛋白聚糖）控制细胞分化并抑制平滑肌细胞的生长，这种成分在受伤后初期是不存在的。

4. 表皮再上皮化 表皮对损伤造成缺损的反应出现在 24 小时内。角质形成细胞对表皮缺失最初的反应是从伤口的游离缘开始迁移。在非全层伤口中表皮细胞的迁移发生于伤口边缘和皮肤附属器（尤其是毛囊）。表皮干细胞被认为起源于毛囊隆突部位。

大约在受伤后 12 小时，表皮细胞变得有些扁平，发出伪足样突起并丧失桥粒性细胞间连接，收回细胞间张力丝，并在细胞质边缘形成肌动蛋白丝。当表皮细胞迁移时，其增生能力是受抑制的。在伤口表面，上皮细胞迁移的经典机制是"跳跃"模式，即表皮细胞迁移到距离它们原来的位置达两个或三个细胞长度的位置，滑过或滚过先前已经在伤口中定植的表皮细胞。迁移的细胞固定下来，其他的表皮细胞继续越过这些细胞迁移。表皮层逐步前进并闭合上皮缺损。如果防止该部位的摩擦损伤，单层的表皮细胞能够在愈合的第 1 周使伤口重新形成表皮。第二个再上皮化的途径是表皮细胞像一列表皮细胞"火车"穿过伤口表面进行迁移，每个细胞在这个链条上都维持其原来的位置（图 2-5）。这些迁移的表皮带的特征是丧失表皮细胞与基底膜和下方真皮间的紧密结合。纤维连接蛋白和 V 型胶原蛋白形成，使角质形成细胞可以在覆盖于伤口上的痂和残骸之下迁移和分离。角质形成细胞在痂下分离出一个湿润的环境对迁移是非常有必要的，这可能是密闭敷料能加速伤口愈合的一个原因。纤维连接蛋白最初在血浆中产生，然后在血浆和成纤维细胞中产生，也可能源于迁移中的角质形成细胞本身。这提示上皮细胞在迁移过程中可以为自身提供继续迁移的框架。在刺激再上皮化的细胞因子中，TGF-β、角质细胞生长因子（KGF）和 EGF 是很重要的[10]。基底层角质形成细胞在细胞迁移中接触纤维胶原蛋白时能分泌胶原蛋白酶 -1，而和基底膜接触时不分泌。细胞产生的胶原蛋白酶 -1 破坏任何与纤维胶原附着的物质，使角质形成细胞能够持续迁移。一旦伤口已经上皮化，角质形成细胞与 $\alpha_2\beta_1$ 整联蛋白结合，并停止产生胶原蛋白酶 -1。胶原蛋白酶 -1 的特性不仅影响上皮迁移的结果，还维持上皮带的迁移方向。

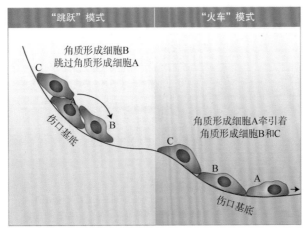

图 2-5 角质形成细胞迁移的可能模式

一旦伤口覆盖了至少单层的角质形成细胞，所有的角质形成细胞进入增生模式。在这个快速增生过程中重要的生长因子是 EGF 及其同源物 TGF-α。损伤也导致表皮角质形成细胞表达角蛋白 6、角蛋白 16 和角蛋白 17，研究提示这些细胞骨架蛋白能够通过影响蛋白质合成而调节角质形成细胞的生长。

三、重塑期

创伤愈合最后一个阶段是基质的成熟和重塑，一般需经历很长时间的组织改建。一般在伤口愈合后 1～3 个月，伤口开始瘢痕增生，瘢痕为鲜红色；随着时间推移，瘢痕增生逐渐加重。愈合后 3～6 个月，增生达到高峰，瘢痕由鲜红色转为深红色或紫红色，瘢痕厚度明显增加，表面不平，质地坚硬。瘢痕增生达到一定程度后，逐渐成熟软化，通常需经历 6～24 个月，少数长至 3～4 年。

重塑包括基质的沉积及随后的变化。真皮大分子如纤维连接蛋白、透明质酸、蛋白聚糖和胶原蛋白在修复中沉积，作为细胞迁移和组织支持的框架。细胞外基质蛋白的沉积和重塑是个动态过程，甚至在伤口的中央和边缘，基质蛋白的量都是不一样的（图 2-6）。在皮肤功能性屏障恢复后很久，伤口损伤和修复仍继续进行。修复早期胶原蛋白的总量增加，损伤后 2～3 周达到最高。愈合后伤口抗张强度在损伤后 1 个月可以为损伤前的40%，并且可以持续增加直到损伤后 1 年。即使达到高峰，愈合伤口的抗张强度也不超过其损伤前强度的 80%。

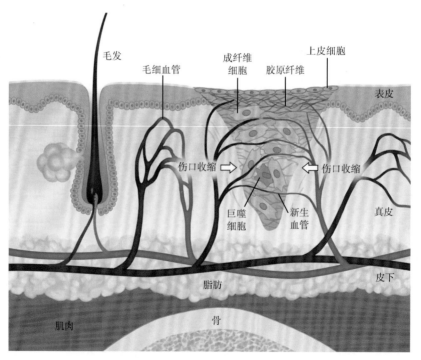

图 2-6　伤口愈合的重塑期

　　胶原蛋白为真皮组织提供形成结构、强度和硬度的主要蛋白质，构成大约 70% 的皮肤干重。Ⅰ 型胶原蛋白是最普遍的类型，在身体中占胶原蛋白的 90%，可见于真皮、肌腱、筋膜、骨骼和牙齿。Ⅲ 型胶原蛋白见于真皮深层的网状层、血管和伤口。所有胶原都有三螺旋结构，但有别于其原始多肽链结构。Ⅰ 型胶原纤维的直径为 100～500nm，而Ⅲ 型胶原纤维的直径为 40～60nm。除了胶原蛋白总量和胶原蛋白交联外，大直径纤维和小直径纤维的比例最终决定组织的抗张强度。

　　在重塑期，出现和合成的胶原蛋白种类发生变化。在伤口修复过程中，Ⅲ 型胶原蛋白是成纤维细胞合成的主要胶原蛋白，经过 1 年或更长的时间，重塑的真皮必须恢复损伤前的稳定表型，即主要由 Ⅰ 型胶原蛋白组成。此外，伤口中其他基质的成分也发生变化。Ⅲ 型胶原蛋白转化为 Ⅰ 型胶原蛋白的过程是通过严格控制的新胶原蛋白合成和旧胶原蛋白溶解完成的，而旧胶原蛋白的溶解是通过胶原蛋白酶作用完成的[11]。这个过程导致瘢痕组织的变化。

　　在伤口修复中最先产生的胶原蛋白是极紊乱的、凝胶样的，故伤口强度很低。最初胶原蛋白的结构与Ⅲ 型胶原蛋白相似。随着伤口的闭合，胶原蛋白逐渐发生了转变。Ⅲ 型胶原蛋白经历降解的同时，Ⅰ 型胶原蛋白合成。Ⅲ 型胶原蛋白向 Ⅰ 型胶原蛋白转化的刺激可能是横跨闭合伤口的生物力学压力或拉力。压力和拉力也指导结缔组织纤维的重新排列，如前文提到的，张力下的胶原纤维显示出对胶原蛋白酶作用的抵抗。加在伤口上的张力决定了瘢痕组织形成的量。例如，在肢体活动部位的伤口，其瘢痕组织必然比活动较少部位的瘢痕组织多。

　　镁和锌（微量无机物）是胶原蛋白生物合成中胶原蛋白转移所需要的，而脯氨酸的羟基化和溶解需要氧、二价铁和维生素 C。

　　胶原酶（collagenase）和基质溶解素及白明胶酶均属于基质金属蛋白酶（MMP）家族。MMP 具有降解细胞外基质的能力，底物的特异性对 MMP 的作用很重要[12]。胶原酶 -1 和胶原酶 -2 以位点特异性方式切断纤维状胶原（Ⅰ 型、Ⅱ 型、Ⅲ 型）[13]。因此，这些酶的作用是细胞外基质主要的蛋白成分——胶原蛋白更替的限速步骤。位点特异性断裂后，在体温环境下，胶原蛋白将变性（转变成凝胶），并易于被白明胶酶进一步降解。

参 考 文 献

[1] Cañedo-Dorantes L，Cañedo-Ayala M. Skin acute wound healing：a comprehensive review. Int J Inflam，2019，2019：3706315.

[2] Heiko Sorg，Tilkorn DJ，Hager S，et al. Skin wound healing：an update on the current knowledge and concepts. Eur surg Res，2017，58（1-2）：81-94.

[3] Bünemann E，Hoff NP，Buhren BA，et al. Chemokine ligand–receptor interactions critically regulate cutaneous wound healing. Eur J Med Res，2018，23（1）：4.

[4] Delavary BM，van der Veer WM，van Egmond M，et al. Macrophages in skin injury and repair. Immunobiology，2011，216（7）：753-762.

[5] Barrientos S，Stojadinovic O，Golinko MS，et al. Growth factors and cytokines in wound healing. Wound Repair Regen，2008，16（5）：585-601.

[6] Ali Komi DE，Khomtchouk K，Maria PLS，et al. A review of the contribution of mast cells in wound heal-

ing：involved molecular and cellular mechanisms. Clin Rev Allergy Immunol，2020，58（3）：298-312.

[7] Wang NN，Wu YP，Zeng N，et al. E2F1 hinders skin wound healing by repressing vascular endothelial growth factor（VEGF）expression，neovascularization，and macrophage recruitment. PLoS One，2016，11（8）：e0160411.

[8] Shook BA，Wasko RR，Rivera-Gonzalez GC，et al. Myofibroblast proliferation and heterogeneity are supported by macrophages during skin repair. Science，2018，362（6417）：eaar2971.

[9] Bi HS，Li H，Zhang C，et al. Stromal vascular fraction promotes migration of fibroblasts and angiogenesis through regulation of extracellular matrix in the skin wound healing process. Stem Cell Res Ther，2019，10（1）：302.

[10] Qu YL，Cao C，Wu QQ，et al. The dual delivery of KGF and bFGF by collagen membrane to promote skin wound healing. J Tissue Eng Regen Med，2018，12（6）：1508-1518.

[11] Inoue M，Kratz G，Haegerstrand A，et al. Collagenase expression is rapidly induced in wound-edge keratinocytes after acute injury in human skin，persists during healing，and stops at re-epithelialization. J Invest Dermatol，1995，104（4）：479-483.

[12] Rousselle P，Montmasson M，Garnier C. Extracellular matrix contribution to skin wound re-epithelialization. Matrix Biol，2019，75-76：12-26.

[13] Joo CK，Seomun Y. Matrix metalloproteinase（MMP）and TGF-β1-stimulated cell migration in skin and cornea wound healing. Cell Adh Migr，2008，2（4）：252-253.

第三节　皮肤创伤修复转归

皮肤是与外界环境直接接触的第一道屏障，机体对创伤有很强的修复能力以恢复其屏障功能。对于各种有害刺激物、致伤因素或致病因素造成细胞和组织损伤所发生的组织缺损，由损伤处周围未受损组织中同种细胞的分裂增生完成的修复过程称为组织再生（histo-regeneration）。完全再生（complete regeneration）指组织的结构和功能均恢复到损伤前的状态。人类胎儿创面的组织细胞与原始组织有类似的再生能力，且在无炎症环境中修复，修复后一般均为无瘢痕愈合。胎龄越大，创面就越容易发生瘢痕愈合。临床上绝大多数情况下的创伤修复难以恢复原有的结构和功能，而由纤维组织增生替代缺损的组织，最终形成瘢痕，是不完全再生，也称为瘢痕修复[1]。皮肤创伤修复有以下几种转归。

一、溃疡形成

皮肤创面愈合是一个动态、有序的复杂过程，但在各种全身或局部因素作用下，这种有序的愈合过程被破坏，导致创面不愈合或愈合延迟，在临床上表现为皮肤溃疡形成。

对于慢性难愈合性创面尚无明确定义，一般认为常规治疗下 6～8 周不愈合的创面就是慢性难愈合创面。造成这种状况的因素一般与营养不良、组织供血不足、坏死组织存留、异物、糖尿病、细胞衰老、细菌感染、特殊感染（如真菌感染）等有关[2,3]。

慢性溃疡的治疗是皮肤外科中的难题之一，虽不立即威胁生命，但长达数月、数年甚至更长时间的经久不愈，严重影响患者的健康和生活质量，也给家庭带来沉重的护理与经济负担。少数溃疡可发生癌变或感染扩散等并发症，不仅加重原发病，还可危及生命。因此，提高慢性难愈合创面的诊治水平是皮肤外科的重要任务。

二、生理性瘢痕

皮肤缺损后的组织修复涉及上皮组织和纤维结缔组织的再生。仅累及表皮的创伤，修复后皮肤结构和功能完整，不留瘢痕；累及真皮浅层的非全厚皮肤创伤，经过修复后瘢痕不明显；全厚皮肤伤口，由于损伤达到一定程度和范围，愈合后因纤维增生反应导致明显的瘢痕形成。瘢痕组织实际上就是纤维化的肉芽组织。

对于损伤较浅较轻的创伤，适度的瘢痕形成是机体修复损伤的正常表现，有积极的作用，这类瘢痕称为生理性瘢痕或正常瘢痕。生理性瘢痕一般是一期愈合后的理想结果，创缘损伤轻，炎症反应弱，所产生的肉芽组织量少，创面愈合后的伤口平整，不高出皮肤表面，也不凹陷，经过一段时间后恢复正常色泽或接近正常皮肤，外观仅为一条线状瘢痕。

手术中严格无菌、仔细操作以减少组织损伤，避免创缘张力和无效腔，使创缘整齐和伤口对合严密等对促进创面一期愈合十分重要，注意这些问题可以减少病理性瘢痕的发生机会[4]。

三、病理性瘢痕

病理性瘢痕主要包括增生性瘢痕和瘢痕疙瘩两类，其他类型的瘢痕可以包含在这两类瘢痕中或由其进展演变形成。

临床上，病理性瘢痕病变具有形态多样（如凹陷、凸起、线状、碟状、蹼状、桥状、圆形、椭圆形或不规则片状）、大小不一、厚薄不均、色泽不定（色素脱失、色素沉着、血管充血等改变）、质地异常等特点，与受伤原因、程度、部位、患者体质和治疗方法等因素密切相关[5]。病理性瘢痕多由于创面缺损较大且坏死组织较多，通常伴有感染，肉芽组织多、愈合时间较长导致。

病理性瘢痕由于结构质地异常、神经血管分布杂乱[6]，常造成人体痒痛不适，影响外观，还可发生挛缩畸形而影响功能，少数引起溃疡继发癌变，甚至危及生命。

瘢痕疙瘩则是特殊类型的瘢痕，瘢痕疙瘩的形成往往与受伤程度没有直接关系，但与患者的特殊遗传体质相关。瘢痕疙瘩具有特定的好发部位及持续增大的临床特征，是临床治疗的难题，需要精细的综合治疗及长期防控才能获得满意的临床疗效。

参 考 文 献

[1] Desmouliere A. Normal and pathological scarring mehcanisms. Wound Repair Regen，2015，23（4）：A7.

[2] Peirce SM，Skalak TC，Rodeheaver GT. Ischemia-reperfusion injury in chronic pressure ulcer formation：a skin model in the rat. Wound Repair Regen，2000，8（1）：68-76.

[3] Sree VD，Rausch M，Tepole AB. Towards understanding pressure ulcer formation：coupling an inflammation regulatory network to a tissue scale finite element model. Mech Res Commun，2019，97（11）：80-88.

[4] Korntner S，Lehner C，Gehwolf R，et al. Limiting angiogenesis to modulate scar formation. Adv Drug

Deliv Rev，2019，146：170-189.

[5] Huang CY，Ogawa R. Systemic factors that shape cutaneous pathological scarring. FASEB J，2020，34（10）：13171-13184.

[6] Li ZF，Liu QL，Wang XJ，et al. The characteristics of blood supply and tissue hypoxia in pathological scars. Chin Med Sci J，2017，32（2）：113-118.

第四节　皮肤创伤修复的影响因素

有诸多因素可影响皮肤创伤修复，应予重视。在临床工作中应尽量避免不利因素，利用有利因素。

一、全身因素

1. 年龄因素　老年人由于各种组织细胞本身的再生能力减弱，加之血管老化导致供血不足，因而创伤后修复显著延迟。而儿童代谢旺盛，组织再生能力强，伤口愈合时间比老年人短。愈合不良与年龄增长有关，也可能与金属蛋白的表达不足有关。

2. 严重贫血　严重贫血患者，氧气供应不能满足组织代谢需求。组织灌注不良引发的缺血缺氧造成局部代谢产物过度堆积，以及缺氧诱发的中性粒细胞功能低下造成创面愈合延迟。在组织缺血基础上反复发生的缺血再灌注损伤也是重要因素之一。缺血再灌注后炎症细胞在趋化因子的作用下进入并释放大量细胞因子和氧自由基等促进炎症发生，造成细胞受损、血管收缩和组织灌注障碍，加重组织损伤，影响创面愈合。

3. 营养不良　蛋白质摄入不足及矿物质、维生素 A 或维生素 C 不足等均会影响创伤修复。创伤后机体对营养和能量的需求增加。营养不良会出现蛋白质与各种微量元素的绝对或相对缺乏，其激素合成减少，蛋白质合成速率减慢、分解加快，导致机体免疫功能低下及感染机会增加，引起创面延迟愈合或经久不愈。维生素 A 通过加强炎症反应，尤其是巨噬细胞的作用而加强上皮修复和胶原蛋白合成。锌的缺少降低上皮化速度并阻碍细胞增生，饮食性锌缺乏能降低伤口抗张强度。维生素 C 缺乏阻碍胶原蛋白合成中的氨基酸羟基化反应。缺乏维生素 C，可产生未羟基化的胶原蛋白，从而导致胶原蛋白不能聚合成纤维。

4. 糖尿病　糖尿病患者常伴有创面血管发育迟滞、局部神经病变和感染等，极易形成难愈合性创面。其可能的机制包括一氧化氮含量失调，VEGF、神经生长因子（NCF）及碱性成纤维细胞生长因子（bFGF）等各种刺激血管生成的生长因子含量下降和白细胞吞噬功能的抑制。糖尿病神经病变使患者感觉迟钝，易遭受反复损伤和二次感染。患者皮肤组织中糖含量增高，活性代谢中间产物大量蓄积，活性氧自由基增多，以及代谢紊乱所致的细胞增殖凋亡改变，均参与了创面难愈的发生和发展。糖尿病晚期糖基化终末产物对难愈创面形成的影响也颇受关注，可能机制包括晚期糖基化终末产物可使炎症反应持续时间过久、成纤维细胞分泌胶原减少及生长因子活性降低等。同时基质金属蛋白酶（MMP）在糖尿病患者创伤前后皮肤组织中表达异常及 MMP 与基质金属蛋白酶抑制物（TIMP）失衡也可能是糖尿病创面愈合延迟的重要机制之一。其他慢性虚弱性疾病（如肝病、肾病、造血性疾病、心血管疾病、自身免疫性疾病、肿瘤性疾病）、内分泌疾病（库欣综合征）、结缔组织病等通常对伤口的愈合有不利影响。

5. 动脉粥样硬化 动脉粥样硬化患者存在创面供血不足和对局部感染的抵抗力降低等，是影响创面愈合的因素。

6. 糖皮质激素药物等 系统用药如糖皮质激素、青霉胺、尼古丁、非甾体抗炎药（NSAID）和抗肿瘤药可能在不同阶段影响伤口愈合过程，并经常阻止其进展，导致伤口愈合不良或不愈合。糖皮质激素药物抑制炎症过程和促进蛋白质分解的作用，会导致创伤愈合的延迟。巨噬细胞和成纤维细胞产物间存在着直接联系，如果在受伤后前3天最初的炎症过程被系统性糖皮质激素所阻断，愈合时间将推迟。此外，成纤维细胞的有丝分裂活性也可被糖皮质激素抑制。

7. 神经内分泌和免疫反应 致伤因素可引起全身非特异性反应，进而导致机体产生一系列神经内分泌和免疫功能的改变。如糖皮质激素可导致依赖胰岛素的组织（如骨骼肌）糖利用障碍、蛋白质分解增强；非致伤因素如社会因素、职业不稳定和焦虑情绪等，也可通过对神经内分泌和免疫功能所起的作用最终影响创伤正常的愈合过程。

二、局部因素

1. 伤口内异物 异物对创面愈合的影响有以下方面：一是异物本身带有大量细菌，容易引起局部创面感染；二是有些异物如火药微粒、磷颗粒和铅颗粒等，本身具有一定的组织毒性，可对周围组织造成直接损伤；三是异物刺激周围组织，加重急性炎症期的反应过程。

2. 伤口内坏死、失活组织和凝血块 伤口内积存凝血块、坏死组织碎片，易引起局部感染；由于占位，影响伤口收缩，可通过形成纤维蛋白网对生长因子产生滞留作用，使创面愈合延缓；还可以刺激小血管，使其痉挛，加重组织缺血。

3. 局部感染 伤口感染后，创面渗液和坏死组织不仅充当细菌良好的培养基，还构成细菌逃避宿主免疫反应的屏障，增加感染机会，而且能释放蛋白酶类和毒素降解生长因子，危害正常组织，形成阻止参与创面修复细胞移动和再上皮化的物理屏障。同时，大量细菌外毒素、内毒素和蛋白水解酶产生后形成的细胞毒作用可造成组织水肿、出血，炎性分泌物增多。创面蛋白质大量丧失和电解质急剧增加也会影响伤口愈合。

4. 局部血液供应障碍 伤口周围局部缺血，既有全身性因素，也有局部因素。局部因素中既有血管本身因素，也有血管外组织出血水肿压迫血管造成的缺血因素。伤口周围组织内出血、水肿，张力增加，压迫血管，是伤口周围组织缺血的另一个主要原因。细胞缺氧阻碍伤口愈合并导致合成组织强度的降低，在没有新血管形成时发生的组织缺氧可减少能量的产生。

5. 局部张力 如果外科技术差，缝合时张力过大，势必压迫局部血管，造成供血不足，影响伤口愈合。

6. 局部用药 在清创过程中，为了减少创面出血，在局麻药中加入收缩血管的肾上腺素，这一措施可能加重局部组织缺血，发生继发性伤口内出血，从而延缓创面愈合进程。某些外用药物如强效糖皮质激素、碘、止血剂（如氯化铝或次硫酸铁）等，也会影响创面愈合。

7. 不良伤口微环境 如干燥的敷料而不是封闭的敷料。创面局部外环境保湿敷料可以促进许多慢性难愈合性创面如糖尿病性溃疡、下肢动静脉疾病所致溃疡、压疮等愈合。

8. 慢性放射损伤 放射治疗会干扰细胞的生长和分化，对伤口的愈合有不良影响。

9. 寒冷暴露 长时间暴露于寒冷环境除了会导致冻伤外，还会导致血管收缩，尤其是影响肢端血液循环。

三、加速伤口愈合的方法

在急性伤口中，伤口的边缘通过使用缝线或立体创可贴将一侧直接与另一侧对合。在使用无菌技术的清洁伤口中，伤口边缘的对合可减少或消除细胞需要迁移的距离。无菌外科技术使细菌污染的风险最小，而细菌污染可以延长愈合期。通过适当的止血预防血肿的形成并减少组织坏死，也降低了感染的机会。与电外科或冷冻外科相比，外科技术使用钢质器械，减少感染的风险，因为产生的坏死组织较少而且愈合较快。通过适当地应用深部埋藏缝合术消除无效腔也会减少血肿的形成及随之产生的感染。然而，伤口被缝线闭合得过紧，其边缘出现缺血及随后的坏死，愈合也会推迟。对于大的伤口（如烧伤、外伤、腹部或心脏手术），可以使用真空辅助闭合减少感染并促进愈合。这项技术需要在伤口中放置海绵，覆盖封闭性敷料并连接吸引设备以排出伤口中产生的液体。

巧妙使用封闭性敷料可以非常有效地加速伤口愈合。临床对水疱的观察发现，保留疱顶较去除疱顶愈合得快，发现覆盖封闭性敷料的伤口比显露于空气中的伤口愈合得快40%。封闭敷料的作用途径包括通过保持湿润的环境而加强角质形成细胞的迁移、预防感染、建立电磁回流、保留伤口渗液及其中的生长因子。湿性环境有利于坏死组织溶解脱落，避免痂皮形成。除了可以加速伤口愈合，封闭敷料还可降低疼痛并改善一期和二期愈合伤口的外观。使用自体或异体皮片也可加速急性伤口的愈合速度，近来通过生物工程技术将可用的血管包含进皮片中。一些生长因子，如PDGF、FGF、EGF和生长激素，可以加速不同环境下急性伤口的愈合[1, 2]，市售重组PDGF是美国食品药品监督管理局（FDA）认可的治疗糖尿病溃疡的唯一生长因子。

加速创面愈合，将来可能有以下方向：①细胞骨架蛋白（如角蛋白）[3]；②电磁回流；③缓解精神压力；④基因治疗（如PDGF）；⑤干细胞治疗；⑥新的抗炎制剂（如腺苷激动剂、乳铁蛋白）[4]；⑦血管形成的刺激（如烟酸受体激动剂）；⑧生长因子治疗（如VEGF、EGF、bFGF、TGF-β、FGF、KGF、IGF等）[5]；⑨抗微生物药（如抗生物膜剂）。

参 考 文 献

[1] Li Q，Niu YM，Diao HJ，et al. In situ sequestration of endogenous PDGF-BB with an ECM-mimetic sponge for accelerated wound healing. Biomaterials，2017，148：54-68.

[2] Safari M，Ghorbani R，Emami M，et al. The effects of GH and PDGF on the growth and proliferation of the epithelial cells. Koomesh，2008，9（3）：229-235.

[3] Joseph B，Augustine R，Kalarikkal N，et al. Prolactone based scaffolds for wound healing and skin bioengineering applications. Materials Today Communications，2019，19：319-335.

[4] Metelmann HR，Brandner JM，Schumann H，et al. Accelerated reepithelialization by triterpenes：proof of concept in the healing of surgical skin lesions. Skin Pharmacol Physiol，2015，28（1）：1-11.

[5] Kang MC，Yumnam S，Park WS，et al. Ulmus parvifolia accelerates skin wound healing by regulating the expression of MMPs and TGF-β. J Clin Med，2019，9（1）：59.

第五节　干细胞技术在皮肤创伤愈合中的应用

干细胞具有终身、无限的自我更新能力，是一种具有产生至少一种以上高度分化子代细胞潜能的细胞。通常干细胞等数分裂为干细胞和定向祖细胞，当受到损伤时，干细胞的分裂方式会发生改变以适应机体的需要。

表皮干细胞（epidermal stem cell，ESC）为各种表皮细胞的祖细胞，最显著的两个特征是慢周期性与自我更新能力。ESC 还有一个显著特点是对基底膜的黏附，其主要通过表达整合素（integrin）以实现对基底膜各种成分的黏附[1]。整合素是一种由 1 个 α 亚基、1 个 β 亚基组成的双亚基蛋白，不同的 α 亚基与 β 亚基组成了多种整合素，其中由 β 亚基组成的整合素在 ESC 与基底膜的黏附中起重要作用。ESC 对基底膜的黏附是维持其干细胞特性的基本条件，而表皮干细胞对基底膜的脱黏附是诱导其脱离干细胞群落，进入分化周期的重要调控机制之一[2]。

ESC 通常处于静息状态，分裂缓慢，在形态学上表现为细胞体积小，细胞器稀少，细胞内 RNA 含量低，在组织结构中位置相对固定。虽然各种实验对 ESC 的位置和数量报道不一，但一般认为毛囊隆突部（皮脂腺开口处与立毛肌毛囊附着处之间的外毛根鞘）含有丰富的干细胞。表皮基底层中有 1%～10% 的基底细胞为干细胞[3]。随着年龄的增大，表皮脚与真皮乳头逐渐平坦，ESC 的数量随之减少，这也是小儿的创伤愈合能力较成人强的重要原因之一。

早在 20 世纪 70 年代中期就已经开始体外培养表皮细胞，培养的表皮细胞皮片具有与在体表皮相似的生化、形态和功能特性的多层鳞状上皮。应用于创面的表皮细胞皮片的培养是在表皮细胞传递系统上进行的，表皮细胞传递系统是种植、支持、转运表皮细胞的三维支架。目前开发的表皮细胞传递系统有 3T3 细胞、聚乌拉坦、透明质酸、纤维蛋白胶与脱细胞真皮等，培养的皮片在体外及移植于创面后均有正常表皮的自我更新能力，即保留了干细胞自我更新与分化潜能的特性[4]。由于目前用于自体移植皮片的培养周期最短也要 2 周，因此尚需改变培养条件以缩短培养时间。此外，由于培养皮片仍存在表皮全层较薄、皮片抗拉力差、抗感染力弱及费用高昂等缺点，因此影响了培养皮片的临床使用。

皮肤创伤愈合主要包括炎症反应、组织修复、瘢痕形成及塑形。每个阶段参与的主要细胞不同，ESC 在各个阶段通过不同通路与细胞因子及皮肤其他细胞相互作用，完成创伤愈合修复过程。

（1）炎症反应阶段：皮肤创伤愈合进行自我修复时，必先经过局部炎症反应，血液中中性粒细胞、巨噬细胞等游走至创伤区，通过自分泌、旁分泌等方式，分泌趋化因子及细胞因子等，产生级联式生物学效应，诱导各种修复细胞参与修复。在此过程中，ESC 的参与方式还不是很明确。研究发现，小鼠毛囊皮肤隆突部中间部分有形态与免疫表型均与胎鼠骨髓来源的干细胞表型相同的细胞。还有研究表明，毛囊的结缔组织鞘中含有肥大细胞祖细胞，创伤愈合时能分化成肥大细胞，因而认为毛囊结缔组织鞘是髓外造血祖细胞的来源之一，但这些细胞并不由皮肤中固有干细胞分化而来。通过与骨髓绿色荧光标记的转基因小鼠比较发现，这些毛囊结缔组织鞘源性肥大细胞的前体细胞来源于骨髓，暂时寄居在毛囊，当皮肤组织损伤时，毛囊细胞分泌肥大细胞增殖因子，刺激结缔组织鞘中的肥大细胞祖细胞，促使其增殖成熟，参与伤口愈合[5]。人类真皮和新生小鼠均有这种骨髓细胞表型的肥大细胞祖细胞，在皮肤创伤时，这些肥大细胞前体细胞与皮肤内其他造血祖细胞通过诱导分化巨噬细胞、树突状细胞等其他炎症细胞，共同参与创伤愈合初期的炎症反应。

（2）上皮化过程：创伤愈合过程中伤口的重新上皮化过程非常重要，上皮化延迟会导致伤口纤维化加重，产生明显的瘢痕组织。在上皮化过程中，若皮肤的基底层完整，则上皮化由基底层 ESC 自下而上修复。如果基底层被破坏，则由伤口附近附属器中的 ESC 向伤口分化、增殖进行修复。如果皮肤损伤后毛囊仍是完整的，则隆突部表皮鞘细胞会向伤口迁移完成上皮化；若损伤较深，毛囊大部分结构被破坏，伤口愈合过程会变慢，而动物实验也表明皮肤的愈合率与毛发生长周期相关（处于毛发生长期的伤口愈合率最大）。通过转基因小鼠研究发现，毛囊干细胞虽不是上皮化的必需细胞，但缺少时会导致伤口延迟愈合。上皮化过程中间充质细胞也起一定作用。研究表明，表皮细胞和间充质细胞表型可相互表达，即可能存在表皮细胞与间充质细胞之间的相互转化，此过程在胚胎形成、组织再生及伤口愈合中起重要作用[6]。已有研究证实，鼠类真皮中多能干细胞能分化成角质细胞。

（3）瘢痕形成阶段：真皮愈合主要是胶原及细胞外基质的再生。创伤后 3 天起，肉芽中的毛细血管垂直于创面生长，5～7 天成纤维细胞开始产生胶原纤维，即瘢痕组织，主要成分为 I 型胶原纤维。胶原的合成与分解代谢维持着平衡，而成纤维细胞在维持这种平衡中起重要作用；如果这种平衡被破坏，导致胶原的合成增加或降解减少，均会导致瘢痕增生甚至瘢痕疙瘩的形成。成纤维细胞的来源主要有两种：一是真皮中常驻纤维细胞，其在创伤刺激下会转变为成纤维细胞；另外，毛囊干细胞也是成纤维细胞来源之一。有研究曾将毛囊结缔组织鞘细胞特染的毛囊移植至鼠皮肤伤口基底部，可见结缔组织鞘源性成纤维细胞参与伤口愈合。有研究认为，伤口愈合胶原形成时，结缔组织鞘中的干细胞可能迁移到真皮滤泡间形成成纤维细胞。在研究病理性瘢痕与正常皮肤 ESC 标志物的表达时发现，真皮瘢痕中 ESC 表型的成纤维细胞明显增多，认为 ESC 可能在细胞因子作用下分化为成纤维细胞以参与瘢痕形成。

ESC 通过复杂通路作用于成纤维细胞，调控其在瘢痕形成过程中的活动。这些通路由 SAMD 蛋白、磷脂酰肌醇 3 激酶、TGF-β 和结缔组织生长因子（CTGF）等参与。针对 ESC 在表皮与真皮间相互作用及表皮纤维化的研究证实，ESC 具有维持正常表皮和真皮间相互作用及抑制真皮纤维化的能力，缺乏则会导致病理性纤维增生。成纤维细胞生长因子可促进成纤维细胞生成，使胶原纤维合成增加，而 ESC 分泌的细胞因子可对抗这种作用，从而减少Ⅰ型胶原纤维的合成，达到减少瘢痕形成的作用。

为了解决 ESC 来源不足的问题，有研究将诱导多能干细胞（IPS 细胞）技术运用于 ESC 的获取，在特定细胞因子的辅助下，创面部位的表皮细胞可去分化为 ESC[7]。这些去分化来源的干细胞在机体局部微环境的诱导下，有可能再分化为表皮细胞或毛囊及汗腺等附属器细胞，从而促进皮肤创面愈合。同样，有研究者将培养的表皮用于异体移植，如应用于慢性溃疡与Ⅱ度烧伤创面，移植的异体表皮细胞在创面能合成与分泌多种生长因子和细胞因子，刺激创面周围及底部残存的表皮细胞增殖、分化及移行。另外，人们还在尝试将某些生长因子基因转染入表皮细胞用于创面移植，使其在创面释放足够的生长因子，促进创面愈合[8]。由于培养的表皮细胞 HLA-DR 为阴性，也没有起抗原提呈作用的朗格汉斯细胞，故不刺激宿主的免疫反应，因而可考虑作为深度烧伤创面的永久覆盖物。

由于皮肤干细胞终身存在，且干细胞的遗传信息能传给子代细胞，因而干细胞不仅可以用来研究基因的作用及某些疾病发生的基因机制，同时也可以用来对一些遗传性皮肤病进行基因治疗，包括导入标志性基因或一个异源基因，使细胞内原有基因过度表达（增加功能）或基因打靶（失去功能），以及诱导某个基因的突变等。由于表皮细胞属于不断更新的不稳定细胞，必须对细胞进行稳定转染才能确保外源基因在表皮细胞的长期表达。尽管目前已成功将一些重组的基因引入表皮细胞，但大多数情况下，这些基因的表达周期不超过 4 周，且能够表达基因的细胞不足基底细胞的 1%，说明仅有很少的 ESC 成功转染。如果要使干细胞转染基因成功，尚需要进一步深入研究。

参 考 文 献

[1] Lin JM，Qing SZ，Cheng XM. Expression of integin-beta1 during goat embryonic skin development. Journal of Clinical Rehabilitative Tissue Engineering Research，2007，11（37）：7337-7340.

[2] Xie YF，Wu Y. Research progress in epidermal stem cells. Journal of Clinical Rehabilitative Tissue Engineering Research，2010，14（19）：3578-3580.

[3] Igawa K，Kokubu C，Yusa K，et al. Removal of reprogramming transgenes improves the tissue reconstitution potential of keratinocytes generated from human induced pluripotent stem cells. Stem Cells Transl Med，2014，3（9）：992-1001.

[4] Yang YH，Zhang RZ，Cheng S，et al. Generation of induced pluripotent stem cells from human epidermal keratinocytes. Cell Reprogram，2018，20（6）：356-364.

[5] Stenn K，Parimoo S，Zheng Y，et al. Bioengineering the hair follicle. Organogenesis，2007，3（1）：6-13.

[6] Jiang LW，Chen HD，Lu HG. Using human epithelial amnion cells in human de-epidermized dermis for skin regeneration. J Dermatol Sci，2016，81（1）：26-34.

[7] Kucharzewski M，Rojczyk E，Wilemska-Kucharzewska K，et al. Novel trends in application of stem cells in skin wound healing. Eur J Pharmacol，2019，843：307-315.

[8] Mazini L，Rochette L，Admou B，et al. Hopes and limits of adipose-derived stem cells（ADSCs）and mesenchymal stem cells（MSCs）in wound healing. Int J Mol Sci，2020，21（4）：1306.

第六节　组织工程技术在皮肤创伤愈合中的应用

组织工程（tissue engineering）是应用细胞生物学和工程学的原理与技术，设计、构建和培养生物活性组织替代物以修复或重建组织器官的结构与功能的学科。组织工程是生物学、材料学、工程学、外科学、分子生物学等相结合的新领域，其最终目标是产生有生物学功能的组织替代物，以获得供应不受限的供体器官，解决目前组织器官来源受限的窘况，并可用作基因治疗的载体。从研究内容而言，组织工程研究的重点是细胞与支架材料、组织形成与环境因素、生长因子与组织构建之间的相互作用等相关问题[1]。再生医学（regenerative medicine）是指通过临床治疗措施，使功能无法自行恢复的病变组织器官得到结构和功能的重建。组织再生治疗的基本理念是帮助机体诱发固有的自愈潜能，实现缺失组织器官的再生和修复。实现这一目标的核心是创造能促进细胞增生和分化的局部环境，诱发基于细胞的组织再生。从这一角度出发，组织工程就是通过生物材料建立再生微环境的生物医学技术或方法，组织工程的本质就是诱导组织再生，因此其是再生医学的重要组成部分[2]。

在正常情况下，皮肤伤口是通过上皮化形成瘢痕组织而愈合的，并不是通过再生全厚皮肤。因此，过去临床上处理伤口愈合的策略是在伤口愈合修复机制所必需的时期（包括再上皮化、肉芽组织增生和瘢痕形成与重塑），用惰性敷料覆盖伤口，这类治疗手段的干预性较差。对胎儿伤口的愈合、一些细胞因子在创伤愈合中的重要作用、细胞外基质在调节愈合过程中的作用和表皮片移植修复严重创面的能力等进行的研究都证明了在组织修复中提供丧失的上皮组织、刺激真皮再生和重建全厚皮肤移植等干预治疗的重要性[3, 4]。

皮肤组织工程学并不是立足于再生某种皮肤结构，如毛囊皮脂腺单位、血管等。对创面修复来说，覆盖和保护暴露组织是首要任务，缺少皮肤附属器的临床意义远远小于缺少真皮和表皮的意义。虽然带功能性附件结构的组织工程皮肤更完美，但限于目前的技术水平，其发展还需要一些时间[5]。另外，没有必要通过组织工程的方法外加一些成分来刺激真皮成分再生（如血管和免疫细胞），因为这些成分本身再生就很迅速，可使创面区域很快恢复正常，如朗格汉斯细胞就能在数月内有效地迁入创面。血管再生受到细胞外基质的结构和创面处炎症程度的控制，通过使用外源性细胞因子改变血管生成是否对某些伤口有额外的益处还需要进一步证实。虽然添加黑素细胞至人类皮肤替代物中在技术上是可行的，但是通过一种缺乏黑素细胞的人类皮肤替代物的临床研究显示，在移植区宿主黑素细胞可再生并能够再色素化，使移植创面达到正常肤色。因此，皮肤组织工程学的主要任务是通过对皮肤发育、各种细胞的生物学特点、伤口愈合机制、移植排斥反应及相关生物材料等的研究，开发和设计能提供或模仿表皮和（或）真皮结构及生理学特点的产品为临床服务。目前，国外已经商品化的组织工程皮肤均是以此目的为指导思想。皮肤组织工程需要复制下列皮肤结构中的一些关键特性[6, 7]：①提供具有使创面达到有效生物覆盖和重建屏障特性的表皮；②提供能够帮助真皮修复和支持表皮生长，允许免疫系统、神经系统和脉管系统生长的真皮基质环境；③能在结构和附加功能方面（如降低长期瘢痕形成和色素重建）正常化。

　　组织工程皮肤的发展是从表皮膜片的培养开始，即从表皮替代物发展到含有干细胞的组织工程全层皮肤。表皮替代物经历了表皮细胞悬液、表皮细胞膜片和表皮细胞生物材料复合物 3 个研究阶段。仍有许多问题尚未解决[8]：①在体外扩增获得足够量的干细胞以修复皮肤缺损的同时，如何保持干细胞的自我特性；②如何改进干细胞的分离培养技术并控制干细胞向皮肤特有的生理结构定向分化；③如何缩短干细胞的体外扩增时间，提高干细胞的扩增效率。将皮肤成体细胞如成纤维细胞通过体外基因重新编程，可诱导为多能干细胞，为解决种子细胞来源不足提供了一个新的研究方向。

参 考 文 献

[1] Bacakova L，Pajorova J，Bacakova M，et al. Versatile application of nanocellulose：from industry to skin tissue engineering and wound healing. Nanomaterials（Basel），2019，9（2）：164.

[2] Zhong SP，Zhang YZ，Lim CT. Tissue scaffolds for skin wound healing and dermal reconstruction. Wiley Interdiscip Rev Nanomed Nanobiotechnol，2010，2（5）：510-525.

[3] Boyce ST. Skin substitutes from cultured cells and collagen-GAG polymers. Med Biol Eng Comput，1998，36（6）：791-800.

[4] Kim HS，Sun XY，Lee JH，et al. Advanced drug delivery systems and artificial skin grafts for skin wound healing. Adv Drug Deliv Rev，2019，146：209-239.

[5] Seo YK，Song KY，Kim YJ，et al. Wound healing effect of acellular artificial dermis containing extracellular matrix secreted by human skin fibroblasts. Artif Organs，2007，31（7）：509-520.

[6] Boyce ST，Lalley AL. Tissue engineering of skin and regenerative medicine for wound care. Burns Trauma，2018，6：4.

[7] Basu P，Kumar UN，Manjubala I. Wound healing materials-a perspective for skin tissue engineering. Curr Sci，2017，112（12）：2392-2404.

[8] Zhu TX，Mao JJ，Cheng Y，et al. Recent progress of polysaccharide-based hydrogel interfaces for wound healing and tissue engineering. Adv Mater Interfaces，2019，6（17）：1900761.

（邱　磊　邓　军　李　航）

第三章

与瘢痕形成有关的细胞外基质及细胞因子

瘢痕形成或器官纤维化是组织器官损伤后的病理转归，瘢痕疙瘩是发生于特定体质的一种特殊类型的瘢痕。严重的瘢痕或瘢痕疙瘩可影响组织器官功能，甚至危及患者生命。瘢痕化或纤维化的物质基础是细胞外基质合成与降解失衡。细胞外基质主要包括胶原蛋白、非胶原糖蛋白、糖胺聚糖和蛋白聚糖。细胞外基质主要由各组织、器官中激活的间质细胞和成纤维细胞产生。细胞的激活与细胞外基质的产生受多种细胞因子的调控，其中 TGF-β 是目前已知的促进瘢痕形成的重要调控因子。I 型胶原作为细胞外基质的重要成分，在瘢痕形成中也备受关注。

第一节　胶　原　蛋　白

一、胶原蛋白的结构和种类

胶原蛋白是人体内分布最广泛、含量最丰富的细胞外蛋白质，约占总蛋白质含量的 30%。胶原蛋白能在体内形成超高的分子聚合体，构成结缔组织的主要成分，担负着重要的生理功能。几乎所有的胶原蛋白分子由细胞分泌后，构成特征性的纤维，它们构成的结构框架具有维持组织功能完整性的作用，如骨、软骨、皮肤和肌腱。正常生理状态和异常病理状态均涉及组织修复和再生胶原框架的问题，外伤或手术后胶原的异常沉积将造成脏器功能的损害。

胶原蛋白是含有甘氨酸（Gly）-*Xaa-Yaa* 重复三肽的细胞外基质（ECM）结构蛋白，其分子中至少一个结构域具有 α 链组成的三螺旋构象（即胶原域）。每种胶原的亚单位为 α 链，每个胶原亚单位是一个基因的产物。编码胶原蛋白的 30 个基因经过不同的剪接方式、不同的启动子操作及不同的修饰可产生很多不同的 α 多肽链。胶原蛋白的三股螺旋不仅可以由同型胶原组成同质三聚体或异质三聚体，而且还可以由不同胶原的 α 链组成，这样就形成不同型别的胶原蛋白家族。图 3-1 为 I 型胶原结构模式图。

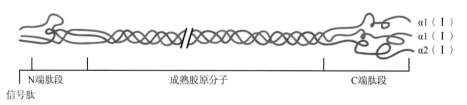

| N端肽段 | 成熟胶原分子 | C端肽段 |

信号肽

图 3-1　I 型胶原结构模式图

胶原蛋白家族类型及组织中的分布情况见表3-1。依据相似的结构特征和其超分子装配方式，可以将胶原蛋白分为以下九组。

（1）经典原纤维形成胶原（Ⅰ、Ⅱ、Ⅲ、Ⅴ、Ⅺ型）和基于基因结构的ⅩⅩⅣ型和ⅩⅩⅦ型。

（2）基底膜胶原：Ⅳ型胶原的不同亚型。

（3）网络形成胶原：Ⅷ型和Ⅹ型。

（4）微原纤维胶原：Ⅵ型。

（5）固定纤维胶原：Ⅶ型。

（6）具有断裂三螺旋的原纤维相关胶原（FACIT）：Ⅸ、Ⅻ、ⅩⅣ、ⅩⅥ、ⅩⅨ、ⅩⅩ、ⅩⅪ、ⅩⅫ、ⅩⅩⅥ型。

（7）跨膜胶原：ⅩⅢ、ⅩⅦ、ⅩⅩⅢ、ⅩⅩⅤ型。

（8）具有多重三螺旋区和间断序列的胶原，即间断性多三螺旋体蛋白：ⅩⅤ、ⅩⅧ型。

（9）尚未被鉴定的新胶原：ⅩⅩⅧ型。

表 3-1 胶原蛋白家族

类型	链	基因	分布
经典原纤维形成胶原			
Ⅰ	α1（Ⅰ），α2（Ⅰ）	COL1A1, COL1A2	皮肤，大部分 ECM
Ⅱ	α1（Ⅱ）	COL2A1	软骨，玻璃体
Ⅲ	α1（Ⅲ）	COL3A1	皮肤（包括胎儿皮肤）、肺、脉管系统
Ⅴ	α1（Ⅴ），α2（Ⅴ），α3（Ⅴ）	COL5A1, COL5A2, COL5A3	皮肤，带有Ⅰ型胶原的异型纤维
Ⅺ	α1（Ⅺ），α2（Ⅺ），α3（Ⅺ）	COL11A1, COL11A2, COL11A3	带有Ⅱ型胶原的异型纤维
ⅩⅩⅣ	α1（ⅩⅩⅣ）	COL24A1	发育中的骨和角膜
ⅩⅩⅦ	α1（ⅩⅩⅦ）	COL27A1	软骨、眼、耳、肺
具有断裂三螺旋的 原纤维相关胶原			
Ⅸ			
Ⅻ	α1（Ⅸ），α2（Ⅸ），α3（Ⅸ）	COL9A1, COL9A2, COL9A3	含有Ⅱ型胶原的异型纤维
ⅩⅣ	α1（Ⅻ）	COL12A1	皮肤，含有Ⅰ型胶原的组织
ⅩⅥ	α1（ⅩⅣ）	COL14A1	皮肤，含有Ⅰ型胶原的组织
ⅩⅨ	α1（ⅩⅥ）	COL16A1	皮肤，许多组织
ⅩⅩ	α1（ⅩⅨ）	COL19A1	基底膜，胚胎肌肉
ⅩⅪ	α1（ⅩⅩ）	COL20A1	皮肤、角膜、软骨、肌腱
ⅩⅫ	α1（ⅩⅪ）	COL21A1	许多组织，包括皮肤
ⅩⅩⅥ	α1（ⅩⅫ）	COL22A1	组织连接处
	α1（ⅩⅩⅥ）	COL26A1	睾丸、卵巢
基底膜胶原			
Ⅳ	α1（Ⅳ），α2（Ⅳ），α3（Ⅳ），	COL4A1, COL4A2, COL4A3,	所有基底膜（有亚型的改变）
	α4（Ⅳ），α5（Ⅳ），α6（Ⅳ）	COL4A5, COL4A5, COL4A6	皮肤：α1（Ⅳ）、α2（Ⅳ）、α5（Ⅳ）和 α6（Ⅳ）
微原纤维胶原			
Ⅵ	α1（Ⅵ），α2（Ⅵ），α3（Ⅵ）	COL6A1, COL6A2, COL6A3	皮肤，其他含微纤维的组织

续表

类型	链	基因	分布
网络形成胶原			
Ⅷ	α1（Ⅷ），α2（Ⅷ）	COL8A1, COL8A2	皮肤，内皮下基质
X	α1（X）	COL10A1	增生肥大的软骨
固定纤维胶原			
Ⅶ	α1（Ⅶ）	COL7A1	皮肤、黏膜、角膜
跨膜胶原			
ⅩⅢ	α1（ⅩⅢ）	COL13A1	皮肤，许多组织
ⅩⅦ	α1（ⅩⅦ）	COL17A1	皮肤、黏膜、角膜
ⅩⅩⅢ	α1（ⅩⅩⅢ）	COL23A1	肺、角膜、脑、皮肤、肌腱、肾
ⅩⅩⅤ	α1（ⅩⅩⅤ）	COL25A1	脑、神经元
具有多重三螺旋区和			
间断序列的胶原			
ⅩⅤ	α1（ⅩⅤ）	COL15A1	许多组织
ⅩⅧ	α1（ⅩⅧ）	COL18A1	许多组织，包括皮肤、内皮下基质
新胶原			
ⅩⅩⅧ	α1（ⅩⅩⅧ）	COL28A1	施万细胞，胎儿皮肤和颅盖骨

不同类型胶原有其各自的结构特点[1-3]，如图 3-2 所示。

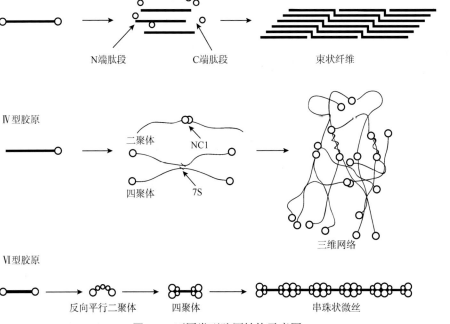

图 3-2　不同类型胶原结构示意图

二、胶原蛋白在组织中的分布和生理、病理状态时的变化

表 3-1 介绍了不同胶原蛋白在正常组织中的分布情况。在机体生长、发育的不同生理状态及病理情况时，胶原蛋白的分布可以发生很大的变化。

Ⅰ型和Ⅲ型胶原属于原纤维形成胶原，它们几乎存在于所有结缔组织中。皮肤、肺和肌肉中Ⅰ型和Ⅲ型胶原的含量相对来说也是较高的。

真皮中胶原占其干重的 75% 和其体积的 20% ～ 30%。皮肤中至少有 12 种不同的胶原聚合形成独特的超级结构，在真皮、表皮及血管基底膜中具有特异的功能。"纯"胶原纤维是不存在的，这些纤维往往是多种胶原和其他分子的混合，如蛋白聚糖。真皮中经典、超微结构可识别的纹状交联纤维包含Ⅰ型、Ⅲ型、Ⅴ型、Ⅻ型、ⅩⅣ型胶原。这种具有 64nm 周期特征的纹状交联是通过纤维内不同胶原间的精确侧位包裹形成的。Ⅰ型胶原是这种纤维的主要成分，其他胶原的量不定。例如，Ⅲ型胶原在胚胎发育和创伤修复过程中比在稳定状态下要多。

Ⅳ型胶原是基底膜的主要成分，与层粘连蛋白（LN）结合形成基底膜的骨架，维持基底膜功能。

Ⅴ型胶原为间质胶原成分。

Ⅵ型胶原几乎在所有结缔组织中都有分布，呈纤维网状结构分布在Ⅰ型、Ⅲ型、Ⅴ型胶原纤维束间，使Ⅰ型、Ⅲ型胶原和基底膜相连接。Ⅵ型胶原作为胶原之间的锚定点及细胞间质中的附着位点，表明Ⅵ型胶原在间质的自身稳定中起重要作用。

Ⅶ型胶原是将基底膜黏附到真皮 ECM 固定纤维上的主要成分。ⅩⅦ型胶原是把基底层角质形成细胞连接到基底膜锚丝中的一个成分上。它是Ⅱ型胶原定位中的一种跨膜胶原，含有多重、间断三螺旋的长的胞外区，胞外功能区可在穿膜蛋白水解作用下脱落。这个过程对调节细胞黏附和移行很重要。基底表皮角质形成细胞同样表达第二种穿膜胶原即ⅩⅢ型胶原，这是局部接触成分中的一种。

皮肤血管基底膜还含有Ⅷ型和ⅩⅧ型胶原。Ⅷ型胶原在内皮基底膜下建立六角形网络，这样在结构上加固了血管壁。

三、胶原蛋白的生物合成

1. 胶原蛋白的生物合成过程 一般包括以下 3 个阶段（图 3-3）[4, 5]。

（1）编码胶原多肽基因的表达：遗传信息首先被转录为 mRNA 前体，经加工后形成功能性 mRNA，最后翻译成原胶原肽链（pro-α 链）。

（2）原胶原肽链经翻译后修饰（脯氨酸、赖氨酸的羟化和羟赖氨酸的糖基化作用），形成具有三螺旋构型的原胶原，然后被分泌到细胞外。

（3）在 ECM 中，原胶原及抑制性蛋白经水解作用形成胶原分子。后者自动排列成行，通过分子内和分子间共价交联形成微原纤维、胶原原纤维，最后连接成胶原纤维。

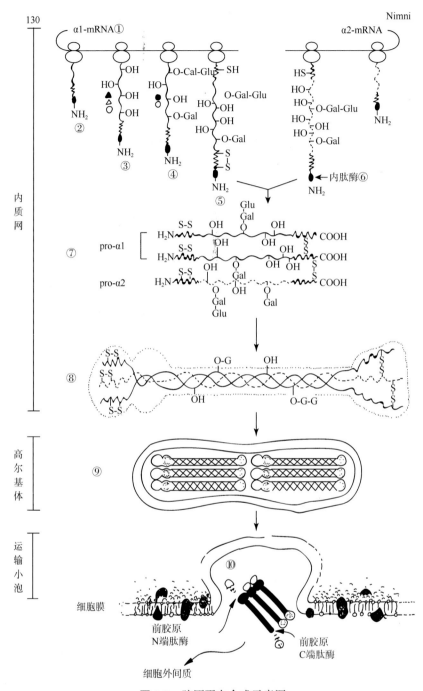

图 3-3　胶原蛋白合成示意图

2. 原纤维形成　胶原分子具有形成大分子聚合物的倾向，大多数呈螺旋对称结构的纤维蛋白和占据相同位置的纤维蛋白也具有这个倾向。

一种 5 股微原纤维最先被认为是这种分子排列模式（图 3-4）。这个 5 股微原纤维满足这种分子排列的条件，即其邻近分子可以相应地通过侧向聚集而相关联。胶原分子形成微原纤维的正确组成方式、准确数量、微原纤维内和微原纤维之间的交联位置及其特性，目前仍不完全清楚，目前 5 个亚单位装配假说被广泛接受。

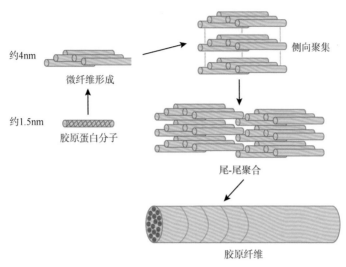

约4nm
微纤维形成
侧向聚集
约1.5nm
胶原蛋白分子
尾-尾聚合
胶原纤维

图 3-4　原纤维形成的 5 个亚单位装配假说模式

3. 交联　指胶原分子内部和胶原分子间通过共价键结合实现提高胶原纤维的张力和稳定性的目的，使胶原具有足够的延长强度，以发挥其结构功能。交联的程度及在特定组织中纤维的数量、密度、方向和直径都使其具有这些结构功能。交联涉及胶原中赖氨酸、羟赖氨酸、组氨酸等残基。

四、胶原蛋白合成的调节

从理论上讲，胶原合成量的调节可以在以下环节进行：① mRNA 形成水平，如功能性 mRNA 的数量与活性；②翻译水平的调节，如 N 端延伸肽对胶原合成的反馈性抑制作用；③翻译中及翻译后修饰反应的调节，如脯氨酸羟化酶及赖氨酰羟化酶的活性；④胶原降解水平的调节，如影响胶原酶活性及细胞内新合成胶原降解的因素[6]。

胶原蛋白合成的调节主要发生在第一步，即对编码胶原多肽基因的转录表达水平的调节。显然，所有细胞和组织总是处于促进和抑制胶原基因表达的一系列因素中，这些因素的比例将决定胶原的净产量。任何可能改变这些因素平衡的物质都将对胶原产量具有潜在的影响。例如，创伤愈合是对损伤的反应，当创伤愈合后，愈合的过程会被抑制以防止瘢痕形成；而当损伤持续或创伤愈合未被恰当抑制时，瘢痕就会形成。瘢痕是损伤后炎症反应的常见后果，特点是结缔组织沉积增多，以及结缔组织结构和功能紊乱。

表 3-2 和表 3-3 列出了目前基本明确的影响 Ⅰ 型和 Ⅲ 型胶原基因表达的物质，这一方面研究工作的开展无疑促进了对正常和疾病状态下胶原异常表达相关疾病的研究。

表 3-2　胶原蛋白 Ⅰ、Ⅲ 型基因表达的阳性效应

效应物	胶原蛋白	细胞或组织类型
维生素 C	Ⅰ、Ⅲ	成纤维细胞
乙醛	Ⅰ、Ⅲ	成纤维细胞
博来霉素	Ⅰ、Ⅲ	肺
四氯化碳	Ⅰ、Ⅲ	肝
雌二醇	Ⅰ、Ⅲ	子宫
乙醇	Ⅰ	肝
肝纤维化因子	Ⅰ、Ⅲ	成纤维细胞
吲哚美辛	Ⅰ、Ⅲ	滑液内细胞
胰岛素样生长因子受体	Ⅰ、Ⅲ	成纤维细胞
IL-1	Ⅰ、Ⅲ	成纤维细胞
白三烯	Ⅰ、Ⅲ	成纤维细胞
TGF-β	Ⅰ、Ⅲ	成纤维细胞
TNF-α	Ⅰ、Ⅲ	成纤维细胞

表 3-3　胶原蛋白 Ⅰ、Ⅲ 型基因表达的阴性效应

效应物	胶原蛋白	细胞或组织类型
雌二醇	Ⅰ、Ⅲ	主动脉平滑肌细胞
糖皮质激素	Ⅰ	成纤维细胞、肝细胞
干扰素	Ⅰ、Ⅲ	成纤维细胞
前列腺素	Ⅰ、Ⅲ	成纤维细胞、滑液内细胞
维生素 A	Ⅰ、Ⅲ	成纤维细胞
TNF-α	Ⅰ	成纤维细胞、前脂肪细胞
TNF-α	Ⅲ	成纤维细胞

五、胶原蛋白的生物学功能

胶原与非胶原蛋白等 ECM，不仅构成器官、组织结构的框架，还通过受体的介导，与处于其内的细胞相互作用，参与调控细胞的功能，如细胞黏附、迁移、增殖、分化、形态发生及表型表达[7-9]。胶原蛋白分子结构中含有大量的双羧基、双氨基氨基酸及半碳水化合物，适于细胞黏附。此外，纤维连接蛋白与胶原有很高的亲和力，可与胶原表面特定部位结合。胶原的沉积对修复细胞尤其是表皮细胞和成纤维细胞的黏附、迁移有重要作用。创面修复的最终形式是由胶原纤维构成的瘢痕样组织，涉及一系列细胞与分子反应过程，包括炎症反应，细胞迁移、增殖，血管、神经形成，以及以胶原为主的 ECM 成分的合成和重建。胶原与细胞间的相互作用也决定着瘢痕形成的发生和发展过程。

在创面修复早期，由于血管壁破损，血小板与胶原凝集成块，凝集的血小板在胶原诱导下释放二磷酸腺苷（ADP）及其他物质，在创面形成凝血栓子，达到止血的作用。胶原

分子上的 ε 氨基在此过程中发挥重要作用，如脱氨基或阻断氨基则血小板的凝集功能降低。因此，胶原可作为创面覆盖物，并通过化学或物理交联方法增强其机械强度，减慢降解速度。

参 考 文 献

[1] Birk DE，Bruckner P. Collagen suprastructures. Top Curr Chem，2005，247：185-205.

[2] Royce PM，Steinmann B. Connective Tissue and its Heritable Disorders：Molecular，Genetic and Medical Aspects. 2th ed.New York：Wiley-Liss Inc，2002.

[3] Franzke CW，Bruckner P，Bruckner-Tuderman L. Collagenous transmembrane proteins：recent insights into biology and pathology. J Biol Chem，2005，280（6）：4005-4008.

[4] Myllyharju J，Kivirikko KI. Collagens，modifying enzymes and their mutatations in humans，flies and worms. Trends Genet，2004，20（1）：33-43.

[5] Canty EG，Kadler KE. Procollagen trafficking, processing and fibrillogenesis. J Cell Sci, 2005, 118（Pt 7）：1341-1353.

[6] Schuppan D，Herbet H，Milani S. Matrix synthesis and molecular networks in epatic fibrosis//Zern MA，Reid LM. Extracellular matrix，chemistry，biology with emphasis on the liver. New York：Marcel Dekker，1993，201.

[7] Ezura Y，Chakravarti S，Oldberg A，et al. Differential expression of lumican and fibromodulin regulate collagen fibrillogenesis in developing mouse tendons. J Cell Biol，2000，151（4）：779-788.

[8] Fitzgerald J，Bateman JF. Is there an evolutionary relationship between WARP（von Willebrand factor Ado-main-related protein）and the FACIT and FACIT-like collagens?. FEBS Lett，2003，552（2-3）：91-94.

[9] Ricard-Blum S，Ruggiero F. The collagen superfamily：from the extracellular matrix to the cell membrane. Pathol Biol（Paris），2005，53（7）：430-432.

第二节 非胶原糖蛋白

一、纤维连接蛋白

纤维连接蛋白（fibronectin，FN）是结构、功能紧密相关的一种糖蛋白。FN 全长序列是由 2466 个氨基酸组成的成熟蛋白。FN 在全长结构上非常保守，同时具有高度重复性。其蛋白骨架由 3 个基本单位组成（图 3-5），称为Ⅰ型、Ⅱ型、Ⅲ型同源区，仅有一些连接序列是独特的。

在 FN 中所观察到的所有结构变异都与Ⅲ型同源区有关，通过 3 个位点对 mRNA 前体的轮替拼接而完成，这 3 个位点称为外结构域 B（extra domain B，EDB）、外结构域 A（extra domain A，EDA）和Ⅲ型连接片段（type Ⅲ connecting segment，Ⅲ CS）。每个外结构域（ED）位点均可表现为 2 种不同的构象，包括或不包括Ⅲ CS。ED⁺ 和 ED⁻ 形式已经在同样的细胞中被观察到，两者的比例在生长和分化过程中可以被调节。Ⅲ CS 表现为更为复杂的剪切方式，在人类可以形成多种不同的形式。Ⅲ CS 全长序列是由 120 个氨基酸组成的多肽，它在 FN 结构上可以存在或完全不存在。已证实变异位于第 95 位、89 位或 64 位氨基酸处。

FN 作为细胞表面间的一道桥梁，通过细胞结合区域与细胞表面及其他 ECM 成分如胶原纤维结合[1]。围绕这一过程，有许多大分子的细胞内、外成分参与，最终将细胞骨架中的肌动纤维与间质的纤维骨架进行连接，这种相互作用见图 3-6。FN 与细胞表面受体的结合可以增大 FN 分子与间质结合的机会，促进 FN-FN 的相互作用和二硫键的形成，并最终形成不溶性多聚体，结合入间质。

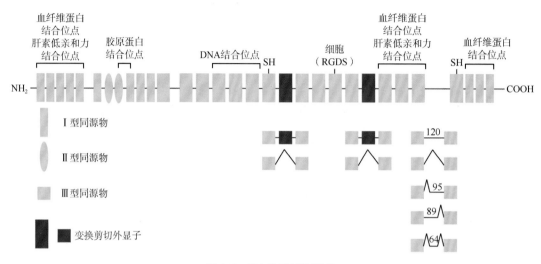

图 3-5　FN 分子结构特点

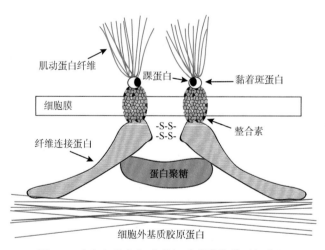

图 3-6　参与细胞与细胞外间质黏附的分子间作用

二、层粘连蛋白

层粘连蛋白（laminin，LN）是基底膜上普遍存在的主要糖蛋白成分，基底膜的诸多功能特性与 LN 相关。LN 家族成员有 14 个以上的异二聚体糖蛋白[2]，由 9 个不同基因编码而成。LN 分子由 α、β 和 γ 三条链装配而成（图 3-7）。不同 α、β 和 γ 亚基配对后产生不同的层粘连蛋白同型异构体[3]。它们特异地分布于不同的组织，展现出多种生物学功能。

LN 具有复杂的生物学功能，如参与调控细胞黏附、增殖、分化和表型。各种同型异构体通常具有以下共同功能[4]：作为细胞外基质和（或）基底膜的结构成分；作为与细胞表面受体（如整合素）相互作用的配体，因而提供细胞外微环境相关的关键信号。

三、玻连蛋白

玻连蛋白（vitronectin，VN）是一种广泛存在于血液及其他组织中的多功能黏附糖蛋白。VN 最早在血清中被发现，具有与黏附蛋白相似的促进细胞黏附与分布的特性。VN 的结构与补体"S 蛋白"基本一致，采用互补 DNA 序列分析技术，其分子结构大多能确认[5]。

VN 作为一种多功能黏附糖蛋白，除具有黏附蛋白的一些共性外，由于其体内分布特点、多个结构功能区域及互变的分子结构，VN 成为止血过程中一种新的调节分子。VN 在止血过程中有广泛的作用，主要表现在止血早期调控、促凝和抗纤溶等方面[6]。

四、生腱蛋白

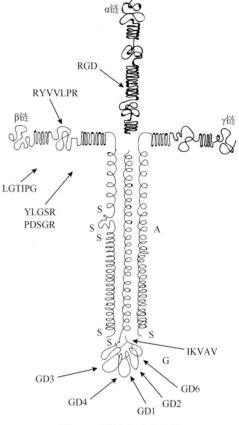

图 3-7　层粘连蛋白结构

A. 丙氨酸；D. 天冬氨酸；G. 甘氨酸；I. 异亮氨酸；K. 赖氨酸；L. 亮氨酸；P. 脯氨酸；S. 丝氨酸；T. 苏氨酸；R. 精氨酸；Y. 酪氨酸；V. 缬氨酸

生腱蛋白（tenascin，TN）是 ECM 中一个具有独特六臂体结构的寡聚糖蛋白家族[7]。其特点：①每条臂上都有终末结；②远侧节段粗，近侧节段细；③在三条臂连接构成三聚体处有 T 形接点，在两个三聚体连接构成六聚体处可见中央结，位于 N 端，借二硫键与核心相连，分子质量为 190 ～ 300kDa。

TN 主要由成纤维细胞和胶质细胞产生，部分上皮细胞也能产生。TN 的组织定位可能与其功能相关[8]。在神经细胞及多种肿瘤细胞中，TN 是一种抑制黏附的基质。成纤维细胞在 FN 上的黏附和扩散也能被 TN 所抑制。

五、血栓黏附素

血栓黏附素（thrombospondin，TSP）又称血小板反应素，能影响内皮细胞的黏附、运动和增殖，已被公认为是一种有效的内源性血管生成抑制因子。TSP 是分子质量为 420kDa 的糖蛋白，有三型。TSP 通过肝素结合位点与基质中的蛋白多糖结合，又可通过细胞膜上的硫脂黏附于细胞。它既有黏附作用，也具有抗黏附作用。TSP-1 大量存在于血小板 α 颗粒及 ECM 中，血小板脱颗粒时释放，可与 FN、纤维蛋白原、LN、Ⅰ型和Ⅴ型胶原、硫酸乙酰肝素、胞质素等分子相互作用，从而稳定止血栓子[9]。

六、富含半胱氨酸酸性分泌蛋白

富含半胱氨酸酸性分泌蛋白（secreted protein acidic and rich in cysteine，SPARC）又称骨粘连蛋白（osteonectin，ON），是一种分泌性、酸性化的钙结合糖蛋白，分子质量为 40 ～ 43kDa。SPARC 在血管生成时由内皮细胞释放，可能是自身释放过程的自分泌和旁分泌调控因子。SPARC 有黏附作用，也有抗黏附作用，能够调节多种细胞作用[10]。其主要功能如下：①调节细胞与 ECM 的相互作用，参与细胞形态的发生，诱导细胞呈圆形；②抑制细胞扩散，促进细胞聚集，指导细胞迁移与增殖；③改变细胞骨架成分的分布及内皮细胞单层的渗透性，阻止病灶吸附；④促进培养的内皮细胞和成纤维细胞重排，在损伤部位由成纤维细胞、巨噬细胞和上皮细胞表达，以合成和重建基底膜；⑤对血栓收缩蛋白有亲和力，在损伤修复中起重要作用；⑥以 Ca^{2+} 依赖方式特异地结合Ⅲ型、Ⅳ型胶原，参与 ECM 装配、更新或重建的钙依赖性过程。

七、弹性蛋白及其相关蛋白

弹力组织的中间为无定形弹性纤维，周围为伸展纤维，最外层是氧弹纤维，它们一起与胶原纤维相互缠绕。前两者包含弹性蛋白和微纤维相关蛋白两大部分，氧弹纤维主要含各种微纤维相关成分。

弹性蛋白是一种既耐酸又耐碱的 ECM 蛋白，具有独特的化学结构，含有大量疏水性的甘氨酸、脯氨酸和丙氨酸，构成了多聚体弹性特征的基础[11]，极难溶于水，不能被胰蛋白酶分解，只能被弹性蛋白酶分解。弹性蛋白在皮肤 ECM 中的含量约占 4%，在大动脉中含量可达 50%，是动脉壁的主要成分之一。对支撑血管壁、缓冲血流对血管壁的冲击力等有重要作用。

八、粗纤维调节素

粗纤维调节素（undulin，UN）的结构组成与 FN 和 TN 相似，被称为 FN-TN 家族三成员之一。UN 分布于全身结缔组织。光镜下，在致密的 ECM 中 UN 呈波浪状覆盖于微纤维表面，故又称为波形蛋白。它与致密的粗纤维胶原超分子组成有关，如同带链的锚，使致密的相邻胶原原纤维之间出现少许滑动性并使纤维组织具有柔软性[12]。

九、骨钙蛋白

骨钙蛋白（osteocalcin，OC）在骨组织中是一种由 49 个氨基酸组成的蛋白质，是一种维生素 K 依赖性钙结合蛋白。其有机成分除绝大部分由胶原构成外，另有少于 10% 的成分由非胶原蛋白构成。存在于骨组织中的非胶原蛋白包括矿化组织特异性的 OC、骨涎蛋白，以及非组织特异性的骨粘连蛋白、骨桥素等。OC 是骨组织中含量最为丰富的非胶原蛋白，占非胶原蛋白的 10% ～ 20%。OC 还参与骨的吸收和改建[13]，骨胰腺轴中的胰岛素在其中起重要作用[14]（图 3-8）。骨钙素主要由成骨细胞、成牙质细胞合成，还有一些由增生的软骨细胞合成，在调节骨钙代谢中起重要作用，是研究骨代谢的一项新的生化标志物，对骨质疏松综合征、钙代谢异常等疾病诊断有重要价值。

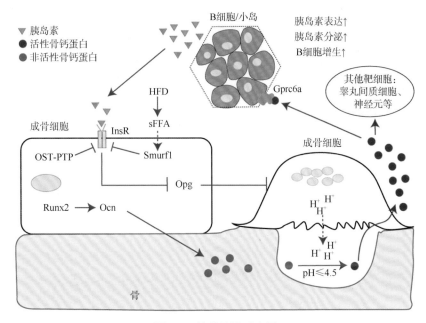

图 3-8　骨胰腺轴示意图

Gprc6a. G 蛋白偶联受体 C 家族 6 组 A；InsR. 胰岛素受体；OST-PTP. 成骨细胞酪氨酸磷酸酶；Runx2. Runt 相关转录因子 2；Ocn. 骨钙素；HFD. 高脂饮食；sFFA. 饱和游离脂肪酸；Smurf1. Smad 泛素调节因子 1；Opg. 骨保护素；H⁺. 氢离子

十、骨桥素、骨涎蛋白

骨桥素（osteopontin，OPN）、骨涎蛋白（bone sialoprotein，BSP）均为磷酸化、硫酸化的糖蛋白，后者因富含涎酸而得名。两者分子构型中均包含 RGD 黏附序列，可通过介导 $\alpha_2\beta_3$ 整合素起黏附作用。两者存在于分化的成骨细胞及矿化的骨组织中，其中 BSP 在新骨形成及最初钙化的骨组织中出现。OPN 优先聚集于骨矿化组织界面，在骨重建时，能影响细胞钙化及界面组织黏合。

OPN 作为带负电的非胶原性骨基质糖蛋白，广泛分布于多种组织和细胞，其分子质量约为 44kDa，约含 300 个氨基酸残基，其中天冬氨酸、丝氨酸和谷氨酸残基占很高的比例，约占总氨基酸量的一半。骨桥蛋白多肽链的二级结构中包括 8 个 α 螺旋和 6 个 β 折叠结构，高度保守的 RGD 基元两端各有一个 β 折叠结构，分子中心部位是 α 螺旋结构。正常情况下其表达甚微的细胞，如巨噬细胞、平滑肌细胞、T 细胞、成纤维细胞等在一些诱导因素作用下可以大量表达 OPN，包括高血压、高血糖、低氧等，多种细胞因子如成纤维细胞生长因子 -1（FGF-1）、内皮素 -1、胰岛素样生长因子（IGF）、血小板衍生生长因子（PDGF）等均能刺激细胞表达 OPN。

　　OPN 具有多种生物学功能，参与细胞免疫反应，还与器官纤维化有关，参与矿化作用等 [15]（图 3-9）。OPN 作为一种基质功能性非胶原蛋白，主要通过两种机制发挥细胞信号分子的作用。一是以分子内 RGD 基元与整合蛋白家族分子结合；二是与细胞表面黏附性糖蛋白 CD44 以非 RGD 依赖方式结合。两种作用方式均通过激活细胞内特异性信号转导系统而介导细胞黏附、迁移和增殖。OPN 与整合素受体结合后启动信号转导级联反应，促进基因表达的改变，并诱导核因子 κB（NF-κB）活性，OPN 能诱导骨骼蛋白的黏附斑激酶（FAK）和桩蛋白（paxillin）的磷酸化改变，还能影响胞内钙离子浓度。

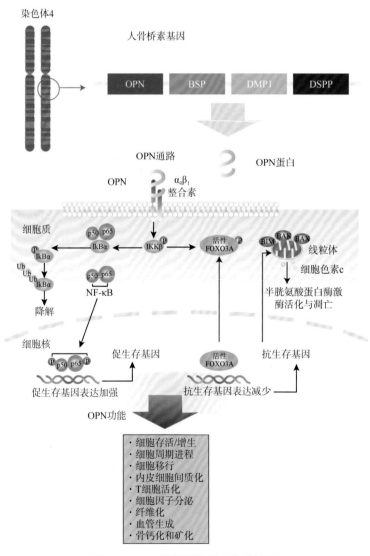

图 3-9　OPN 作用通路及生物学作用

参 考 文 献

[1] Ruoslahti E. Fibronectin and its receptors. Ann Rev Biohcem，1998，57：375-413.

[2] Aumailley M，Rousselle P. Laminins of the dermoepidermal junction. Matrix Biol，1999，18（1）：19-28.

[3] Aumailley M，Bruckner-Tuderman L，Carter WG，et al. A simplified laminin nomenclature. Matrix Biol，2005，24（5）：326-332.

[4] Miner JH，Yurchenco PD. Laminin functions in tissue morphogenesis. Annu Rev Cell Dev Biol，2004，20：255-284.

[5] Mayasundari A，Whittemore NA，Serpersu EH，et al. The solution structure of the N-terminal domain of human vitronectin: proximal sites that regulate fibrinolysis and cell migration. J Biol Chem, 2004, 279(28): 29359-29366.

[6] Kamikubo Y，De Guzman R，Kroon G，et al. Disulfide bonding arrangements in active forms of the somatomedin B domain of human vitronectin. Biochemistry，2004，43（21）：6519-6534.

[7] Erickson HP. Tenascin C，tenascin R，and tenascin X—a family of talented proteins of functions. Curr Opin Cell Biol，1993，5（5）：869-876.

[8] Hsia HC，Schwarzbauer JE. Meet the tenascins: multifunctional and mysterious. J Biol Chem，2005，280（29）：26641-26644.

[9] Adams JC，Lawler J. The thrombospondins. Int J Biochem Cell Biol，2004，36（6）：961-968.

[10] David B，Teresita B，Kenneth E. Bone structure and function: Volume 1//Rheumatology. 6th ed，Amsterdam：Elsevier Ltd，2015，42-55.

[11] Kozel BA，Rongish BJ，Czirok A，et al. Elastic fiber formation: a dynamic view of extracellular matrix assembly using timer reporters. J Cell Physiol，2006，207（1）：87-96.

[12] Just M，Herbst H，Hummel M，et al. Undulin is a novel member of the fibronectin-tenascin family of extracellular matrix glycoproteins. J Biol Chem，1991，266（26）：17326-17332.

[13] Wei JW，Karsenty G. An overview of the metabolic functions of osteocalcin. Rev Endocr Metab Disord，2015，16（2）：93-98.

[14] Ferron M，Wei JW，Yoshizawa T，et al. Insulin signaling in osteoblasts integrates bone remodeling and energy metabolism.Cell，2010，142（2）：296-308.

[15] Zhao HL，Chen Q，Alam A，et al. The role of osteopontin in the progression of solid organ tumour. Cell Death Dis，2018，9（3）：356.

第三节　糖胺聚糖与蛋白聚糖

糖胺聚糖（glycosaminoglycan，GAG）又称氨基多糖、黏多糖，其基本单位是二糖亚基，由氨基己糖和己糖醛酸构成（图 3-10）。多糖链由重复的高硫酸双糖单位组成，主要以与核心蛋白形成高分子蛋白聚糖（proteoglycan，PG）形式存在于组织中，其多糖链通常与蛋白骨架丝氨酸残基形成 O 连接，与天冬氨酸残基形成 N 连接。根据二糖亚基的组成，可将 GAG 分为以下几类：透明质酸（hyaluronic acid，HA）、硫酸软骨素（chondroitin sulfate，CS）、硫酸皮肤素（dermatan sulfate，DS）、硫酸角质素（KS）、硫酸乙酰肝素（HS）和肝素（heparin）。皮肤中的蛋白聚糖及糖蛋白种类见表 3-4 和表 3-5。

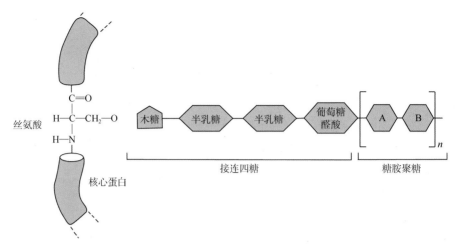

图 3-10　蛋白聚糖结构示意图

表 3-4　皮肤的蛋白聚糖

蛋白聚糖	基因 / 位点	核心蛋白大小（kDa）	GAG 侧链（数量，个）
多功能蛋白聚糖	CSPG2/5q13.2	265 ～ 370，剪接突变体	软骨素 / 硫酸皮肤素（10 ～ 30）
基底膜蛋白聚糖	HSPG2/1q36	400 ～ 467	乙酰型肝素 / 硫酸软骨素（3）
核心蛋白聚糖*	DCN/12q23	40	软骨素 / 硫酸皮肤素（1）
纤维蛋白聚糖*	FMOD/1q32	42	硫酸角质素（2 ～ 3）
光蛋白聚糖（lumican*）	LUM/12q1.3—q22	38	硫酸角质素（3 ～ 4）
角膜蛋白*	KERA/12q22	38	硫酸角质素（3 ～ 5）
二聚糖*	GBN/Xq28	40	软骨素、硫酸皮肤素（2）
黏结蛋白聚糖 1，2，4	SDC1/2q24.1		
	SDC2/8q22—q24	35 ～ 120	乙酰型肝素 / 硫酸软骨素（3 ～ 5）
	SDC4/20q12—q13		

* 富含亮氨酸的小型蛋白聚糖。

表 3-5　皮肤的糖蛋白

糖蛋白	主要功能
纤维连接蛋白	细胞黏附和迁移
玻璃体结合蛋白	细胞黏附和迁移
凝血酶敏感素（4 种类型）	细胞和细胞及细胞和基质相互联络
matrilins（4 种类型）	基质聚合、细胞黏附
结合腕蛋白（3 种类型）	调节细胞功能

　　PG 是一个由核心蛋白和一个或多个 GAG 侧链通过核心蛋白中丝氨酸残基和多糖侧链端 Gal-Gal-Xyl 共价结合形成的生物大分子[1]。PG 在蛋白质含量和数量，以及 GAG 侧链的类型和长度方面明显不同（图 3-11）。PG 是构成 ECM 非胶原成分的主要部分，分布广泛。PG 通过参与调节细胞生物学行为，如细胞黏附、增殖，控制 ECM 的沉积，通过与

不同细胞因子或生长因子的作用影响细胞移行，并调节细胞与这些因子的作用。如细胞表面的 HS-PG 有助于与 FN 黏附，组织间隙中的 PG 抑制细胞表面受体与 ECM 的作用；PG 可以抗黏附分子如血栓素作用，使细胞接触点松解、连续打断及重新形成粘连位点以参与细胞移行，通过与 FN、LN 结合而形成局部粘连；PG 可使生长因子以蛋白水解酶隔离而调节生长因子的活性，碱性成纤维细胞生长因子、TGF-β 不仅与相应受体有很高的结合力，也与细胞表面的 PG 有较低的结合力，有助于生长因子与其受体高度结合。合成多功能 PG 的细胞有纤维细胞、平滑肌细胞和上皮细胞。

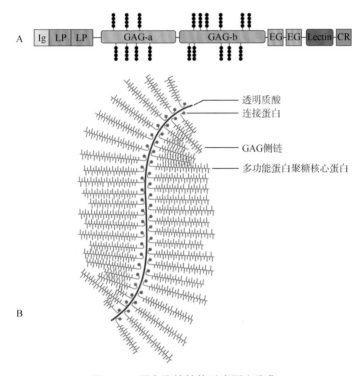

图 3-11 蛋白聚糖结构示意图和聚集

A. 这种核心蛋白含有多种对 GAG 和配体连接重要的结构基序。N 端免疫球蛋白重复序列（Ig）后跟着两个连续的连接蛋白类型分子（LP），它们参与介导核心蛋白同透明质酸的结合。GAG 结合区域以组织特异性选择型剪切变体的形式存在，GAG-和（或）GAG 带有 GAG 侧链。紧接着是结构基序，包括 2 个 EGF 样重复序列（EG），1 种 C 型凝集素区域和 1 种补体调节蛋白模块（CR）。B. 在真皮，多功能蛋白聚糖能形成带有透明质酸的巨型聚集物（红色）。核心蛋白（蓝色）带有许多 GAG（黑色），通过它的连接蛋白区域（绿色：A 图内的 LP 模块）。这种聚集物能结合大量的水，从而使皮肤保持紧张度

一、糖胺聚糖

（一）透明质酸

透明质酸（hyaluronic acid，HA）是由重复二糖形成的直链聚合物，其重复的二糖单位由 *N*- 乙酰 -D- 氨基葡萄糖和 D- 葡萄糖醛酸组成，是唯一的非硫酸化 GAG。其糖链可有多达 1000 个糖单位，分子质量可达 1 000 000kDa，分子式为 $(C_{14}H_{21}NO_{11})_n$，结构式如图 3-12 所示。在组织基质中 HA 主要与聚合素及核心蛋白形成巨大的蛋白聚糖聚体。

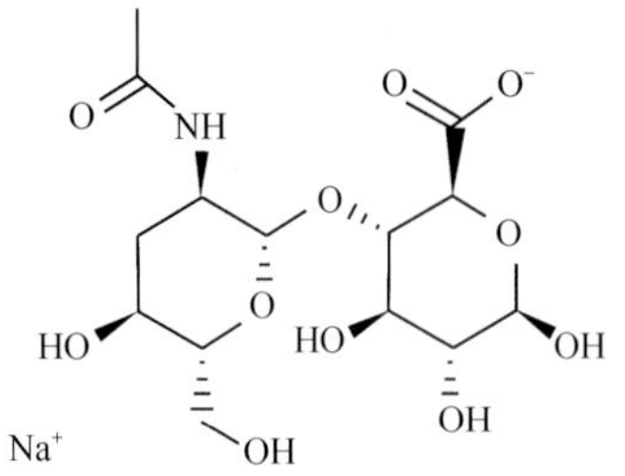

图 3-12　透明质酸分子结构示意图

HA 分布广泛，普遍存在于 ECM 中，是一个高度含水的线状多聚体，在玻璃体和软骨中含量最高。HA 主要由间质细胞合成，在与高尔基体中产生的其他 GAG 不同，HA 在胞质中的合成由透明质酸酶催化。

HA 在组织内可形成连续的三维空间结构，能够接纳大量水分子并占据比自身分子大许多倍的空间[2]。在 ECM 中，HA 形成软骨的基本结构单位并充当滑液中的润滑剂，HA 参与组织重建、扩增细胞间隙及炎症反应和肿瘤发生等许多细胞生理、病理过程[3]。HA 的这些生物学效应是通过其相应的细胞表面受体介导的。黏附分子 CD44 是 HA 的细胞表面受体，在结构组成上属于 PG。此外，许多蛋白质如软骨连接蛋白、HA 连接蛋白（hyaluronectin）、多能蛋白聚糖和聚合素等与 HA 均有特异亲和力。

HA 能促进细胞增殖、迁移，参与胚胎发生、发育过程。HA 在伤口愈合和肿瘤发生、发展等多种生理和病理过程中具有重要作用。

HA 及其衍生物在医学领域也得到广泛应用[4]。在手术部位植入生物相容性的 HA 或其衍生物，可以防止组织粘连；HA 是一种具有特殊生物相容性和独特流变性能的天然多糖，HA 及其衍生物已被研制作为生物活性分子被控和定位的药物载体，并具有缓释作用；非水溶性、可注射、可移植的 HA 衍生物可用于软组织的修复和增生，由于 HA 具有生物相容性、非致炎性和非致免疫反应，交联的结构和非水溶性限制了其扩散、迁移及流变性能，可作为软组织增生的一种安全有效的替代物，在皮肤病学、泌尿外科学和整形美容外科学有广阔的应用前景，临床较多应用在填充塑形、皮肤保养等方面；HA 在组织内形成连续的三维空间结构，能接纳大量水分子，也是皮肤化妆品的重要原料之一。

（二）硫酸软骨素

硫酸软骨素（CS）是结缔组织的主要成分之一，是体内分布最广泛的 GAG，主要分布于软骨、骨、肌膜、韧带和血管壁。根据 CS 分子结构中糖醛酸的种类和氨基己糖上硫酸酯位置的差异，将 CS 分为三类，即 CS-A、CS-B、CS-C。CS 在体内很少游离存在，而是与蛋白质共价结合形成 PG 大分子。CS 链通过半乳糖 – 半乳糖 – 木糖 – 丝氨酸残基以 O- 糖苷键与肽链相连接。

CS 不仅在基质中广泛存在，CS-PG 小分子还能嵌入细胞膜，参与细胞膜骨架的构成。CS 可分布在某些成纤维细胞表面，脑膜表面的 CS 与 ECM 中其他大分子物质的作用密切。CS 可促进胶原纤维的形成和稳定。在炎症、感染过程中，CS 含量发生相应变化。炎症初期，组胺释放，血管通透性增高，HA 首先增多；接着 CS 缓慢增高，至 CS 最高值后，随着 CS 含量下降，硫酸皮肤素出现；通过激活成纤维细胞，在伤口中产生大量基质成分而加速创伤修复。

（三）硫酸皮肤素

硫酸皮肤素（DS）广泛存在于组织中。DS 是由重复的二糖单位组成的黏多糖，其二糖由 2- 乙酰氨基 -4- 硫酸 D- 半乳糖和 L- 艾杜糖醛酸组成，其结构如图 3-13 所示。

DS 具有抗凝血和抗血栓的活性，是较为理想的抗栓药物。DS 能够激活肝素因子，显示其具有一定的抗凝血活性。它参与调节凝血过程，而不与丝氨酸蛋白酶相拮抗。DS 还有抗 Xa 因子的活性。

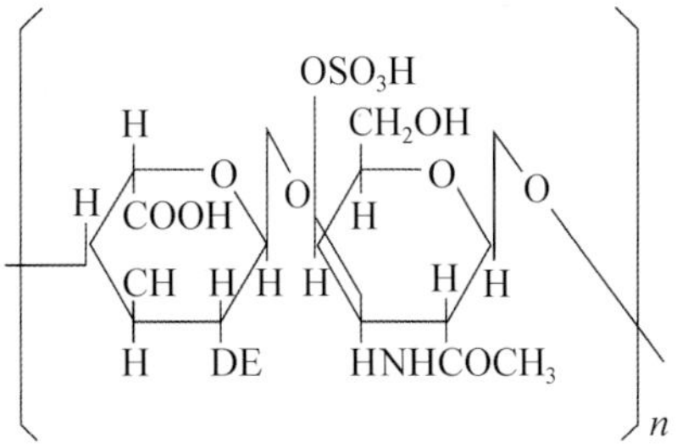

图 3-13　DS 结构示意图

（四）硫酸角质素

一般认为硫酸角质素（KS）是低氧条件下 CS 的功能替代物。KS 在大的 PG 聚合体中含量较高，随着聚合体的破坏，KS 减少，CS 相应增多。

（五）硫酸乙酰肝素

硫酸乙酰肝素（HS）链与核心蛋白链节构成 HS-PG。HS-PG 主要分布于细胞表面（包括黏结蛋白聚糖和磷酸肌醇蛋白聚糖）和 ECM（包括基底膜蛋白聚糖和聚合素）中。HS 与多种生物效应分子如生长因子及其受体、ECM 蛋白、黏附分子等都有相互作用，参与调节细胞增殖、分化、黏附和迁移等[5]。细胞表面 HS-PG 作为受体，在细胞的机械支持、黏附、运动、增殖、分化和形态形成等细胞生物学行为中起重要作用[6]。这些生物学效应主要取决于 HS 链的特性，而 HS 链的特性依赖于大量 HS 修饰酶的活性和表达。

二、蛋白聚糖

（一）修饰蛋白

修饰蛋白（decorin）又称装饰蛋白、核心蛋白聚糖，是一种富含亮氨酸的小分子蛋白聚糖，因能修饰胶原原纤维而命名，由核心蛋白和一条 CS/DS 的 GAG 侧链组成（CS/DS-PG）。修饰蛋白在体内分布广泛，主要存在于结缔组织，与胶原纤维相关，更多分布在以 I 型胶原为主的 ECM 中。机体内许多细胞可以表达修饰蛋白，如肾小球系膜细胞、皮肤成纤维细胞、II 型肺泡细胞、肝星状细胞及肝细胞。

修饰蛋白参与体内多种活动，其生物活性主要通过核心蛋白与相应物质结合而发挥，直接参与细胞增殖、分化及基质形成，在器官发育及结构、功能完整性的维持中起重要作用[7]，在这些活性基础上可防止 ECM 沉积而发挥抗纤维化作用。修饰蛋白的功能与其在不同组织中的分布有关[8]，如分布于胶原纤维丰富的组织，经特异性位点与 I 型胶原结合，控制胶原纤维的侧向生长及其直径[9]；与 LN、血栓结合素（thrombospondin）、II 型胶原、VI 型胶原、XIV 型胶原、C1q 高亲和性地特异结合，从而阻断细胞与这些 ECM 的结合或由这些分子介导的细胞与 ECM 的结合，抑制了这些分子的促黏附活性；存在于动脉管壁，可影响血管平滑肌细胞增殖、脂质沉积、血栓形成及血管壁的通透性；还能结合、储存、激活和灭活多种生长因子及细胞因子（如 TGF-β、aFGF、bFGF、GM-CSF、EGF、IL-3、IFN-γ 等）。

修饰蛋白作为 ECM 的一个组分，在 TGF-β1 功能调节中具有重要作用[10]。TGF-β1 能促进 ECM 合成，同时抑制胶原酶的降解。修饰蛋白通过其核心蛋白与 TGF-β1 结合，将 TGF-β1 隐匿到 ECM 中，作为 TGF-β1 的储存库，调节 TGF-β1 的活性；另外，TGF-β1 修饰蛋白复合物通过识别修饰蛋白的受体被细胞内吞而控制 TGF-β1 水平，且修饰蛋白与 TGF-β1 结合可直接中和其活性。

（二）聚集蛋白聚糖

聚集蛋白聚糖（aggrecan）是基质中体积最大、数量最多的大分子 PG。它含有 100 多个 CS 和一些 KS 糖链（CS/DS-PG）。许多聚集蛋白聚糖分子通过 N 端与 HA 多聚物结合，形成扩展的、高度含水的复合物，聚集在 HA 分子周围形成典型的瓶刷样结构。聚集蛋白聚糖糖链带负电荷，亲水性强，具有蓄水和限制大分子物质通透的作用；并能在软骨中吸收压力，使软骨维持正常的渗透压，以抵御关节的负荷。

聚集蛋白聚糖是软骨基质的主要成分，也是软骨细胞受损伤或刺激时启动修复机制的主要产物[11]。聚集蛋白聚糖作为软骨细胞启动修复机制的主要产物，在关节软骨病变的病理过程中起重要作用。

（三）基底膜蛋白聚糖

基底膜蛋白聚糖（perlecan）是位于基底膜的大的硫酸乙酰肝素蛋白聚糖（HS-PG）。基底膜蛋白聚糖功能多样，在调节血管生物学行为和损伤修复中具有重要作用[12]。基底膜蛋白聚糖在机体发育过程中必不可少，其具体作用机制受细胞微环境的影响。基底膜蛋白聚糖功能强大，在与生长因子、成形素、基质蛋白交互作用下，可通过相同的机制调节每一个程序。基底膜蛋白聚糖也存在于肝脏所有结构的基底膜中，包括豆状小管周围区门静脉血管和胆道。

（四）突触蛋白聚糖

突触蛋白聚糖（agrin）与基底膜蛋白聚糖一样，也是分布于 ECM 中的 HS-PG，是一种含多个功能区的巨大 HS-PG。突触蛋白聚糖见于数种组织的基底膜中，尤其在神经 – 肌肉接头处，是突触后膜特化形成的重要信号分子[13]。在其他非肌肉组织（肺、肾、脑）中表达的突触蛋白聚糖与肌养蛋白聚糖（dystroglycan）亲和力高，可能与组织的机械协调一致有关。突触蛋白聚糖分布在人体肾小球基底膜，与肾小球基底膜分子结构改变有关。

（五）黏结蛋白聚糖

黏结蛋白聚糖（syndecan）属黏结蛋白聚糖基因家族，该家族是一类分布于细胞表面的跨膜 PG，含有 4 个相关的硫酸乙酰肝素 / 软骨素 PG（HS/CS-PG）。黏结蛋白聚糖表达受高度调节，在不同细胞、组织和不同发育阶段，黏结蛋白聚糖的表达有不同方式。黏结蛋白聚糖 -1 主要表达于上皮细胞，黏结蛋白聚糖 -2 主要表达于成纤维细胞，黏结蛋白聚糖 -3 主要表达于神经细胞，黏结蛋白聚糖 -4 表达广泛。

黏结蛋白聚糖作为存在于细胞表面的 PG，其 GAG 链可与生长因子、ECM 成分相互作用，保护这些配体免遭酶解或使其滞留在 ECM 中[14]。介导细胞与 ECM 相互作用的受体，一类是整合素，另一类是黏结蛋白聚糖。

（六）磷脂酰肌醇蛋白聚糖

磷脂酰肌醇蛋白聚糖（glypican）属于 HS-PG，同黏结蛋白聚糖一样分布于细胞表面。黏结蛋白聚糖是一类跨膜 PG，磷脂酰肌醇蛋白聚糖则通过糖基磷脂酰肌醇（GPI）锚连接到胞膜脂。磷脂酰肌醇蛋白聚糖核心蛋白是一类 GPI 锚固定蛋白。磷脂酰肌醇蛋白聚糖的作用可能与信号转导有关[15]。

（七）CD44

CD44 是分布极广泛的细胞表面整合膜蛋白。CD44 属于 HS-PG。CD44 以多种分子形式存在，包括标准型 CD44 和变异型 CD44。CD44 开始是作为胸腺淋巴细胞的分化抗原出现于 T 细胞表面，参与 T 细胞的迁移和增殖。CD44 可与 HA、胶原蛋白、FN 等 ECM 结合，使炎症过程中表达 CD44 分子的淋巴细胞与高内皮细胞小静脉（HEV）内皮细胞结合而向炎症部位聚集。炎症过程中 T 细胞表面的黏附分子如 CD2、淋巴细胞功能相关抗原 -1（LFA-1）、迟现抗原（VLA）-4、VLA-5、VLA-6 等的表达量明显增加，黏附的单核巨噬细胞也可表达一种特异的膜蛋白 CD44 分子，与 HEV 的内皮细胞结合并诱导分泌细胞因子 IFN-γ、IL-1、TNF 等，刺激血管内皮细胞黏附分子（ICAM）-1、ICAM-2 表达，提高细胞黏附能力，使白细胞浸润、黏附，炎症病灶扩大[16]。CD44 还通过调节内皮细胞的多种功能，如增殖、迁移、黏附、侵袭和交流，促进病理性血管生成及其相关疾病的发展[17]。CD44 参与多个生理过程，并且 CD44 的异常表达和失调可促进肿瘤的发生和发展。CD44 可以作为癌症人群中不良预后的标志物。CD44 在癌症中的多效性作用有可能为治疗干预提供新的分子靶标[18]。

参 考 文 献

[1] Iozzo RV. Matrix proteoglycans：from molecular design to cellular function. Annu Rev Mol Biochem，1998，67：609-652.

[2] Li JM，Qiao M，Ji Y，et al. Chemical，enzymatic and biological synthesis of hyaluronic acids. Int J Biol Macromol，2020，152：199-206.

[3] Abatangelo G，Vindigni V，Avruscio G，et al. Hyaluronic acid：redefining its role. Cells，2020，9（7）：1743.

[4] Philipp-Dormston WG. Hyaluronic acid fillers in dermatology. Hautarzt，2018，69（6）：491-509.

[5] Iozzo RV. Basement membrane proteoglycans：from cellar to ceiling. Nat Rev Mol Cell Biol，2005，6（8）：646-656.

[6] Woods A. Syndecans：transmembrane modulators of adhesion and matrix assembly. J Clin Invest，2001，107（8）：935-941.

[7] Holmes D. Decorin has role in differentiation. Nat Rev Nephrol，2014，（2）：65.

[8] Järveläinen H，Sainio A，Wight TN. Pivotal role for decorin in angiogenesis. Matrix Biol，2015，43：15-26.

[9] Robinson KA，Sun M，Barnum CE，et al. Decorin and biglycan are necessary for maintaining collagen fibril structure，fiber realignment，and mechanical properties of mature tendons. Matrix Biol，2017，64：81-93.

[10] Fu SC，Wong YP，Cheuk YC，et al. TGF-β1 reverses the effects of matrix anchorage on the gene expression of decorin and procollagen type I in tendon fibroblasts. Clin Orthop Relat Res，2005，

（431）：226-232.

[11] Caron MMJ，Janssen MP，Peeters L，et al. Aggrecan and COMP improve periosteal chondrogenesis by delaying chondrocyte hypertrophic maturation. Front Bioeng Biotechnol，2020，8：1036.

[12] Lord MS，Tang FY，Rnjak-Kovacina J，et al. The multifaceted roles of perlecan in fibrosis. Matrix Biol，2018，68-69：150-166.

[13] Ma L，Pan LZ，Liu WC，et al. Agrin influences botulinum neurotoxin a-induced nerve sprouting via miR-144-agrin-MuSK signaling. Front Cell Dev Biol，2020，8：15.

[14] Tkachenko E，Rhodes JM，Simons M. Syndecans：new kids on the signaling block. Circ Res，2005，96（5）：488-500.

[15] Filmus J，Capurro M，Rast J.Glypicans. Genome Biol，2008，9（5）：224.

[16] Qadri M，Almadani S，Jay GD，et al. Role of CD44 in regulating TLR2 activation of human macrophages and downstream expression of proinflammatory cytokines. J Immunol，2018，200（2）：758-767.

[17] Han ZQ，Chen ZD，Zheng RS，et al. Clinicopathological significance of CD133 and CD44 expression in infiltrating ductal carcinoma and their relationship to angiogenesis. World J Surg Oncol，2015，13：56.

[18] Xu HX，Niu MK，Yuan X，et al. CD44 as a tumor biomarker and therapeutic target. Exp Hematol Oncol，2020，9（1）：36.

第四节　基质金属蛋白酶及其抑制剂

细胞外基质（ECM）蛋白与其他类型的蛋白一样，有合成过程，也有降解过程。ECM蛋白翻译后的修饰加工过程及蛋白降解过程都是由酶催化的。这些蛋白酶类属于锌内肽酶（zinc endopeptidase），因而称为基质金属蛋白酶（matrix metalloproteinase，MMP）。MMP来源于多种类型的细胞，其在ECM破坏与降解过程中具有十分重要的作用。它在皮肤瘢痕、器官纤维化或硬化、肿瘤浸润和转移、关节炎、肾小球肾炎、腹膜炎、组织溃疡等结缔组织疾病，以及正常组织的更新与吸收过程中均发挥着十分重要的作用。

一、基质金属蛋白酶

迄今为止，已发现24种MMP。MMP参与多条信号通路，与细胞分化、增殖、炎症密切相关，在细胞外基质降解、伤口愈合、组织重建方面发挥作用，参与多种皮肤病致病或创伤修复过程[1]。MMP还在病理性瘢痕的形成过程中起重要作用[2]。根据它们降解的底物及功能不同，主要可归为五类：第一类是间质胶原酶，可降解间质胶原（Ⅰ、Ⅱ、Ⅲ型胶原）；第二类为Ⅳ型胶原酶/明胶酶，可降解基底膜（Ⅳ型）胶原和变性的间质胶原（明胶）；第三类为基质分解素，可降解蛋白聚糖、层粘连蛋白（LN）、纤维连接蛋白（FN）和Ⅳ型胶原；第四类为膜型MMP，其主要功能是参与Ⅳ型胶原酶/明胶酶的活化；第五类是金属弹力酶，如基质裂解蛋白和巨噬细胞金属弹力酶等，可降解弹性纤维（表3-6）。

表 3-6　基质金属蛋白酶分类

分类	名称	编号	主要底物
间质胶原酶	间质胶原酶	MMP-1	Ⅰ、Ⅱ、Ⅲ、Ⅵ、Ⅶ、Ⅹ型胶原
	中性粒细胞胶原酶	MMP-8	Ⅰ、Ⅱ、Ⅲ、Ⅵ、Ⅶ、Ⅹ型胶原
	胶原酶 -3	MMP-13	Ⅰ、Ⅱ、Ⅲ型胶原
明胶酶	明胶酶 A（72kDa Ⅳ型胶原酶、明胶酶）	MMP-2	Ⅰ、Ⅳ、Ⅴ、Ⅵ、Ⅹ型胶原，明胶，FN
	明胶酶 B（92kDa Ⅳ型胶原酶、明胶酶）	MMP-9	Ⅳ、Ⅴ、Ⅸ、Ⅹ型胶原，明胶，FN
基质分解素	基质分解素 -1	MMP-3	Ⅲ、Ⅸ、Ⅹ、Ⅹ型胶原，FN，LN
	基质分解素 -2	MMP-10	Ⅲ、Ⅸ、Ⅴ型胶原，明胶，FN
	基质分解素 -3	MMP-11	
膜型 MMP	MT-MMP-1	MMP-14	Ⅰ、Ⅱ、Ⅲ型胶原，明胶，FN，MMP-1
	MT-MMP-2	MMP-15	FN，LN，明胶，MMP-2
	MT-MMP-3	MMP-16	MMP-2
	MT-MMP-4	MMP-17	Ⅳ、Ⅹ型胶原，FN，LN
金属弹力酶	基质裂解蛋白	MMP-7	Ⅳ、Ⅹ型胶原，FN，LN
	巨噬细胞金属弹力酶	MMP-12	Ⅳ型胶原，FN，VN，明胶

（一）基质金属蛋白酶的分类与共性

MMP 降解 ECM 的作用有其共性：均在中性 pH 下，需要有内在 Zn^{2+} 和外在 Ca^{2+} 存在的条件下发挥酶活性；其酶活性可被螯合剂所抑制，也可被金属蛋白酶组织抑制剂（tissue inhibitor of metalloproteinase，TIMP）所抑制。它们均以无活性的前酶或酶原形式分泌，此后被胰蛋白酶、纤溶酶等激活。

除上述共性外，金属蛋白酶类在其氨基酸序列上也密切相关。它们都含有一个 80 个氨基酸前肽的片段，其中含有与酶活性有关的高度保守序列（PRCGVPDV）；都含有一个约 120 个氨基酸组成的氨基酸片段；都含有一个高度保守的锌结合位点（zinc binding motif）催化片段，此锌结合位点与细菌热解素结合位点为同源序列 [3]。它们的一级结构中均含有两个高度保守区域：一个在氨基酸（N 端）的前肽区；另一个在催化功能区，是锌原子的结合位点。除基质裂解蛋白外，都有一个约 250 个氨基酸组成的羧基端（C 端）片段，其序列与玻连蛋白（VN）相似。另外，MMP-2 尚有一纤维连接蛋白样片段；MMP-9 除有纤维连接蛋白样片段外，还有一个 Ⅴ 型胶原片段。膜型 MMP 的 C 端还有跨膜区，它可以使膜型 MMP 定位于细胞膜上，而不似其他 MMP 分泌到细胞外。膜型 MMP 的前肽区、催化功能区之间分别有一段插入序列，使其激活机制有别于其他 MMP。

（二）基质金属蛋白酶的结构与底物特异性

MMP 的基本结构具有许多共同的特点及生物化学特性 [4]。所有 MMP 都是以蛋白酶原前体的形式从细胞分泌到细胞外。大部分 MMP 分子是间质胶原酶（MMP-1）的同源性分子，它们具有三个共同的位点结构。MMP-2 和 MMP-9 则含有另外的位点，与 FN Ⅱ 型位点结构的氨基酸残基序列具有显著的同源性。MMP 催化作用位点含有一段锌结合位点，即 H*EXX*H*XX*G*XX*H 序列。其中的三个组氨酸残基可能是锌的配体分子结构。明胶酶稳定性的维持和酶活性的发挥需要有钙离子参与。

胶原酶是组织细胞中唯一的能够消化 Ⅰ 型、Ⅱ 型和 Ⅲ 型间质胶原螺旋结构区的蛋白酶类，但它却不能降解 Ⅳ 型和 Ⅴ 型胶原。除胶原外，胶原酶还能在一定程度上降解其他类型的 ECM 蛋白。MMP-1 能够降解的底物是 α_2 巨球蛋白。多种细胞都可以表达胶原酶，包括巨噬细胞等都具有表达、分泌 MMP-1 的功能。

MMP-2 和 MMP-9 两种明胶酶都可以降解明胶蛋白，在某种程度上还可以降解自然结构的 Ⅳ 型和 Ⅴ 型胶原酶。这两种明胶酶也可以降解弹性蛋白和蛋白聚糖。MMP-2 还可以降解 FN、LN 及 Ⅵ 型和 Ⅺ 型胶原等。许多类型的细胞都表达 MMP-2。MMP-9 首先是在中性粒细胞中被发现的，但巨噬细胞也可以表达和分泌这种基质蛋白酶，一些发生恶性转化的细胞及一些受到刺激的结缔组织细胞等也具有表达、分泌这种基质蛋白酶的能力[5]。

有三种 MMP 被命名为基质分解素，分别是 MMP-3、MMP-10 和 MMP-11。MMP-3 具有裂解蛋白聚糖、FN、LN，以及 Ⅳ 型、Ⅸ 型、Ⅹ 型胶原等底物的功能，在一定程度上还具有降解弹性蛋白的功能。MMP-3 还参与激活 MMP-1 和 MMP-9 蛋白酶前体。MMP-10 裂解底物的种类与 MMP-3 大致相同，但其作用活性比 MMP-3 要弱得多。MMP-3 主要来源于激活的结缔组织细胞，但产生和分泌 MMP-10 的细胞类型还不十分清楚。

MMP-7 又称为基质裂解蛋白，主要由单核巨噬细胞及一些肿瘤细胞表达、分泌[6]。MMA-7 对蛋白聚糖、FN、明胶蛋白、Ⅳ 型胶原、弹性蛋白及粘连蛋白等底物具有很强的裂解作用。

（三）基质金属蛋白酶生物合成与活性调节

MMP 的生物合成与活性调节是很严密的，从而确保其对各种 ECM 的降解发挥有序的调控。这在许多生理过程，如器官发生、形态发生、组织再生和伤口愈合或修复中发挥着重要的作用。相反，细胞外 MMP 活性调节的紊乱可能与许多病理过程如肿瘤的发生和转移、结缔组织破坏、进行性纤维化有关。

MMP 的生物合成与活性调节发生在以下环节：①酶原生物合成基因转录水平的调节；②分泌酶原的活化；③活化酶的特异性抑制作用。TIMP 尚可与金属蛋白酶原的 C 端结合，阻止其自发裂解为活性酶而发挥调节作用。

1. 金属蛋白酶基因转录的调节　MMP 生物合成的变化是由其基因转录率的变化所介导的。许多因素可改变 MMP 的基因转录，但其中最主要的是生长因子和细胞因子。具体来说，IL-1β、TNF-α、PDGF、EGF、bFGF 增加大多数 MMP 的基因表达。

2. 分泌酶原的活化　MMP 是以无活性的酶原形式分泌的，只有被活化后才能降解基质蛋白，这是控制 ECM 降解的重要调节机制。一些刺激物通过干扰 MMP 前体催化位点的锌原子与高度保守的 PRCGVPDV 序列半胱氨酸残基的作用激活此酶。锌 - 半胱氨酸复合物的分解导致酶前体的自发溶解，80 个氨基酸的片段裂解形成 MMP 的活化形式。这些刺激物可以是胰蛋白酶。对 MMP 的活化机制公认的是蛋白分解放大机制（瀑布机制）：纤溶酶原在尿激酶型纤溶酶原激活物（uPA）或组织型纤溶酶原激活物（tPA）催化下变成纤溶酶，纤溶酶可部分激活间质胶原酶和基质分解素。活化的基质分解素可导致间质胶原酶原完全活化或超活化。uPA 的启动区含 AP-1 结合位点，提示 uPA 的表达与 MMP 酶原的表达协同调节，使活化的瀑布机制进行下去。纤溶酶原激活物抑制物 -1（PAI-1）也可由合成 MMP 的细胞产生。它在控制 MMP 活化的放大机制中起重要作用。

多功能尿激酶型纤溶酶原激活物系统包括丝氨酸蛋白酶 -uPA 或尿激酶，以及其受体（uPAR）和两种抑制剂（PAI-1 和 PAI-2）。uPA 通过激活纤溶酶原并将其转化为纤溶酶从而触发该过程，除调节纤维蛋白溶解外，还参与 MMP 活化 [7]。

3. 活化酶原的特异性抑制物 至少有四种 TIMP。TIMP-1 和 TIMP-2 性质比较明确，TIMP-3、TIMP-4 性质则不甚明了。另外尚有其他的蛋白酶清除剂，如 α_2 巨球蛋白也可抑制 MMP 的活性。

TIMP-1 是一种分子质量为 28kDa 的糖蛋白，由成纤维细胞、其他结缔组织细胞等分泌 [8]。TIMP-2 是一种分子质量为 21kDa 的蛋白质，它与 TIMP-1 为不同基因的产物，其氨基酸序列的相似性为 40%。TIMP 与活性 MMP 不可逆地结合，抑制其对基质蛋白的降解活性。TIMP 可抑制间质胶原酶、中性粒细胞胶原酶、基质分解素、Ⅳ 型胶原酶 / 明胶酶活性。

开发出可选择性抑制单个 MMP 的药物是某些肿瘤治疗的发展方向 [9]。有报道称针对 MMP-9 和 MMP-14 的抑制性抗体研究取得了成功，在某些肿瘤治疗上可能获益。

（四）基质金属蛋白酶的激活机制

在所有 MMP 前体分子的结构中，保守的 PRCG（V/N）PD 端肽序列都有一个未配对的半胱氨酸残基。这一半胱氨酸残基与作为第 4 个配体的活性位点相互作用，以维持其未被激活的酶原蛋白结构形式。MMP 前体分子在体外有两种激活途径 [10]：一种是蛋白酶的裂解催化激活形式；另一种是非蛋白裂解的激活机制（半胱氨酸酶开关）。非酶学催化作用的 MMP 激活其酶原形式机制可能打破锌 – 半胱氨酸残基相互作用。

MMP 蛋白酶水解激活机制首先是与酶原分子端肽中间的序列发生相互作用，因此 MMP 前体分子末端肽序列中对蛋白酶水解作用敏感的 N 端残基序列决定了其酶学催化机制 [11]，如 MMP-1 分子结构中末端肽序列（E33KRRN37）结构的性质决定了催化 MMP-1 蛋白分子激活的蛋白酶，仅限于识别精氨酸和赖氨酸残基的蛋白酶类。相反，MMP-3 蛋白分解分子中的 F34VRRKD19 序列则决定了其能够受到多种蛋白酶的作用而得到激活。因此，纤溶酶、血浆血管舒缓素、胰蛋白酶、胆囊收缩素、组织蛋白酶 G、中性粒细胞弹性蛋白酶都是激活 MMP-3 的蛋白酶类 [12]。MMP 在这些蛋白酶的催化作用下裂解末端肽，破坏了锌 – 半胱氨酸相互作用，最终导致 MMP 的裂解与激活。具有激活作用的蛋白酶只具有触发作用，将这种 MMP 变为一种对于第二种蛋白酶敏感的分子结构。但是，MMP 的最终激活过程还是由 MMP 本身完成的，而不是由引发裂解反应的蛋白酶催化。

（五）基质金属蛋白酶的抑制物

TIMP 是 MMP 的特异性抑制剂。TIMP 通过与 MMP 共价结合起作用，从而影响 MMP 分子对其底物的结合。这种结合以非共价的方式进行且不可逆转。其结合作用具有两个方面的特异性 [13]：① TIMP 与 MMP 是协同表达的。MMP 和 TIMP 基因启动子区普

遍含有特异性蛋白 -1（SP-1）、PEA-3 等转录因子结合位点，这使得它们的表达有一定的联系；但这些转录调控元件数目、位置和排序的不同，又使它们的表达有一定的差异。例如，TNF-α、EGF、bFGF、IL-1β 都可以增加 TIMP-1 和 MMP-1 的表达，而 TGF-β1 上调 MMP-2 和 TIMP-1 的表达却下调 MMP-1、基质溶解素和 TIMP-2 的表达。②不同的 TIMP 分子对 MMP 分子的结合紧密程度不同。TIMP-1 与 MMP-1、TIMP-2 与 MMP-2 可各自形成紧密的复合物。并且，TIMP-1 抑制有活性的 MMP-1，而不影响其酶原的激活；TIMP-1 还可以结合 MMP-9，阻止 MMP-9 形成同源二聚体或阻止 MMP-9 与 MMP-1 形成异二聚体[14]。TIMP-2 和 TIMP-4 可阻止胶原酶原的激活，并可抑制酶的活性形式。

（六）基质金属蛋白酶在创伤愈合中的作用

胶原的合成和降解是影响创面愈合的两个重要因素，创面胶原的降解主要由 MMP-1 完成。正常皮肤 MMP-1 和 TIMP-1 mRNA 的表达极少，酶处于很低的水平，而在皮肤损伤炎症浸润时，MMP-1 明显升高[15]。例如，烧伤后 2～3 天创面已有 MMP-1 和 TIMP-1 出现，5～7 天时达高峰，随后开始下降。当创面完全再上皮化后，MMP-1 明显下降，降至正常皮肤的水平。

二、金属蛋白酶组织抑制剂

（一）概述

TIMP 是近年发现的一组抑制 MMP 活性的糖蛋白。TIMP 家族各有其特点，有的结构类似，有的分布不同，其作用则完全不同，作用底物有交叉，但其基本的生理作用是相同的。TIMP 和 MMP 在正常状态下处于动态平衡，调节 ECM 的生成和降解，两者与 ECM 及其他细胞因子相互调节、相互作用，构成了复杂的调控网络，从而为维持器官和组织 ECM 质与量的稳定发挥作用。而在病理状态下，各种原因和机制导致的 TIMP-MMP 失衡引起的 ECM 质与量的变化直接导致病理状态纤维化，瘢痕或疾病的发生、发展[16]，如肿瘤转移、粥样硬化等[17]。

（二）金属蛋白酶组织抑制剂的分类、结构、调控与功能

TIMP 主要由巨噬细胞和结缔组织产生。TIMP 常由分泌 MMP 的同一细胞所合成并释放。TIMP 耐酸和耐热，但对还原剂很敏感，用还原剂和烷化剂处理容易失活。TIMP 由巨噬细胞和结缔组织细胞产生，广泛存在于组织和体液中，能够被多种细胞因子诱导产生，其种类及特性见表 3-7。

TIMP 分为两个功能区，其 N 端功能区的半胱氨酸残基与 MMP 的锌离子活性中心结合，其 C 端功能区与 MMP 的其他部位结合，以 1∶1 的比例形成 MMP-TIMP 复合体，从而阻断 MMP 与底物结合，是一种转录后调节机制。TIMP 的结构具有一定的同源性，有两个功能区，N 端功能区为一大三环，结构相对保守，特别是前端的 22 个氨基酸残基同源性较高。

表 3-7 TIMP 的种类及特性

种类	分子质量（kDa）	转录产物（kb）	抑制 MMP	特性
TIMP-1	20	0.9	+	与 MMP-9 前体结合
TIMP-2	21.7	1.0～3.5	+	与 MMP-2 前体结合
TIMP-3	21.6	4.5～5.0	+	与基质结合，意义不清楚
TIMP-4	22.6	1.2～1.4	?	于心肌组织中被发现，意义不清楚

TIMP 对 MMP 的抑制作用主要表现在两个方面，一是阻止 MMP 酶原活化，二是可与 MMP 形成牢固的复合物，从而抑制已活化的 MMP 活性，其作用方式较为复杂，大多数情况下以 1：1 的比例结合[18]。

TIMP 在创伤愈合及瘢痕形成中起重要作用[19]。胶原的降解主要由胶原酶完成。胶原酶和 TIMP 的相互作用达到一定的平衡，在创伤修复、组织重塑、瘢痕形成和其他疾病中发挥了重要作用。

参 考 文 献

[1] Ågren MS，dem Keller UA. Matrix metalloproteinases：how much can they do. Int J Mol Sci，2020，21（8）：2678.

[2] 吕苗，肖志波. 基质金属蛋白酶家族 MMPS 在病理性瘢痕中的研究进展. 中国美容医学，2013，22（23）：2339-2341.

[3] Alaseem A，Alhazzani K，Dondapati P，et al. Matrix metalloproteinases：a challenging paradigm of cancer management. Semin Cancer Biol，2019，56：100-115.

[4] Benjamin I. Matrix metalloproteinases. J Invest Med，2015，49：381-397.

[5] Shyu LY，Chen KM，Lai SC. Matrix metalloproteinase-2 and matrix metalloproteinase-9 in mice with ocular toxocariasis. Parasitol Res，2019，118（2）：483-491.

[6] Knyazev RI，Bokin II，Barinov VV. Role of matrix metalloproteinase 7 in ovarian cancer（review of literature）. Tumors of Female Reproductive System，2015，11（3）：67.

[7] Juncker-Jensen A，Lund LR. Analysis of the effect of combined deficiency of MMP-13 and uPA in wound healing. Apmis，2008，116（5）：423.

[8] Grünwald B，Schoeps B，Krüger A. Recognizing the molecular multifunctionality and interactome of TIMP-1. Trends Cell Biol，2019，29（1）：6-19.

[9] Fischer T，Riedl R. Inhibitory antibodies designed for matrix metalloproteinase modulation. Molecules，2019，24（12）：2265.

[10] Nagase H. Activation mechanisms of matrix metalloproteinases. Biol Chem，1997，378（3-4）：151-160.

[11] Murphy G，Stanton H，Cowell S，et al. Mechanisms for pro matrix metalloproteinase activation. APMIS，1999，107（1）：38-44.

[12] Haage A，Nam DH，Ge X，et al. Matrix metalloproteinase-14 is a mechanically regulated activator of secreted MMPs and invasion. Biochem Biophys Res Commun，2014，450（1）：213-218.

[13] Li K，Tay FR，Yiu CK. The past，present and future perspectives of matrix metalloproteinase inhibitors. Pharmacol Ther，2020，207：107465.

[14] Mondal S，Adhikari N，Banerjee S，et al. Matrix metalloproteinase-9（MMP-9）and its inhibitors in cancer：a minireview. Eur J Med Chem，2020，194：112260.

[15] Fingleton B. Matrix metalloproteinases as regulators of inflammatory processes. Biochim Biophys Acta Mol Cell Res，2017，1864（11 Pt A）：2036-2042.

[16] Li Y，Tang JY，Hu XX，et al. Imbalance in matrix metalloproteinases and tissue inhibitor of metallo-proteinases from splenic veins and great saphenous veins under high hemodynamics. Phlebology，2020，35（1）：18-26.

[17] Liu Y，Xu B，Wu N，et al. Association of MMPs and TIMPs with the occurrence of atrial fibrillation：a systematic review and meta-analysis. Can J Cardiol，2016，32（6）：803-813.

[18] Ulrich D，Ulrich F，Unglaub F，et al. Matrix metalloproteinases and tissue inhibitors of metalloprotein-ases in patients with different types of scars and keloids. J Plast Reconstr Aesthet Surg，2010，63（6）：1015-1021.

[19] Fujiwara M，Muragaki Y，Ooshima A. Keloid-derived fibroblasts show increased secretion of factors involved in collagen turnover and depend on matrix metalloproteinase for migration. Br J Dermatol，2005，153（2）：295-300.

第五节　转化生长因子

转化生长因子（transforming growth factor，TGF）有两种，即 TGF-α 和 TGF-β，具有促进细胞转化作用的是 TGF-α。TGF-α 和 TGF-β 是在分子组成、受体结构、生物学效应上都具有很大差异的两种不同蛋白家族。TGF-β 是一个含有 30 种以上蛋白成分的庞大家族——TGF-β 超家族，包括 TGF-β、激活素（activin）、骨形成蛋白（BMP）等多个亚家族。TGF-β 超家族在结构上具有一些共同的特征，即在合成初期都是一个分子量较大的前体分子，包括一个氨基端（N 端）信号肽及各种大小的羧基端（C 端）活性分子。

在诸多 TGF-β 分子中，TGF-β1 是目前研究得最多的与器官纤维化发生和发展密切相关的细胞因子，除非特指，很多研究中心采用的 TGF-β 即为 TGF-β1 分子。

一、转化生长因子 β1 的结构

与其他 TGF-β 超家族成员一样，TGF-β1 的产生以非活性复合物的形式存在，复合物之一为由 TGF-β1 前体 N 端即潜活相关肽（latent associate peptide，LAP，75kDa）与 TGF-β1 单体（又称成熟肽）同种二聚体（25kDa）非共价交联形成的小复合物，另一复合物为上述 TGF-β1-LAP 复合物与潜活 TGF-β 结合蛋白（latent TGF-β binging protein，LTBP）共价结合形成的分子质量在 225kDa 以上的大复合物。上述复合物中 TGF-β1 的释放与蛋白酶解过程有关。TGF-β1 单体、TGF-β1 活性二聚体及前体大、小两种复合物之间的结构关系见图 3-14，其中 LTBP 具有四种异构体。TGF-β 大分子复合物锚定于细胞外基质（ECM），是 TGF-β 活性分子的一个良好天然储存库。

二、转化生长因子 β 受体及信号转导

TGF-β 受体（TGF-βR）主要有 Ⅰ 型受体（TGF-βR Ⅰ）、Ⅱ 型受体（TGF-βR Ⅱ）、

附属受体（TGF-βR Ⅲ）三种 [1]。TGF-βR Ⅰ 及 TGF-βR Ⅱ 均属于丝氨酸 / 苏氨酸激酶受
体家族，基本结构由四个部分组成：信号肽、亲水胞外区、跨膜区及含激酶的细胞内区
（图 3-15）。TGF-βR Ⅲ 本身不传递信号，但它能增加 TGF-β 与 TGF-βR Ⅱ 的结合率，调
节 TGF-β 与受体信号的结合。

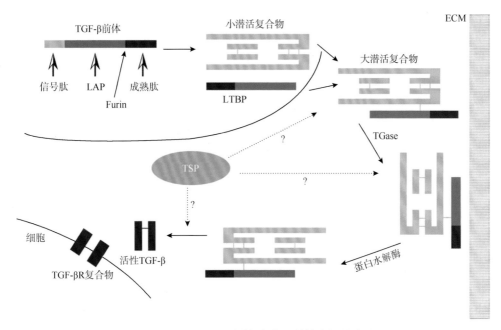

图 3-14　TGF-β1 不同复合物及单体之间的关系

ECM. 细胞外基质；LAP. 潜活相关肽；TGF-βR. 转化生长因子 β 受体；TGase. 组织谷氨酰转移酶；TSP. 血小板反应蛋白；
Furin. 弗林蛋白酶

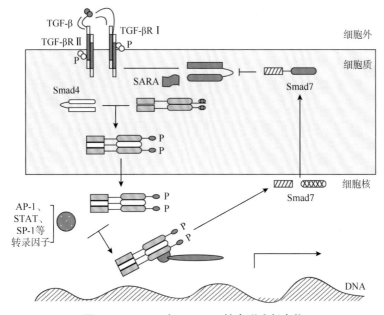

图 3-15　TGF-β 与 TGF-βR 结合形成复合物

AP-1. 激活蛋白 -1；STAT. 信号转运体和活化体；SP-1. 特异蛋白 -1

　　TGF-β 与受体的结合过程：首先 TGF-β 直接与 TGF-βR Ⅱ 结合形成复合物，配体构型发生改变，从而可被 TGF-βR Ⅰ 识别并结合，形成 TGF-βR Ⅱ -TGF-β-TGF-βR Ⅰ 三聚体复合物，复合物中 TGF-βR Ⅰ 被 TGF-βR Ⅱ 磷酸化，磷酸化后的 TGF-βR Ⅰ 将信号放大并进一步向后传递给细胞内的重要信号转导分子——Smad，从而产生相应的生物学效应。

　　根据 Smad 蛋白在 TGF-β 家族成员信号转导中的作用，可将其分为三类：①受体调节性 Smad（receptor-regulated Smad，R-Smad），可被活化的 TGF-βR Ⅰ 识别，是 TGF-βR 复合物的下游作用靶分子，主要包括 Smad1、Smad2、Smad3、Smad5、Smad8、Smad9；②通用 Smad（common Smad，Co-Smad），通过与 R-Smad 相连，参与信号转导，因此它是 TGF-β 信号转导的必需中转分子，主要包括 Smad4；③抑制性 Smad（inhibitory Smad，I-Smad）可与 R-Smad 竞争性和 TGF-βR 结合，且与 TGF-βR Ⅰ 的结合活性更强，主要包括 Smad6、Smad7，是重要的自身负反馈调节分子。Smad 与 TGF-βR 复合物作用的关键在于一个重要的 Smad 胞质附属蛋白——SARA（Smad anchor for receptor activation），这种 Smad 锚定蛋白具有两个特殊的结构域，其中的 Smad 结合域（Smad binding domain）可直接与未活化的 Smad2 特异性结合，形成 TGF-βR Ⅰ -SARA-Smad 复合物，TGF-βR Ⅰ 激酶使 Smad2 活化并与复合物解离，与 Smad4 形成杂聚体进入细胞核，通过直接与靶基因上的 Smad 结合元件结合，或协同其他转录分子的作用，或与转录活化物或抑制物结合，调节靶基因的转录活性。TGF-β 的信号转导过程见图 3-16[2]。

　　TGF-βR 的功能激活可通过整合翻译后修饰、细胞水平的空间调节及细胞表面 TGF-βR 的可用性来精细调节[1]。尽管大部分 TGF-βR 位于细胞内部，但响应胰岛素或其他生长因子的 AKT Ser/Thr 激酶活化迅速诱导 TGF-βR 向细胞表面转运，从而增加了细胞对 TGF-β 的响应能力。研究表明，TGF-β 诱导其自身受体向细胞表面的快速移位，从而放大了其自身的反应。迄今为止，尚未针对其他细胞表面受体报道这种反应放大的机制，它依赖于 AKT 激活和 TGF-β1 型受体激酶。除了增加细胞表面 TGF-βR 的水平，TGF-β 还可促进 TGF-βR 内化，使 TGF-βR 循环整体放大。TGF-β 诱导的细胞表面受体提呈增加，放大了 TGF-β 诱导的 SMAD 家族成员激活和基因表达[3]。此外，还诱导 AKT 激活的骨形成蛋白 4（BMP-4），增加细胞表面的 TGF-βR 水平，导致 TGF-β 响应型 SMAD 和基因表达的自分泌激活增强，为 TGF-β 的激活提供了基础，即在发育过程中响应 BMP 的 β 信号转导。总之，TGF-β 和 BMP 诱导的低水平与细胞表面相关的 TGF-βR 活化迅速将其他 TGF-βR 从细胞内储存物转移到细胞表面，从而增加细胞表面 TGF-βR 的含量及细胞对 TGF-βR 的响应能力。

三、TGF-β 的生物学效应

　　TGF-β1 是具有多种功能的细胞因子，对 ECM 基因表达、基质降解、细胞增殖分化、细胞凋亡及免疫功能具有明确的作用，TGF-β1 在瘢痕形成、多脏器纤维化、肿瘤、炎症性疾病、自身免疫性疾病、创伤修复等发生、发展中起作用。

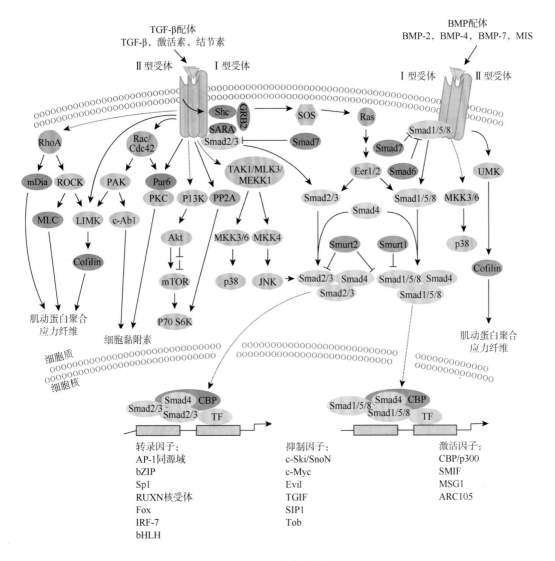

图 3-16 TGF-β 的信号转导过程

1. 纤维化形成细胞的初始激活作用 TGF-β1 是组织损伤后的强效致纤维化因子[4]。创伤发生后，TGF-β1 是启动静息状态的成纤维细胞激活和转化的初始信号之一。阻断 TGF-β-Smad 信号通路或 Smad7 激活可抑制瘢痕的形成[5]，是瘢痕治疗的方向之一。

2. 促进 ECM 的产生 TGF-β 通过促进成纤维细胞等间质产生细胞中的葡萄糖、氨基酸的转运和葡萄糖酵解等代谢过程，导致胶原蛋白、非胶原糖蛋白、蛋白聚糖（PG）等 ECM 产生增加，这是导致器官、组织纤维化的物质基础。进一步研究 TGF-β 促进 ECM 合成的分子机制发现，在多数 ECM 组分，特别是胶原基因的启动调控序列上均有 TGF-β 反应元件[6]。对 α_2（I）型胶原基因上游 –3.5kb 的调控序列研究表明，TGF-β 可促进该序列作为启动子的转录调控活性。进一步的研究还发现转录基因特异蛋白 -1（SP-1）、激活蛋白 -1（AP-1）参与介导了 TGF-β 的这种激活效应，TGF-β 部分通过上调 SP-1、AP-1 发挥其促进胶原等 ECM 基因转录激活的作用[7]。

除了对 ECM 基因的直接作用外，TGF-β 还通过对其他细胞因子的影响[8]，如覆盖抑制胶原产生的细胞因子 TNF-α 在胶原等基因上的反应元件，上调强效细胞有丝分裂原性细胞因子 PDGF 受体在成纤维细胞的表达，间接促进成纤维细胞的增殖，增加成纤维细胞的数量，使 ECM 基因表达得到进一步强化。

3. 改变基质金属蛋白酶及其抑制剂的活性　正常情况下，组织改建是基质蛋白的合成和降解保持动态平衡的结果。基质的降解受纤溶酶和 MMP 的调节[9]。纤维化、硬化的形成为 ECM 产生、降解失衡所致。TGF-β 一方面促进 ECM 基因激活转录并高表达，另一方面还通过抑制 MMP 和促进 TIMP，减少异常合成的 ECM 降解，从而加重 ECM 在损伤组织、器官的沉积[10]。

4. 细胞周期调节作用　TGF-β 在体内外均能抑制多种细胞包括正常细胞和肿瘤细胞的生长，并使这些细胞停滞在细胞周期的 G_1 期。因此，TGF-β 与细胞的增殖、分化、衰老、凋亡、转化等密切相关[11]。TGF-β 是通过作用于细胞周期相关蛋白调节细胞周期，细胞周期蛋白（cyclin）、周期蛋白依赖性蛋白激酶（CDK）、CDK 抑制剂（CDI）等都参与并介导了 TGF-β 对细胞周期的阻断作用。其中，TGF-β 对 G_1 期的影响主要通过下调细胞周期蛋白 A、细胞周期蛋白 D1、细胞周期蛋白 D2、细胞周期蛋白 E、CDK2、CDK4 mRNA 和蛋白质表达，以及细胞周期蛋白 -CDK 复合物活性实现。与 TGF-β 生长抑制作用有关的 CDI 包括 p27、p15、p21。

四、TGF-β 在瘢痕形成及纤维化疾病中的诊疗意义

外周血 TGF-β 的检测对诊断纤维化疾病具有一定的意义[12, 13]。TGF-β 基因单核苷酸多态性（SNP）分析对纤维化疾病的早期诊断及预后具有良好的潜在应用前景。

针对 TGF-β 同样存在重要的治疗价值[14, 15]。由于目前对 TGF-β 信号转导通路及其下游效应分子的研究已较清楚，这就为拮抗过度表达的 TGF-β 或补偿过低活性的 TGF-β 提供了多种途径。拮抗 TGF-β 的方法有中和抗体的应用、修饰蛋白、特异性 Smad 分子的选用、可溶性 TGF-βR Ⅱ 抗体的应用、反义寡核苷酸或具有拮抗 TGF-β1 和 TGF-β2 效应的 TGF-β3 的应用等。

参 考 文 献

[1] Ark AV，Cao JC，Li XH. TGF-β receptors：in and beyond TGF-β signaling. Cell Signal，2018，52：112-120.

[2] Nickel J，Dijke TP，Mueller TD. TGF-β family co-receptor function and signaling（review）. Acta Biochim Biophys Sin，2018，50（1）：12-36.

[3] Duan D，Derynck R. Transforming growth factor-β（TGF-β）-induced up-regulation of TGF-β receptors at the cell surface amplifies the TGF-β response. J Biol Chem，2019，294（21）：8490-8504.

[4] Bettinger DA，Yager DR，Diegelmann RF，et al. The effect of TGF-β on keloid fibroblast proliferation and collagen synthesis. Plast Reconstr Surg，1996，98（5）：827-833.

[5] Liu W，Chin GS，Hsu M，et al. Blocking TGF-β signaling down-regulates TGF-β1 autocrine production and collagen gene expression in keloid fibroblasts. J Am Coll Surgeons，2000，191（4）：S49.

[6] Kwak EA，Lee NY. Synergetic roles of TGF-β signaling in tissue engineering. Cytokine，2019，115：60-63.

[7] Pandya UM，Manzanares MA，Tellechea A，et al. Calreticulin exploits TGF-β for extracellular matrix induction engineering a tissue regenerative process. FASEB J，2020，34（12）：15849-15874.

[8] Meng XM，Nikolic-Paterson DJ，Lan HY. TGF-β：the master regulator of fibrosis. Nat Rev Nephrol，2016，12（6）：325-338.

[9] Palkina N，Ruksha T. P27：matrix metalloproteinase-9 and -13 as regulators of TGF-β—the signal transduction pathway in melanoma tumor cells. Eur J Cancer Supplements，2015，13（1）：41-42.

[10] Muscella A，Vetrugno C，Cossa LG，et al. TGF-β1 activates RSC96 Schwann cells migration and invasion through MMP-2 and MMP-9 activities. J Neurochem，2020，153（4）：525-538.

[11] Prunier C，Baker D，Dijke PT，et al. TGF-β family signaling pathways in cellular dormancy. Trends Cancer，2019，5（1）：66-78.

[12] Stockhammer P，Ploenes T，Theegarten D，et al. Detection of TGF-β in pleural effusions for diagnosis and prognostic stratification of malignant pleural mesothelioma. Lung Cancer，2020，139：124-132.

[13] Cao JJ，Hou R，Lu JQ，et al. The predictive value of β2-MG and TGF-β for elderly hypertensive nephropathy. Exp Ther Med，2019，17（4）：3065-3070.

[14] Zhao HD，Wei J，Sun J. Roles of TGF-β signaling pathway in tumor microenvirionment and cancer therapy. Int Immunopharmacol，2020，89（Pt B）：107101.

[15] Ferreira RR，da Silva Abreu R，Vilar-Pereira G，et al. TGF-β inhibitor therapy decreases fibrosis and stimulates cardiac improvement in a pre-clinical study of chronic Chagas'heart disease. PLoS Negl Trop Dis，2019，13（7）：e0007602.

第六节　血小板衍生生长因子

血小板衍生生长因子（platelet-derived growth factor，PDGF）是一种普遍存在的促分裂因子。PDGF 主要作用于结缔组织细胞，如皮肤成纤维细胞、胶质细胞和血管平滑肌细胞等。PDGF 在创伤修复、胚胎发生和发育、肿瘤形成、动脉粥样硬化及纤维化等病变中都具有重要作用。

一、血小板衍生生长因子的生物化学和分子生物学

1. PDGF 的结构和分类　人 PDGF 是分子质量为 30kDa 的阳离子亲水性糖蛋白，由分子质量为 14kDa 和 16kDa 的两个亚基（A、B 链）通过二硫键连接形成同型或异型二聚体。PDGF 在体内有两种形式，即 PDGF Ⅰ 和 PDGF Ⅱ。两者在氨基酸及糖类的组成上不同，但其促分裂活性大致相等 [1]。PDGF Ⅰ 分子质量为 31kDa，含糖量为 7%；PDGF Ⅱ 分子质量为 28kDa，含糖量为 4%。此外，PDGF 有三种亚型：PDGF-AA、PDGF-BB 及 PDGF-AB。在人血小板纯化的 PDGF 中，70% 为 PDGF-AB 异型二聚体，20%～30% 为 PDGF-BB 同型二聚体，1% 左右为 PDGF-AA 同型二聚体 [2]。

2. PDGF 的来源和分布　最早发现 PDGF 来源于血小板，但随后的研究发现巨噬细胞、经凝血因子活化的血管内皮细胞、活化的成纤维细胞、受损伤的平滑肌细胞也合成及分泌 PDGF。

生理情况下，PDGF 储存于血小板的 α 颗粒中。当血小板被凝血酶、胶原及 ADP

等激活后，PDGF 释放入血，一方面非特异地与一些基质成分如酸性黏多糖结合，提高 PDGF 局部作用的浓度，延长促有丝分裂活性；另一方面，血浆中存在许多 PDGF 结合蛋白，如 α_2 巨球蛋白，与 PDGF 结合形成 PDGF- 蛋白复合物，抑制 PDGF 与其相应受体结合。PDGF- 蛋白复合物可避免 PDGF 被迅速降解，并有利于其清除。

二、血小板衍生生长因子受体的分子生物学

1. PDGF 受体的结构和分类　PDGF 受体是分子质量为 170～180kDa 的膜结合糖蛋白，由 α 和 β 两种亚基构成。PDGF 受体有三种：PDGF-αα 受体、PDGF-ββ 受体和 PDGF-αβ 受体 [3]。α 亚基与 PDGF A 链、B 链有较高的亲和力，β 亚基与 B 链有较高的亲和力。因此，PDGF-BB 可与 PDGF-αα、PDGF-ββ 和 PDGF-αβ 受体结合，PDGF-AA 仅能结合 PDGF-αα 受体，PDGF-AB 可与 PDGF-αα 及 PDGF-αβ 受体结合（图 3-17）。

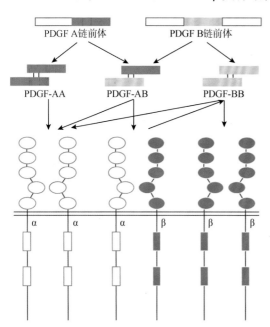

图 3-17　PDGF 受体异构体识别不同 PDGF 的示意图

PDGF 受体分布广泛，在成纤维细胞、胶质细胞、平滑肌细胞、肝星状细胞、成骨细胞、成软骨细胞及毛细血管内皮细胞等表面均有表达。两种亚基在不同细胞中表达水平不同，人皮肤成纤维细胞表达 β 亚基比 α 亚基多 10 倍。因此，PDGF-BB 比 PDGF-AA 对人皮肤成纤维细胞的促分裂活性强。PDGF 的促分裂活性取决于 PDGF 的类型和细胞表面受体的数量。

2. PDGF 受体的活化　PDGF 与相应的受体结合后，受体两个亚基二聚化，促使 PDGF 受体自身磷酸化 [4]。PDGF 受体的自身磷酸化有两个方面的功能：一方面使受体酪氨酸激酶结构域的酪氨酸酶残基磷酸化，激活酪氨酸激酶；另一方面使 PDGF 受体酪氨酸激酶结构域之外的酪氨酸残基磷酸化，为含 SH2 结构域（SRC homology 2 region）的信号转导分子提供停靠位点。

三、细胞内信号转导

PDGF 与细胞膜上 PDGF 受体结合后，通过多种信号转导通路诱发细胞内一些生物学效应。这些通路既独自发挥作用又相互协调作用（图 3-18）。

1. 磷脂酶 C-r 信号转导途径　磷脂酶 C-r（PLC-r）带有 SH2 结构域，被自身磷酸化的受体活化。活化的 PLC-r 将质膜上磷脂酰肌醇 4，5- 二磷酸（PIP2）水解成 1，4，5- 三磷酸肌醇（IP3）和甘油二酯（DG）。

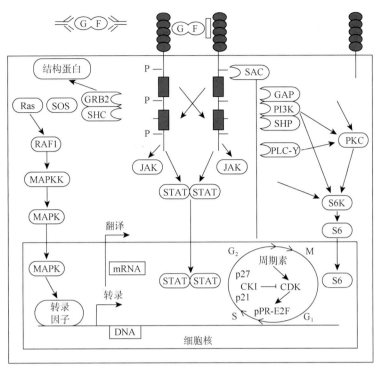

图 3-18 PDGF 信号转导示意图

IP3 与内质网上的特异性受体结合后，动员内质网中的 Ca^{2+} 释放到细胞质中，升高细胞质中 Ca^{2+} 浓度，Ca^{2+} 活化钙调素（calmodulin，CaM）等钙结合蛋白，后者直接结合靶酶或通过 Ca^{2+}-CaM 蛋白激酶（calmodulin protein kinase）途径而在细胞增殖、细胞运动、肌肉收缩、物质代谢及许多细胞因子的合成等方面发挥生物学效应，蛋白激酶 A（PKA）和酪氨酸蛋白激酶等都属于 Ca^{2+}-CaM 蛋白激酶。

DG 可活化细胞膜上的蛋白激酶 C（PKC），在机体代谢、基因表达、细胞分化和增殖等方面起作用。当细胞受到刺激时，PIP2 水解，细胞膜上的 DG 瞬间积累，细胞质中的 Ca^{2+} 浓度升高，使细胞质中 PKC 转位到细胞膜内表面而活化。活化的 PKC 可引起一系列靶蛋白（如细胞膜受体、膜蛋白和多种酶）发生磷酸化级联反应，并可使即早基因（immediate early gene，IEG）的反式作用因子磷酸化，加速即早基因的表达，最终活化晚期反应基因并导致细胞增殖或核型变化 [5]。此外，DG 可进一步代谢生成花生四烯酸（arachidonic acid，AA）。

2. SRC 信号转导途径 PDGF 与细胞膜上 PDGF 受体结合后，受体自身磷酸化，激活了受体的酪氨酸蛋白激酶活性。活化的酪氨酸蛋白激酶可将胞质中含有酪氨酸残基的信号转导分子磷酸化，将细胞外信号传入细胞内，产生细胞效应 [6]。

3. 生长因子受体结合蛋白 2/ 鸟苷酸交换因子信号转导途径 生长因子受体结合蛋白 2（GRB2）是一种生长因子受体结合蛋白，有一个 SH2 和两个 SH3 结构域。GRB2 直接或间接通过 SHC 或 SHP 与 PDGF 受体的磷酸化酪氨酸残基结合而被活化，其通过 SH3 结构域结合并活化鸟苷酸交换因子（SOS）蛋白，活化的 SOS 蛋白与 Ras 蛋白结合，将无

活性的鸟苷二磷酸 -Ras（GDP-Ras）转变为有活性的鸟苷三磷酸 -Ras（GTP-Ras），GTP-Ras 结合并激活丝氨酸（Ser）/ 苏氨酸（Thr）激酶 RAF 蛋白，从而引发促分裂原活化的蛋白激酶 – 促分裂原活化的蛋白激酶激酶 – 促分裂原活化的蛋白激酶激酶激酶（MAPK-MAPKK-MAPKKK）级联反应，影响细胞增殖与分化。

4. 磷脂酰肌醇 3 激酶信号转导途径 磷脂酰肌醇 3 激酶（PI3K）结合于 PDGF 受体磷酸化的酪氨酸残基而被激活，活化的 PI3K 将磷脂酰肌醇 4，5- 二磷酸（PIP2）磷酸化为磷脂酰肌醇 3，4，5- 三磷酸（PIP3）。PIP3 结合于 PLC-r 的 PH 结构域，将 PLC-r 固定于细胞膜上，PLC-r 活性的充分发挥依赖于 PIP3 的存在 [7]。另外，PI3K 的磷酸化酪氨酸残基可激活 PKC 和 PKB。

5. 其他信号转导途径 如 GAP 酶激活蛋白（GAP）、酪氨酸磷酸酶 -2（SHP-2）等。GAP 只与 PDGF-β 受体结合，而不与 PDGF-α 受体结合。GAP 可将 Ras-GTP 转化成 Ras-GDP，因此在 Ras 激活过程中起负调节作用。SHP-2 是一种普遍存在的酪氨酸磷酸酶，含有两个 SH2 结构域，结合于磷酸化的酪氨酸残基而被激活，发挥去磷酸化作用，抑制 PDGF 受体的活化。SHP-2 还可作为接头蛋白与 GRB2/SOS 结合而激活 Ras 蛋白。此外，SHP-2 将 SRC 酪氨酸 C 端去磷酸化，有助于 SRC 蛋白的激活。

四、血小板衍生生长因子的生物活性

PDGF 以自分泌或旁分泌的形式作用于表达 PDGF 受体的细胞，引起一系列细胞学效应。

1. 促进细胞分裂和增殖 PDGF 能刺激多种细胞分裂和增殖，如成纤维细胞、平滑肌细胞、肝星状细胞、胚胎细胞等 [8]。PDGF 与其相应的受体结合后，通过一系列信号转导途径使 G_0/G_1 期细胞进入 S 期，合成 DNA，然后进入 G_2 期，发生有丝分裂。PDGF 可与 EGF 和胰岛素样生长因子（IGF）等对细胞分裂和增殖起协同作用。

2. 趋化性 PDGF 能诱导成纤维细胞、平滑肌细胞、中性粒细胞等的趋化反应 [9]，在组织损伤修复过程中起重要作用。

3. 诱导 ECM 成分的合成 成纤维细胞、血管平滑肌细胞、肾小球系膜细胞、肝星状细胞等经 PDGF 刺激可合成胶原蛋白、FN、PG 等 ECM 成分。

4. 产生前列腺素 PDGF 与靶细胞膜上的特异性受体结合后，导致游离的花生四烯酸释放，进而产生前列腺素（PG）I_2 和 PGE_2，前列腺素参与炎症反应，并可抑制平滑肌细胞、成纤维细胞增殖和胶原合成。

5. 血管收缩作用 这种收缩作用与平滑肌细胞内 Ca^{2+} 浓度有关 [10]。

五、血小板衍生生长因子生物学作用

PDGF 诱导细胞定向迁移和增殖，常常在结缔组织形成、胚胎发生与发育、骨骼重建及创伤修复方面起重要作用。另外，PDGF 与皮肤瘢痕形成、器官纤维化、动脉硬化、肿瘤形成、类风湿关节炎和硬皮病等疾病有关。

1. 创伤修复　一般的创伤修复是一个缓慢的过程，包括炎症、增生及组织重构。不同类型的细胞因子调节创伤修复过程中的步骤不同。PDGF 在创伤修复中的作用主要表现为以下方面。

（1）PDGF 趋化作用：当组织损伤时，血小板、活化的巨噬细胞、血管内皮细胞、平滑肌细胞或成纤维细胞释放的 PDGF 作用于靶细胞上的受体，引起前列腺素类物质如 PGI_2 和 PGE_2 增加，对中性粒细胞、单核细胞、成纤维细胞、平滑肌细胞和神经胶质细胞等产生趋化作用[11]，使它们到达损伤部位。大量的炎症细胞、组织修复细胞的聚集及前列腺素类物质引起的血管扩张反应均有利于损伤部位的修复。

（2）在创伤部位 PDGF 和 PDGF 受体的表达升高。

（3）PDGF 刺激细胞增殖作用：PDGF 促进损伤部位细胞分化与增殖，活化的间质细胞合成 ECM 成分，如胶原蛋白、FN、PG 和 HA 等，使瘢痕形成。

2. 胚胎发生与发育　胚胎发生涉及细胞迁移和增殖，在特殊阶段终止分化，并发育成特定的器官和组织。PDGF 既能诱导细胞迁移和分化，也能改变细胞基因表达。如果 PDGF 或 PDGF 受体缺陷，将会影响胚胎发生与发育。大鼠的 PDGF A、B 链基因及 PDGFα、β 受体基因分别敲除导致肾脏、血管、心肌、肺脏等发育障碍和功能缺陷，可以说明 PDGF 在胚胎发生发育中的作用。

3. 动脉粥样硬化　PDGF 是调节动脉粥样硬化病灶内细胞增殖的另一种重要的细胞因子，在动脉粥样硬化的病理过程中 PDGF 及其受体表达均显著增高。PDGF 多储存于血小板 α 颗粒，其他细胞如平滑肌细胞、白细胞及血管内皮细胞也可合成和分泌 PDGF。PDGF-BB 是平滑肌细胞强有力的趋化因子，而且 PDGF 通过与间质细胞如平滑肌细胞、成纤维细胞表面 PDGF 受体结合，诱导一系列生化反应，包括通过酪氨酸激酶引起 PDGF 受体的磷酸化，以及由于细胞表面磷脂酶活化而导致的细胞质膜下胞质内 PKC 被激活，促进间质细胞增殖。

4. 肿瘤形成和血管形成　PDGF B 链与 V-sis 编码蛋白高度同源。许多肿瘤细胞表达 PDGF 及相应的受体，PDGF 以自分泌或旁分泌方式作用于肿瘤细胞或基质细胞，促进肿瘤细胞生长和血管形成[12]。

5. 瘢痕形成及纤维化　是正常组织被增殖的间充质细胞及其产生的 ECM 替代的一种病理过程。正常器官纤维化过程包括炎症性损伤、正常组织结构破坏及随后间充质细胞积聚于损伤部位的组织修复过程。正常组织创伤修复也包括同样的两个过程，但与纤维化相比，创伤修复局限而时间短暂。PDGF 在许多纤维变性疾病如肝纤维化、肾纤维化、肺纤维化、骨髓纤维化、类风湿关节炎及硬皮病中起重要作用[13]。

酪氨酸激酶抑制剂可阻止 PDGF 信号转导通路，阻止 PDGF 活性的发挥。PDGF 或 PDGF 受体基因的反义寡核苷酸技术也可降低 PDGF 或 PDGF 受体的过度表达，为某些肿瘤的治疗提供可能的方向[14]。

参 考 文 献

[1] Mahadevan D，Yu JC，Saldanha JW，et al. Structural role of extracellular domain 1 of platelet-derived growth factor（PDGF）receptor for PDGF-AA and PDGF-BB binding. J Biol Chem，1995，270（46）：

27595-27600.

[2] Ravi S，Santhanakrishnan M. Mechanical，chemical，structural analysis and comparative release of PDGF-AA from L-PRF，A-PRF and T-PRF—an in vitro study. Biomater Res，2020，24：16.

[3] Kazlauskas A. PDGFs and their receptors. Gene，2017，614：1-7.

[4] LaRochelle WJ，Giese N，Robbins KC，et al. Variant PDGF ligands and receptors—structure-function relationship. Physiology，1991，6（2）：56-60.

[5] Kim BY，Ahn SC，Kang DO，et al. Inhibition of PDGF-induced phospholipase C activation by herbimycin A. Biochim Biophys Acta，1996，1311（1）：33-36.

[6] Liu Q，Zhou YF，Li ZB. PDGF-BB promotes the differentiation and proliferation of MC3T3-E1 cells through the Src/JAK2 signaling pathway. Mol Med Rep，2018，18（4）：3719-3726.

[7] Bessonnard S，Vandormael-Pournin S，Coqueran S，et al. PDGF signaling in primitive endoderm cell survival is mediated by PI3K-mTOR through p53-independent mechanism. Stem Cells，2019，37（7）：888-898.

[8] Yu JC，Gutkind JS，Mahadevan D，et al. Biological function of PDGF-induced PI-3 kinase activity：its role in αPDGF receptor-mediated mitogenic signaling. J Cell Biol，1994，127（2）：479-487.

[9] Fiedle J，Röderer G，Günther KP，et al. BMP-2，BMP-4，and PDGF- bb stimulate chemotactic migration of primary human mesenchymal progenitor cells. J Cell Biochem，2002，87（3）：305-312.

[10] Paré M，Guimond MO，Geraldes P. Regulation of insulin and PDGF action in vascular smooth muscle cells：potential mechanism of poor collateral vessel formation in diabetes. Can J Diabetes，2014，38（2）：152-153.

[11] Li Q，Niu YM，Diao HJ，et al. In situ sequestration of endogenous PDGF-BB with an ECM-mimetic sponge for accelerated wound healing. Biomaterials，2017，148：54-68.

[12] Naylor AJ，McGettrick HM，Maynard WD，et al. A differential role for CD248（Endosialin）in PDGF-mediated skeletal muscle angiogenesis. PLoS One，2014，9（9）：e107146.

[13] Savage K，Siebert E，Swann D. The effect of platelet-derived growth factor on cell division and glycosaminoglycan synthesis by human skin and scar fibroblasts. J Invest Dermatol，1987，89（1）：93-99.

[14] Carl-Henrik H. Signal transduction via receptors for PDGF and TGF-β：possible targets in tumor therapy. FASEB J，2007，21（5）：A46.

第七节　成纤维细胞生长因子

一、成纤维细胞生长因子的结构与生物学作用

成纤维细胞生长因子（FGF）为由 12 个反向平行 β 链组成的带有几乎三重内对称的结构，在这结构上存在两个重要的基序，即受体和肝素的结合区域。肝素作为一种 PG，在介导 FGF 生物活性上具有重要作用：一方面 FGF 与肝素或硫酸乙酰肝素结合，能保护 FGF 免受蛋白酶水解而降解；另一方面，肝素加强酸性或碱性成纤维细胞生长因子（aFGF 或 bFGF）的活性，并可使无活性生长因子生物学活性恢复。bFGF 是肝素结合生长因子（HBGF）家族的成员，该家族包括至少 7 种。这些蛋白质是许多细胞过程（包括细胞分裂和血管生成）的有效调节剂。存在多种形式的 bFGF，只是其 NH_2 端延伸的长度不同[1]。

FGF 受体同属于一个基因超家族，它具有内在的蛋白酪氨酸激酶活性。FGF 家族及 FGF 诱导反应的复杂性反映了 FGF 受体的多样性和丰富性。bFGF 与受体结合后导致受体的自动磷酸化及 PKA、PKC 通路的活化，最终诱导转录调节蛋白的激活 [2]。

PKC 依赖和非依赖的信号转导途径均参与介导 bFGF 在组织中的生物学效果。bFGF 促细胞有丝分裂的信号转导途径就是通过 PKC 介导的，由于 c-fos、c-jun 基因的激活，核内 c-fos、c-jun 蛋白随之合成。它们结合到富含 AP-1 序列的 DNA 元件上，激活相关基因的转录。在许多细胞中，核内原癌基因产物 c-jun、c-fos 及其他相关蛋白属 bFGF 即早基因产物。bFGF 对血浆酶原激活的诱导或肌肉细胞分化的抑制系通过 PKC 非依赖性途径实现的。

aFGF 和 bFGF 均为肝素结合生长因子，属于多基因家族。这两个密切相关的多功能多肽在各种组织和器官中普遍表达，如心肌、神经细胞、结肠、气管、子宫内膜及皮肤汗腺的上皮细胞、血管壁的基底膜细胞。FGF 主要控制中胚层和神经外胚层细胞的增殖、分化及其他多种细胞功能活动 [3]，并具有显著的提高结缔组织及血管形成的能力。

二、成纤维细胞生长因子与胶原产生细胞

FGF 对不同部位、不同时期成纤维细胞的促增殖作用是不同的，随胶原产生细胞种类的差异而显示不同的影响。系统性硬皮病中，成纤维细胞是合成Ⅰ型和Ⅲ型胶原的主要细胞，bFGF 对硬皮病成纤维细胞的作用较独特，即 bFGF 对此种成纤维细胞的促增殖作用明显弱于正常皮肤的成纤维细胞 [4]。该现象还可见于其他生长因子，如 TGF-β、PDGF。不仅如此，在正常成纤维细胞中，bFGF 能促进 PDGF-α 受体的表达，而在硬皮病成纤维细胞中，bFGF 则无此作用。在肾、肺、肝等纤维化中，bFGF 显示出对成纤维细胞的明显促有丝分裂作用。

三、成纤维细胞生长因子与胶原及相关细胞外间质

FGF 不仅对胶原产生细胞的生长增殖起作用，还对其胶原合成及其他 ECM 的调节起重要作用。

对瘢痕疙瘩成纤维细胞的研究显示，aFGF 对瘢痕和正常人皮肤成纤维细胞胶原蛋白合成几乎无作用，但在肝素存在时，aFGF 抑制羟脯氨酸合成且引起Ⅰ型胶原稳态 mRNA 水平明显下降；bFGF 则无论在有无肝素条件下均能有效抑制羟脯氨酸合成并能同时下调Ⅰ型胶原稳态的 mRNA 水平 [5]。因此，FGF 可在 mRNA 水平抑制Ⅰ型胶原蛋白合成。

对硬皮病成纤维细胞中胶原代谢的研究结果是相似的。bFGF 能下调硬皮病及正常成纤维细胞中 α2（Ⅰ）型前胶原基因 mRNA 的水平。另外，bFGF 还能抵抗 TGF-β1 对 α2（Ⅰ）型前胶原基因 mRNA 的上调作用 [6]。

四、成纤维细胞生长因子与纤维化疾病

纤维化疾病是一类以胶原等 ECM 异常沉积为病理特征的疾病，它可累及机体的各种组织和器官，造成多种功能和形态的异常。细胞因子在其病理过程中发挥十分重要的作用，除前文介绍的 TGF-β1、PDGF 外，FGF 也与纤维化疾病的发生、发展密切相关。

一组对皮肤和肌肉纤维化疾病患者的外周血血清进行检测的研究表明，血清 bFGF 水平明显升高，其中 74 例系统性硬皮病患者中，31 例可检测到 bFGF 水平，33 例皮肌炎患者中 7 例可检测到 bFGF 水平，而在对照组 20 例正常人群中无一例检测到 bFGF 水平，提示 bFGF 与皮肤肌肉纤维化疾病有密切的相关性。

另有研究观察了 bFGF 在增生性瘢痕中的病理学作用。与正常瘢痕和正常皮肤相比，对增生性瘢痕包括瘢痕疙瘩中的 bFGF 和 bFGF 受体（bFGF-R）进行了免疫组织化学研究。在增生性瘢痕及瘢痕疙瘩组织中，除了正常皮肤的阳性区域外，在胶原束之间还观察到许多 bFGF 或 bFGF-R 阳性细胞。在正常瘢痕组织中和正常皮肤之间，bFGF 和 bFGF-R 的表达未观察到明显差异。上述研究提示 bFGF 可能在增生性瘢痕和瘢痕疙瘩的病理性纤维化过程中发挥重要作用[7]。

在其他纤维化疾病，如动脉粥样硬化、肝纤维化、肾纤维化、肺纤维化等，细胞因子如 PDGF、EGF、TGF-α、bFGF 等均在病理变化中起重要作用。但体内细胞因子构成一复杂的网络，相互之间存在交错、协同等复杂作用。目前虽然在多种组织器官纤维化病变中有很多关于 FGF 的研究报道，但有关 FGF 在纤维化发展，以及在众多细胞因子网络中的地位、作用及其分子作用机制尚未清楚。目前可以明确的是，FGF 在纤维化中所发挥的作用主要是通过影响胶原产生细胞的增殖活动及细胞中胶原合成与代谢变化实现。针对 FGF 相关探索有可能是瘢痕治疗的方向之一[8]。

参 考 文 献

[1] Quarto N，Finger FP，Rifkin DB. The NH$_2$-terminal extension of high molecular weight bFGF is a nuclear targeting signal. J Cell Physiol，1991，147（2）：311-318.

[2] Ling L，Gu SH，Cheng Y，et al. BFGF promotes Sca-1$^+$ cardiac stem cell migration through activation of the PI3K/Akt pathway. Mol Med Rep，2018，17（2）：2349-2356.

[3] Zhang XT，Wang G，Li Y，et al. Role of FGF signalling in neural crest cell migration during early chick embryo development. Zygote，2018，26（6）：457-464.

[4] Kikuchi K，LeRoy EC，Trojanowska M. Differential modulation of bFGF receptors by TGF-β in adult skin，scleroderma skin，and newborn foreskin fibroblasts. J Dermatol，1992，19（11）：660-663.

[5] Carroll LA，Koch RJ. Heparin stimulates production of bFGF and TGF-beta 1 by human normal，keloid，and fetal dermal fibroblasts. Med Sci Monit，2003，9（3）：BR97-BR108.

[6] Shi HX，Lin C，Lin BB，et al. The anti-scar effects of basic fibroblast growth factor on the wound repair in vitro and in vivo. PLoS One，2013，8（4）：e59966.

[7] Akimoto S，Ishikawa O，Iijima C，et al. Expression of basic fibroblast growth factor and its receptor by fibroblast，macrophages and mast cells in hypertrophic scar. Eur J Dermatol，1999，9（5）：357-362.

[8] Tiede S，Ernst N，Bayat A，et al. Basic fibroblast growth factor：a potential new therapeutic tool for the treatment of hypertrophic and keloid scars. Ann Anat，2009，191（1）：33-44.

第八节　表皮生长因子

一、表皮生长因子及表皮生长因子受体的结构

表皮生长因子（epidermal growth factor，EGF）是由 53 个氨基酸组成的单肽链，EGF 是一种性质比较稳定的水溶性多肽[1]。

EGF 受体是分子质量为 150 ~ 170kDa 的糖蛋白，由 1210 个氨基酸组成。EGF 受体也是许多多肽生长因子的共同受体。EGF 受体分子无亚单位结构。其功能不仅在于识别配体，而且可产生细胞内第二信使。细胞膜表面的 EGF 受体有细胞内、细胞外两部分。细胞内部分结构与酪氨酸激酶蛋白密切相关。细胞外部分则与配体特异性结合，配体结合后在细胞外部分构型上转变为二聚体。EGF 受体的二聚化导致酪氨酸激酶激活[2]。

二、表皮生长因子的生物学作用

人表皮生长因子（hEGF）可以在人体多种体液中检测到，其受体普遍存在。EGF 是强有丝分裂原，能刺激各类上皮细胞增殖和分化[3]。在眼睑形成、胚胎发育中上腭合拢、呼吸道上皮和胃肠上皮的生长和分化等方面均有明显的作用。

三、表皮生长因子与胶原产生细胞及纤维化

EGF 除了对上皮细胞具有促有丝分裂作用外，还对大部分胶原产生细胞具有有丝分裂作用，并与瘢痕形成或器官纤维化的发生、发展相关。

在瘢痕成纤维细胞研究中发现，细胞因子 PDGF、TGF-β1、IFN-γ 对瘢痕成纤维细胞及正常成纤维细胞有相似的刺激增殖作用。而 EGF 对瘢痕成纤维细胞的增殖作用强于正常成纤维细胞，提示其在瘢痕病理改变中具有一定的作用[4]。角质形成细胞对细胞机械环境有相应反应，基质硬度增加促进了角质形成细胞增殖，但没有改变自我更新或最终分化的能力。通过正常皮肤与瘢痕组织的比较，进一步揭示了僵硬的瘢痕组织表皮内 EGF 信号水平出现上调。研究掌腱膜挛缩病（Dupuytren 病）中 EGF 受体信号通路发现，Dupuytren 病患者的掌腱膜中表面与细胞内 EGF 受体的比例明显高于对照组，提示 EGF 受体在该疾病的发展中起作用[5]。

在肝纤维化、肾损伤后再生修复纤维化、肺纤维化、骨髓纤维化等中，EGF 对纤维化相关的胶原产生细胞均有促增殖作用，是纤维化形成中细胞因子网络的重要一员[6]。但 EGF 对胶原等 ECM 的影响则随细胞来源种类及周围环境的不同而不同。

深入研究 EGF 与纤维化机制，可能为瘢痕及瘢痕疙瘩治疗提供方向[7]。

参 考 文 献

[1] Vial D，Mckeown-Longo PJ. Role of EGFR expression levels in the regulation of integrin function by EGF. Mol Carcinog，2016，55（6）：1118-1123.

[2] Wouters MA，Rigoutsos I，Chu CK，et al. Evolution of distinct EGF domains with specific functions. Protein Sci，2005，14（4）：1091-1103.

[3] Gill GN. Regulation of EGF receptor expression and function. Mol Reprod Dev，1990，27（1）：46-53.

[4] Harper RA. Keloid fibroblasts in culture：abnormal growth behaviour and altered response to the epidermal growth factor. Cell Biol Int Rep，1989，13（4）：325-335.

[5] Augoff K，Taboła R，Kula J，et al. Epidermal growth factor receptor（EGF-R）in dupuytren's disease. J Hand Surg Br，2005，30（6）：570-573.

[6] Ryu YH，Lee YJ，Kim KJ，et al. Epidermal growth factor（EGF）-like repeats and discoidin I-like domains 3（EDIL3）：a potential new therapeutic tool for the treatment of keloid scars. Tissue Eng Regen Med，2017，14（3）：267-277.

[7] Kenny FN，Drymoussi Z，Delaine-Smith R，et al. Tissue stiffening promotes keratinocyte proliferation through activation of epidermal growth factor signaling. J Cell Sci，2018，131（10）：jcs215780.

第九节　胰岛素样生长因子

胰岛素样生长因子（insulin-like growth factor，IGF）是机体广泛存在的细胞有丝分裂和分化成熟的促进剂，参与胚胎发育、机体生长、创伤愈合及肿瘤生长等过程。

一、胰岛素样生长因子的生物化学与分子生物学

IGF 蛋白有 IGF-I 和 IGF-II。IGF-I 是由 70 个氨基酸组成的单肽多链，IGF-II 是由 67 个氨基酸组成的单链多肽。IGF 的初级结构与胰岛素原相似。一级结构包括几个功能区，即 B 区、C 区和 A 区；与胰岛素原不同的是，IGF 分子 C 端多了一个 D 区[1]。人 IGF-I、IGF-II 与人胰岛素的同源性分别为 49% 和 47%。人 IGF-I 和 IGF-II 之间的同源性为 62%。

二、胰岛素样生长因子受体的生物化学与分子生物学

IGF 受体可分为两类，即 IGF-I 受体（IGF-IR）与 IGF-II/M-6-P 受体。IGF-IR 是 IGF-I 与 IGF-II 功能的主要介导者，广泛分布于人体正常组织和细胞中，如子宫内膜、卵巢、肝脏、甲状腺、肾上腺、T 细胞、B 细胞、单核细胞、成骨细胞等。IGF-IR 也在胚胎及成人大脑中广泛存在，表明它与胚胎及中枢神经系统的生长发育关系十分密切[2]。

（一）IGF-IR

1. 受体结构　IGF-IR 有 α、β 两个亚单位。α 亚单位含 706 个氨基酸，分子质量为 135kDa。β 亚单位含 626 个氨基酸，分子质量为 95kDa。α 与 β 亚单位通过二硫键形成一个 αβ 半受体，再与另一个 αβ 半受体由 α 亚单位间的二硫键形成具有空间构型的 $\alpha_2\beta_2$ 四

聚体，此时的 IGF-ⅠR 才成熟，并具有生物活性。在二硫键不被还原的情况下，受体分子质量可大于 300kDa。位于细胞外的 α 链（分子质量为 135kDa）具有一个富含半胱氨酸的配体结合位。位于细胞内的 β 链由跨膜区、ATP 结合位点、高度保守的酪氨酸激酶活性区（TK 区）和酪氨酸残基组成（图 3-19）。

2. 受体的调节 IGF-ⅠR 受 IGF-Ⅰ、IGF-Ⅱ 和胰岛素调节。IGF-Ⅰ、IGF-Ⅱ 和胰岛素能下调 IGF-ⅠR 的表达。IGF-ⅠR 的状态依赖于局部和循环 IGF-Ⅰ 浓度。IGF-Ⅰ 水平下降对 IGF-ⅠR 的表达有上调作用。高浓度的 IGF-Ⅰ 对 IGF-ⅠR 有下调作用，认为其机制与高浓度 IGF-Ⅰ 存在时，细胞表面受体被转移至细胞内受体池储存有关。

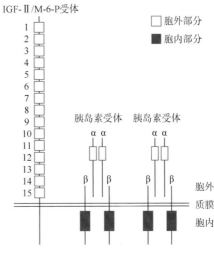

图 3-19 IGF-ⅠR、IGF-Ⅱ/M-6-P 受体和胰岛素受体示意图

机体的营养状况对该受体的表达及活性均有很大影响。饥饿状态下能量摄入的减少可使上述组织局部 IGF-Ⅰ 浓度降低，继发引起 IGF-ⅠR 基因表达和活性增加。

IGF-ⅠR 的表达还受其他生长因子如 FGF、PDGF 和类固醇激素的调控。bFGF、PDGF 可增加 IGF-ⅠR 基因的表达，使 IGF-Ⅰ 结合位点数目增加。孕激素能增加 IGF-Ⅱ 的分泌，从而对 IGF-ⅠR 结合力和 mRNA 的量产生下调作用。

3. IGF-ⅠR 的生物学作用 胰岛素和 IGF 在各自受体间有交互作用[3]。胰岛素主要调节代谢，而 IGF 主要调节生长和分化。IGF-ⅠR 也介导胰岛素的部分生物学效应，如在有些成纤维细胞中，IGF-ⅠR 介导胰岛素刺激的 DNA 合成及 α 氨基异丁酸的转运。

IGF-ⅠR 与其他生长因子受体有一定的关系，阻断 IGF-ⅠR 便能下调其他一些生长因子受体的表达。因此，通过靶向破坏 IGF-ⅠR 基因比破坏其他生长因子或受体基因对细胞的生长抑制作用更彻底。

IGF-ⅠR 与肿瘤生长有密切关系[4]。IGF-ⅠR 启动的 *ras* 是目前所知最保守的一族癌基因，对细胞生长、增殖、发育、分化及癌细胞产生有重要作用。因此，不难理解 IGF-ⅠR 是生长发育过程中极为关键的因子之一。

IGF-ⅠR 对正常细胞与肿瘤细胞的凋亡起抑制作用。多种肿瘤细胞如肺癌、乳腺癌、胰腺癌、肝癌、神经母细胞瘤、前列腺癌、脑膜瘤及胶质瘤细胞系能分泌 IGF-Ⅰ 和表达 IGF-ⅠR，IGF-ⅠR 激活后能加速肿瘤细胞系的生长。需注意的是，IGF-ⅠR 不是正常细胞的绝对需要者，但却是转化表型恶性肿瘤细胞的绝对需要者，一旦 IGF-ⅠR 缺失，肿瘤细胞将发生凋亡。因此，利用 IGF-ⅠR 的反义策略可区别正常细胞和肿瘤细胞，对恶性肿瘤的治疗有重要的临床价值。

4. 受体信号转导机制 IGF-ⅠR 的信号转导依赖酪氨酸激酶机制[5]。IGF-ⅠR 酪氨酸激酶的许多性质与胰岛素受体相似，所不同的只是底物磷酸化的速度不一样。IGF-ⅠR 的 $\alpha_2\beta_2$ 不均一四聚体结构是 β 亚基发生磷酸化所必需的。磷酸化反应发生的最适二价阳离子是 Mn^{2+}。

具体的转导过程如下：IGF-IR 与配体结合后，解除了 α 亚基对 β 亚基上酪氨酸激酶的抑制，酪氨酸激酶被激活，受体本身磷酸化，导致胰岛素受体底物 -1（IRS-1）的多位点磷酸化。IRS-1 含有 21 个酪氨酸磷酸化位点，在信号转导途径中起靠近位点的作用。磷酸化的 IRS-1 至少能结合两类含 SH2 的蛋白，即 PI3K 的调节亚单位 P85 和生长因子受体结合蛋白 2（GRB2），由此启动以下两条信号转导链：① PI3K 途径，PI3K 激活后启动 PIP3 介导的途径，传递细胞生长的信号。另外，IGF-IR 自动磷酸化也能直接结合 PI3K 的 P85 亚单位，启动 PI3K 途径。② MAP 激酶途径，磷酸化的 IRS-1 与 GRB2 及鸟苷酸交换因子（SOS，或称 Ras 激活因子）形成复合物 IRS-1-GRB2-SOS，随之使 GTP 结合蛋白 Ras 激活。后者进一步磷酸化和激活 MAP 激酶。MAP 激酶也称为细胞外信号调节激酶（ERK），该酶的激活需要酪氨酸残基和苏氨酸残基同时磷酸化。MAP 在静止期细胞中处于去磷酸化状态。激活的 MAP 激酶 /ERK 把信号转导到细胞核内，有丝分裂过程就启动了。

（二）IGF-IIR

1. 受体结构　IGF-IIR 是一个分子质量约为 270kDa 的单链多肽（图 3-19），有一个由 40 个氨基酸残基组成的信号肽。受体的 92% 在胞外，并含有 19 个 N 糖基化部位。胞外部分有 15 个由 150 个氨基酸残基组成的保守重复序列，这些序列之间只有 20% 是相同的，但其中 8 个半胱氨酸却高度保守。第 13 个重复序列中有一个由 43 个氨基酸残基的插入序列，此序列与纤维连接蛋白 II 型区域同源。跨膜区可能是由 23 个氨基酸残基组成的疏水区。受体胞质部分是亲水性的，含有许多潜在的酪氨酸、苏氨酸和丝氨酸磷酸化位点。

2. 生物合成与分布　成熟的 IGF-IIR 分子质量为 250kDa，含有末端为唾液酸残基的寡聚糖复合物。糖基化对功能性结合部位的形成必不可少。一旦此过程完成，糖就被移去而并不影响与 IGF-IIR 的结合能力。和 IGF-IR 一样，IGF-IIR 的分布也很广泛，如胎盘、皮肤成纤维细胞、淋巴细胞（IM-9）及肝脏、脂肪细胞等。其中许多组织同时含有两种 IGF 受体，只是相对含量不同。

3. IGF-IIR 的生物学作用　IGF-IIR 主要与 IGF-II 结合，而对 IGF-I 的亲和力为 IGF-II 的 1/500，几乎不结合胰岛素。该受体生物学功能有以下 3 点：①介导部分 IGF-II 的生物学作用，如 IGF-II 刺激细胞迁移的作用由 IGF-IIR 介导；②介导细胞对 IGF-II 的摄取和降解；③ IGF-IIR 定位和运输溶酶体酶，IGF-IIR 能结合溶酶体酶上的 M-6-P。

三、胰岛素样生长因子结合蛋白

1. 胰岛素样生长因子结合蛋白（IGFBP）的种类及分布　循环中的 IGF-I 和 IGF-II 大部分与 IGFBP 结合。目前认为至少有 6 种 IGFBP[6]，即 IGFBP1 ～ IGFBP6。其中，IGFBP3 是血液中最丰富的 IGF 结合物，其次为 IGFBP2。

IGFBP 主要由肝脏合成、分泌。此外，包括肾脏、骨骼、子宫内膜及蜕膜在内的许多组织和器官都能自分泌 / 旁分泌 IGFBP。

2. IGFBP 的作用　IGFBP 调节 IGF 的生物学效应，主要有以下 6 个方面的重要作

用 [7]。①作为 IGF 的运输蛋白，控制 IGF 从循环释放到组织中；②延长 IGF 的半衰期，调节它们的生物学功能及其代谢；③提供组织和特异细胞的定位方式；④直接调节 IGF 与受体的作用，间接控制 IGF 的生物学功能；⑤直接对细胞功能起调节作用；⑥辅助 IGF 生物活性的作用。

3. IGFBP 的调节 IGFBP 的合成和分泌受众多因素的影响，其中最重要的是生长激素（GH）、IGF 与营养的调节。另外，多种激素、细胞因子、某些微生物类物质等也对 IGFBP 起调节作用。

四、胰岛素样生长因子的生物学作用

IGF 通过自分泌 / 旁分泌与内分泌途径发挥其生物学作用。IGF 在活体上主要表现出促进胚胎发育、机体生长及创伤愈合的作用。IGF 的离体效应可表现出促进细胞增殖、抑制细胞凋亡、促进分化作用等效应 [8]。

IGF 是成纤维细胞、肝星状细胞、肾系膜细胞、平滑肌细胞等成纤维细胞样细胞的丝裂因子，而这些细胞在皮肤、肺、肝、肾、心血管等器官系统的瘢痕形成及纤维化进展过程中起重要作用。当创伤和炎症发生时，成纤维细胞及成纤维细胞样细胞增殖并产生 IGF-Ⅰ，通过自分泌与旁分泌作用刺激成纤维细胞样细胞增殖，合成、分泌胶原蛋白 [9]。IGF 是参与瘢痕形成及纤维化发生、发展的重要细胞因子之一。

参 考 文 献

[1] Hjortebjerg R，Frystyk J. Determination of IGFs and their binding proteins. Best Pract Res Clin Endocrinol Metab，2013，27（6）：771-781.

[2] Heyner S，Garside WT. Biological actions of IGFs in mammalian development. BioEssays，1994，16（1）：55-57.

[3] Froesch ER. IGFs：function and clinical importance 1 editorial introduction. J Int Med，1993，234（6）：533-534.

[4] Daws MR，Westley BR，May FE. Paradoxical effects of overexpression of the type I insulin-like growth factor（IGF）receptor on the responsiveness of human breast cancer cells to IGFs and estradiol. Endocrinology，1996，137（4）：1177-1186.

[5] Magner NL，Jung Y，Wu J，et al. Insulin and IGFs enhance hepatocyte differentiation from human embryonic stem cells via the PI3K/AKT pathway. Stem Cells，2013，31（10）：2095-2103.

[6] Carrick FE，Wallace JC，Forbes BE. The interaction of insulin-like growth factors（IGFs）with insulin-like growth factor binding proteins（IGFBPs）：a review. Lett Pept Sci，2001，8（3）：147-153.

[7] Monzavi R，Cohen P. IGFs and IGFBPs：role in health and disease. Best Pract Res Clin Endocrinol Metab，2002，16（3）：433-447.

[8] Duan C，Ren HX，Gao S. Insulin-like growth factors（IGFs），IGF receptors，and IGF-binding proteins：roles in skeletal muscle growth and differentiation. Gen Comp Endocrinol，2010，167（3）：344-351.

[9] Street ME，Ziveri MA，Spaggiari C，et al. Inflammation is a modulator of the insulin-like growth factor（IGF）/IGF-binding protein system inducing reduced bioactivity of IGFs in cystic fibrosis. Eur J Endocrinol，2006，154（1）：47-52.

第十节　肝细胞生长因子

正常人血浆中可检测到肝细胞生长因子（hepatocyte growth factor，HGF），在肝细胞急性损伤时 HGF 显著升高。HGF 可刺激损伤的肝脏或部分切除后残存肝迅速分裂增殖。肝脏是 HGF 作用的主要靶器官，但多种组织中均能合成 HGF，包括鳞状上皮、神经元、腺上皮、肾小管、成纤维细胞等。HGF 是一种多效性细胞因子，对多种细胞具有多种作用，参与多个生物过程的调节[1]，如炎症、组织修复、形态发生、血管生成、肿瘤增殖、病毒感染和心脏免疫调节 – 代谢活动等。

一、HGF 的结构

HGF 是一种分子质量为 105kDa 的蛋白质，由分子质量为 70kDa 的重链（α 链）和 35kDa 的轻链（β 链）通过二硫键构成二聚体结构。HGF 含有 728 个氨基酸，其无活性的单链前体蛋白由含 31 个氨基酸的疏水信号肽、463 个氨基酸的 α 亚基和紧接其 C 端的含 234 个氨基酸的 β 亚基组成。在适宜条件下经胰蛋白酶样蛋白水解酶作用，在第 495、496 位氨基酸（Arg-Val）处分解为 α 链和 β 链，再以单一的二硫键连接形成具有生物活性的 HGF。

二、HGF 受体

HGF 受体为 *c-met* 编码的一种跨膜酪氨酸激酶蛋白（Met），包含 α、β 亚单位。α 链位于细胞外，β 链跨膜存在，并有酪氨酸激酶位点，属 II 型酪氨酸激酶受体，通过酪氨酸磷酸化诱发信号转导。

三、HGF 的生物学特性

HGF 作用非常广泛，其对肝细胞的促有丝分裂作用仅是其生物活性的一个方面，其对多种组织细胞具有调控作用，如在器官的发育、肿瘤形成方面是重要的调控物质。因此，HGF 是一种功能广泛的活性因子。

HGF 作为上皮细胞和内皮细胞的有丝分裂原，参与各种器官损伤的修复[2]。HGF 在参与组织器官损伤修复过程中还与其他细胞因子协同作用[3]，如与 TGF-β1 共同调节结缔组织生长因子（CTGF）。HGF 和 HGF 受体系统还可激活中性粒细胞的氧化反应，促进 T 细胞游走，增强 B 细胞介导的体液免疫反应[4]。HGF 还可刺激肿瘤细胞的侵袭、增殖，诱导新生血管形成[5]，是肿瘤发展过程中的一种重要介质。

参 考 文 献

[1] Libetta C，Esposito P，Martinelli C，et al. Hepatocyte growth factor（HGF）and hemodialysis：physiopa-

thology and clinical implications. Clin Exp Nephrol，2016，20（3）：371-378.

[2] Ogino S，Morimoto N，Sakamoto M，et al. Efficacy of the dual controlled release of HGF and bFGF impregnated with a collagen/gelatin scaffold. J Surg Res，2018，221：173-182.

[3] Chen JQ，Guo YS，Chen Q，et al. TGFβ1 and HGF regulate CTGF expression in human atrial fibroblasts and are involved in atrial remodelling in patients with rheumatic heart disease. J Cell Mol Med，2019，23（4）：3032-3039.

[4] Titmarsh HF，O'Connor R，Dhaliwal K，et al. The emerging role of the c-MET-HGF axis in non-small lung cancer tumorimmunology and immunotherapy. Front Oncol，2020，10：54.

[5] Tang Y，Huang ZH，Wang ZH，et al. Increased RAB31 expression in cancer-associated fibroblasts promotes colon cancer progression through HGF-MET signaling. Front Oncol，2020，10：1747.

第十一节　结缔组织生长因子

结缔组织生长因子（connective tissue growth factor，CTGF）为富含半胱氨酸的多肽。TGF-β1 可特异性地诱导成纤维细胞和内皮细胞表达 CTGF[1]，而其他细胞因子如 PDGF、EGF 和 FGF 等无此作用，因此显示 CTGF 主要由间质细胞产生且主要作用于间质细胞的细胞因子，在组织器官瘢痕形成或纤维化发生中起作用[2]。

一、结缔组织生长因子的主要生物学特性

CTGF 属于由生长因子或肿瘤基因诱导的即早产物所组成的 CCN 家族[3]。CTGF 有 349 个氨基酸，其中包括 39 个半胱氨酸，在分子内部可形成多个二硫键，有复杂的结构。CTGF 的结构可以分为数个模块：N 端为结合生长因子功能区，包括 IGF 结合基序和 vWF（von Willebrand factor）重复基序；中间为两个富含半胱氨酸的区域；C 端包括 TSP 重复（thrombspondin repeat）基序，其功能可能是结合肝素等硫基化的 PG 和 C 端功能区（其功能与形成蛋白二聚体有关）（图 3-20）。

现已在多种组织和细胞中发现有 CTGF 表达，如皮肤成纤维细胞、软骨细胞、肺成纤维细胞、肾组织。CTGF 具有 TGF-β1 的一些生物学活性，如可刺激成纤维细胞增殖并促进其 α1（Ⅰ）前胶原、FN 及整合素 α5 mRNA 表达。但 CTGF 并不具备 TGF-β1 的另外一些功能，提示 CTGF 是 TGF-β1 的下游介质，介导其部分生物学功能，如促进成纤维细胞增殖及 ECM 产生。

CTGF 主要表达于间质细胞，也表达于某些上皮细胞（表 3-8）。

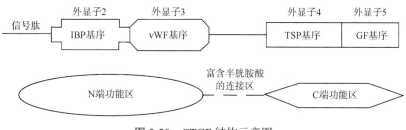

图 3-20　CTGF 结构示意图

表 3-8　CTGF 在体内表达的分布

病理状态	CTGF 在体内表达的分布
纤维化	
皮肤	成纤维细胞、皮肤水疱液、血清、受伤部位
动脉	血管平滑肌细胞、内皮细胞
肾脏	肾小球血管内皮细胞、系膜细胞、成纤维细胞、血管平滑肌细胞、腹腔积液、血清
肝脏	血窦细胞、肌成纤维细胞、上皮细胞、血清
肠	内皮细胞、成纤维细胞
胰腺	基质、成纤维细胞、血管平滑肌细胞、内皮细胞、腺泡和导管细胞
心脏	间质细胞、血管平滑肌细胞
肺脏	成纤维细胞、支气管肺泡灌洗液细胞
牙龈	成纤维细胞
肿瘤	
脑	脑膜瘤
乳腺癌	肿瘤基质中成纤维细胞、肿瘤基质
胰腺	肿瘤基质中成纤维细胞、上皮癌细胞

二、结缔组织生长因子的生物活性

表 3-9 列出了目前已发现的 CTGF 生物活性，包括促进增殖、血管增生、移行、ECM 产生、细胞黏附、细胞存活和某些细胞的凋亡[4]。在不同的组织或细胞中可能有不同的作用（图 3-21）。如在糖尿病性视网膜及肾纤维化病程中，CTGF 可促进视网膜毛细血管基底层增厚、管周细胞丢失，促进 ECM 产生[5]，在病程中 CTGF 的表达是由晚期糖基化终产物及 VEGF 和 TGF-β 等生长因子诱导的。CTGF 有可能成为组织器官纤维化潜在的治疗靶标。

表 3-9　CTGF 在不同组织中的生物学作用及其调节因素

生物学作用细胞	CTGF 的生物学作用	调节 CTGF 的因素
血管生物学		
内皮细胞	增殖、移行、黏附、活力、管道形成	TGF-β↑、VEGF↑、因子 Xa↑、凝血酶↑、TNF-α↓、剪切应力↓
血管平滑肌细胞	增殖、凋亡、MMP-2 的表达	
骨骼发育		
成骨细胞 / 肉瘤细胞	增殖、ECM 产生、矿物质沉积、碱性磷酸酶产生	
肾纤维化		
NRK 成纤维细胞、系膜细胞	增殖、ECM 产生、细胞周期素 A 产生	
肾小管上皮细胞	ECM 产生、PAI-1 产生、rRNA 合成、细胞活力、凋亡、移行 FN	氧化氮（NO）↓、TGF-β、结晶↑，搔刮↑

续表

生物学作用细胞	CTGF 的生物学作用	调节 CTGF 的因素
肝纤维化		
肝星状细胞	增殖、ECM 产生	TGF-β↑、TNF-α↓
胆管上皮细胞	增殖、ECM 产生?	
其他		
颗粒层黄体细胞		卵泡刺激素（FSH）↓、黄体生成素（LH）↓
胰腺肿瘤细胞		TGF-β↑
视网膜上皮细胞		过氧化氢（H_2O_2）↑

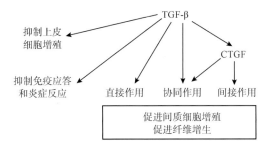

图 3-21 TGF 和 CTGF 的部分生物学作用及相互关系

在皮肤瘢痕和瘢痕疙瘩的发病过程中 TGF-β 和 CTGF 起关键作用[6]。上皮 – 间质相互作用可以影响上皮和真皮间充质细胞表达各种生长因子与细胞因子（图 3-21）。TGF-β除直接促进 ECM 增生、纤维增生外，还可通过 CTGF 间接作用导致瘢痕形成。选择性抑制 CTGF 等作用因素可能具有瘢痕抑制的治疗潜力[7]。

参 考 文 献

[1] Ramazani Y，Knops N，Elmonem MA，et al. Connective tissue growth factor（CTGF）from basics to clinics. Matrix Biol，2018，68-69：44-66.

[2] Toda N，Mukoyama M，Yanagita M，et al. CTGF in kidney fibrosis and glomerulonephritis. Inflamm Regen，2018，38：14.

[3] Pan WQ，Wang JP，Tu ZH，et al. Cloning，molecular characterization，and tissue differential expression of connective tissue growth factor（CTGF）of grass carp. Fish Physiol Biochem，2019，45（4）：1431-1443.

[4] Klaassen I，van Geest RJ，Kuiper EJ，et al. The role of CTGF in diabetic retinopathy. Exp Eye Res，2015，133：37-48.

[5] Montford JR，Furgeson SB. A new CTGF target in renal fibrosis. Kidney Int，2017，92（4）：784-786.

[6] Khoo YT，Ong CT，Mukhopadhyay A，et al. Upregulation of secretory connective tissue growth factor（CTGF）in keratinocyte-fibroblast coculture contributes to keloid pathogenesis. J Cell Physiol，2006，208（2）：336-343.

[7] Zeng J，Huang TY，Wang ZZ，et al.Scar-reducing effects of gambogenic acid on skin wounds in rabbit ears. Int Immunopharmacol，2020，90：107200.

第十二节　肿瘤坏死因子

肿瘤坏死因子（tumor necrosis factor，TNF）是由活化的单核巨噬细胞产生的一种活性多肽，它不仅参与介导抗肿瘤、免疫调节、炎症反应和组织损伤等病理生理过程，也参与组织损伤的修复和结缔组织代谢的调节[1]。

一、肿瘤坏死因子 α 的一般特征

TNF-α 是一种单核因子，主要由激活的单核细胞和巨噬细胞产生，脂多糖（LPS）是较强的刺激剂。干扰素（IFN-γ）、巨噬细胞集落刺激因子（M-CSF）、巨噬细胞活化因子（MAF）对单核巨噬细胞产生 TNF-α 有刺激作用，而前列腺素 E（PGE）则有抑制作用。

人 TNF-α 基因长约 2.76kb，由 4 个外显子和 3 个内含子组成，与主要组织相容性复合体（MHC）基因连锁，分别定位于第 6 号和第 17 号染色体。TNF-α 前体由 233 个氨基酸残基组成，含 76 个氨基酸残基的信号肽；切除信号肽后的成熟型 TNF-α 由 157 个氨基酸残基组成，非糖基化，第 69、101 位两个半胱氨酸形成分子内二硫键[2]。

二、肿瘤坏死因子受体

Ⅰ型 TNF 受体（TNFR）的分子质量为 55kDa，由 439 个氨基酸残基组成，此型受体可能在溶细胞活性上起主要作用。Ⅱ型 TNFR 的分子质量为 75kDa，由 426 个氨基酸残基组成，此型受体可能与信号转导和 T 细胞增殖有关[3]。Ⅱ型 TNFR 对 TNF-α 的结合较Ⅰ型有更高的亲和性和更快的解离速度。两型 TNFR 均包括胞膜外区、穿膜区和胞质区 3 个部分，胞膜外区有 28% 的同源性，而胞质区无同源性，这可能与介导不同的信号转导途径有关。TNFR 属于神经生长因子受体超家族。

TNF 结合蛋白（TNF-BP）是 TNFR 的可溶形式，有 sTNFR Ⅰ（TNF-BP Ⅰ）和 sTNFR Ⅱ（TNF-BP Ⅱ）两种。一般认为 sTNFR 具有局限 TNF 活性或稳定 TNF 的作用，在细胞因子网络中有重要的调节作用。

三、肿瘤坏死因子 α 在瘢痕形成及纤维化中的作用

纤维化的主要病理改变是组织内 ECM 的异常增多和过度沉积。ECM 是一类大分子不溶性蛋白，包括胶原、PG 和非胶原糖蛋白等，胶原是其主要组成部分。纤维化时 ECM 的各种成分均有明显增加且构成发生变化，其中胶原的增加最为重要。

在慢性肝病时 TNF-α、IL-1、IL-6 水平升高，TNF-α、IL-1 的释放可启动肝脏内一系列复杂反应。它们一方面促进局部炎症反应，使肝组织不断受损；另一方面促进成纤维细胞和间质细胞增殖分化，维持肝组织损伤与修复的循环，结果使更多的间质细胞参与并产生大量 ECM，从而导致肝纤维化的发生和发展[4]。TNF-α 还对肝脏细胞增殖及 ECM 合成

有调节作用。

TNF-α 在瘢痕形成及纤维化形成中有复杂而非单一的作用。各种原因所致的肺组织、肝脏等损伤及其炎症反应过程中，TNF-α 起着中心炎症介质的作用。它的作用可以归纳为以下 3 个方面：①作为重要的炎症介质，促进炎症反应，加重细胞、组织、脏器损害，从而维持组织损伤 – 修复的循环[5]；②促进间质细胞增殖分化，并可通过与其他因子的相互作用，在某种程度上直接或间接促进 ECM 合成[6]；③在单细胞水平直接具有明确的抑制胶原基因转录激活的作用[7]。因此，TNF-α 在纤维化形成中的作用是复合的，早期以促进纤维样细胞激活、增殖为特征，从而具有重要的纤维化协同始动激活作用；中后期则表现为一定的抑制胶原合成的作用，并具有一定的抗纤维化特征。

参 考 文 献

[1] Mehta AK，Gracias DT，Croft M. TNF activity and T cells. Cytokine，2018，101：14-18.

[2] Idriss HT，Naismith JH. TNFα and the TNF receptor superfamily：structure-function relationship（s）. Microsc Res Tech，2000，50（3）：184-195.

[3] Abe Y，Inoue M，Furuya T，et al. Biological and structural characterization of human TNFR2—selective TNF mutants. Cytokine，2011，56（1）：78.

[4] Tatarchuk OM，Didenko VI，Melanich SL，et al. Immunological reactivity in patients with chronic diffuse liver diseases. Gastroenterologìa，2018，52：222-226.

[5] Rapala KT，Vähä-Kreula MO，Heino JJ，et al. Tumor necrosis factor-a inhibits collagen synthesis in human and rat granulation tissue fibroblasts. Experientia，1996，52（1）：70-74.

[6] He W，Liu R，Zhong B. Response of keloid fibroblasts to the effect of tumor necrosis factor-alpha（TNF-alpha）. Zhonghua Zheng Xing Wai Ke Za Zhi，2001，17（6）：332-334.

[7] Shin SY，Chang DM，Kim YJ，et al. The effect of tumor necrosis factor-alpha on type I procollagen and collagenase gene expression in hypertrophic scar and keloid fibroblast. J Korean Soc Plast Reconstr Surg，2001，28（2）：145-151.

第十三节 白细胞介素

一、白细胞介素 -1

白细胞介素 -1（interleukins-1，IL-1）是一种单核因子。IL-1 可由多种细胞合成和分泌[1]。单核细胞、巨噬细胞、树突状细胞等在摄取抗原 – 抗体复合物后或在抗原提呈过程中可产生 IL-1。表皮细胞、NK 细胞、B 细胞、成纤维细胞、内皮细胞、脑胶质星状细胞、肾小球系膜细胞、滑膜衬里细胞、平滑肌细胞、上皮细胞、胎盘细胞、多形核白细胞等在某些条件下也可产生 IL-1。

许多因素可以直接影响单核巨噬细胞产生 IL-1：①细胞因子如巨噬细胞活化因子（MAF）、集落刺激因子（CSF）、IFN-α、IFN-γ 对 IL-1 产生具有增强作用；②脂多糖（LPS）、纯蛋白衍生物（PPD）、卡介苗（BCG）、李斯特菌、葡萄球菌、链球菌外毒素、活病毒等也是 IL-1 产生的刺激剂；③蛋白激酶 C（PKC）激活剂及钙离子载体均具有强烈的刺激作用；④皮质类固醇和前列腺素对 IL-1 的产生有抑制作用。

完整的 IL-1α 和 IL-1β 基因组分别为 10.5kb 和 7.8kb。IL-1 基因定位于第 2 号染色体，均含 7 个外显子。IL-1 前体的分子质量为 31kDa，通过蛋白水解酶裂解形成成熟的 IL-1 分子。IL-1α 和 IL-1β 分别由 159 个和 153 个氨基酸残基组成，分子质量为 17.5kDa。

T 细胞、成纤维细胞表面 IL-1 受体分子质量为 80kDa，而 B 细胞 IL-1 受体的分子质量则为 68kDa。这两种 IL-1 受体是不同基因的编码产物[2]。p80IL-1R 称为 IL-1Rt Ⅰ，p68IL-1R 称为 IL-1Rt Ⅱ。IL-1Rt Ⅰ为穿膜蛋白，胞膜外区有 3 个结构域，属免疫球蛋白超家族。穿膜区有 20 个氨基酸残基，胞质区含有丝氨酸和苏氨酸残基。当 IL-1 与 IL-1Rt Ⅰ结合后丝氨酸和苏氨酸很快被磷酸化。成纤维细胞、平滑肌细胞主要表达 IL-1Rt Ⅰ。一般来说，IL-1Rt Ⅰ可与 IL-1α、IL-1β 相结合，但 IL-1α 与 Ⅰ 型受体结合能力较强，而 IL-1β 与 Ⅱ 型受体结合能力较强。IL-1Rt Ⅱ主要分布于 EB 病毒转化的 B 细胞、巨噬细胞、胎盘、Th2 克隆、活化 T 细胞、多形核白细胞和骨髓细胞等。胞膜外区有 3 个结构域，属免疫球蛋白超家族，与 IL-1Rt Ⅰ有 28% 的氨基酸同源。穿膜区有更高的同源性，但胞质区要比 Ⅰ 型受体短，可能在信号传递作用上有差别。IL-1 与 IL-1Rt Ⅱ结合后易发生降解，而不像 IL-1Rt Ⅰ那样发生内化。IL-1Rt Ⅱ经蛋白水解酶水解后形成可溶性 IL-1 结合蛋白，分子质量为 46kDa，与 IL-1β 有较高的亲和力。

IL-1 受体拮抗剂（interleukin Ⅰ receptor antagonist，IL-1Ra）可由 LPS 刺激的单核细胞及佛波酯（PMA）、植物血凝素（PHA）、CSF 刺激的单核细胞系产生。编码人 IL-1α、IL-1β 和 IL-1Ra 的基因都定位于第 2 号染色体。IL-1Ra cDNA 编码的多肽，其分子质量为 17kDa，糖基化后的分子质量为 25kDa，但糖基对 IL-1Ra 的活性并非必需。未成熟 IL-1Ra 为由 177 个氨基酸残基组成的肽链，N 端 25 个氨基酸多为疏水性氨基酸，构成典型的信号肽序列。成熟的分子由 152 个氨基酸残基组成。在第 65 位、68 位、116 位及 122 位上有 4 个保守的半胱氨酸残基，Cys65 ～ Cys116、Cys68 ～ Cys122 形成链内二硫键。

IL-1Ra 能特异性地抑制 T 细胞表面 IL-1R 与 IL-1 结合，但不能抑制 TNF 或 IL-2 与相应的受体结合。IL-1Ra 不与 IL-1 直接结合，而是一种 IL-1 与 IL-1R 相互结合的竞争性抑制物。IL-1Ra 与 Ⅰ 型、Ⅱ 型 IL-1R 都能结合，但与 IL-1Rt Ⅰ 型结合的亲和力要高于与 IL-1Rt Ⅱ 型结合的亲和力。IL-1Ra 能抑制 IL-1 刺激滑膜细胞重组人磷酸甘油酸激酶 2（PGK2）的产生和软骨细胞胶原酶合成，抑制胸腺细胞的增殖及中性粒细胞、嗜酸性粒细胞与内皮细胞的黏附。在体内可抑制 IL-1 引起的发热。IL-1Ra 可结合 T 细胞和成纤维细胞表面 IL-1Rt Ⅰ，也能抑制 IL-1 与 PMN、B 细胞、髓样单核细胞白血病细胞的 IL-1Rt Ⅱ结合。IL-1Ra 可抑制外周血单个核细胞（PBMC）、骨髓细胞衍生的髓样淋巴细胞、白血病细胞自发增殖和自发产生 IL-1、IL-6、粒细胞 – 巨噬细胞集落刺激因子（GM-CSF）。

IL-1 具有广泛的免疫调节作用，并有致热和介导炎症的作用[3-5]。它的生物学功能是通过与相应高亲和力受体结合而介导的。

1. 促进胸腺细胞、T 细胞的活化、增殖和分化　T 细胞经抗原、有丝分裂原和抗 T 细胞抗原受体（TCR）/CD3 刺激表达 IL-1 受体，在 IL-1 作用下 T 细胞被活化，由 G_0 期进入 G_1 期。活化后的 T 细胞分泌 IL-2、IFN-γ、GM-CSF、IL-4 等细胞因子，并表达 IL-2 受体，进而 T 细胞发生增殖和分化。IL-1 还可增加 T 细胞表面 MHC Ⅱ 类抗原的表达。IL-1 可诱导 CTL 分化，在混合淋巴细胞（MLC）培养中，IL-1 诱导 CTL 的产生可能是通过促 T 细胞分泌 IL-2 和 IFN-γ 所致。IL-6 可协同 IL-1 活化 T 细胞和刺激 IL-2 产生。

2. 促进 B 细胞功能 协同 IL-4 等细胞因子刺激 B 细胞增殖和分化，促进免疫球蛋白合成和分泌，这种作用可能通过 IL-1 诱导 PBMC 产生 IL-6 而介导。

3. 刺激骨髓多能干细胞增殖 IL-1 刺激造血细胞和成纤维细胞产生 CSF，增加造血细胞 CSF 受体的数量，并协同 IL-3、IL-6、G-CSF、M-CSF、GM-CSF、干细胞因子（SCF）等刺激造血功能，对粒 – 单核系祖细胞和巨核系祖细胞均有刺激作用。此外，IL-1 可刺激干细胞产生 SCF，IL-1 本身可作用于早期干细胞，激活干细胞从 G_0 期进入增殖周期。

4. 增强 NK 细胞的杀伤活性 通过提高 NK 细胞对 IL-2 等细胞因子的敏感性，增强其杀伤活性，IL-1 与 IL-2 或 IFN 有协同刺激 NK 细胞活性的作用。

5. 促进多种免疫分子的基因表达 可促进 IL-1、IL-2、IL-3、IL-4、IL-5、IL-6、IL-7、IL-8、TNF-α、TNF-β、INF-γ、G-CSF、M-CSF、GM-CSF、IL-2R 链（Tac）、补体 C2、B 因子、黏附分子、c-fos、c-myc 和 c-jun 等基因的表达。c-fos 和 c-jun 组成 AP-1，活化 IL-2 基因的启动子，诱导 B 细胞产生 NF-κB，从而活化免疫球蛋白 κ 链基因，诱导 NF-IL-6 转录因子活化 IL-6 启动子。

6. 刺激单核细胞和巨噬细胞 产生 IL-6 和 TNF，并通过单核细胞和巨噬细胞产生 IL-8，介导对中性粒细胞的趋化作用。此外，IL-1 诱导内皮细胞活化，刺激中性粒细胞释放炎症蛋白和炎症介质，直接参与炎症过程。

7. IL-1 在纤维化发生、发展中的作用 [6] IL-1 是纤维化形成早期诸多细胞因子组成的网络中的一员。以肝纤维化为例，IL-1 具有促进成纤维细胞、肝细胞和肝星状细胞增殖的作用。

二、白细胞介素 -6

T 细胞、B 细胞、单核细胞、成纤维细胞等经刺激物刺激后可分泌 IL-6。在瘢痕形成及纤维化中，IL-6 参与 ECM 的生成和调节，也参与细胞因子网络的致纤维化作用 [7]。

人 IL-6 基因位于第 7 号染色体，长约 5kb，有 5 个外显子和 4 个内含子。在 IL-6 基因功能调节区基因中存在几种转录调控元件，如糖皮质激素反应元件（GRE）、AP-1 结合位点、c-fos 血清反应元件同源物、cAMP 反应元件和 NF-κB 结合位点。IL-1、TNF 等细胞因子可使 IL-6 启动子很快发生一过性的活化。IL-1 反应元件存在于 IL-6 启动调节序列的 –180 ～ –123bp；IL-6 核因子识别一段特殊的 14bp 序列（ACATTGCACAATCT）。多个反应元件位于 c-fos SRE 同源区内，这个区域与 IL-1、TNF 和 PMA 诱导 IL-6 产生有关；与 IL-1、TNF 刺激 IL-6 产生有关的 NF-κB 位于 TATA 盒的上游。

IL-6 为 26kDa 的糖蛋白，由 212 个氨基酸组成，其中包括一段 28 个氨基酸的疏水信号序列。成熟 IL-6 由 184 个氨基酸残基组成，有 2 个 N 糖基位点和 4 个半胱氨酸残基。天然产生的 IL-6 主要在第 138 位苏氨酸上的氧糖基化。分子中糖基对生物学活性功能并非必需，N 端 23 个氨基酸残基虽不与 IL-6 生物学活性直接相关，但对整个 IL-6 分子起稳定作用。IL-6 分子由 4 个 α 螺旋和 C 端（第 175 ～ 181 位氨基酸）受体结合点所组成，其中第 179 位精氨酸残基对与受体的结合非常重要。

IL-6 是细胞因子网络中的一种重要的细胞因子，可由多种细胞产生，又可作用于各种不同类型的细胞，产生广泛的生物学功能，涉及造血细胞、神经细胞、T 细胞分化和增殖等 [8]。IL-6 是 B 细胞终末分化因子，刺激 B 细胞分化成浆细胞，合成和分泌免疫球蛋白，促进多能干细胞增殖和分化，加快巨核细胞成熟和产生血小板，促进 T 细胞分化为CTL。此外，IL-6 还在造血和免疫调节等其他领域发挥重要作用。一方面，IL-6 是角化细胞、骨髓瘤细胞和肾小球系膜细胞的生长因子；另一方面，IL-6 又抑制肺癌和黑素瘤细胞的生长。IL-6 对肝细胞的作用是诱导合成急性时相蛋白（APP）[9]。肝脏产生 APP 是机体为维持内环境稳定而对创伤感染和肿瘤等致病因素做出的急性期反应。

IL-6 受体（IL-6R）复合物包括两个亚单位，即 IL-6 结合蛋白（以跨膜蛋白或可溶性形式存在缺乏跨膜区和胞质区的 IL-6 受体 /gp80）和信号转导子（或称信号转导子gp130），习惯上称为 IL-6R。

1. IL-6R（CD126） 人 IL-6R 由 468 个氨基酸组成，切除 N 端 19 个氨基酸残基后的成熟分子有 449 个氨基酸，胞膜外区、穿膜区和胞质区分别为 339 个、28 个和 82 个氨基酸。分子质量为 80kDa，有 6 个Ⅲ型糖基化位点。IL-6 受体 N 端约有 90 个氨基酸残基，符合免疫球蛋白超家族 C2 区标准。胞膜外区由 1 个 Ig 样区（C2，约 100 个氨基酸）、2 个Ⅲ型 FN 结构（各含 100 个氨基酸）及 1 个细胞因子受体的同源区所组成，后者含 4 个保守的 Cys 和 1 个 WSXWS 结构。

IL-6 通过靶细胞原生质上的受体复合物发挥生物学效应。IL-6R 分布于淋巴样细胞和非淋巴样细胞，如活化 B 细胞、EB 病毒转化 B 细胞、急性淋巴母细胞白血病细胞、骨髓瘤细胞、静止 T 细胞、肝细胞、单核细胞、急性髓细胞白血病细胞、嗜铬细胞瘤 X 细胞等。对于正常个体，其在血清中的浓度相对较高（30ng/ml）。其他细胞因子的可溶性受体不同，可溶性 IL-6R 不仅不能成为其配体 IL-6 的拮抗剂，反而是配体的激动剂。可溶性 IL-6R 通过 gp80 前 mRNA 选择性拼接或通过限制性蛋白水解（去掉跨膜区）形成 [10]。

2. gp130（CDw130） 分子质量为 130kDa 的糖蛋白，共有 14 个潜在 N 糖基化位点，胞膜外区、穿膜区和胞质区分别有 597 个、22 个和 277 个氨基酸。胞膜外区有 1 个 Ig C2 区，6 个Ⅲ型 FN 结构，其中第二个和第三个结构区之间有 4 个保守的 Cys 和 WSXWS 结构区域，形成 1 个具有细胞因子受体家族结构特征的结构域。单独 IL-6R 与 IL-6 结合为低亲和力，gp130 不能直接与配体 IL-6 结合。在生理情况下，IL-6 与 IL-6R 结合后使 IL-6 的构象发生改变并迅速与 2 个 gp130 分子结合，形成高亲和力的结合位点，并通过 gp130 亚单位传递信号。

gp130 与 IL-6/IL-6R 复合物结合后，刺激 gp130 胞内部分发生酪氨酸磷酸化。酪氨酸激酶被激活后继而引起丝氨酸 / 苏氨酸激酶如丝裂原激活的蛋白激酶活化，使 NF-IL-6 中丝氨酸和苏氨酸磷酸化而被激活，从而促进相应基因的活化。

IL-6 有以下生物学活性 [11]：

（1）刺激细胞生长。IL-6 可以促进多种细胞增殖，如 B 细胞杂交瘤、浆细胞瘤、EB 病毒转化的 B 细胞、T 细胞、PMA 刺激和 IL-4 刺激的胸腺细胞、造血干细胞、角质形成细胞、肾小球系膜细胞。

（2）促进细胞分化。如 B 细胞分化和 Ig 的分泌，CTL 分化，协同 IL-2 增强 CTL 中穿孔素基因的表达，并增加 T 细胞 IL-2 产生和 IL-2R 表达，诱导巨噬细胞、神经细胞和 NK 细胞分化。协同 IL-3 促进干细胞分化和巨核细胞成熟，明显促进小鼠骨髓移植后免疫功能的重建。

（3）加速肝细胞 APP 的合成。

（4）抑制 M_1 型急性粒细胞白血病细胞系的增殖，促进其成熟和分化；抑制黑素瘤、乳腺癌生长。

肝脏是合成和清除 IL-6 的重要场所，肾脏也参与清除 10%～15%。从血液中消失的 IL-6 主要与门静脉区肝细胞结合，仅少数被有特异性 IL-6R 的肝细胞摄取、降解并从胆汁中分泌。大部分被肝细胞结合的 IL-6 重新释放，与循环中的 IL-6 一起降解。

三、白细胞介素 -10

IL-10 主要由 Th2 细胞产生[12]，但 Th0 细胞、Th1 细胞、$CD8^+$ T 细胞、活化的 B 细胞、单核巨噬细胞、库普弗细胞、肝细胞、角质形成细胞等也可产生。

人 IL-10 基因定位于第 1 号染色体，其基因组包括 5 个外显子和 4 个内含子，并可能有 NF-κB 和 AP-1 的结合序列。DNA 序列分析表明，IL-10 是一种单链糖蛋白，IL-10 含有 178 个氨基酸残基，内有 18 个氨基酸信号肽序列，分子质量为 18.7kDa。成熟 IL-10 分子由 160 个氨基酸残基组成，分子中分别含有 5 个和 4 个半胱氨酸残基，由于糖基化，不同分子质量有所差别，分子质量为 35～40kDa。

Th2 细胞表达 IL-10 和 IL-4/IL-5，IL-10 和 IL-4 在功能上密切相关[13]。IL-10 可抑制 IFN-γ 等的合成，拮抗其激活抗原提呈细胞，从而抑制 Th0 细胞向 Th1 细胞分化；IL-4 则能诱导 Th0 细胞向 Th2 细胞分化。

IL-10 通过与具有高度亲和力的 IL-10 受体发挥作用。IL-10 受体表达于多种不同的细胞表面，参与抑制细胞合成炎症因子、CSF 等主要负反馈调节机制，能广谱抑制单核巨噬细胞炎症介质如 IL-1、IL-6、IL-8、TNF-α 等的合成与表达，可抑制 Th1 细胞产生细胞因子如 IL-2、IL-3、INF-γ、TNF-β、GM-CSF 等。刺激 B 细胞增殖和分化，上调 MHC Ⅱ 类分子的表达，刺激 IL-1 受体拮抗剂的表达。

IL-10 有以下生物学功能[14]：

（1）抑制 Th1 细胞的增殖及 IL-2、IL-3、INF-γ、TNF-β、GM-CSF 等细胞因子合成，发挥抗炎作用。其作用机制可能是 IL-10 作用于抗原提呈细胞，降低其 MHC Ⅱ 类抗原的表达，或诱导 APC 产生另一种细胞因子，改变细胞内信号传递途径，从而选择性地抑制某些细胞因子 mRNA 转录。

（2）促进肥大细胞和胸腺细胞增殖，刺激蛋白酶的表达，下调巨噬细胞的功能表达，抑制巨噬细胞产生 IL-12，并阻断 IL-12 启动的 NK 细胞合成 INF-γ，抑制单核巨噬细胞表达 ICAM-1、B7 等细胞内黏附分子，IL-10 也是淋巴结 / 脾脏细胞因子的协同因子。

（3）协同 IL-2 诱导刀豆蛋白 A（Con A）活化脾细胞中 CTL 前体细胞分化为成熟 CTL。

（4）提高 B 细胞的存活率，促进 B 细胞增殖，MHC Ⅱ 类抗原表达及 Ig 分泌，并与 Th2 所产生的 IL-4、IL-5 有协同作用。

（5）抑制 NK 细胞因子的产生。

（6）IL-10 拮抗剂可能具有抗 EB 病毒作用。IL-10 通过促进单核细胞表达 IL-1Ra 而可能用于抗炎治疗。

（7）阻止 T 细胞、中性粒细胞和肌成纤维细胞合成趋化因子；刺激胶原酶主要是基质金属蛋白酶 Ⅰ（MMP-Ⅰ）的合成并抑制 α1（Ⅰ）型胶原的转录合成，减少胶原的沉积。

IL-10 被证明能够显著抑制瘢痕疙瘩中成纤维细胞的增殖 [15]，提示可能是瘢痕疙瘩的治疗方向之一 [16]。

参 考 文 献

[1] Beuscher HU，Colten HR. Structure and function of membrane IL-1. Mol Immunol，1988，25（11）：1189-1199.

[2] Migliorini P，Italiani P，Pratesi F，et al. The IL-1 family cytokines and receptors in autoimmune diseases. Autoimmun Rev，2020，19（9）：102617.

[3] Tsang MSM，Sun XY，Wong CK. The role of new IL-1 family members（IL-36 and IL-38）in atopic dermatitis，allergic asthma，and allergic rhinitis. Curr Allergy Asthma Rep，2020，20（8）：40.

[4] Mantovani A，Barajon I，Garlanda C. IL-1 and IL-1 regulatory pathways in cancer progression and therapy. Immunol Rev，2018，281（1）：57-61.

[5] Malik A，Kanneganti TD. Function and regulation of IL-1α in inflammatory diseases and cancer. Immunol Rev，2018，281（1）：124-137.

[6] da Cunha Colombo Tiveron LR，da Silva IR，da Silva MV，et al. High in situ mRNA levels of IL-22，TFG-β，and ARG-1 in keloid scars. Immunobiology，2018，223（12）：812-817.

[7] Ghazizadeh M，Tosa M，Shimizu H，et al. Functional implications of the IL-6 signaling pathway in keloid pathogenesis. J Invest Dermatol，2007，127（1）：98-105.

[8] Mauer J，Denson JL，Brüning JC. Versatile functions for IL-6 in metabolism and cancer（review）. Trends Immunol，2015，36（2）：92-101.

[9] Qing H，Desrouleaux R，Israni-Winger K，et al. Origin and function of stress-induced IL-6 in murine models. Cell，2020，182（6）：1660.

[10] Peters M，zum Büschenfelde KHM，Rose-John S. The function of the soluble IL-6 receptor in vivo. Immunol Lett，1996，54（2-3）：177-184.

[11] Luckett-Chastain LR，Cottrell ML，Kawar BM. Interleukin（IL）-6 modulates transforming growth factor-β receptor Ⅰ and Ⅱ（TGF-βR Ⅰ and Ⅱ）function in epidermal keratinocytes. Exp Dermatol，2017，26（8）：697-704.

[12] Brockmann L，Soukou S，Steglich B，et al. Molecular and functional heterogeneity of IL-10-producing CD4+ T cells. Nat Commun，2018，9（1）：5457.

[13] Ma XJ，Yan WJ，Zheng H，et al. Regulation of IL-10 and IL-12 production and function in macrophages and dendritic cells. F1000Res，2015，4：F1000 Faculty Rev-1465.

[14] Neumann C，Scheffold A，Rutz S. Functions and regulation of T cell-derived interleukin-10. Semin Immunol，2019，44：101344.

[15] Peranteau WH，Zhang LP，Muvarak N，et al. IL-10 overexpression decreases inflammatory mediators

and promotes regenerative healing in an adult model of scar formation. J Invest Dermatol，2008，128（7）：1852-1860.

[16] Shi CK，Zhao YP，Ge P，et al. Therapeutic effect of interleukin-10 in keloid fibroblasts by suppression of TGF-β/Smad pathway. Eur Rev Med Pharmacol Sci，2019，23（20）：9085-9092.

第十四节　尿激酶型纤溶酶原活化剂

纤维蛋白溶解系统（简称纤溶系统）是指纤溶酶原经特异性激活物作用转化为纤溶酶，导致体内纤维蛋白不断溶解的反应体系。该系统主要包括纤溶酶原、纤溶酶、纤溶酶原活化剂和纤溶抑制物。目前研究证实，纤溶系统特别是尿激酶型纤溶酶原活化剂（urokinase-type plasminogen activator，uPA）及其抑制物与以 ECM 过多沉积为特征的纤维化疾病关系密切，uPA 可激活纤溶酶原并调节 MMP 活性以降解 ECM。

一、纤溶系统主要组分

（一）纤溶酶原与纤溶酶

纤溶酶原（plasminogen）主要由肝脏合成，是一种单链糖蛋白，分子质量约为92kDa，其基因位于第 6 号染色体，长为 52.5kb。人体纤溶酶原含有 791 个氨基酸残基，其中包括 77 个残基的前体肽。纤溶酶原因其结构不同可分为赖 – 纤溶酶原和谷 – 纤溶酶原，两种纤溶酶原被特异性活化剂激活，使纤溶酶原 Arg 560 ～ Val 561 之间的肽键水解，最终裂解成双链纤溶酶，参与纤溶过程并调节 ECM 沉积。纤溶酶（plasmin）是一种丝氨酸蛋白酶，具有胰蛋白酶样作用，由 2 条肽链通过二硫键连接组成，重链分子质量为49kDa，轻链分子质量为 26kDa，活性中心位于轻链。

（二）纤溶酶原激活物

纤溶酶原激活物（plasminogen activator，PA）多属丝氨酸蛋白水解酶家族，对纤溶酶原有特异性激活作用。按照其对纤溶酶原的激活途径可分为三类：①内在性激活物；②外在性激活物，包括组织型纤溶酶原激活物（tissue-type plasminogen activator，tPA）和uPA；③外源性激活物。纤溶酶原转变为纤溶酶的最重要生理途径为外在性激活物途径，其中 PA 主要参与纤溶过程；uPA 除参与部分纤溶过程外，还作用于生理、病理条件下的细胞迁移、组织重建、肿瘤浸润及转移等过程，包括 ECM 的降解 [1, 2]。通常 uPA 蛋白合成后穿过内质网膜，并通过高尔基体分泌至细胞外。

tPA 是一条单链糖蛋白，分子质量约为 68kDa，含有 527 个氨基酸残基，其基因位于第 8 号染色体，全长 36kb，含有 14 个外显子。tPA 主要由内皮细胞合成和释放，其他细胞如单核细胞、巨核细胞及间皮细胞也能产生 PA。tPA Arg275 ～ Iso276 之间的肽键可被纤溶酶、因子 X a 和激肽释放酶水解，由单链 tPA（single chain tPA，sctPA）转化为双链tPA（two chain tPA，tctPA）。sctPA 和 tctPA 均可激活纤溶酶原，但后者激活能力比前者高 10 ～ 50 倍；当纤维蛋白与 tPA 同时存在时，两种类型 PA 对纤溶酶原的激活速度均可明显提高。

uPA 由于从尿中提纯并具有激活纤溶系统的作用，始称尿激酶。uPA 分子质量约为54kDa，含有 411 个氨基酸残基，其基因位于第 10 号染色体，全长 6.4kb，含有 11 个外显子。其基因结构和 tPA 很相似，但没有 tPA 的 K2 区。uPA 前体也是一种单链糖蛋白，又称为单链 uPA（single chain uPA，scuPA），广泛存在于结缔组织中，内皮细胞、成纤维细胞和单核细胞等均可合成和分泌 scuPA。scuPA 蛋白水解活性很弱，是 uPA 的未活化形式，其分子结构可分为 4 个部分：①上皮细胞生长因子区（EGF 区），为第 1 ～ 49 位氨基酸，其结构和组成与 EGF 相似；②环状结构（K 区），为第 50 ～ 131 位氨基酸，其结构有 3 对链内二硫键；③丝氨酸蛋白酶区，位于肽链的 C 端，由 Asn255、His204、Ser356 构成 scuPA 的活性中心；④连接区，为第 132 ～ 158 位氨基酸，位于 K 区与丝氨酸蛋白酶区之间。纤溶酶和激肽释放酶可裂解 scuPA Arg158 ～ Iso159 之间的肽键，形成活化的双链 uPA（two chain uPA，tcuPA），以二硫键连接，称为高分子量尿激酶（HMW-UK），其 A 链由 157 个氨基酸组成，B 链由 253 个氨基酸组成；此后在纤溶酶的作用下，A 链 Arg134 ～ Arg135 之间的肽键也被裂解，去除 134 个氨基酸，剩余 21 个氨基酸的 A 链与 B 链形成低分子量尿激酶（LMW-UK）。uPA 通常由 HMW-UK 和 LMW-UK 混合形成，通过水解纤溶酶原固定区域的肽键，激活纤溶酶原形成纤溶酶。

uPA 受体存在于许多细胞，该受体为一种单链糖蛋白，分子质量为 55 ～ 60kDa，含313 个氨基酸，通过与 HMW-UK 氨基端第 1 ～ 135 位氨基酸残基结合，激活细胞表面的纤溶酶原转变为纤溶酶。uPA 受体可增强 uPA 活化纤溶酶原的作用，并使纤溶作用局限于细胞周围。结合于受体上的 uPA 可被纤溶酶原激活物抑制物（plasminogen activator inhibitor，PAI）抑制，后者与 uPA 形成 uPA-PAI-uPA 受体复合物，复合物通过细胞膜上的受体相关蛋白进入细胞内，uPA、PAI 被溶酶体降解，uPA 受体则重新回到细胞膜表面[3]。

（三）PAI

PAI 是纤溶系统中重要的调控物之一，属于丝氨酸蛋白酶家族，通过与 PA 的丝氨酸活性中心相结合，使其丧失活性。PAI 有多种，PAI-1 和 PAI-2 是其中最重要的亚型。

PAI-1 是一种单链糖蛋白，分子质量为 52kDa，由 379 个氨基酸残基组成，其基因长 12.2kb，位于第 7 号染色体，含有 9 个外显子和 8 个内含子。PAI-1 由血管内皮细胞、成纤维细胞等多种细胞合成，其作用是灭活 tPA 和 tcuPA。PAI-1 通过活性中心Arg346 ～ Met347 可分别与 tPA 或 tcuPA 活性中心不可逆地结合，并同时改变自身空间构型，最终导致 PAI-1 与 PA 同时灭活。

PAI-2 最早从人胎盘中提取，又称为胎盘型 PAI，由胎盘滋养层上皮细胞、白细胞、单核巨噬细胞合成和分泌，含有 416 个氨基酸残基，其基因长 16.5kb，位于第 18 号染色体，含有 8 个外显子。PAI-2 分为非糖基化型（分子质量为 46kDa）和糖基化型（分子质量为70kDa）两种，前者存在于细胞质中，后者是 PAI 的分泌型。PAI-2 对 uPA 的抑制作用强于 tPA，特别是通过与 tuPA 不可逆结合，抑制其活性。

二、尿激酶型纤溶酶原激活物与纤维化调控

　　uPA 与全身组织脏器纤维化的形成和调控密切相关。研究认为，uPA 及 PAI/ 纤溶酶系统是调节 MMP 活性和降解 ECM 的关键因素，由 uPA（PAI）、纤溶酶及 MMP 构成的级联激活反应是调节 ECM 沉积的主要途径之一。uPA 位于纤维化调控途径的上游，它首先激活纤溶酶原转变为纤溶酶，纤溶酶不但能直接降解 ECM，还可活化 MMP，进一步减少 ECM 沉积。MMP 是一组锌酶，位于级联反应下游，是抑制纤维化形成的重要物质。它通常以酶原形式分泌，其高度保守序列中的半胱氨酸残基使 MMP 处于非活性状态，各种蛋白酶（如纤溶酶）酶解该区域后切除约 10kDa 的片段即转化为活性状态。活化的 MMP 可以切割一种或数种 ECM 成分，明显抑制纤维化进程，但其活性可被 TIMP 抑制。在 uPA（PAI）、纤溶酶及 MMP 构成的级联激活途径中，uPA 活性的改变会直接影响纤维化进程[4]。多项研究结果显示，uPA 基因删除的小鼠可自发出现肝、肺及其他脏器间质中 ECM 过多沉积，诱发纤维化[5]。

　　不同损伤因素引起肝、肺、肾等重要组织器官发生纤维化的病理生理机制非常相似，参与上述脏器纤维化过程的主要细胞如肺成纤维细胞、肝星状细胞、肾间质细胞等，不仅解剖结构相似，而且在纤维化过程中起着极其类似的作用。许多研究证实，上述细胞均可分泌 uPA 和 PAI，以调节纤溶酶、MMP 活性及 ECM 沉积，是 uPA 调控纤维化进程的重要环节[6]。

　　皮肤瘢痕组织增生过程中，uPA 和 PAI 同样起着重要的作用，瘢痕组织中的成纤维细胞对 uPA 和 PAI-1 的动态表达是调控纤维增生的关键。已有研究表明，正常皮肤的成纤维细胞可以将 uPA 和 PAI-1 的活性维持于合适的状态，以调节纤维组织的沉积；在皮肤损伤修复过程中，瘢痕组织的成纤维细胞表达 PAI-1 明显增强，而 uPA 合成则下降，最终导致损伤部位纤维化[7]。

　　纤维化疾病的治疗策略涉及诸多环节。随着对 uPA 和 PAI 研究的逐步深入，许多学者认为利用药物手段和分子生物学技术提高体内 uPA 的活性或降低 PAI-1 的表达水平是治疗纤维化疾病的重要途径之一[8]。

参 考 文 献

[1] Lino N，Fiore L，Rapacioli M. uPA-uPAR molecular complex is involved in cell signaling during neuronal migration and neuritogenesis. Dev Dyn，2014，243（5）：676-689.

[2] Wu JF，Sheng X，Qin R，et al. Evaluate the expression of uPA，PAI-1 in human gastric cancer and its correlation with the angiogenesis by the application of tissue microarray. Clin Oncol Cancer Res，2009，6（3）：186-191.

[3] Blasi F，Conese M，Fazioli F，et al. Structure，function，localization and regulation of the uPA receptor，uPAR. Fibrinolysis，1994，8（Suppl 1）：23.

[4] Briassouli P，Rifkin D，Clancy RM，et al. Binding of anti-SSA antibodies to apoptotic fetal cardiocytes stimulates urokinase plasminogen activator（uPA）/uPA receptor-dependent activation of TGF-β and potentiates fibrosis. J Immunol，2011，187（10）：5392-5401.

[5] Fan MR，Hua KH，Zhang YP. Effect of Tongbi Huaxian Decoction on lung function of rats with pulmonary fibrosis and expression of uPA，PAI-1 and TNF-α. Huanqiu Zhongyiyao，2012，5（9）：654-659.

[6] Rabieian R，Boshtam M，Zareei M，et al. Plasminogen activator inhibitor type-1 as a regulator of fibrosis. J Cell Biochem，2018，119（1）：17-27.

[7] Yang XJ. The expression and significance of uPA，uPAR in hypertrophic scar and keloid tissue. Jiangsu Yiyao，2007，32（6）：537-538.

[8] Li C，Zhu HY，Bai WD，et al. MiR-10a and miR-181c regulate collagen type I generation in hypertrophic scars by targeting PAI-1 and uPA. FEBS Lett，2015，589（3）：380-389.

（邓　军　邓雨萌）

第一节　概　述

流行病学最早可追溯到 1755 年出版的《约翰逊字典》，该字典中已有"流行"一词；1802 年西班牙记载流行病的史书中出现"epidemiologia"一词；1873 年 Parkin 最早定义流行病学是医学科学的一个分支，研究疾病流行。随着对流行病学研究对象的不断扩大，由传染病引申到非传染病，又从疾病扩大到健康及健康有关的事件，研究内容包括疾病分布、决定因素、研究方法、预防、控制对策与措施。1988 年 Last 进一步将流行病学定义为关于特定人群中健康相关状况或事件的分布范围和决定因素的研究，以及运用该研究对健康问题进行控制，它包括在一个整体人群中，为了扩大对疾病的病因学和自然病程的认识而对某一疾病的模式进行研究。

瘢痕疙瘩（keloid）是一种胶原过度沉积的纤维增生性疾病。据史料记载，瘢痕疙瘩病史是由 Retzt 和 Alibert 分别在 1770 年和 1806 年根据单词"cheloide"提出的，它的意思是"蟹足状损害"。在几个世纪前的《艾德温·史密斯纸草文稿》中就有关于瘢痕疙瘩样皮损的描述[1]，而尼日利亚西部的约鲁巴人（Yorubas）因为有面部文身和耳垂穿孔的习俗，因此早在 1000 多年前他们就对瘢痕疙瘩有直观的了解，在 13 世纪的塑像中就出现了瘢痕疙瘩这种皮损形态[2]。

瘢痕疙瘩是皮肤科、整形科及烧伤科的常见病和多发病，具有对治疗抵抗和治疗后高复发的临床特征，是一种临床治疗极其困难的疾病。目前尚无大规模的有关瘢痕疙瘩临床和流行病学的资料，本书就文献中可以查阅到的资料做初步阐述。瘢痕疙瘩的发病与遗传因素密切相关，多数瘢痕疙瘩患者具有家族遗传史。瘢痕疙瘩发病机制复杂，已发现在其发病中有 *p53*、*Fas*、*c-myc*、*c-fos*、*ras*、*Bcl-2* 家族、*ICE* 家族等多种基因异常，有多种细胞因子如转化生长因子 -β（TGF-β）、胰岛素样生长因子（IGF）、血小板衍生生长因子（PDGF）和表皮生长因子（EGF）及近年发现的结缔组织生长因子（CTGF）等均参与了瘢痕疙瘩的发病过程，其中 TGF-β 是目前已知与瘢痕疙瘩形成关系最密切的细胞因子。瘢痕疙瘩是一种过度生长的特殊类型的病理性瘢痕组织，往往继发于皮肤外伤或自发形成，若继发于烧烫伤者可形成大面积损害。瘢痕疙瘩发病一般与外伤严重程度无明显关系，但通常认为家族史、肤色较深、任何延缓伤口愈合的因素均为高危因素。瘢痕疙瘩的临床特点包括病变超过原始皮肤损伤范围的持续性生长特征，以及好发于胸前、肩背、上臂、颌颈、耳部、外阴等处的部位特征。外观表现为高出皮肤表面、质硬韧及充血的结节状、条索状或片状肿块样组织。皮损初期多为小而坚实的红色丘疹，缓慢增大，呈圆形、椭圆形或不规则形，隆起于皮面，呈蟹足状向外伸展，表面光滑发亮。早期进行性皮损潮红而有触痛，呈橡皮样硬度，表面可有毛细血管扩张；静止期皮损颜色变淡，质地坚硬，多无自觉症状。对瘢痕疙瘩的临床治疗与常见的其他类型的瘢痕有很大不同，单一方法治疗往往出现很高的复发率，因此必须在控制损伤的前提下去除瘢痕组织，还需要联合放化疗在内的综合治疗及需要较长时间的随访和采取防控措施才能获得较满意的疗效。

参 考 文 献

[1] Oluwasanmi JO. Plastic Surgery in the Tropics. London：Macmilan Press，1979，75-78.

[2] Oluwasanmi JO. Keloids in the African. Clin Plast Surg，1974，1（1）：179-195.

第二节　流行病学特征

一、发病年龄

瘢痕疙瘩可发生于任何年龄，但以青壮年居多，通常好发年龄为 10 ~ 30 岁[1]。我国学者对瘢痕疙瘩家系进行了调查并对瘢痕疙瘩的发病特点作了阐述[2]，调查选取了无亲缘关系的汉族人群的六个家系，男性 97 例，女性 98 例，其中发病 45 例，包括男性 18 例，女性 27 例。调查显示，在六个瘢痕疙瘩家系中，11 ~ 15 岁发病 2 例（4.44%）、16 ~ 20 岁发病 22 例（48.89%）、21 ~ 25 岁发病 15 例（33.33%）、26 ~ 30 岁发病 4 例（8.89%）、31 ~ 40 岁和 41 ~ 50 岁各发病 1 例（2.22%）、10 岁以下和 51 岁以上无发病，可见这些家系主要集中在青春期发病（表 4-1）。采用问卷调查和随访形式对 550 例（包括 260 例男性和 290 例女性）中国瘢痕疙瘩患者（先证者）及其家系进行流行病学调查[3]，结果显示瘢痕疙瘩男、女患者首次发病年龄高峰均在 10 ~ 30 岁；发病年龄从 1 岁到 79 岁，平均发病年龄为（22.61±12.34）岁。男性平均发病年龄为（22.05±11.10）岁，女性为（23.11±13.35）岁，该差异无显著性（图 4-1）。我国另一项 410 例瘢痕疙瘩调查分析发现，发病年龄多在 10 ~ 30 岁，平均年龄为（24.59±12.81）岁[4]（图 4-2）。对印度南部地区 1000 例瘢痕疙瘩患者的流行病学调查显示，652 例患者（65.2%）的发病年龄为 11 ~ 30 岁[5]，56 例在 11 岁前发病，57 例在 50 岁以后发病，另外 235 例在 31 ~ 50 岁发病。国外对首次治疗患者的研究发现，首次治疗平均为 25.8 岁[6]，其中中位数发病年龄男性为 22.6 岁，女性为 22.3 岁。其他观察者也认为这是瘢痕疙瘩的好发年龄段[7, 8]。还有学者观察到在穿耳后发生瘢痕疙瘩的女性患者中，11 岁之后比之前更易发生[9]。

表 4-1　瘢痕疙瘩家系发病年龄分布（共 195 例参与调查，45 例发病）

发病年龄（岁）	≤ 10	11 ~ 15	16 ~ 20	21 ~ 25	26 ~ 30	31 ~ 40	41 ~ 50	≥ 51
例数（占比，%）	0	2（4.44）	22（48.89）	15（33.33）	4（8.89）	1（2.22）	1（2.22）	0

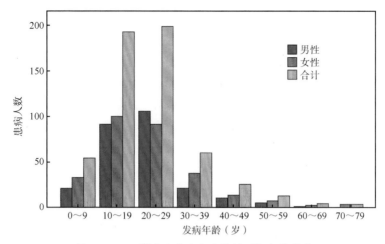

图 4-1 550 例瘢痕疙瘩患者的性别与年龄分布

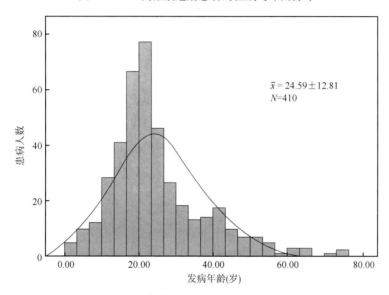

图 4-2 410 例瘢痕疙瘩患者的发病年龄分布

对于为何该年龄段高发，曾有不同的假说。瘢痕疙瘩家系主要集中在青春期发病，这提示瘢痕疙瘩发病可能与青春期高性激素水平有密切关系。观察发现妊娠期瘢痕疙瘩增生加速[10]，推断雌激素可能有促进瘢痕疙瘩增生的作用。有研究测定和分析了人体瘢痕疙瘩、正常瘢痕及其邻近的正常皮肤中雄激素水平，发现瘢痕疙瘩中雄激素处于高水平，是正常瘢痕中的 10 倍[11]，而邻近正常皮肤雄激素处于低水平，故提出雄激素在瘢痕疙瘩形成过程中起着主要的或至少是辅助性的作用。通过对人前列腺癌 LNCaP 细胞系的研究发现[12]，雄激素可在转录水平下调原癌基因 *c-myc* 的含量，而 *c-myc* 是已经被证实与凋亡发生密切相关的基因，它的下调可导致细胞凋亡的减少。在瘢痕疙瘩活性部位与非活性部位、活性部位和正常组织中雄激素受体（androgen receptor，AR）DNA 含量均有显著性差异[13]，认为雄激素与瘢痕疙瘩形成有密切关系。研究表明，雌激素可以刺激真皮成纤维细胞分泌 TGF-β1[14]，而 TGF-β1 被认为是目前刺激成纤维细胞增殖、分化的重要细胞因子之一。还有通过体外对前列腺癌细胞生长周期的研究[15]认为，雄激素缺乏可导致细胞在 G_1 前期的阻滞，推测雄激素在对瘢痕疙瘩的作用中可能也是通过与细胞周期蛋白相互作用以激活细胞周期蛋白依赖性激酶（cyclin-dependent kinase，CDK）的活性，抑制 CDK 抑制蛋白（cyclin-dependent kinase inhibitor，CDKI），启动多种基因的转录，生物合成增加，最终形成瘢痕疙瘩。已证实在甲状腺功能亢进（简称甲亢）患者血清中 TGF-β1 水平的升高与血清中高水平 T_3 明显相关[16]，推测青春期甲状腺激素分泌的增加可能促进瘢痕疙瘩的增生。另外有实验结果表明，17β- 雌二醇和孕激素能明显诱导 I 型和 II 型 TGF-β 受体 mRNA 的表达[17]。其他研究证实，AR 在瘢痕形成过程中通过细胞周期蛋白 D1 发挥了促进瘢痕增殖的重要作用[18]，而 p16 则抑制细胞的过度增生以拮抗细胞周期蛋白 D1 的作用来维持瘢痕增殖的相对平衡。有学者根据以往的文献报道提出激素的影响[19]，如生长激素和 IGF-I 的作用，因为该年龄段的人群此两种激素血浆浓度高，而且 IGF-I 和 IGF-I 受体轴的活性能够促进纤维细胞过度增殖，从而促进瘢痕疙瘩的形成；此外，雄激素在这个时期也处于血浆高水平状态，因此也可能参与瘢痕疙瘩的形成。也有学者认为，瘢痕疙瘩之所以好发于年轻人是因为年轻人活泼好动，与其他年龄段人群相比，遭受外伤而导致皮肤破损的概率更大[20]。

二、男女比例

大多数国外资料表明瘢痕疙瘩患者无性别差异[21]。我国 550 例瘢痕疙瘩患者的调查研究显示，153 例患者（男性 78 例，女性 75 例）有家族史，占 27.82%。男女发病人数比为 1 ∶ 1.12，经统计学检验无显著性差异，这与以前的一些报道相一致[5, 22]。虽然曾有研究显示女性的患病率较高[23]，但多数学者认为造成这种差异的原因可能是门诊就诊偏倚引起的。因为相对男性患者而言，女性患者对美容要求更高，更愿意到门诊寻求治疗，从而在临床医生的日常工作中更容易发现女性瘢痕疙瘩患者。

三、种族患病率

瘢痕疙瘩可发生于任何人种，各地报道的患病率相差很大，分别从扎伊尔人的 16% 到英格兰人的不到 1%，另有文献报道[20]在不同种族中瘢痕疙瘩的患病率为 5.1%～15.1%，而在非洲农村社区一次共有 4877 人参加的调查表明，该病的患病率为 6.2%[24]。但一般认为深色皮肤人种更易患此病[25]。深色人种与浅色人种的患病率从 2 ∶ 1 到 19 ∶ 1 不等[26]。这其中又以黑种人患病率最高。有资料表明[27]，在黑种人中该病的患病率为 4.5%～16%；伊拉克的一项调查表明，在 88 例瘢痕疙瘩患者中[28]，43 例（48.8%）患者的皮肤是深棕色，30 例（34%）患者的皮肤是浅棕色，白种人为 13 例（14.7%），黑种人为 2 例。经统计学检验后表明，深色人种更易患瘢痕疙瘩。虽然中国人的瘢痕疙瘩患病率也是未知数，但在国外一项 175 例包括华人、马来人和印度人的流行病学调查中却发现华人的患病率较高[29]。

瘢痕疙瘩在深色人种中更易发病，曾有人推测与促黑素（MSH）紊乱有关。①黑种人的黑素细胞对 MSH 有明显的高反应性；②瘢痕疙瘩的好发部位也是人体黑素细胞最密集的部位,而瘢痕疙瘩发生较少的掌跖部,黑素细胞分布稀少;③瘢痕疙瘩的发病率在垂体功能亢进时期较高(如青春期和妊娠期),垂体功能亢进与色素沉着增加有关;④糖皮质激素对瘢痕疙瘩治疗有效,而糖皮质激素是 MSH 分泌的抑制剂,局部注射糖皮质激素可致皮肤脱色,可能是由于 MSH 被抑制而引起。

四、发病部位

瘢痕疙瘩几乎可以发生在人体皮肤的任何部位。以前认为胸骨前区、上背部和后颈部是瘢痕疙瘩的好发部位[30],而在头颈部又以耳垂好发[31,32]。而外生殖器、眼睑、手掌和足底部却很少发生瘢痕疙瘩。最近有报道称胸骨前区、上肢和下肢是发生皮损最多的 3 个部位[33]。我国六个瘢痕疙瘩家系 45 例患者的发病部位分布依次为前胸 21 例(46.67%)、前胸+背部 3 例(6.67%)、肩部+背部 7 例(15.56%)、面颈部 5 例(11.11%)、面颈+肩部 1 例(2.22%)、四肢 5 例(11.11%)、腹部 1 例(2.22%)和面颈+胸背腹+四肢 2 例(4.44%),可见其发病以前胸部为主,肩背部紧随其后。邓军等对临床经治的 354 例瘢痕疙瘩患者的发病部位进行统计分析,发现多部位多发 281 例(79.4%)、多部位单发 34 例(9.6%)、单部位多发 26 例(7.3%)、单部位单发 13 例(3.7%),全部病例中胸部 337 例(95.2%)、肩胛部 282 例(79.7%)、颌颈部 83 例(23.4%)、四肢 112 例(31.6%)、耳部 36 例(10.2%)、外阴部 22 例(6.2%)、腰部 34 例(9.6%)、足背及足底 5 例(1.4%),显示到院治疗的绝大部分患者为多部位多发,胸部及肩背部是瘢痕疙瘩最好发的两个部位。

瘢痕疙瘩好发于前胸、上背、耳垂和肩三角肌区域,可能与这些部位真皮组织中存在密集和(或)发达的皮肤附件有关[34]。当皮肤遭受损伤时,损伤的上皮细胞容易诱导和放大局部炎性免疫反应,产生皮肤附件连锁破坏和持续的瘢痕增生效应[35,36]。瘢痕疙瘩好发的解剖部位一般易受机械外力影响。皮肤的机械特性随解剖位置而变化,并且很大程度上取决于细胞外基质的组成。Butzelaar 等[37]研究了瘢痕疙瘩好发部位的细胞外基质组成,包括血管形成和免疫细胞群。通过高效液相色谱法测定胶原蛋白含量和交联度,并用实时聚合酶链反应(实时 PCR)检测涉及细胞外基质产生和降解的几种基因的表达,再用免疫组织化学检测成纤维细胞、胶原蛋白、弹性蛋白、血管、朗格汉斯细胞和巨噬细胞等。发现瘢痕疙瘩好发部位较非好发部位的细胞外基质中含有更多的胶原蛋白,但巨噬细胞(尤其是经典活化的 CD40 阳性巨噬细胞)数量减少,提示瘢痕疙瘩好发部位的皮肤特性改变(如组织学、蛋白质、遗传学、免疫细胞群等)可能会导致瘢痕疙瘩的形成。

五、发病形态

瘢痕疙瘩的形态因发病部位的不同而异。中国六个瘢痕疙瘩家系所有患者的发病部位中[2],胸部有 16 例(61.54%)呈哑铃形、5 例(19.23%)呈葡萄簇状、2 例(7.69%)呈蝴蝶形、1 例(3.85%)呈球形;背部有 5 例(41.67%)呈蝴蝶形、3 例(25%)呈葡萄簇状、2 例(16.67%)呈球形、2 例(16.67%)呈不规则形;肩部有 5 例(62.5%)呈螺旋形、

2 例（25%）呈结节状、1 例（12.5%）呈不规则形；面颈部有 4 例（66.67%）呈条索状、2 例（33.33%）呈结节状；四肢有 4 例（57.14%）呈螺旋形、2 例（28.57%）呈不规则形、1 例（14.29%）呈蝴蝶形；腹部有 2 例（66.67%）呈不规则形、1 例（33.33%）呈条索状。可见其中胸部的瘢痕疙瘩多呈哑铃形，背部的多呈蝴蝶形，肩部和四肢的多呈螺旋形，面颈部的多呈条索状，腹部的则多呈不规则形。

　　这些中国瘢痕疙瘩家系患者，发病后不仅表现出不同部位具有各自特有的形态特征，而且呈现出对称发病的倾向，如前胸部 21 例中 16 例（76.19%）、前胸和背部 3 例中 2 例（66.67%）、肩部和背部 7 例中 4 例（57.14%）、面颈部 5 例中 3 例（60%）、四肢 5 例中 2 例（40%），以及面颈部、胸背部、腹部和四肢 2 例（100%）均呈现对称发病倾向，而散发瘢痕疙瘩则少见有此特征。六个瘢痕疙瘩家系中，不同家系或同一家系中不同发病成员其瘢痕疙瘩的临床表现都不一样，病变程度从胸部小瘢痕疙瘩到躯干的大瘢痕疙瘩，甚至在同一个家系中，有的成员单个部位发病，而其他成员胸背部等多部位发病。

　　根据对体表各部位发生的瘢痕疙瘩的形态及经过变化，通常将瘢痕疙瘩形态分为三大类：蘑菇形、蟹足形和蝴蝶形。瘢痕疙瘩增殖原因之一是局部皮肤的伸展性及关节和肌肉对局部所施加的力，这些力决定了瘢痕疙瘩的形状[32]。瘢痕疙瘩最初几乎都呈蘑菇形，其后由于局部张力的影响，呈现出部位特有的形状（如受相反力作用时，呈蝴蝶形，受单方向力作用时，依然保持蘑菇形）。胸骨前多呈哑铃形或蟹足形、背部多呈蝴蝶形，这与运动时胸骨前主要受左右方向的力、背部主要受上下方向的力相一致；而四肢多呈螺旋形或不规则状则可能与肢体屈伸时受力方向有关。痤疮皮损以粉刺、炎性丘疹、脓疱为主，其中炎性丘疹最多见，且多呈对称分布，这与家系瘢痕疙瘩近似对称发病的现象相一致。最近的调查发现，瘢痕疙瘩的形态因发病部位不同而异[38]，即躯干瘢痕边界清楚、表面和外形不规则，背部单发瘢痕呈界限清晰的葡萄簇状，多发瘢痕呈蝴蝶形、球形或不规则形，胸骨中线瘢痕最常见的是蝴蝶形或非蝴蝶形，上肢瘢痕最常见于三角肌区，呈螺旋状，其他区域的呈结节状或流线形、不规则形，耳廓瘢痕疙瘩最常发生于耳垂，呈肾形或球形，面颈部瘢痕呈硬结节状，耳后瘢痕横向的为长方形、纵向的为肾形，头皮瘢痕最常见于枕部，外形变化从小丘疹状到大斑块状，下肢瘢痕呈螺旋形、蝴蝶形、花瓣状或哑铃形，并认为瘢痕疙瘩的不同形态有助于了解其遗传倾向、诊断、治疗和预后。在对加勒比地区人群的调查发现，在有家族史的患者中单发病部位和多发病部位有显著性差异[20]，而且有家族史的患者中女性患者高于男性患者，且两者有显著性差异。还有调查显示，在 88 例患者中[28]，35 例患者表现为单发皮损（39.8%），30 例患者有 2～4 块皮损（34.09%），另有 23 例患者的皮损在 5 块以上，但没有对皮损数目与家族史的相关性进行研究。我国的调查研究显示，对于单发病部位和多发病部位的患者人数，在有无家族史的比较中存在统计学差异。有家系患者中 58.2% 为多发，而无家族史患者中该比例为 47.4%，两者相比较有显著性差异。将患者进一步分为男女两组分别统计，其中男性多发患者与家族史相关，而女性多发患者与家族史无明显相关性。男性患者多发病部位者多，而女性单发病部位者多。

参考文献

[1] Alster TS，Tanzi EL. Hypertorphic scars and keloids：etiology and management. Am J Clin Dermatol,

2003, 4（4）：235-243.

[2] 陈阳，高建华，刘晓军，等.瘢痕疙瘩中国家系的发病特点研究.中国美容医学，2006，15（1）：6-10，114.

[3] 周顺铭，杨森，李伟，等.瘢痕疙瘩的临床和流行病学特征.安徽医科大学学报，2006，41（3）：346-348.

[4] 舒春梅，何春涤，刘勇，等.410例辽籍汉族瘢痕疙瘩流行病学分析.中国麻风皮肤病学杂志，2007，23（7）：592-594.

[5] Ramakrishnan KM, Thomas KP, Sundararajan CR. Study of 1, 000 patients with keloids in South India. Plast Reeonstr Surg, 1974, 53（3）：276-280.

[6] Cosman B, Crikelair GF, Ju DM, et al. The surgical treatment of keloids. Plast Reeonstr Surg, 1961, 27（4）：335-358.

[7] English RS, Shenefelt PD. Keloids and hypertrophic scars. Demratol Surg, 1999, 25（8）：631-638.

[8] Urioste SS, Arndt KA, Dover JS. Keloids and hypertrophic scars: review and treatment strategies. Semin Cutan Med Surg, 1999, 18（2）：159-171.

[9] Lane JE, Waller JL, Davis LS. Relationship between age of ear piercing and keloid formation. Pediatries, 2005, 115（5）：1312-1314.

[10] Moustafa MF, Abdel-Fattah MA, Abdel-Fattah DC. Presumptive evidence of the effect of pregnancy estrogens on keloid growth. Case report.Plast Reconstr Surg, 1975, 56（4）：450-453.

[11] Ford LC, King DF, Lagasse LD, et al. Increased androgen binding in keloids: a preliminary communication. J Dermatol Surg Oncol, 1983, 9（7）：545-547.

[12] Wolf DA, Kohlhuber F, Schulz P, et al. Transcriptional down- regulation of c-myc in human prostate carcinoma cells by the synthetic androgen mibolerone. Br J Cancer, 1992, 65（3）：376-382.

[13] Schierle HP, Scholz D, Lemperle G. Elevated levels of testosterone receptors in keloid tissue: an experimental investigation. Plast Reconstr Surg, 1997, 100（2）：390-395.

[14] Ashcroft GS, Dodsworth J, van Boxtel E, et al. Estrogen accelerates cutaneous wound healing associated with an increase in TGF-beta1 levels. Nat Med, 1997, 3（11）：1209-1215.

[15] Knudsen KE, Arden KC, Cavenee WK. Multiple G1 regulatory elements control the androgen-dependent proliferation of prostatic carcinoma cells. J Biol Chem, 1998, 273（32）：20213-20222.

[16] Corica F, Allegra A, Corsonello A, et al. Increased transforming growth factor- β1 plasma concentration is associated with high plasma 3, 3, 5-tri-iodothyronine in elderly patients with nonthyroidal illnesses. Eur J Endocrinol, 1998, 138（1）：47-50.

[17] Roy SK. Regulation of transforming growth factor-beta-receptor type I and type II messenger ribonucleic acid expression in the hamster ovary by gonadotropins and steroid hormones. Biol Reprod, 2000, 62（6）：1858-1865.

[18] Liu JF, Zhang YM, Yi CX, et al. The expression and interaction of cyclin D1 and p16 in fibroblasts of pathologic scars. Zhonghua Zhengxing Waike Zazhi, 2004, 20（4）：265-267.

[19] Manreros AG, Norris JE, Olsen BR, et al. Clinical genetics of familial keloids. Arch Demratol, 2001, 137（11）：1429-1434.

[20] Bayat A, Arseott G, Ollier WE, et al. Keloid disease: clinical relevance of single versus multiple site sears. Br J Plast Surg, 2005, 58（1）：28-37.

[21] Ketehum LD, Cohen IK, Masters FW. Hypertrophic scars and keloids: a collective review. Plast Reeonstr Surg, 1974, 53（2）：140-154.

[22] Dvaies DM. Plastic and reconstructive surgery. Scars, hypertrophic scars, and keloids. Br Med J（Clin Res Ed）, 1985, 290（6474）：1056-1058.

[23] Bohlod MG. Keloids and sexual selection：a study in the racial distribution of disease. Arch Demr，1937，36：19-25.

[24] Oluwasanmi JO. Keloids in the African. Clin Plast Surg，1974，1（1）：179-195.

[25] Manreros AG，Krieg T. Keloids—clinical diagosis，pathogenesis，and treatment options. J Dtsch Demratol Ges，2004，2（11）：905-913.

[26] Omo-Dare P. Genetic studies on keloid. J Natl Med Assoc，1975，67（6）：428-432.

[27] Alster TS，Tanzi EL. Hypertorphic scars and keloids：etiology and management. Am J Clin Dermatol，2003，4（4）：235-243.

[28] Sharquie KE，Al-Dhalimi MA. Keloid in Iraqi patients：a clinicohistopathologie study. Demratol Surg，2003，29（8）：847-851.

[29] Koonin AJ. The aetiology of keloids：a review of the literature and a new hypothesis. S Afr Med J，1964，38：913-916.

[30] Corckett DJ. Regional susepetibility to keloid scarring. Br J PlastSurg，1964，27：245-253.

[31] Urioste SS，Arndt KA，Dover JS. Keloids and hypertrophic scars：review and treatment strategies. Semin Cutan Med Surg，1999，18（2）：159-171.

[32] Bayat A，MeGoruther DA，Ferguson MW. Skin scarring. Br Med J，2003，326（7380）：88-92.

[33] O'Toole GA，Milward TM. Fratemal keloid. Br J plast Sugr，1999，52（5）：408-410.

[34] 姜笃银，付小兵，陈伟，等. 瘢痕疙瘩中皮肤附件结构破坏与瘢痕增生的关系. 中国修复重建外科杂志，2005，19（1）：15-19.

[35] Barker JN，Mitra RS，Griffiths CE，et al. Keratinocytes as initiators of inflammation. Lancet，1991，337（8735）：211-214.

[36] 姜笃银，陈璧，徐明达，等. 病理性瘢痕组织中角朊细胞的免疫诱导作用. 第四军医大学学报，2001，22（1）：40-43.

[37] Butzelaar L，Niessen FB，Talhout W，et al. Different properties of skin of different body sites：the root of keloid formation. Wound Repair Regen，2017，25（5）：758-766.

[38] Bayat A，Arscott G，Ollier WE，et al. Description of site-specific morphology of keloid phenotypes in an Afrocaribbean population. Br J Plast Surg，2004，57（2）：122-133.

第三节　危险因素

一、遗传因素

（一）瘢痕疙瘩家族史

瘢痕疙瘩家族史在各种族中均存在。在印度南部地区的一项 1000 例的流行病学调查中有家族史者占 1.9%[1]。另一项 247 例的研究表明，瘢痕疙瘩患者中有家族史者占 3.2%[2]。观察 625 例患者中其家系率为 3.4%[3]，还有研究报道的阳性家族史为 16%[4]。我国 550 例患者中共有 153 例有家族史，家族史阳性率达到 27.82%[5]。造成这种差异可能有以下原因：首先可能是不同人种本身具有不同的遗传背景；其次是调查时存在的回忆偏倚。同时在其研究中发现，中度病情组中无家族史患者的发病年龄（24.65 岁 ±13.82 岁）较有家族史患者（21.23

岁 ±10.81 岁）大，且此种不同有显著性差异；中重度病情组中有家族史患者明显比无家族史患者多，而轻度患者中无家族史患者比例高，两者相比有显著性差异。瘢痕疙瘩患者一、二、三级亲属的患病率分别为 7.25%、0.37%、0.04%，呈现随亲缘关系的疏远而递减的趋势，经统计学分析差异具有显著性。而另一些资料显示，两组之间在治疗效果方面却存在着差异，发现有家族史的患者治疗后复发率高[6]。我国六个家系的观察显示，每个家系的中先证者的临床表现最典型、病情最重，与同家系的其他发病个体存在较大的差异，而且家系瘢痕疙瘩临床表型呈现出逐代减轻的趋势[7]。

（二）遗传模式

目前大部分学者赞同瘢痕疙瘩的发病与遗传密切相关，但关于瘢痕疙瘩的遗传模式尚存在着争议，人们提出了各种遗传模式试图解释瘢痕疙瘩的遗传性。自从根据一个横跨5代的大家系的系谱研究提出瘢痕疙瘩为常染色体显性遗传模式以来[8]，已有不同的关于瘢痕疙瘩可能的遗传模式被提及。一项小家系研究提出了常染色体隐性遗传方式[9]。而对 14个瘢痕疙瘩大家系的系谱分析后认为，该病为常染色体显性遗传伴不完全外显[10]。随后研究人员对其中的两个家系进行了全基因组扫描将致病基因定位于 2q23 和 7q11[11]，但真正的致病基因至今仍未发现。有研究运用分子遗传学技术分析瘢痕疙瘩的形成[12]，认为在瘢痕疙瘩形成的第一步中导致纤维化反应的是血管内皮细胞中 TGF-β Ⅰ 基因的表达，从而激活相邻成纤维细胞表达大量胶原基因的 Ⅰ 型和 Ⅵ 型产物。国外部分家系调查资料及结论见表 4-2。我国开展的研究发展，三个瘢痕疙瘩家系中，子女发病的父母之一大部分发病，小部分未发病作为致病基因携带者；另外三个瘢痕疙瘩家系中子女发病的父母之一全发病，可见该病符合常染色体显性遗传伴外显不全模式，外显不全率为 10%。单基因突变可以导致对瘢痕疙瘩易感，但不同人群瘢痕疙瘩的发病率不同，以及发病年龄、临床表型、对不同治疗的反应也存在差异，说明不止一个基因参与瘢痕疙瘩的发病，这些基因可能通过相同或不同的途径调控细胞的增殖与凋亡。

表 4-2 部分家系调查资料及结论

时间	观察者	内容	结论
1956 年	Bloom 等	意大利一家系，5 代中 14 人患病	可能为常染色体显性遗传
1975 年	Omo-Dare 等	对一些小家系进行分析	常染色体隐性遗传
1979 年	Oluwasanmi 等	非洲一些家系资料	可能为常染色体显性遗传
2001 年	Marneros 等	对美国 14 个纯血缘关系的瘢痕疙瘩家系（黑种人家系 10 例，白种人家系 1 例，日本人家系 2 例，加勒比海人家系 1 例）共 341 人进行研究发现，有 7 个家系 3 代患病，5 个家系 4 代患病，2 个家系 5 代患病。患者 96 例，男性 36 例，女性 60 例	可能为常染色体显性遗传，伴不完全外显，且表现形式也不尽相同

目前，大部分学者倾向于认为瘢痕疙瘩为常染色体显性遗传，伴不完全外显及表达率变异性和延迟显性遗传等特征，属多基因遗传病。瘢痕疙瘩患者一、二、三级亲属的遗传率分别为 72.45%、40.55%、17.07%。目前已发现在中国汉族人群中瘢痕疙瘩与染色体

1q41、3q22.3 和 15q21.3 的单核苷酸多态性显著相关 [13]。

总之，瘢痕疙瘩表现为常染色体显性遗传，但并非简单的孟德尔式单基因遗传。有的家系中双亲之一患有瘢痕疙瘩，但子女未发病或仅为携带者，此种情况可能是由于修饰基因等因素的影响而不表现出临床症状，失去了常染色体显性遗传的特点，属于不完全外显；有的家系表现为子女发病而父母无病，此种情况可能是父母中一方由于突变基因的下传而导致子女发病。同时，在瘢痕疙瘩家系患者中，患病程度轻重不同，称为可变的表现度。

（三）瘢痕疙瘩相关基因与细胞因子

1. *p53* 基因　是目前较受关注的基因，可能是与瘢痕疙瘩发生相关的肿瘤抑制基因之一。p53 蛋白在包括射线照射的细胞毒应激反应中能保护 DNA 的完整性，因此被认为是"基因组卫士"。通过调节细胞周期、DNA 修复和细胞凋亡的信号转导通路而起到保护作用。*p53* 通过激活靶基因诱导细胞凋亡的能力是其发挥抑癌基因功能的关键因素。p53 蛋白失活使基因组不稳定，出现突变。除基因组改变外，p53 蛋白还可因其他蛋白如病毒蛋白腺病毒 E1B、人类乳头瘤病毒 E6 和猴空泡病毒 40（SV40）T 抗原结合而失活。人 *p53* 基因定位于 17p13.1，长约 20kb，由 11 个外显子和 10 个内含子组成。*p53* 基因编码由 393 个氨基酸组成的分子质量为 53kDa 的细胞核磷酸化蛋白，已确认 4 个功能域，它们分别参与调节转录、DNA 结合、寡聚反应和自身抑制。激活域（42 个氨基酸残基）与其他蛋白质结合或磷酸化间接调节转录。p53 蛋白在细胞周期的调控、维持细胞基因组的完整性、诱导细胞分化和凋亡中起重要作用 [14]。研究表明，*p53* 基因第 4 外显子的第 72 位密码子具有 CGC/CCC 的单核苷酸多态性，其编码的氨基酸分别为精氨酸（Arg）和脯氨酸（Pro），由 Arg/Arg 和 Pro/Pro 构成的 p53 蛋白的功能是有差异的，由 Arg/Arg 构成的 p53 蛋白有较强的细胞凋亡诱导功能，而 Pro/Pro 构成的 p53 蛋白可以上调与细胞增殖相关的细胞周期蛋白依赖性激酶抑制基因的表达。抗体反应实验表明，含 Arg 和 Pro 的两种 *p53* 均为野生型，在大多数细胞中二者的稳定性相同。研究发现，瘢痕疙瘩 *p53* 基因第 72 位密码子基因突变 [15]，即瘢痕疙瘩组织细胞中出现 *p53* 基因第 72 位密码子的碱基排列中 CGC 变异为 CCC，即 Arg 变为 Pro。近年研究发现 *p53* 基因第 72 位密码子 CGC/CCC 多态性与某些肿瘤易感性有关。对 20 份瘢痕疙瘩组织标本的主要凋亡相关蛋白进行分析发现 [16]，20 例标本中有 18 例表达 p53，主要以核周方式分布于瘢痕疙瘩边缘增生部位，认为 p53 调节异常引起瘢痕疙瘩边缘区细胞凋亡减少和增殖明显。

2. *Fas* 基因　人 *Fas* 基因位于 10q23，其野生型基因产物 FasL 或 Fas 单抗均可引起 Fas 分子三聚化，传导凋亡信号入胞，诱导 Fas 阳性表达细胞凋亡。Fas 蛋白属于 I 型跨膜蛋白，包括膜外区、跨膜区和胞质区，其中外显子 6 编码跨膜区，外显子 8、9 编码胞质区，1～5 编码膜外区。瘢痕疙瘩成纤维细胞中 *Fas* 基因 1～5 外显子未检出突变，突变主要发生于外显子 6、8、9。因此，瘢痕疙瘩成纤维细胞 Fas 蛋白无功能或不表达，与膜外区无关。内含子 5 与外显子 6 交界区序列，从 TATG 至 AATGT 为插入突变及点突变的混合型突变；外显子 8、9 为突变高发区，存在多个突变位点，可导致编码的 Fas 蛋白死亡结构域不完整。总之，外显子 6、8、9 突变可以造成 Fas 蛋白不表达或表达的 Fas 蛋白无功能，进而引起成纤维细胞凋亡缺陷并大量增殖，可能最终导致瘢痕疙瘩形成。

3. c-myc、c-fos、ras 基因　人 c-myc 基因定位于 8q24，编码核蛋白结合蛋白，是细胞促增殖基因，能抑制细胞凋亡，参与细胞内多种信号传递；c-fos 属于即早基因（IEG）家族，人 c-fos 基因定位于 14q23.4，通过调节特定靶基因的方式将细胞表面被刺激的短程信号与细胞长期反应相偶联；ras 基因编码信号转导蛋白，是促细胞增殖原癌基因。研究发现，在增生性瘢痕和瘢痕疙瘩成纤维细胞中 c-myc 和 c-fos[17] 呈阳性表达，而 ras p21 在病理性瘢痕的成纤维细胞中表达缺乏。因此，病理性瘢痕中 c-myc 和 c-fos 原癌基因的激活可能参与了成纤维细胞的分化和增殖、胶原合成与降解及对细胞因子的调控，并导致瘢痕增生；ras 基因在病理性瘢痕发生过程中可能不突变或不起主要作用。因此，部分原癌基因的限制性表达不是多基因无限制性共同表达，可能是病理性瘢痕较少癌变的原因。

4. Bcl-2 家族　原癌基因 Bcl-2 家族是多基因家族成员之一，包括抑制凋亡的 Bcl-2、Bcl-xl 和 Bad 等及促进凋亡的 Bax、Bcl-xs 和 Bak 等。Bcl-2 与凋亡促进基因 Bax 拮抗，抑制细胞色素 c 自线粒体释放至胞质，阻止细胞色素 c 对 caspase 蛋白酶的激活，从而抑制凋亡。有学者报道，在瘢痕疙瘩中 Bcl-2 蛋白表达率显著高于增生性瘢痕，且瘢痕疙瘩和增生性瘢痕与正常瘢痕相比，Bcl-2 蛋白表达率也显著增高[17]。但 Fas/Apo- I 阳性表达率在正常皮肤、增生性瘢痕和瘢痕疙瘩中的表达无显著性差异，从而推测是 Bcl-2 基因而不是 Fas 基因在病理性瘢痕形成中发挥作用。另有研究表明，20 例瘢痕疙瘩中 19 例有 Bcl-2 表达，而无 Bcl-x 表达，显然正是这种凋亡抑制基因与凋亡促进基因的表达不平衡，促进了瘢痕疙瘩的形成。

5. ICE 家族　ICE 样蛋白酶（caspase）是一组天门冬氨酸特异性半胱氨酸蛋白酶，目前发现至少有 10 种 caspase 参与细胞凋亡信号转导，从种系发生学角度将其分为 3 个亚家族。细胞凋亡过程中需要蛋白水解酶的参与，因此影响细胞凋亡的蛋白、生长因子及药物等均可通过调节蛋白水解酶的活性而发挥作用，如 p53、c-myc、Rb、bcl-2、Fas 等。增生性瘢痕与瘢痕疙瘩中 caspase-3 较正常瘢痕显著升高[18]，进一步在无血清培养条件下培养 24 小时后发现，瘢痕疙瘩成纤维细胞凋亡率及 caspase-3 蛋白水解活性均明显升高，而正常瘢痕无显著变化，且这种凋亡可被 caspase-3 抑制剂 DEVD-FMK 所阻滞，这说明在无血清诱导的瘢痕疙瘩成纤维细胞的凋亡中，caspase-3 发挥了重要作用。

6. 其他基因　通过对 64 种凋亡相关基因研究发现，与正常瘢痕相比，瘢痕疙瘩中有 8 种凋亡基因表达过低[19]，包括 DAD-1、二磷酸核苷激酶 B、谷胱甘肽 S- 转移酶、谷胱甘肽微粒体 S- 转移酶、谷胱甘肽过氧化酶、肿瘤坏死因子受体相关死亡结构域蛋白（TRADD）、NIP3 和 HDLC1，因此认为瘢痕疙瘩不能正常凋亡并持续形成结缔组织是其不断增生的原因。

7. HLA　研究发现具有 HLA-B10 和 HLA-DW16 的个体有较大的可能性发展成瘢痕疙瘩和增生性瘢痕。HLA-DR 阳性的个体，TNF-α 量较低，而 TNF-α 是胶原酶的激活剂，从而导致胶原分解被抑制，因此 HLA 等位基因可看作是否有瘢痕形成的预后指标。增生性瘢痕和瘢痕疙瘩患者中 IgG、C3、C4 和 C1q 血清水平无明显差异，而在局部组织中 IgG 升高，提示在瘢痕疙瘩中存在局限性免疫反应，未发现 HLA-A 或 HLA-B 组织相容性抗原位点与瘢痕疙瘩的发病有关。在瘢痕疙瘩中有 CD3[+]、CD45RO[+]、CD4[+]、HLA-DR[+] 和 LFA-1[+] 的 T 细胞，以及 CD1a[+]/CD36[+]、HLA-DR[+] 和 ICAM-1[+] 的树突状细胞浸润[20]，提示 MHC Ⅱ 限制性细胞免疫在瘢痕疙瘩发病中起重要作用。HLA-DR 和 CD1a 分子在瘢痕疙瘩中高表达的相关研究结果进一步证实了上述观点[21]。

8. 细胞因子　多种细胞因子如 TGF-β、IGF、PDGF 和 EGF，以及近年发现的 CTGF 等均参与了瘢痕疙瘩的发病过程，其中 TGF-β 是目前已知与瘢痕疙瘩形成关系最密切的细胞因子[22]。TGF-β 与成纤维细胞接触后，与细胞表面受体结合，通过某种信号转导通路，细胞核内 *c-myc* 和 *c-fos* 表达升高，进而引起胶原基因高表达，导致成纤维细胞产生过多胶原，促使病理性瘢痕的形成。TGF-β 还能拮抗某些细胞因子的致丝裂作用，也是成纤维细胞和单核细胞的有效趋化剂。

二、发病诱因

临床观察瘢痕疙瘩常在痤疮、毛囊炎、手术、外伤、疫苗接种、烫伤、穿耳、文身、昆虫叮咬、水痘或带状疱疹病毒感染、化脓性汗腺炎、烧伤、激光治疗、化学剥脱治疗、冷冻治疗后发生，以上这些因素是常见的发病诱因。烧伤虽是瘢痕疙瘩的潜在诱发因素之一，但通常与增生性瘢痕的形成有关。邓军等[23]对 354 例瘢痕疙瘩患者进行回顾性分析发现，自发发病的瘢痕疙瘩患者 291 例，占总数的 82.2%。在这些自发发病者中，一般可追溯到发病局部曾有毛囊炎或痤疮病史。少数瘢痕疙瘩发病者是由于各种有创治疗或外伤引起，因此常常见到不同年龄阶段的发病部位和诱因不尽相同。然而，无论损伤类型如何，由此造成的瘢痕疙瘩的严重程度与最初的损伤刺激不成比例[24]。

自发发病的瘢痕疙瘩常在痤疮皮损上或毛囊炎的基础上发生，而痤疮和毛囊炎与青春期性激素分泌旺盛密切相关。皮脂腺的生长和分泌依赖于雄激素。研究发现，痤疮患者皮损的雄激素受体（androgen receptor，AR）和雌激素受体（estrogen receptor，ER）水平高于皮损周围皮肤和正常对照者[25]，两种受体浓度不受性激素水平的调节。免疫组化发现正常人毛囊皮脂腺单位均有 AR 和 ER 表达，皮脂腺的基底细胞和腺细胞，以及某些毛囊皮脂腺管基底层和基底层以上角质形成细胞表达高浓度 AR[26, 27]。痤疮的发生与皮脂腺 AR 和 ER 水平升高或 AR 与 ER 比例失调有关，对正常血清水平雄激素的敏感性增加，刺激皮脂腺增生，分泌增多，再加上毛囊皮脂腺管受体水平升高或比例失调，角质形成细胞增殖角化失常，管腔狭窄或闭锁，皮脂排泄不畅而潴留，继以痤疮棒状杆菌感染而发病[28]。痤疮感染导致皮肤全层或部分真皮层损伤，即可继发形成瘢痕疙瘩。通过抑制 AR 转录活性的药物对痤疮有治疗作用，也说明了 AR 水平升高与痤疮有关。采用抗雄激素药物可有效治疗痤疮[29]，研究发现血清中 IGF-1 和雄激素水平的升高可以促进成年人痤疮及其炎症的发生[30]，也都说明痤疮发生与雄激素密切相关。

三、内分泌

皮肤是一个复杂的器官，可与其他器官相互作用，形成皮肤－神经免疫－内分泌的复杂联系[31]。当皮肤受到损伤时，会引发包括心理因素、内分泌变化在内的一系列反应。在增生性瘢痕和瘢痕疙瘩等病程中，患者或多或少存在精神压力，引起相关内分泌变化。

瘢痕疙瘩好发于青春期，在妊娠期会明显增生，而在绝经期后增生缓慢甚至萎缩。这些现象表明内分泌多种激素的水平对瘢痕疙瘩发病和病程有明显影响。还有研究显示，雄激素受体在瘢痕疙瘩中也发挥了一定的作用，这可能是通过与其配体结合后促进细胞周期蛋白 D1（cyclin D1）有关基因的表达而发挥作用。胰岛素及胰岛素受体也可能在瘢痕疙瘩纤维化过程中起作用[32]。

四、饮食

许多研究已经对瘢痕疙瘩的生理病理学进行了多方面的分析，但是饮食成分与瘢痕疙瘩的关系还没有得到足够的重视。多项调查研究显示，饮食因素中营养素及微量元素等可以影响瘢痕疙瘩进程[33-35]，部分刺激性食物也可以影响瘢痕疙瘩的发展[36]。

五、高血压

瘢痕疙瘩的发病与高血压有密切联系[37, 38]，原因如下：第一，瘢痕疙瘩和高血压有相似的流行病学发展趋势，相比于白种人，两者均多发生于非裔美国人。第二，高血压患者在侵入性手术后比正常患者更容易发生病理性瘢痕。第三，临床上发现抗高血压药物可以明显改善瘢痕疙瘩的症状。第四，瘢痕疙瘩患者相比正常人更有可能合并高血压。其机制可能是通过增加局部张力和促血管生成等方式加重瘢痕疙瘩的局部炎症反应[36, 39]。

六、局部因素

瘢痕疙瘩发生的局部因素包括伤口愈合延迟、伤口深度，最重要的是机械力，如拉伸引起的皮肤张力[40]。瘢痕疙瘩通常发生在张力较高的部位，如前胸、肩部、肩胛区和下腹部－耻骨上区等，而很少发生在低拉伸／收缩力的部位，如头皮、上眼睑和小腿前区。瘢痕疙瘩在垂直和水平方向上生长和扩展，其在水平生长方向产生的特征性形状，如前胸的蝴蝶形、蟹足形和肩膀的哑铃形，取决于皮肤伤口部位及其周围机械力的方向。同时，术中的减张缝合及术后的减张护理可有效减少瘢痕的形成，说明局部张力在瘢痕疙瘩的发生和发展中发挥重要作用。

瘢痕疙瘩的好发部位与典型形态是局部力学和力学生物学起促进作用的证据，有研究者提出了"硬间隙（stiffness gap）假说"[41]，以说明瘢痕疙瘩的慢性但持续的发展现象。该假说认为细胞外基质硬度和细胞硬度之间的间隙增大可能促进瘢痕疙瘩的进展，在这一动态过程中，细胞外基质（ECM）硬度和细胞硬度并不平衡，两者之间不断扩大的"硬间隙"加剧了瘢痕疙瘩的进展。这能很好地解释瘢痕疙瘩的典型形态、沿水平方向而非垂直方向进展及术后复发现象。

此外，低氧微环境也可以导致瘢痕疙瘩发生。胶原沉积可能与瘢痕疙瘩组织内的低氧微环境密切相关，这是由于缺氧可以通过低氧诱导因子（hypoxia inducible factor，HIF）-1α 促进转化生长因子 β（TGF-β）/Smad 信号转导，从而导致胶原的合成与沉积[42]。

七、不合理治疗

由于瘢痕疙瘩是持续增生及容易复发的特殊类型瘢痕，任何加重创伤及炎症的因素均能促使瘢痕疙瘩病情加重。临床上常见到瘢痕疙瘩不合理治疗后病情明显加重的现象。邓军等回顾分析了 354 例瘢痕疙瘩病例，既往有治疗史的患者 272 例（76.8%），占到院治疗瘢痕疙瘩患者的大部分，这些瘢痕疙瘩患者均是既往治疗无效或复发病例。在这些有既往治疗史的患者 232 例（85.3%）行单纯注射、20 例（7.4%）行切除缝合手术＋电子束照射、9 例（3.3%）行单纯手术、6 例行单纯激光（2.2%）、5 例（1.8%）行外用药及其他治疗[23]。国外研究者也观察了 194 例瘢痕疙瘩患者在皮损内注射治疗后的效果，有近 15% 的患者出现明显的病情恶化现象[43]。

以上这些不合理治疗因素，既有患者的因素，也有医生的因素。有些患者对疾病认识不足，惧怕手术、惧怕放疗，只选择注射治疗。少数患者只选择单纯手术，复发后更严重。部分患者错过治疗时机，直至瘢痕疙瘩明显挛缩、破溃流脓、剧烈疼痛等才选择治疗。部分医生对瘢痕疙瘩的诊治不做分级，采用惯性治疗方法，不采取预防复发措施。有的医生选择增加创伤的手术方式治疗，致使张力升高、愈合延迟、继发新的瘢痕。

瘢痕疙瘩是与遗传因素相关的伴有持续炎症反应的特殊类型的瘢痕，如果在没有采取预防复发措施下行单一方法治疗，往往出现很高的复发率和加重现象。因此，瘢痕疙瘩的治疗必须在控制损伤前提下去除瘢痕组织，还需要联合放化疗在内的综合治疗和需要较长时间的随访及采取防控措施才能获得较满意的疗效，应采取早期治疗、微创和综合治疗并长期防控的方法。

参 考 文 献

[1] Ramakrishnan KM，Thomas KP，Sundararajan CR.Study of 1，000 patients with keloids in South India. Plast Reeonstr Surg，1974，53（3）：276-280.

[2] Cosman B，Crikelair GF，Ju DM，et al. The surgical treatment of keloids. Plast Reeonstr Surg，1961，27（4）：335-358.

[3] Jacobson F. Treatment of keloids. Acta Radiol，1948，29：261-267.

[4] Sharquie KE，Al-Dhalimi MA. Keloid in Iraqi patients：a clinicohistopathologic study. Demratol Surg，2003，29（8）：847-851.

[5] 周顺铭，杨森，李伟，等 . 瘢痕疙瘩的临床和流行病学特征 . 安徽医科大学学报，2006，41（3）：346-348.

[6] Klumpar Dl，Murray JC，Anscher M. Keloids treated with exeisiono followed by radiation therpay. J Am

Acad Dermatol，1994，31（2 Pt 1）：225-231.

[7] 陈阳，高建华，刘晓军，等 . 瘢痕疙瘩中国家系的发病特点研究 . 中国美容医学，2006，15（1）：6-10，114.

[8] Bloom D. Heredity of keloids：review of the literature and report of a family with multiple keloids in five generations. N Y State J Med，1956，56（4）：511-519.

[9] Omo-Dare P. Genetic studies on keloid. J Natl Med Assoe，1975，67（6）：428-432.

[10] Manreros AG，Norris JE，Olsen BR，et al. Clinical genetics of familial keloids. Arch Demratol，2001，137（11）：1429-1434.

[11] Manreros AG，Norris JEC，Watanabe S，et al. Genome scans provide evidence of keloid susceptibility loci on chormosomes 2q23 and 7p11. J Invest Demratol，2004，122（5）：1126-1132.

[12] Peltonen J，Hsiao LL，Jaakkola S，et al. Activation of collagen gene expression in keloids：co-localization of type Ⅰ and Ⅵ collagen and transoforming growth factor-beta-1 mRNA. J Invest Dermatol，1991，97（2）：240-248.

[13] Glass DA. Current understanding of the genetic causes of keloid formation. J Investig Dermatol Symp Proc，2017，18（2）：S50-S53.

[14] Jeng KS，Sheen IS，Chen BF，et al. Is the p53 gene mutation of prognostic value in hepatocellular carcinoma after resection?. Arch Surg，2000，135（11）：1329-1333.

[15] Liu YB，Gao JH，Duan HJ，et al. Investigation of p53 gene mutations in keloids using PCR-SSCP. Zhonghua Zheng Xing Wai Ke Za Zhi，2003，19（4）：258-260.

[16] Ladin AD，Hou Z，Patel D，et al. p53 and apeptosis alterations in keloids and keloids frbmblasts. Wound Repair Regen，1998，6（1）：28-37.

[17] Teofoli P，Barduagni S，Ribuffo M，et al. Expression of Bcl-2，p53，c-jun and c-fos protooncogenes in keloids and hypertrophic scars. J Dermatol Sci，1999，22（1）：31-37.

[18] Akasaka Y，Ishikawa Y，Ono I，et al. Enhanced expression of caspase-3 in hypertrophic scars and keloid：induction of caspase-3 and apoptosis in keloid fibroblasts in vitro. Lab Invest，2000，80（3）：345-357.

[19] Sayah DN，Soo C，Shaw WW，et al. Downregulation of apoptosis-related genes in keloid tissues. J Surg Res，1999，87（2）：209-216.

[20] Santucci M，Borgognoni L，Reali UM，et al. Keloids and hypertrophic scars of Caucasians show distinctive morphologic and immunophenotypic profiles. Virchows Arch，2001，438（5）：457-463.

[21] Chen DM，Wang Q，Bao WH，et al. Role of HLA-DR and CD1a molecules in pathogenesis of hypertrophic scarring and keiloids.Chin Med J（Engl），2003，116（2）：314-315.

[22] Lopes LB，Furnish EJ，Komalavilas P，et al. Cell permeant peptide analogues of the small heat shock protein，HSP20，reduce TGF-beta 1-induced CTGF expression in keloid fibroblasts. J Invest Dermatol，2009，129（3）：590-598.

[23] 邓军，胡学强 . 瘢痕疙瘩 354 例临床分析 . 皮肤科学通报，2020，37（3）：298-300.

[24] Limandjaja GC，Niessen FB，Scheper RJ，et al. The keloid disorder：heterogeneity，histopathology，mechanisms and models. Front Cell Dev Biol，2020，8：360.

[25] Hodgins MB，Choudhry R，Parker G，et al. Androgen receptors in dermal papilla cells of scalp hair follicles in male pattern baldness. Ann N Y Acad Sci，1991，642：448-451.

[26] Bläuer M，Vaalasti A，Pauli SL，et al. Location of androgen receptor in human skin. J Invest Dermatol，1991，97（2）：246-248.

[28] Inui S，Nakao T，Itami S. Modulation of androgen receptor transcriptional activity by anti-acne reagents. J

Dermatol Sci，2004，36（2）：97-101.

[29] Münster U，Nakamura C，Haberland A，et al. RU 58841-myristate- prodrug development for topical treatment of acne and androgenetic alopecia. Pharmazie，2005，60（1）：8-12.

[30] Cappel M，Mauger D，Thiboutot D. Correlation between serum levels of insulin-like growth factor 1，dehydroepiandrosterone sulfate，and dihydrotestosterone and acne lesion counts in adult women. Arch Dermatol，2005，141（3）：333-338.

[31] Hochman B，Contoli Isoldi F，Furtado F，et al. New approach to the understanding of keloid：psycho-neuroimmune- endocrine aspects. Clin Cosmet Investig Dermatol，2015，8：67-73.

[32] Ohtsuru A，Yoshimoto H，Ishihara H，et al. Insulin-like growth factor-I（IGF-I）/IGF-I receptor axis and increased invasion activity of fibroblasts in keloid. Endocr J，2000，47（Suppl）：S41-S44.

[33] Ferreira AC，Hochman B，Furtado F，et al. Keloids：a new challenge for nutrition（review）. Nutr Rev，2010，68（7）：409-417.

[34] Louw L. Keloids in rural black South Africans. Part 1：general overview and essential fatty acid hypotheses for keloid formation and prevention. Prostaglandins Leukot Essent Fatty Acids，2000，63（5）：237-245.

[35] Louw L，Dannhauser A. Keloids in rural black South Africans. Part 2：dietary fatty acid intake and total phospholipid fatty acid profile in the blood of keloid patients. Prostaglandins Leukot Essent Fatty Acids，2000，63（5）：247-253.

[36] Ogawa R，Akaishi S. Endothelial dysfunction may play a key role in keloid and hypertrophic scar pathogenesis—keloids and hypertrophic scars may be vascular disorders. Med Hypotheses，2016，96：51-60.

[37] Snyder AL，Zmuda JM，Thompson PD. Keloid associated with hypertension. Lancet，1996，347（8999）：465-466.

[38] Ogawa R，Arima J，Ono S，et al. Total management of a severe case of systemic keloids associated with high blood pressure（hypertension）：clinical symptoms of keloids may be aggravated by hypertension. Eplasty，2013，13：e25.

[39] Arima J，Huang CY，Rosner B，et al. Hypertension：a systemic key to understanding local keloid severity. Wound Repair Regen，2015，23（2）：213-221.

[40] Tsai CH，Ogawa R.Keloid research：current status and future directions. Scars Burn Heal，2019，5：2059513119868659.

[41] Huang CY，Liu LW，You ZF，et al. Keloid progression：a stiffness gap hypothesis. Int Wound J，2017，14（5）：764-771.

[42] Syed F，Sanganee HJ，Singh S，et al. Potent dual inhibitors of TORC1 and TORC2 complexes（KU-0063794 and KU-0068650）demonstrate in vitro and ex vivo anti-keloid scar activity. J Invest Dermatol，2013，133（5）：1340-1350.

[43] Tirgan M. Worsening of keloids after intralesional injections. J Am Acad Dermatol，2013，68（Suppl 1）：AB68.

（邓　军　周　欢）

第五章

瘢痕疙瘩病因学

皮肤受到深及真皮网状层的损伤时均会形成不同程度的瘢痕，即瘢痕是机体修复创面的结果。创面愈合过程中，正常的瘢痕形成有积极作用，称为生理性瘢痕。但在愈合过程中受各种因素的影响，常导致瘢痕异常生长，发生增生性瘢痕、瘢痕疙瘩，称为病理性瘢痕。病理性瘢痕还可继发各种并发症，如瘢痕挛缩、瘢痕感染、瘢痕癌等。病理性瘢痕不仅影响外观，还影响功能，并且影响患者心理健康，应及早防治。

引起病理性瘢痕的原因很多，如各种创伤、手术、烧伤、感染与炎症、异物刺激等。瘢痕疙瘩的发病诱因与其他病理性瘢痕的发病诱因既有相同的创伤致病因素，又有其特殊性。炎症性皮肤病往往是最常见的瘢痕疙瘩发病因素，不合理治疗又是瘢痕疙瘩病情加重的最常见因素，包括单纯的瘢痕内注射、单纯手术切除等。

第一节　全身因素

一、种族与家族遗传

很多证据表明瘢痕疙瘩发病受遗传因素影响[1]。各个人种均可发生瘢痕及瘢痕疙瘩，瘢痕疙瘩在非洲人、亚洲人和西班牙裔血统的人中具有很强的家族遗传性，并且具有较高的种族易感性[2]。据统计，发生率黑种人最高，黄种人次之，白种人较少。黑种人瘢痕疙瘩的发生率是白种人的 6 ~ 18 倍[3]，估计黑种人的发病率高达 16%[4]。高加索人属白种人，较少出现瘢痕疙瘩和增生性瘢痕，即使发病，往往病情也不严重[5]。

MHC 与多种疾病密切相关，特别是 MHC Ⅱ 类分子中的人类白细胞抗原（HLA）-DR 与皮肤纤维化疾病（包括结节病和全身性硬化症）有相关性，HLA 多态性与不同种族背景的瘢痕疙瘩易感性关系密切，可能参与调节瘢痕疙瘩中 $CD4^+$ T 细胞对免疫的应答。Lu 等[6] 研究了中国汉族个体中瘢痕与 HLA-DRB1 等位基因的关联性，使用具有序列特异性寡核苷酸探针的反向杂交 PCR 半自动分型系统确定 HLA-DRB1 等位基因的分布，共分析了 192 例瘢痕疙瘩患者和 273 例健康对照者中 HLA-DRB1 等位基因的分布。在瘢痕疙瘩患者中，HLA-DRB1*15 等位基因显著高于健康对照组，而 HLA-DRB1*03 等位基因的频率较低。此外，通过分层分析发现，HLA-DRB1*15 等位基因与瘢痕疙瘩的多部位组、严重组和家族史有关。

Brown 等[7] 研究了高加索瘢痕疙瘩患者中 HLA-DRB1 表型频率。在 67 例瘢痕疙瘩病例中，与对照组相比，高加索瘢痕疙瘩患者的 HLA-DRB1*15 表型频率更高。该研究认为在具有北欧血统的高加索人中，*HLA-DRB1*15* 与受伤后发生瘢痕疙瘩的风险有关。

瘢痕疙瘩发生的家族史倾向在各种族中均存在。有研究表明，瘢痕疙瘩患者一、二、三级亲属的患病率分别为 7.25%、0.37%、0.04%，呈现随亲缘关系的疏远而递减的趋势，经统计学分析差异具有显著性。有家族史的患者治疗后复发率更高 [8]。对我国 6 个家系的观察显示，每个家系中先证者的临床表现最典型、病情最重，与同家系的其他发病个体存在较大的差异，而且家系瘢痕疙瘩临床表型呈现出逐代减轻的趋势 [9]。Lu 等 [10] 调查了 715 例瘢痕疙瘩患者，发现有阳性家族史的瘢痕疙瘩患者的病情严重程度显著高于阴性家族史者，一、二、三级亲属中瘢痕疙瘩的遗传率分别为 72.45%、40.55%、17.07%，因此可以肯定的是遗传因素在瘢痕疙瘩的发生中起作用。

Marneros 等 [11] 研究了 14 个瘢痕疙瘩大家系的临床和遗传特征。这些家庭的种族主要是非裔美国人，也有白种人、日本人和非洲加勒比海人。家谱有 341 例家庭成员，其中 96 例患瘢痕疙瘩。在受影响的家庭成员中，男性 36 例，女性 60 例。发病年龄从儿童早期到成年后期不等。同一家族中的瘢痕疙瘩表现各不相同：一些受影响的成员只有较小的耳垂瘢痕，而另一些成员的重度瘢痕可累及身体的大部分区域。在受调查的谱系中，有 7 例个体是未发病的携带者。在这些家庭中未发现与瘢痕疙瘩相关的综合征，如鲁宾斯坦 – 泰比综合征（Rubinstein-Taybi）和 Goeminne 综合征，也排除了与这些综合征基因位点的连锁和 X 染色体连锁。对其中的两个家系进行全基因组扫描，并将致病基因定位于 2q23 和 7q11。在这些家族中观察到的遗传模式与常染色体显性遗传模式相符，伴有不完全外显和可变表达。

对我国福建多个地区的汉族瘢痕疙瘩家系做了调查 [12]，这些家族性瘢痕疙瘩主要发生在青春期，男女发病率无差异。发现家族性瘢痕疙瘩发病有中断现象，显示出不完全的外显率。家族性瘢痕疙瘩的临床表型在不同的受影响人群中表现出可变的表达。在这些汉族瘢痕疙瘩家系中观察到的遗传模式与常染色体显性遗传模式相符，具有不完全外显和可变的表达能力及延迟的显性。

另外，采用全基因组关联研究（GWAS）检测中国汉族人群中瘢痕疙瘩和单核苷酸多态性（SNP）之间的关联 [13]，使用 Sequenom Mas-sArray 系统选择了 6 个 SNP（rs2303579、rs2303580、rs10518830、rs8032158、rs4774833 和 rs17819300），以在 50 例患者和 52 例对照者中进行复制，发现位于 NEDD4 的 SNP 与瘢痕疙瘩易感性显著相关（rs2303579，*P*=0.005；rs2303580，*P*=0.006 和 rs10518830，*P*=0.013）。研究证实了中国汉族人群的瘢痕疙瘩基因座为 15q21.3。

基因多态性和基因突变可能干扰伤口愈合过程后续阶段信号通路的正常进程 [14]，通过 TGF-β1/Smad 途径、MAPK 激酶、IGF-I 及其受体、纤溶酶原激活物抑制剂 1 和尿激酶纤溶酶原激活物、维生素 D 受体的基因多态性和 *ADAM33* 基因及抑制基因的异常表达等方面起作用。

二、内分泌

瘢痕疙瘩好发于青春期，往往继发于痤疮基础上。而在妊娠期，尤其是在妊娠期后

1/3 的时间段，瘢痕疙瘩有明显的体积增大及症状加重现象，在绝经期后生长缓慢甚至萎缩消退。众多的临床证据显示瘢痕疙瘩与内分泌激素水平有相关性。

较多的瘢痕疙瘩发生于痤疮后。痤疮的发病涉及毛囊皮脂腺单位，皮脂腺的数量、大小与活性主要受控于激素，雄激素是介导皮脂生成的主要激素。在皮脂腺基底层细胞内和毛囊的外毛根鞘内存在雄激素受体。雄激素于新生儿期开始发挥作用，但在青春期开始前保持在稳定的低值。青春期性激素分泌旺盛，位于毛囊皮脂腺单位中的激素受体数量增加，对正常血清水平中的雄激素敏感性增加。在激素作用下，皮脂腺增生、皮脂分泌增多，加上角质形成细胞增殖、角化失常，管腔狭窄或闭锁，皮脂排泄不畅而潴留，继以痤疮丙酸杆菌感染而发病[15]。痤疮感染导致皮肤全层或部分真皮层损伤，即可继发瘢痕疙瘩。雄激素受体在瘢痕疙瘩发病中也发挥了一定的作用，可能是通过与其配体结合后促进细胞周期蛋白 D1 有关基因的表达发挥作用[16]。胰岛素及胰岛素受体也可能在瘢痕疙瘩纤维化过程中起作用[17]。

妊娠期容易发生瘢痕或已经发生的瘢痕和瘢痕疙瘩呈明显加速增生状态，这可能与妊娠期间雌激素、促黑素（MSH）、甲状腺激素等分泌旺盛有关。瘢痕疙瘩患者皮损在妊娠期间增大，往往在妊娠前 3 个月即开始[18, 19]。雌激素对皮肤生理有重要影响，并调节表皮角质形成细胞、皮肤成纤维细胞和黑素细胞[20]。许多分子和临床数据支持雌激素对正常皮肤稳态和伤口愈合的影响[21]。α-MSH 及其配体除了产生色素，在皮肤中还具有其他功能。黑素皮质素受体 1（MC1R）/α-MSH 信号转导途径的激活与炎症和细胞外基质稳态的调节有关。鼠伤修复过程中，在迁移上皮舌状前缘的炎症细胞和基底角质形成细胞中检测到 MC1R 和 α-MSH。在人的烧伤创面和增生性瘢痕中发现 MC1R 和 α-MSH 蛋白水平明显上调，提示 MC1R/α-MSH 信号在皮肤损伤的炎症和纤维增生反应中起作用[22]。另外，黑素细胞也参与创伤愈合过程[23]，基底膜受损后，基底层的黑素细胞与真皮层的成纤维细胞接触或相互作用，这反过来又促进了成纤维细胞的增殖及胶原蛋白的分泌和沉积。

三、全身状况

不同个体创伤后的反应存在明显差异，创伤后形成的瘢痕有较大差别。大多数人在创伤愈合后形成瘢痕，要经过 1～2 年的增生期、稳定期、减退期，瘢痕由增生活跃逐渐变平、变软，颜色由红色逐渐变淡，症状从开始的明显痛痒逐渐减退、消失。少数人则需要 2～3 年，甚至更长时间的变化过程。

瘢痕疙瘩则没有上述典型的变化过程。瘢痕疙瘩具有明显的好发部位及持续增大呈瘢痕瘤样的临床特征。瘢痕疙瘩的发生往往不需要明显的外伤，这与患者的体质有关，这种与遗传基因有关的体质被称为瘢痕体质。临床上真正具有瘢痕体质的患者较少见，因此遇有明显增生性瘢痕的患者不能轻易下瘢痕体质的诊断。

机体营养不良、贫血、维生素缺乏、微量元素平衡失调、糖尿病、高血压等全身因素往往使伤口愈合延迟，加重瘢痕病情。大量使用糖皮质激素类药物、抗肿瘤药物、免疫抑制剂等，创面区域曾施行放射治疗、合并静脉曲张或低垂位等，也使伤口愈合延迟。

饮食也可以影响瘢痕疙瘩的发展。Ferreira 等回顾分析了营养素与瘢痕疙瘩之间的关系，显示瘢痕疙瘩与脂肪酸、可溶性纤维和植物化学物质之间可能存在关联[24]。花生四烯酸前体和必需脂肪酸缺乏可能是瘢痕疙瘩形成的因素，另外伤口局部的营养状态低下也是瘢痕疙瘩形成的一种促进因素[25]。微量营养素缺乏，如钙的摄入量较低，可能会导致成纤维细胞中异常的细胞信号转导，进而导致胶原蛋白的过度生成；铜摄入量的减少可能会影响免疫系统。而镁的摄入量高会刺激代谢活动等[26]。饮用含乙醇成分的饮料（尤其是烈性白酒），可明显导致瘢痕疙瘩充血、增大及痒痛症状加重。这可能与乙醇的扩血管作用有关。此外，辣椒也是常见的加重临床症状的食物之一。有些患者在食用海鲜类食物后也可加重症状，这可能与过敏反应有关。

四、心理因素

皮肤还是一个复杂的器官，中枢神经系统及下丘脑－垂体－肾上腺轴等对皮肤器官起作用。当皮肤受到损伤时，一些触发器会触发一系列旨在恢复其完整性的事件[27]。这种心理－神经－免疫－内分泌的相互联系调节着体内平衡状态和愈合过程。大多数炎症性皮肤病如银屑病和特应性皮炎等，在其病理生理学中存在着明显的心理因素，可触发神经、免疫和内分泌系统的综合作用。炎症性皮肤病或皮肤外伤，如痤疮或外伤及手术切口，均可启动修复过程，并可能导致增生性瘢痕和瘢痕疙瘩等纤维增生性疾病，这些疾病也或多或少地与精神压力相关，特别是与社会心理特征有关，因此增生性瘢痕和瘢痕疙瘩也可作为一种精神介导的疾病。

心理因素可影响瘢痕的增生情况。如瘢痕患者对创伤认识不足或心理不健康，自主神经功能紊乱，总有受伤后不适感，有虫行感，不自主地摩擦、搔抓等机械刺激均可使瘢痕增生加重，甚至造成恶性循环[28]。瘢痕疙瘩和增生性瘢痕患者在长期的病程中，由于瘙痒、疼痛、功能受限等因素，生活质量受到严重影响[29]，加重患者的身心压力，心理压力加重又促使瘢痕病情加重和复发[30]。

参 考 文 献

[1] Glass DA. Current understanding of the genetic causes of keloid formation. J Investig Dermatol Symp Proc，2017，18（2）：S50-S53.

[2] Ud-Din S，Bayat A. Strategic management of keloid disease in ethnic skin：a structured approach supported by the emerging literature. Br J Dermatol，2013，169（Suppl 3）：71-81.

[3] Milagre AC，Rezende H，de Almeida L，et al. Exuberant keloid scar associated with skin neoplasia. Rev Assoc Med Bras，2018，64（4）：315-317.

[4] Brown JJ，Ollier WER，Arscott G，et al. Association of HLA-DRB1* and keloid disease in an Afro-Caribbean population. Clin Exp Dermatol，2010，35（3）：305-310.

[5] Ogawa R，Akita S，Akaishi S，et al. Diagnosis and treatment of keloids and hypertrophic scars—Japan Scar Workshop Consensus Document 2018. Burns Trauma，2019，7：39.

[6] Lu WS，Zhang WY，Li Y，et al. Association of HLA-DRB1 alleles with keloids in Chinese Han individuals. Tissue Antigens，2010，76（4）：276-281.

[7] Brown JJ，Ollier WER，Thomson W，et al. Positive association of HLA-DRB1*15 with keloid disease in Caucasians. Int J Immunogenet，2008，35（4-5）：303-307.

[8] Klumpar DI，Murray JC，Anseher M. Keloids treated with exeisiono fllowed by radiation therpay. J Am Acad Dermatol，1994，31（2 Pt1）：225-231.

[9] 陈阳，高建华，刘晓军，等 . 瘢痕疙瘩中国家系的发病特点研究 . 中国美容医学，2006，15（1）：6-10，114.

[10] Lu WS，Zheng XD，Yao XH，et al. Clinical and epidemiological analysis of keloids in Chinese patients. Arch Dermatol Res，2015，307（2）：109-114.

[11] Marneros AG，Norris JE，Olsen BR，et al. Clinical genetics of familial keloids. Arch Dermatol，2001，137（11）：1429-1434.

[12] Song LP，Chen Y，Cha PF. Clinical genetics of three populations of Han familial keloids. Journal of Clinical Rehabilitative Tissue Engineering Research，2009，13（37）：7350-7353.

[13] Yang Y，Liang Y，Ma X，et al. Genetic susceptibility to keloid scarring in Chinese Han population：NEDD4 gene single nucleotide polymorphism. Int J Clin Exp Med，2017，10（2）：4042-4048.

[14] Liberski S，Marczak D，Migdalski A. The influence of genetic factors on the pathogenesis of hypertrophic scars and keloids. Journal of Education，Health and Sport，2018，8（8）：313-321.

[15] Inui S，Nakao T，Itami S. Modulation of androgen receptor transcriptional activity by anti-acne reagents. J Dermatol Sci，2004，36（2）：97-101.

[16] Corica F，Allegra A，Corsonello A，et al. Increased transforming growth factor-β1 plasma concentration is associated with high plasma 3，3′，5′-tri-iodothyronine in elderly patients with nonthyroidal illnesses. Eur J Endocrinol，1998，138（1）：47-50.

[17] Ohtsuru A，Yoshimoto H，Ishihara H，et al. Insulin-like growth factor-I（IGF-I）/IGF-I receptor axis and increased invasion activity of fibroblasts in keloid. Endocr J，2000，47（Suppl）：S41-S44.

[18] Kim HD，Hwang SM，Lim KR，et al. Recurrent auricular keloids during pregnancy. Arch Plast Surg，2013，40（1）：70-72.

[19] Park TH，Chang CH. Keloid recurrence in pregnancy. Aesthetic plast surg，2012，36（5）：1271-1272.

[20] Stevenson S，Thornton J. Effect of estrogens on skin aging and the potential role of SERMs. Clin Interv Aging，2007，2（3）：283-297.

[21] Horng HC，Chang WH，Yeh CC，et al. Estrogen effects on wound healing. Int J Mol Sci，2017，18（11）：2325.

[22] Muffley LA，Zhu KQ，Engrav LH，et al. Spatial and temporal localization of the melanocortin 1 receptor and its ligand α-melanocyte-stimulating hormone during cutaneous wound repair. J Histochem Cytochem，2011，59（3）：278-288.

[23] Gao FL，Jin R，Zhang L，et al. The contribution of melanocytes to pathological scar formation during wound healing. Int J Clin Exp Med，2013，6（7）：609-613.

[24] Ferreira AC，Hochman B，Furtado F，et al. Keloids：a new challenge for nutrition（Review）. Nutr Rev，2010，68（7）：409-417.

[25] Louw L. Keloids in rural black South Africans. Part 1：general overview and essential fatty acid hypotheses for keloid formation and prevention. Prostaglandins Leukot Essent Fatty Acids，2000，63（5）：237-245.

[26] Louw L，Dannhauser A. Keloids in rural black South Africans. Part 2：dietary fatty acid intake and total phospholipid fatty acid profile in the blood of keloid patients. Prostaglandins Leukot Essent Fatty Acids，2000，63（5）：247-253.

[27] Hochman B，Isoldi FC，Furtado F，et al. New approach to the understanding of keloid：psychoneuroim-

mune-endocrine aspects. Clin Cosmet Investig Dermatol，2015，8：67-73.

[28] Bock O，Schmid-Ott G，Malewski P，et al. Quality of life of patients with keloid and hypertrophic scarring. Arch Dermatol Res，2006，297（10）：433-438.

[29] Kassi K，Kouame K，Kouassi A，et al. Quality of life in black African patients with keloid scars.Dermatol Reports，2020，12（2）：8312.

[30] Furtado F，Hochman B，Farber PL，et al. Psychological stress as a risk factor for postoperative keloid recurrence. J Psychosom Res，2012，72（4）：282-287.

第二节　局部因素

以上各种病理性瘢痕的致病因素也是瘢痕疙瘩常见的致病因素，但瘢痕疙瘩的发病因素有其特殊性。临床上毛囊炎、痤疮、疫苗接种、虫咬、皮肤感染等是最常见的瘢痕疙瘩发病因素，另外还有各种不明原因的皮肤损伤、刺伤、手术创伤等。

一、感染性皮肤病

（一）马拉色菌毛囊炎

马拉色菌毛囊炎（*Malassezia* folliculitis）是由马拉色菌引起的毛囊炎症。马拉色菌属是人类皮肤表面的正常菌群之一，97% 的正常人皮肤上能培养出该菌。马拉色菌在光镜和电镜下的形态见图 5-1 和图 5-2。炎热、潮湿、多汗、皮脂分泌旺盛、应用糖皮质激素等为马拉色菌毛囊炎的诱发因素。

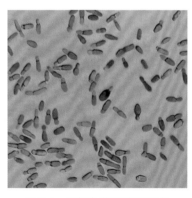
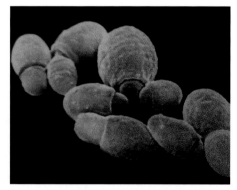

图 5-1　马拉色菌光镜下形态　　　图 5-2　马拉色菌电镜下形态
（×100 倍）

马拉色菌在适宜条件下可在毛囊内大量繁殖，其脂肪分解酶将毛囊部位的甘油三酯分解成游离脂肪酸，后者刺激毛囊口产生较多皮屑并阻塞开口，使皮脂潴留，加之游离脂肪酸的刺激，致毛囊扩张破裂，毛囊内容物释放入周围组织产生炎症反应[1]。

本病多累及中青年，好发于颈、前胸、肩背、腹等部位。典型皮损为毛囊性丘疹、丘疱疹或小脓疱，呈半球形，直径为 2 ～ 4mm，周边有红晕，可挤出粉脂状物质，常数十个至数百个密集或散在分布[2]（图 5-3）。可伴有不同程度瘙痒，出汗后加重。

有相当部分的胸背部瘢痕疙瘩患者最初发病起始于马拉色菌毛囊炎（图 5-4）。由于炎症较深，位于真皮层及以下，炎症破坏结构后可启动瘢痕修复，经过一系列复杂过程最终形成瘢痕疙瘩。

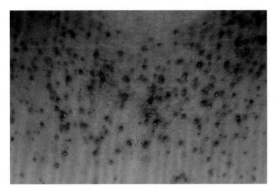

图 5-3　马拉色菌毛囊炎（上胸部）

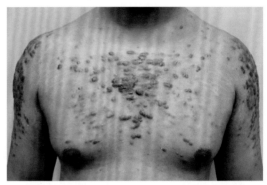

图 5-4　继发于马拉色菌毛囊炎的胸部瘢痕疙瘩

（二）痤疮

痤疮（acne）是一种累及毛囊皮脂腺的慢性炎症性皮肤病，好发于皮脂溢出部位，可表现为粉刺、丘疹、脓疱、结节、囊肿及瘢痕等皮损。痤疮发病主要与雄激素、皮脂分泌增多、毛囊皮脂腺导管异常角化、痤疮丙酸杆菌增殖及遗传等因素有关[3]（图 5-5）。皮脂腺主要受雄激素调控，青春发育期后雄激素使皮脂腺增大，皮脂分泌活动增加。皮脂为毛囊内正常寄生菌如痤疮丙酸杆菌、卵圆形马拉色菌、表皮葡萄球菌等的生长提供物质基础[4]。痤疮丙酸杆菌可水解皮脂中的甘油三酯产生游离脂肪酸，并可产生一些低分子多肽。游离脂肪酸可刺激毛囊壁引起炎症，同时可刺激毛囊皮脂腺导管上皮增生及角化过度，使皮脂分泌受阻、排泄不畅、淤积而产生粉刺。游离脂肪酸和这些低分子多肽可趋化中性粒细胞等炎症细胞，后者产生的水解酶可使毛囊壁损伤甚至破裂，毛囊内容物溢入真皮进一步加重炎症反应，出现从炎性丘疹到囊肿的一系列皮损变化。

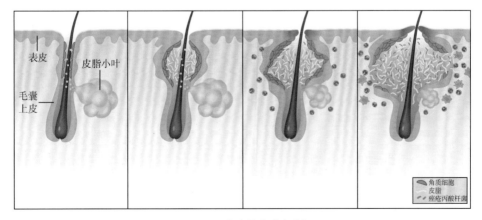

图 5-5　痤疮的发病机制

痤疮多累及 15 ～ 30 岁青年男女，好发于面颊、额部，其次是胸部、背部及肩部等皮脂溢出部位。皮损初起为与毛囊一致的圆锥形丘疹，早期皮脂淤积于皮脂腺开口处形成白头粉刺或黑头粉刺，白头粉刺（闭合性粉刺）中可挤出白色豆渣样物质，而黑头粉刺（开放性粉刺）内含脂栓，由皮脂氧化所致；病情稍重时形成炎性丘疹，顶端可有小脓疱；炎症继续发展，可形成大小不等的暗红色结节或囊肿[5]，后者挤压时有波动感，经久不愈可形成脓肿，破溃后常形成窦道和瘢痕。皮损多呈对称性分布，常伴有皮脂溢出。炎症明显时可有疼痛。痤疮的病程长，是慢性疾病，时轻时重，多数至青春期后逐渐缓解，可遗留色素沉着、增生性或萎缩性瘢痕[6]（图 5-6）。部分瘢痕疙瘩起始于痤疮[7, 8]（图 5-7）。

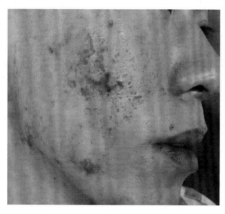

图 5-6　萎缩性痤疮瘢痕

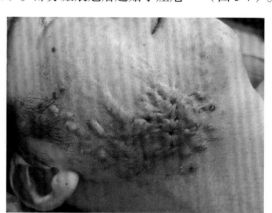

图 5-7　起始于痤疮的下颌瘢痕疙瘩

（三）毛囊炎、疖和痈

毛囊炎、疖和痈等是一组累及毛囊及其周围组织的细菌感染性皮肤病。本组皮肤病多为凝固酶阳性金黄色葡萄球菌感染引起，偶可为表皮葡萄球菌、链球菌、假单胞菌属、大肠杆菌等单独或混合感染。部分毛囊炎可以由马拉色菌合并感染所致。高温、多汗、搔抓、卫生习惯不良、全身性慢性疾病、器官移植术后、长期应用糖皮质激素等为常见的诱发因素。

毛囊炎（folliculitis）系局限于毛囊口的化脓性炎症，好发于头面部、颈部、臀部及外阴。皮损初起为红色毛囊性丘疹，数天内中央出现脓疱，周围有红晕，脓疱干涸或破溃后形成黄痂，痂皮脱落后一般不留瘢痕。发生于头皮且愈合后留有脱发和瘢痕者称为秃发性毛囊炎；发生于胡须部称为须疮；发生于颈项部，呈乳头状增生或形成瘢痕硬结者，称为瘢痕疙瘩性毛囊炎[9]（图 5-8）。

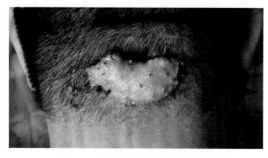

图 5-8　项部瘢痕疙瘩性毛囊炎

疖（furuncle）系毛囊深部及周围组织的化脓性炎症，好发于头面部、颈部和臀部。皮损初起为毛囊性炎性丘疹，基底浸润明显，以后炎症向周围扩展，形成坚硬结节，伴红、肿、热、痛，数天后中央变软，有波动感，顶部出现黄白色点状脓栓，脓栓脱落后有脓血和坏死组织排出，以后炎症逐渐消退而愈合。疖多为单发，若数目较多且反复发生、经久不愈，则称为疖病（furunculosis），多见于免疫力低下患者，如长期饮酒、营养不良、中性粒细胞功能障碍者等。

痈（carbuncle）系多个相邻毛囊及毛囊周围炎症相互融合而形成的皮肤深部感染，好发于颈、背、臀和大腿等处。皮损初起为弥漫性炎性硬块，表面紧张发亮，界限不清，迅速向四周及皮肤深部蔓延，继而化脓、中心软化坏死，表面出现多个脓栓，脓栓脱落后留下多个带有脓性基底的深在性溃疡，外观如蜂窝状。可伴局部淋巴结肿大和全身中毒症状，亦可并发败血症。

（四）带状疱疹

带状疱疹（herpes zoster）由水痘 – 带状疱疹病毒（varicella-zoster virus，VZV）引起，以沿单侧周围神经分布的簇集性小水疱为特征，常伴明显的神经痛。VZV 现已命名为人疱疹病毒 3 型（HHV-3）。病毒呈砖形，有立体对称的衣壳，内含双链 DNA 分子，只有一种血清型。VZV 对体外环境的抵抗力较弱，在干燥的痂内很快失去活性。人是 VZV 的唯一宿主。病毒经呼吸道黏膜进入血液形成病毒血症，发生水痘或呈隐性感染，后病毒潜伏于脊髓后根神经节或脑神经感觉神经节内；当机体受到某种刺激（如创伤、疲劳、恶性肿瘤或病后虚弱等）导致机体抵抗力下降时，潜伏病毒被激活，沿感觉神经轴索下行，到达该神经所支配区域的皮肤内复制，产生水疱，同时受累神经发生炎症、坏死，产生神经痛[10]。本病愈合后可获得较持久的免疫力，故一般不会再发。

典型表现为发疹前可有轻度乏力、低热、食欲缺乏等全身症状，患处皮肤自觉灼热或灼痛，触之有明显的痛觉敏感，持续 1～5 天，亦可无前驱症状即发疹。好发部位依次为肋间神经、颈神经、三叉神经和腰骶神经支配区域。患处常首先出现潮红斑，很快出现粟粒至黄豆大小的丘疹，呈簇状分布而不融合，继之迅速变为水疱，疱壁紧张发亮、疱液澄清，外周绕以红晕，各簇水疱群间皮肤正常；皮损沿某一周围神经呈带状排列，多发生在身体的一侧，一般不超过正中线。神经痛为本病的特征之一，可在发病前或伴随皮损出现，老年患者常较为剧烈。病程一般为 2～3 周，老年人为 3～4 周，水疱干涸、结痂脱落后留有暂时性淡红斑或色素沉着。

有极少数瘢痕疙瘩继发于带状疱疹病变[11]，主要见于病情较重的出血坏疽型带状疱疹。

二、创伤

在病理性瘢痕的形成原因中创伤是主要的致病因素，各种创伤、手术、烧伤等较常见。但瘢痕疙瘩发病诱因有其特点，临床上大部分瘢痕疙瘩起始于没有明显创伤的炎症性皮肤病，小部分患者则因微小创伤诱发。在这些微小创伤中以穿耳[12-14]（图 5-9）、文身[15]（图 5-10）、接种疫苗[16]（图 5-11）等较常见，多数患者能准确回忆起病诱因。

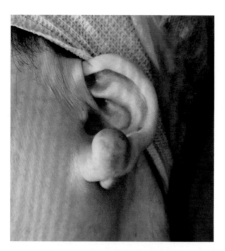
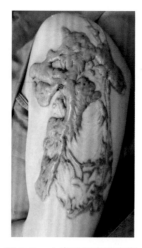
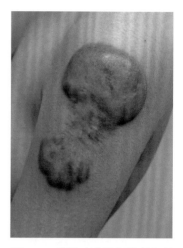

图 5-9　穿耳引起瘢痕疙瘩　　　图 5-10　文身引起瘢痕疙瘩　　　图 5-11　接种疫苗引起瘢痕疙瘩

各种外伤是引起病理性瘢痕的重要原因[17]。据统计，在各种创伤中，车祸伤导致瘢痕的发生率最高[18, 19]（图 5-12）。各种外科手术是病理性瘢痕的第二大原因（图 5-13、图 5-14）。烧伤是常见的第三位致伤原因[20]，也是形成严重瘢痕畸形的最重要原因[21]（图 5-15）。无论平时或战时，烧伤均很常见。除各种火灾外，随着工业发展，电烧伤和化学烧伤也日渐增多。深度大面积的烧伤患者经救治后，必然会出现广泛的瘢痕，进一步影响容貌、肢体关节功能等，临床处理困难，往往需要较长期的瘢痕综合治疗。下文着重讨论外科手术因素。

多种疾病或肿瘤常常需外科手术治疗，而外科手术必然造成皮肤切口瘢痕及各种创面的瘢痕愈合。据统计，头面颈、躯干及四肢等各种手术是导致瘢痕形成的主要原因之一。其他如美容性治疗等也是病理性瘢痕的致伤原因[22]。以美容为目的的各种治疗如穿耳、重睑、隆鼻、隆胸、缩乳、文身等，也可引起明显的病理性瘢痕，医生应严格掌握适应证、精细操作、术后妥善处理，以免不良情况发生。

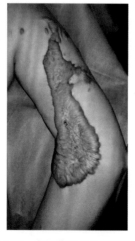
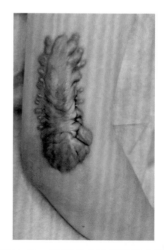

图 5-12　车祸伤后发生瘢痕疙瘩　　　　图 5-13　外科手术引起瘢痕疙瘩

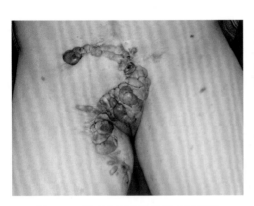

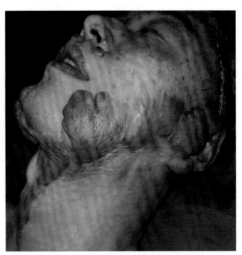

图 5-14 瘢痕疙瘩皮瓣修复术后复发　　　图 5-15 烧伤引起瘢痕疙瘩

外科手术引起病理性瘢痕的程度与以下方面有关。

（一）组织损伤程度

不同目的的外科手术引起的组织损伤程度不同，包括损伤深度与宽度、创伤导致的组织失活程度均有差异。组织损伤程度重，组织缺损大，修复创面的上皮往往需要从创缘向创面中心长入，愈合时间长，愈合后瘢痕较重；组织损伤程度轻，修复创面的上皮可以从损伤基底长出，愈合后的瘢痕相对较轻。手术导致局部组织失活，而失活组织需要通过组织细胞的吸收清除、肉芽组织形成来充填修复，因此失活组织量的多少与瘢痕大小密切相关。手术操作中应尽量将失活组织的不整齐创缘去除，以减少瘢痕增生。

（二）手术切口张力

手术切口缝合后的张力大小与切口瘢痕大小直接相关，应遵循适度张力缝合的原则。切口张力小，创面愈合后瘢痕较小，反之瘢痕较大。手术损伤的范围和大小是决定手术切口张力大小的主要因素；切口方向、形状、角度等选择也关系到切口张力。切口方向选择与皮肤张力线（皮纹线）平行，则创缘所受张力小；切口方向或与面部自然皱褶如额纹、鼻唇沟、鱼尾纹重叠，或沿发际、睑缘、唇缘、耳廓、下颌缘、乳晕、乳房等轮廓线走行，愈合后切口瘢痕不明显。老年人皮肤较松垂，切口可按皱纹方向走行。临床上做"Z"形成形术时也应兼顾皮纹线，以改变瘢痕的张力，减少瘢痕的增生。临床上应用吻合剂、闭合器、医用粘胶、医用拉链等可以减少张力，对预防瘢痕增生有一定作用。

伤口或手术切口形状及角度也与瘢痕大小有关。手术切口呈长直线者易出现瘢痕挛缩，尤其是跨关节的直线切口更易挛缩，可影响关节功能。切口呈 90° 垂直于皮肤平面，有利于创口整齐对合，愈合后瘢痕小而轻。相反，斜行切口皮肤不易精准对合，愈合后瘢痕较明显。切开时手术刀与皮肤表面的倾斜度越大，真皮的瘢痕就越宽，愈合后瘢痕就越明显。毛发部位切口应沿毛发走向斜行切开，以减少毛囊破坏导致的毛发脱落。

（三）缝合技术

缝合技术也与切口瘢痕大小有直接关系。外科切口及创面的缝合是一项技术性很强的重要操作，是保证创面良好愈合的基本条件，也是外科手术的基本操作之一，通过缝合完成组织的准确对位、塑形与再造，能明显减轻瘢痕形成。

1. 缝合材料　应根据创面的部位、性质、张力大小选择适宜的缝合线和缝合针；一般小针细线对皮肤的损伤小，愈合后瘢痕轻。缝合材料分为可吸收性缝合线（肠线、蛋白线、聚乙醇酸缝线等）、非吸收性缝合材料（丝线、尼龙缝线、不锈钢丝等）。无菌切口可选用丝线、尼龙线等，皮内减张缝合一般选择可吸收线，已感染或污染的伤口也可选用可吸收缝线。

2. 缝合松紧度　应以切口边缘紧密相连为准，不宜过紧或者过松。伤口有张力时应进行减张缝合。

3. 伤口黏合剂　吻合剂、医用粘胶等可用于张力较小的切口。

4. 缝合方法　包括间断缝合、皮内缝合、连续缝合、褥式缝合等。间断缝合是最基本、最常用的缝合方式，它可以使皮肤创缘对合整齐，创缘两侧组织高低、厚薄不同，经调整后可趋于一致，适合于各个解剖层次的缝合。皮内缝合可减轻皮肤表面张力。连续缝合多用于皮肤缝合，打结少，缝合较快，可节约时间。褥式缝合适用于创缘容易内卷的皮肤创面。

5. 拆线时间　根据张力、位置、血液循环及伤口的方向等决定拆线时机。早拆线可减轻缝线反应，但拆线过早会导致伤口裂开。皮肤切口一般在术后 6 ～ 7 天拆线，头、面、颈部在术后 4 ～ 5 天拆线，四肢在术后 10 ～ 12 天拆线。

（四）手术创面因素

1. 血肿　创伤和手术不可避免地会引起出血。正常的创伤愈合过程也是从出血后开始3 个不同但相互重叠的阶段，即炎症阶段、增殖阶段和重塑阶段。手术时若创面血肿未被彻底清除，则需要经过自身吸收、包裹、机化清除。创面血肿的存在为感染创造了条件，同时激活因子加重炎症反应，血肿还影响伤口局部组织血液供应，对伤口的愈合产生不良影响，均增加瘢痕和瘢痕疙瘩的程度。

2. 创面异物　若灰尘、滑石粉、棉花纤维、线结、含渣药物在外伤时进入伤口组织间隙，阻隔新生的细胞和基质连接，不利于组织修复，同时易引起炎症，诱发感染。创面异物如不排除，机体会在创面异物处形成纤维包裹，最后产生明显的瘢痕[23]。

3. 创面感染　创伤和手术导致组织损伤，除引起出血、炎症等一系列变化外，若有细菌侵入而又不能被自身和药物抑制与清除，感染即可发生。感染是破坏组织修复的最常见原因，创面感染会加剧组织坏死及炎症反应，引起创伤扩大、愈合延迟。二期愈合创面的瘢痕较一期愈合的瘢痕增生明显，常常需要再次治疗。如创面受到特殊病原微生物如非典型分枝杆菌、孢子丝菌、着色芽生菌等的侵入，不但使创面经久不愈，还可引起病灶扩散，需要采取针对性的特殊治疗。

4. 创面修复方式　一期愈合主要发生在组织缺损少、创缘整齐、无感染、经缝合后创面对合严密的伤口。一期愈合时间短、形成瘢痕少，愈合后的伤口仅留下一条线状瘢痕。二期愈合见于组织缺损较大、坏死组织多、伴有感染或延误了时间无法进行外科清创缝合的伤口。此类伤口由于坏死组织多、炎症反应明显，伤口在感染被控制、坏死组织被清除后才开始愈合。二期愈合时间长，形成的瘢痕大。痂下愈合是在痂下进行的一种特殊类型的二期愈合，由于伤口表面的血液、渗出液及坏死物干燥后形成硬痂，需首先将痂皮溶解后表皮才能向前生长。痂下愈合后可有瘢痕挛缩或增生，引起畸形或功能障碍。

三、慢性刺激因素

有无慢性刺激因素也是影响创面愈合后瘢痕大小的因素之一。如创周有慢性湿疹、自身致敏性皮炎、放射性皮炎等可影响创面愈合，伴随较重的瘙痒症状致反复搔抓或表皮被抓破，甚至恶性循环。日晒、高温及低温环境、潮湿环境等可不同程度地影响创面愈合。创周皮肤屏障破坏致愈合后创面干燥、皲裂等，如患者不注意保护，也会延缓创面愈合。反复受力及摩擦部位的创面可使创面反复受损、炎症状态持续，导致瘢痕明显增生，严重者瘢痕挛缩并继发感染。某些药物也不利于创伤修复，使伤口愈合缓慢并增加感染率，常见的药物有糖皮质激素、抗凝剂、抗癌药等。全身性疾病也不利于创伤愈合，如恶性肿瘤、糖尿病、营养不良等。

四、不合理治疗

临床上常见到瘢痕疙瘩不合理治疗后病情明显加重的现象。有些患者对疾病认识不足，惧怕手术和放疗，只选择注射治疗。部分瘢痕疙瘩皮损内有明显感染病灶，反复注射治疗使感染灶扩散，导致瘢痕疙瘩破溃，反而增生更快、瘢痕疙瘩更大。少数患者仅选择单纯切除缝合手术，手术创伤大、伤口张力高，术后复发病情更严重。

参 考 文 献

[1] 梁妮，黎炜，杨艳平，等.马拉色菌毛囊炎 154 例临床特点与病理观察.中国皮肤性病学杂志，2019，33（5）：534-537.

[2] Tsai YC，Wang JY，Wu YH，et al. Clinical differences in pediatric and adult Malassezia folliculitis：retrospective analysis of 321 cases over 9 years.J Am Acad Dermatol，2019，81（1）：278-280.

[3] Stone RC，Tomiccanic M. Bioinformatics analysis of the inflammatory acne transcriptome supports mechanisms of action for current treatments and predicts novel therapies in vivo. Journal of Drugs in Dermatology，2017，16（11）：1166-1169.

[4] Kayiran MA，Karadag AS，Al-Khuzaei S，et al. Antibiotic resistance in acne：mechanisms，complications and management. Am J Clin Dermatol，2020，21（6）：813-819.

[5] Garsaud AM. Pseudofolliculitis and acne keloid in subjects of African origin. Ann Dermatol Venereol，2006，133（11）：887-889.

[6] Azurdia RM，Graham RM，Weismann K，et al. Acne keloidalis in caucasian patients on cyclosporin following organ transplantation. Br J Dermatol，2000，143（2）：465-467.

[7] Khan J, Malik AS, Kamel N, et al. Automated system for acne vulgaris grading using self-organizing map. Journal of Medical Imaging and Health Informatics, 2017, 7（8）: 1705-1713.

[8] Loganathan E, Chang KM, Wu YH. Actinic keratosis arising in an epidermal cyst. Indian J Dermatol Venereol Leprol, 2020, 86（4）: 411-413.

[9] Mimouni-Bloch A, Metzker A, Mimouni M. Severe folliculitis with keloid scars induced by wax epilation in adolescents. Cutis, 1997, 59（1）: 41-42.

[10] Lee PY, Lai JN, Chen SW, et al. Radiotherapy combined with chemotherapy increases the risk of herpes zoster in patients with gynecological cancers: a nationwide cohort study. J Gynecol Oncol, 2021, 32（2）: e13.

[11] Manikhas MG, Egorova MA, Orlova EV. Herpes-Zoster eventuating in keloid cicatrices. Vestnik Dermatologii Ⅰ Venereologii, 1986, 9: 54-55.

[12] Koudoukpo C, Adégbidi H, Hounkpatin SR, et al. Original support of an after piercing lobular keloid scar: about a case. J Cosmet Dermatol Sci App, 2013, 3（3B）: 30-31.

[13] Matsumoto NM, Peng WX, Aoki M, et al. Histological analysis of hyalinised keloidal collagen formation in earlobe keloids over time: collagen hyalinisation starts in the perivascular area. Int Wound J, 2017, 14（6）: 1088-1093.

[14] Guruprasad Y, Chauhan DS. Auricular keloid secondary to ear piercing. Chronicles of Young Scientists, 2014, 5（1）: 82-83.

[15] Kluger N, Bosonnet S. Keloid occurring in a tattoo. Ann Dermatol Venereol, 2017, 144（6-7）: 455.

[16] Coop CA, Schaefer SM, England RW. Extensive keloid formation and progression after each vaccination. Hum Vaccin, 2007, 3（4）: 127-129.

[17] Mobley SR, Sjögren PP. Soft tissue trauma and scar revision. Facial Plast Surg Clin North Am, 2014, 22（4）: 639-651.

[18] Singal A, Thami GP. Localization of cutaneous sarcoidosis: from trauma to scars. J Am Acad Dermatol, 2004, 51（5）: 841.

[19] Waibel JS, Ashley R. Comprehensive treatment of scars and other abnormalities of wound healing. Adv Cosmet Surg, 2018, 1（1）: 151-162.

[20] Shaheen A, Khaddam J, Kesh F. Risk factors of keloids in Syrians. BMC Dermatol, 2016, 16（1）: 13.

[21] Aarabi S, Longaker MT, Gurtner GC. Hypertrophic scar formation following burns and trauma: new approaches to treatment. PLoS Med, 2007, 4（9）: e234.

[22] Hwang SM, Lee SH, Kim HD, et al. Axillary keloid formation after osmidrosis surgery. Archives of Aesthetic Plastic Surgery, 2013, 19（3）: 162-165.

[23] Park TH, Lee B, Park JH, et al. Foreign body reactions may not influence the keloid recurrence. J Cosmet Dermatol, 2016, 15（1）: 78-81.

（邓　军　黄　慧）

第六章

瘢痕疙瘩发病机制

瘢痕疙瘩的发病机制尚不十分清楚。损伤后愈合过程包含众多复杂事件，因此发生异常愈合的概率很大。图 6-1 显示愈合过程中瘢痕疙瘩和增生性瘢痕发生的重要步骤和可能途径。

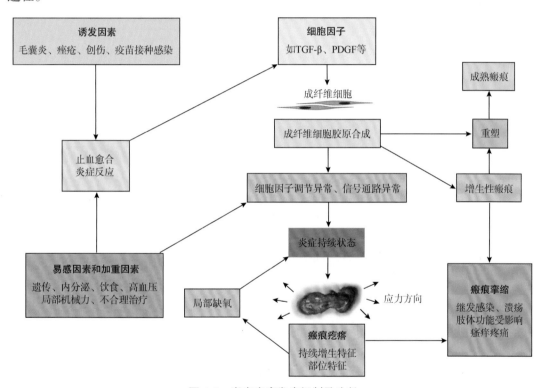

图 6-1　瘢痕疙瘩发病机制及途径

与正常瘢痕和增生性瘢痕明显不同，瘢痕疙瘩在临床上表现出持续增生和部位特征，尤其是瘢痕疙瘩的持续增生特征与局部的炎症持续状态密切相关。在瘢痕疙瘩的发生发展过程中，涉及诸多因素和一系列复杂事件，包括遗传基因、炎症反应、细胞因子调节机制、信号通路、细胞生物学功能、细胞外基质合成、免疫学因素等。下文将逐一分析阐述，有关瘢痕疙瘩的诱发因素及易感因素参见第四章。

第一节　发病机制

一、炎症反应

瘢痕疙瘩与炎症反应有着密不可分的关系[1]，有学者认为瘢痕疙瘩发病是一种慢性炎症反应[2]。瘢痕疙瘩早期通常伴有炎性浸润区，这些炎性浸润区的炎症反应会在一定程度上促使成纤维细胞过度增殖、成纤维细胞产物增多及一些与炎症反应相关的细胞因子的高表达。趋化因子样因子 1（CKLF-1）是一种新型的细胞因子，在免疫和炎症反应中具有至关重要的作用。对瘢痕疙瘩组织采用实时荧光定量 PCR（RT-qPCR）检测 CKLF-1 mRNA 表达量，并用免疫组化和免疫印迹技术测定细胞因子 IL-6、IL-8、IL-18 和 TGF-β，发现瘢痕疙瘩组织中 CKLF-1 和其他炎症因子较其他瘢痕组织或正常皮肤显著增高[3]。提示瘢痕疙瘩的形成与炎症有关，且 CKLF-1 在此过程中可能起重要作用。

创伤发生后，机体即刻启动止血过程，纤维素在局部沉积，血小板在局部黏附、聚集并脱颗粒，炎症反应随即发生，产生多种炎症因子，使中性粒细胞及巨噬细胞趋化。炎症反应发生，促使多种细胞因子产生，修复愈合过程同时启动。血小板衍生生长因子（PDGF）、转化生长因子（TGF-β）、胰岛素样生长因子（IGF-Ⅰ）、乏氧诱导因子（HIF-1）等多种细胞因子作用，使成纤维细胞增殖并合成胶原。下文从炎症反应的角度对以上细胞因子及胶原合成等进行讨论分析。

PDGF 主要由 M2 型巨噬细胞分泌，该细胞表面有 PDGF 受体，故 PDGF 可以激活巨噬细胞，使巨噬细胞趋化至瘢痕附近，产生更多的胶原蛋白[4]。而 M1 型巨噬细胞可促进炎症产生，分泌炎症因子如 IL-12 和 TNF-α[5]。可以得出的结论是 PDGF 激活了巨噬细胞，然后巨噬细胞聚集在伤口附近促进慢性炎症反应，同时 M1 型分泌炎症因子，加重瘢痕疙瘩的炎症反应。有研究检测瘢痕疙瘩皮损处所表达的 PDGF 受体 α 和 β 亚单位，发现其明显高于正常。虽然创伤修复过程中 PDGF 表达增高是短暂性的，但在瘢痕疙瘩中的高表达却是持续性的[6]。PDGF 的过度表达在促进血管内皮细胞生长和增殖的同时也在一定程度上诱导了微血管的形成。大面积的微血管生成是造成乏氧环境的重要因素，乏氧环境是反映炎症的重要因素[7]。而瘢痕疙瘩中成纤维细胞过度增殖也是因为 PDGF 的持续性高表达，可以说 PDGF 的持续性高表达为其炎症反应持续不减退提供了依据。因此，可以采取抑制 PDGF 高表达的治疗方式。川芎嗪就可用来抑制血管的增生及炎性物质的黏附[8]。虽然疗效暂不确定，且瘢痕疙瘩具有高复发性，这样的治疗方式是否可以降低复发率并不明确，但是这可为以后治疗瘢痕疙瘩提供新途径。

TGF-β 是与瘢痕疙瘩发病密切相关的细胞因子。成纤维细胞对 TGF-β 十分敏感。不仅如此，TGF-β 还与上皮细胞间质化（EMT）有关，过度的炎症使 TGF-β 通路调节失效，使本该正常的 EMT 亚稳态失衡，导致间质形成细胞停滞在亚稳态，不能向稳定的上皮细胞表型进展，最终导致病理愈合和局部纤维增生；此外，TGF-β 分泌的因子（如 IL-6）可以间接通过炎症微环境的信号通路促成纤维化。EMT 的表型不受靶向疗法调控，故现有的靶向疗法仅能短期抑制成纤维细胞增殖。治疗上除了干预成纤维细胞的活性外，还应干预 EMT 表型的转变[9]，就目前来看，这仍是一大难题。由 TGF-β 起主要作用的特发性肺纤维化中，可以运用抗纤维化的药物如吡非尼酮阻止肺组织纤维化，该药物可以抑制 TGF-β 的活性但机制未明，肾纤维化中也有同样的抗 TGF-β 疗法[10]。由此可知，TGF-β 诱导的纤维化并不局限于皮肤组织，其他器官也可发生纤维化，将治疗其他器官纤维化的方法应用到皮肤纤维化上，未尝不是一种创新。

IGF-I 也被称为生长介素和促生长因子的胰岛素样生长因子，具有抑制细胞凋亡，发挥促进生长发育和物质代谢的功能。有研究表明，在病理性瘢痕形成过程中，IGF-I 起到促纤维化效应和丝裂原效应，机体受到外伤后局部炎症刺激成纤维细胞增殖是形成瘢痕疙瘩的重要因素之一[11]。加之有研究表明，IGF 在其浸润部位和增生部位的表达显著高于老化部位[12]，使瘢痕疙瘩具有类肿瘤样生长的特性。杨志勇等[13] 用酶联免疫吸附试验（ELISA）检测瘢痕疙瘩成纤维细胞及正常皮肤成纤维细胞培养基中 IGFBP-3 的含量，得到了在瘢痕疙瘩成纤维细胞中 IGFBP-3 的含量明显增加的结论。IGFBP-3 可以增强 IGF-I 的作用，促进细胞增殖[14]。同时，在其另一次试验研究中则是以 MTT 法测定 IGFBP-3 对成纤维细胞增殖的影响，又得到了 IGFBP-3 有促成纤维细胞活化的效果；还证实了 IGFBP-3 在瘢痕疙瘩成纤维细胞持续过量胶原分泌的异常状态中发挥了一定的中介作用。既然 IGF-I 促进了成纤维细胞的增长，且成纤维细胞与炎症反应密切相关，故可认为 IGF 是影响其炎症的深层次原因。目前瘢痕疙瘩的常规治疗方法中并未提及抑制 IGF-I 作用的方案，既然 IGF-I 可以影响成纤维细胞的生长，这不乏是一个新的研究方向。

HIF-1 是在缺氧条件下的效应分子，连续缺氧的环境可以增加其表达[15]。加之瘢痕组织充血，容易引起感染，瘢痕本身也存在着慢性炎症[16]，故瘢痕组织中的炎症因子高于其他组织。HIF-1α 可以促进血管新生、炎症和细胞凋亡的抑制，而瘢痕疙瘩可分为缺氧中心区和常氧边缘区，在中心区的 HIF-1α 表达明显增加[17]。血管的新生贯穿于创伤修复的全过程，在增生期血管生成活跃，但通透性差，使组织处于一种乏氧状态[18]。瘢痕疙瘩组织中的新生血管较多，所以瘢痕疙瘩不会向成熟期瘢痕转变，慢性炎症也不会消退。还有研究表明，HIF-1α 也是瘢痕疙瘩对放疗不敏感的重要原因，剔除 HIF-1α 后成纤维细胞对放疗更敏感[19]。同时，HIF-1α 的拮抗剂（2-ME2）有使瘢痕疙瘩体积变小、纤维组织更为疏松的效果[20]。另一治疗方案则是利用肉毒素抑制血管形成，抑制瘢痕细胞增殖，减轻局部炎症反应，与其作用相同的则是冷冻，冷冻可直接破坏血管，使血流淤滞，抑制炎症反应[21]。总的来说，血管的新生与 HIF-1 因子相关，若要抑制瘢痕疙瘩的炎症反应，需抑制 HIF-1 表达，HIF-1α 拮抗剂可从源头上发挥治疗作用，但肉毒毒素可以抑制血管形成，故两者均可用于治疗。

有研究显示，成纤维细胞是炎症发生的重要效应细胞[22]。机体中的成纤维细胞通过刺激物质激活[23]，然后分泌多种炎症因子，如 IL-6、IL-8 等，通过这些炎症因子调节炎症细胞浸润和消退[24]。这与瘢痕的慢性炎症表现有密切的关系。另外，Vincent 等[25] 提出，瘢痕疙瘩中的成纤维细胞是具有肿瘤细胞生物学特性的，这可用于解释瘢痕疙瘩中成纤维细胞的过度增生，也可用于解释瘢痕疙瘩慢性炎症的不消退。还有研究表明，槲皮素有抗组织纤维化的作用，所以对成纤维细胞也有一定的抑制生长的作用[26]。而且槲皮素可以提高成纤维细胞对放疗的敏感性，槲皮素联合放疗可以降低瘢痕疙瘩内乏氧诱导因子在细胞核内的堆积，从而降低瘢痕疙瘩的复发率[27]。成纤维细胞过度增生作为瘢痕疙瘩炎症反应的一方面，虽然目前机制仍不明确，但是若能抑制成纤维细胞的过度增生，或许可以在一定程度上抑制瘢痕疙瘩的发生，再者成纤维细胞的过度增生是炎症的一个结果，这为瘢痕疙瘩的炎性学说提供了一定的理论依据。在未来研究中对瘢痕疙瘩的成纤维细胞进行基因调控可能会成为热点[28]。

作为细胞外基质（ECM）主要成分之一的胶原蛋白，为成纤维细胞所分泌，同时在皮肤的结构中起着不可替代的作用。上文提及炎症反应与成纤维细胞增殖有一定的关系，胶原蛋白作为其分泌物也能从一定程度上反映炎症。具体来说，瘢痕疙瘩主要为Ⅰ型胶原蛋白的沉积加上Ⅲ型胶原蛋白的表达减少，且Ⅲ型胶原蛋白主要分布在组织的外周部及基底部[29]。同时，我国的研究结果显示，如下调Ⅰ型胶原蛋白和Ⅲ型胶原蛋白的表达可降低组织的纤维化程度[30]。5- 氟尿嘧啶（5-FU）可以干预成纤维细胞的增殖，但有一定的时间限制，研究表明 10 分钟内抑制效应可以达到最大化。因此，可通过病灶部位注射 5-FU 抑制成纤维细胞增生[31]。近年来，有学者对中草药进行了研究，发现五倍子、蜈蚣可以抑制成纤维细胞增殖和分泌胶原蛋白，虽然机制不明，但不乏是一个新的治疗方式[32]。胶原蛋白的代谢异常可以造成组织纤维化，也可以维持瘢痕疙瘩组织中的炎性环境。

在瘢痕疙瘩的增生进展过程中，往往表现出瘢痕疙瘩中央颜色变淡而边缘仍具有明显的炎性浸润带，且瘢痕疙瘩的增生一般沿着炎性浸润带的方向扩展，瘢痕疙瘩炎性浸润带方向又与局部的应力方向一致。通常认为局部机械力的作用往往造成局部不显著的组织细胞损伤，引起局部慢性炎症。另外，局部机械力使 ECM 和细胞之间的间隙增大可能导致瘢痕疙瘩进展，在这一动态过程中，ECM 刚度和细胞刚度并不平衡，两者之间不断扩大的刚度间隙加剧了瘢痕疙瘩的进展。瘢痕疙瘩的好发部位和典型形态是局部力学与力学生物学起促进作用的证据[33]，从而说明瘢痕疙瘩慢性但持续发展的现象。

瘢痕疙瘩的慢性炎症持续状态在局部造成新的损伤，导致损伤—瘢痕修复—炎症—损伤的恶性循环。在细胞因子调节异常和信号通路异常的情况下，这种恶性循环有可能被放大。

二、细胞因子调节机制

（一）转化生长因子 β

转化生长因子 β（transforming growth factor-β，TGF-β）具有重要的免疫调节功能，包括：① 抑制 T 细胞、B 细胞、胸腺细胞等免疫活性细胞的增殖；②抑制细胞表型的表达，如 IL-2 诱导的 T 细胞 IL-2R，以及 IFN-γ 诱导的 MHC Ⅱ类抗原等表达；③抑制淋巴细胞分化，包括抑制 B 细胞分泌免疫球蛋白，以及自然杀伤细胞、LAK、细胞毒性 T 细胞（CTL）活性；④抑制细胞因子如 IFN-γ、TNF-α 的产生；⑤其他如抑制上皮细胞、内皮细胞生长，抑制淋巴细胞与内皮细胞黏附，促进成纤维细胞生长，促进嗜碱性粒细胞释放组胺等。

TGF-β 是 TGF 家族中最具特征的促纤维化物质，同时具有抗炎和促炎作用，二者失衡可导致纤维化。在哺乳动物中有 TGF-β1、TGF-β2 和 TGF-β3 三种亚型。TGF-β 可促进成纤维细胞增殖及胶原合成，并通过诱导蛋白抑制剂的表达阻止正常的胶原降解。TGF-β 还可以通过刺激 FN、PDGF 等促进 ECM 的形成[34]。此外，TGF-β 还与炎症反应、血管生成、伤口的重塑过程相关[35]。TGF-β1 主要介导 ECM 的合成和迁移；TGF-β2 主要介导细胞的生长和增殖，增强 FN 和胶原等细胞外基质蛋白分泌；TGF-β3 是受体拮抗剂，可导致成纤维细胞活性降低[36]。目前认为 TGF-β1 和 TGF-β2 的过度表达，以及 TGF-β3 的表达降低是引起瘢痕的原因。

（二）成纤维细胞生长因子

成纤维细胞生长因子（fibroblast growth factor，FGF）来源于巨噬细胞、淋巴细胞和血管内皮细胞，在纤维化过程中的作用具有双向性：一方面其对成纤维细胞和血管内皮细胞具有趋化和强效促进生长的作用，并且是重要的促血管生成因子；另一方面可刺激胶原酶的产生，抑制胶原尤其是 I 型胶原合成与沉积，对胶原代谢起负性调节作用。

FGF 包括酸性成纤维细胞生长因子（aFGF）和碱性成纤维细胞生长因子（bFGF）。bFGF 在组织内分布广泛，可显著加强血管内皮细胞的有丝分裂作用，并刺激血管形成，在创伤愈合过程中发挥重要作用。bFGF 在瘢痕疙瘩的形成过程中对细胞外基质胶原蛋白有调节作用，其可通过显著下调瘢痕组织 I 型胶原蛋白 mRNA 的表达，从而减少胶原蛋白的产生，并通过提高胶原酶 mRNA 水平刺激其表达，故 bFGF 表达异常时可出现胶原蛋白沉积，从而参与瘢痕形成[37]。

（三）胰岛素样生长因子 I

胰岛素样生长因子 I（IGF-I）及其结合蛋白（IGF binding protein，IGFBP）是机体广泛存在的细胞有丝分裂和分化成熟促进剂，参与胚胎发育、机体生长、创伤愈合和肿瘤生长等过程。以往研究认为，IGF-I 是由真皮 B 细胞产生的一种具有刺激角质形成细胞增生作用的因子。近年研究显示，角质形成细胞能合成 IGFBP-3 和 IGFBP-4，以调节自身对 IGF-I 的反应。IGF-I 是强效的有丝分裂原和凋亡抑制剂，通过与其受体（IGF-IR）结合，在细胞增殖、存活和凋亡抑制中发挥重要作用。瘢痕疙瘩组织中 IGF-IR 表达增加，而其参与的 IGF-I/IGF-IR 通路与许多纤维化疾病相关，表明 IGF-IR 通过增加成纤维细胞的侵袭性及抑制其凋亡而参与瘢痕疙瘩的形成。此外，IGF-I 还可协同 TGF-β1 促进细胞外基质的合成，在瘢痕形成过程中发挥作用[38]。

IGF 是成纤维细胞、肝星状细胞、肾系膜细胞、平滑肌细胞等成纤维细胞样细胞的丝裂因子，而这些细胞在皮肤、肺、肝、肾、心血管等器官组织的瘢痕形成及纤维化进展过程中起重要作用。当创伤和炎症发生时，成纤维细胞及成纤维细胞样细胞增殖并产生 IGF-I，通过自分泌与旁分泌作用刺激成纤维细胞样细胞增殖，合成、分泌胶原蛋白[39]。IGF 是参与瘢痕形成及纤维化发生发展的重要细胞因子之一。

（四）血管内皮生长因子

血管生成是肿瘤生长和转移的必要条件，研究发现至少有 15 种血管生成介质参与血管的生成，如血管内皮生长因子（VEGF）、表皮生长因子（EGF）、碱性成纤维细胞生长因子（bFGF）、血小板衍生生长因子（PDGF）和血管生成素等，其中 bFGF、PDGF 和 VEGF 均是重要的促间质细胞分裂增殖的肽类调节因子，是促进创伤愈合的重要因子。EGF、PDGF 和 bFGF 除促进血管内皮细胞增殖和创面快速上皮化外，还有刺激中性粒细胞和成纤维细胞迁移与增殖，以及促进成纤维细胞胶原合成的作用。

正常表皮细胞不表达上述细胞因子或表达水平较低，仅在缺氧和炎症刺激等病理条件下才高度表达上述细胞因子。在中重度烧伤创面的角质形成细胞上观察到 VEGF 和 bFGF 的高表达，但到 4 个月时已经恢复正常。在活跃增生的瘢痕疙瘩和增生性瘢痕的表皮细胞与皮肤附件上皮细胞上均可观察到上述血管生成因子的高表达，结果提示皮肤上皮细胞（包括皮肤附件上皮细胞）通过合成和分泌 VEGF、PDCF 等血管生成因子调节血管生成和炎症反应、免疫细胞浸润，以促进病理性瘢痕增生。创伤刺激导致早期增生性瘢痕组织中 VEGF 一过性地过度表达，可能是局部组织过度修复的重要原因。VEGF 在增生性瘢痕中的大量表达可导致大量血管生成，为增生性瘢痕提供大量的氧气和养分，促进成纤维细胞合成更多的胶原，间接促进增生性瘢痕的生长。

VEGF 是目前已知作用最强的促血管内皮生长因子，具有促进血管内皮细胞增生和提高微血管对大分子物质通透性的作用，VEGF 与位于内皮细胞上的受体结合并发挥作用，诱导血管生成。血管内皮细胞在创面愈合过程中发挥重要作用，而内皮功能障碍可导致瘢痕疙瘩形成及加剧。VEGF 不仅与肿瘤生长有密切关系，还与瘢痕疙瘩关系密切[40]。研究表明，VEGF 在瘢痕疙瘩患者组织和血清中表达上调，通过诱导血管生成及影响成纤维细胞的迁移、增殖或胶原蛋白的产生，从而促进瘢痕组织形成[41-43]。

（五）血小板衍生生长因子

PDGF 是一种血清丝裂原，具有诱导细胞有丝分裂、刺激细胞增殖、促使成纤维细胞趋化等作用。研究表明，PDGF 在 TGF-β 作用下分泌增加，且其受体表达上调，由此推测 PDGF 的分布改变和表达上调在瘢痕疙瘩形成过程中同时存在，其表达可随瘢痕疙瘩生长浸润而逐渐恢复正常，但其分布改变则长期存在[44, 45]。

（六）结缔组织生长因子

结缔组织生长因子（connective tissue growth factor，CTGF）由成纤维细胞在 TGF-β 的选择性刺激下产生，是 TGF-β 的下游介质。其生物学作用是促进成纤维细胞增殖，增加胶原的合成和沉积。在皮肤瘢痕和瘢痕疙瘩的发病过程中 TGF-β 与 CTGF 起关键作用[46]。上皮 - 间质相互作用可以影响上皮和真皮间充质细胞表达各种生长因子与细胞因子。TGF-β 除有直接促进 ECM 增生、纤维增生作用外，还可通过 CTGF 间接作用导致瘢痕形成。选择性抑制 CTGF 等作用的因素可能具有瘢痕抑制的治疗潜力[47]。

（七）IL-1、IL-6 和 IL-10

1. IL-1 角质形成细胞产生的 IL-1 可使真皮成纤维细胞增生、胶原合成增加，并分泌 IL-6、IL-8、GM-CSF、PGE_2 等。因此，IL-1 在创伤后组织修复过程中起重要作用；但当其作用过度时则会导致瘢痕过度增生。IL-1 对瘢痕增生起着双向调节的作用，既可诱导成纤维细胞增生，上调 I、III、IV 型胶原的 mRNA 转录水平，使胶原蛋白合成增加，又能使胶原酶合成增多，促进胶原降解。

2. IL-6 是一种重要的免疫调节细胞因子，参与多种自身免疫性纤维化疾病的发病[48]，如硬皮病、间质性肾炎、肺间质性纤维化等。IL-6 参与瘢痕疙瘩发病[49]。

3. IL-10 可刺激表皮角质形成细胞生长，对细胞凋亡有抑制作用。IL-10 阻止 T 细胞、中性粒细胞和肌成纤维细胞合成趋化因子；刺激胶原酶主要是基质金属蛋白酶 I（MMP-I）的合成并抑制 α1（I）型胶原的转录合成，缓解胶原的大量沉积。IL-10 被证明能够显著抑制瘢痕疙瘩中成纤维细胞的增殖[50]，提示可能是瘢痕疙瘩治疗方向之一[38]。

（八）肿瘤坏死因子

人表皮角质形成细胞能够合成和分泌肿瘤坏死因子 α（TNF-α）。除脂多糖（LPS）和 PMA 是强刺激剂外，IFN-γ、M-CSF、GM-CSF 都有刺激 TNF-α 产生的作用。TNF-α 具有广泛的生物学效应，除能杀伤或抑制肿瘤细胞外，还可提高中性粒细胞吞噬能力，刺激内皮细胞、表皮细胞表达 MHC I 和 II 类分子、细胞间黏附分子 1，促进中性粒细胞与内皮细胞的黏附，促进 IL-1、IL-8、GM-CSF、IFN-γ 等细胞因子的产生，同时还通过增加 c-myc、c-fos 基因表达，促进表皮生长因子受体（EGFR）表达并协同 EGF 和 PDGF 的刺激，包括 T 细胞在内的多种细胞增生，诱发或放大免疫活性细胞参与的炎症反应。

TNF-α 在瘢痕形成及纤维化形成中的作用较复杂。在组织器官损伤及其炎症反应过程中，TNF-α 起着中心炎症介质的作用。TNF-α 作为重要的炎症介质，可促进炎症反应，加重细胞、组织、脏器损伤，从而维持组织损伤和修复的循环[51]；TNF-α 可促进间质细胞增殖、分化，并可通过与其他因子的相互作用，在某种程度上直接或间接地促进 ECM 的合成[52]；在单细胞水平，TNF-α 具有明确的直接抑制胶原基因转录激活的作用[53]。TNF-α 在病理性瘢痕形成中，早期以促进纤维样细胞激活、增殖为特征，中后期则有一定的抑制胶原合成作用。

（九）集落刺激因子

集落刺激因子（colony stimulating factor，CSF）除多重集落刺激因子（IL-3）外还有三种，即粒细胞集落刺激因子（granulocyte colony stimulating factor，G-CSF）、巨噬细胞集落刺激因子（macrophage colony stimulating factor，M-CSF）和粒细胞 – 巨噬细胞集落刺激因子（GM-CSF）。角质形成细胞在一定条件下可合成这些细胞因子。其功能包括：① G-CSF 刺激髓样及中性粒细胞克隆增殖、分化成熟，增强多形核白细胞（PMN）的吞噬、杀伤作用，促进抗体依赖细胞介导的细胞毒作用。② M-CSF 刺激前单核细胞、单核细胞增生、分化和成熟，促进巨噬细胞吞噬和细胞毒作用，刺激 IL-1 和 TNF-α 的产生。③ GM-CSF 刺激多能干细胞、前髓样细胞、前单核细胞、单核细胞、嗜酸性粒细胞、中性粒细胞增殖，增加巨噬细胞、单核细胞、PMN 的数量和增强吞噬能力，促进朗格汉斯细胞对 T 细胞的辅助作用，促进 T 细胞增生。④ IL-3 刺激多能干细胞、多种定向祖细胞、巨核细胞、前单核细胞或单核细胞、中性粒细胞、嗜酸性粒细胞和肥大细胞增殖，增加 PMN、单核细胞、嗜酸性粒细胞的数量和增强其功能。

角质形成细胞产生的 CSF 除直接作用于上述细胞外，还可与其他细胞因子如 IL-6 和 SCF 协同作用，诱导表皮朗格汉斯细胞或肥大细胞增生和分化成熟，由此间接发挥辅助、协同 T 细胞的作用。在皮肤创面的修复过程中，CSF 促进自身上皮化的同时，可能更重要的是刺激炎症、免疫反应和肉芽组织的形成[54]。CSF 参与了组织器官瘢痕形成或纤维化的病理过程[55]。

（十）干细胞因子

目前已知干细胞因子（stem cell factor，SCF）能通过受体 c-Kit（CD117）参与多系造血细胞及造血微环境的维持，并与肥大细胞、黑素细胞、原始胚胎细胞及生殖系统等发育过程有关。在胚胎期和创伤反应期，角质形成细胞有分泌 SCF 的功能。增生性瘢痕或瘢痕疙瘩与局部免疫因素和大量细胞因子、炎性介质促进成纤维细胞和微血管内皮细胞增生及胶原合成作用有关，在整个瘢痕增生过程中虽然是由以成纤维细胞为中心的真皮细胞成分完成，但组织学上表皮细胞出现明显的棘皮症或假性上皮瘤样增生的异常改变，提示角质形成细胞在其中可能发挥着重要的作用。在复合培养皮肤系统内，处于气－液界面（分化中）的角质形成细胞能够分泌 SCF 和神经生长因子（NGF）。离体研究证实与角质形成细胞和成纤维细胞复合培养的肥大细胞能维持其结构和功能活性达 4 周以上，显示角质形成细胞不仅有自分泌细胞（生长）因子的功能，可能还通过旁分泌某种（些）细胞（生长）因子的方式诱导肥大细胞成活和增殖，间接参与真皮纤维化过程。用免疫组织化学染色和免疫印迹分析法可以检测瘢痕组织中 SCF 和 c-Kit 的定位与表达，可以发现瘢痕疙瘩组织和血清刺激培养的成纤维细胞中的 SCF 和 c-Kit 被上调，突显了它们在伤口愈合初期的重要性[56]。而酪氨酸激酶抑制剂伊马替尼则有抑制作用，可能成为瘢痕疙瘩的治疗剂。

机体内产生的众多细胞因子构成了细胞因子网络，通过网络形式发挥其生物学活性和复杂的免疫调节功能，它们之间常互为因果或互相协同、促进，或互相拮抗、制约，构成了复杂的调节网络，发挥整体调节的作用。病理性瘢痕的形成是多因素、多阶段、多基因共同作用的过程。很多研究局限于对单一因素或有限几个因素的分析，还有很多对细胞因子和病理性瘢痕形成关系的研究是在体外进行，并不能完全反映它们在体内的实际情况。体内各种生长因子是处在一个网络调控系统中，某一生长因子的调控作用既能影响其他生长因子，同时其本身也受到其他生长因子的作用而处于复杂的生长因子网络中。因此，研究细胞因子在病理性瘢痕中的作用，需考虑细胞因子网络的复杂性，还应充分考虑生长因子间及其与 ECM 的相互作用。

三、细胞信号通路异常

尽管在瘢痕疙瘩的预防与治疗方面取得了良好的进展，但到目前为止尚未充分阐明瘢痕疙瘩的发病机制。下文总结了 TGF-β/Smad 信号通路、Wnt/β- 连环蛋白信号通路、整合素信号通路在瘢痕疙瘩形成过程中作用的最新进展，为瘢痕疙瘩的预防及治疗提供了新思路。

（一）TGF-β/Smad 信号通路

TGF-β 信号通路参与了多种纤维化疾病的发生，包括类风湿关节炎、糖尿病肾病、克罗恩病、心肌炎和瘢痕疙瘩。此外，TGF-β 还参与了许多过程，如细胞增殖、伤口愈合、细胞外基质合成及细胞凋亡。在人类 TGF-β 中存在 3 种亚型，包括 TGF-β1、TGF-β2 和 TGF-β3。TGF-β1 和 TGF-β2 具有促进纤维化和瘢痕疙瘩形成的作用，而 TGF-β3 具有减少瘢痕疙瘩形成的作用。转化生长因子 β 受体（TGF-βR）共有 3 种亚型，包括 TGF-βRⅠ、TGF-βRⅡ 和 TGF-βRⅢ。

在经典 Smad 信号通路中，TGF-β 与 TGF-βRⅡ 结合，稳定两个 TGF-βRⅡ 分子和两个 TGF-βRⅠ 分子形成复合物，导致 TGF-βRⅠ 磷酸化。TGF-βRⅢ 是增加 TGF-βRⅡ 与 TGF-β 亲和力的共受体。活化的 TGF-βRⅠ 进一步激活 R-Smad（Smad2、Smad3）并募集 Co-Smad（Smad4）。这些复合物诱导细胞增殖并抑制细胞凋亡，且调控靶基因的转录[57]。此外，I-Smad（Smad7）可抑制 R-Smad 和 Co-Smad 的经典 Smad 信号通路的激活[58]。具体机制是 Smad7 作用于 TGF-βRⅠ，从而防止 R-Smad 募集和磷酸化。另外，Smad7 通过 Smad 泛素化调节因子（Smad ubiquitination regulatory factor，SMURF）降解 Smad2 和 TGF-βRⅠ[59]（图 6-2）。

Smad 信号通路作为 TGF-β 的下游途径。TGF-β 受体由Ⅰ型、Ⅱ型及Ⅲ型亚基组成。TGF-β 与其Ⅱ型细胞表面受体结合引起 TGF-βRⅠ 的磷酸化。然后，TGF-βRⅠ 激活 R-Smad 蛋白。一旦这些 Smad 被磷酸化，它们就会与 Smad4 形成复合物。该 Smad 复合物易位至细胞核，激活的 Smad 复合物会募集其他转录因子，这些转录因子共同激活靶基因。Smad7 通过抑制 TGF-βRⅠ 上的 R-Smad 结合位点来拮抗 TGF-β 信号转导。除经典的 Smad 信号通路外，TGF-β 还可以激活其他各种信号转导途径，如 JNK、p38 MAPK、PI3K-Akt-mTOR、Rho/ROCK，以调节各种细胞生物学功能[60]。

TGF-β1 在瘢痕疙瘩组织和瘢痕疙瘩成纤维细胞中呈高表达，并促进细胞增殖及胶原合成，在瘢痕疙瘩形成中发挥关键作用。TGF-β1 刺激瘢痕疙瘩成纤维细胞形成细胞外基质并抑制胶原酶的转录[61]。与正常成纤维细胞相比，瘢痕疙瘩成纤维细胞中 p-Smad2 和 p-Smad3 表达增加[62]。在瘢痕疙瘩中，*Smad2* 及 *Smad3* 敲除后发现，Ⅰ型和Ⅲ型胶原蛋白的表达显著降低[63]。然而，与正常组织相比，瘢痕疙瘩中 Smad7 呈低表达，表明 Smad7 可能对 TGF-β1 信号通路具有调控作用。Smad7 是 TGF-β/Smad 信号通路中的负反馈调节剂，可减少 Smad2 和 Smad3 的磷酸化及核易位[64]。因此，Smad3 低表达和 Smad7 过表达可能是改善瘢痕疙瘩形成的潜在治疗靶标。鉴于这些研究，TGF-β/Smad 信号通路被认为是瘢痕疙瘩形成的重要靶点。

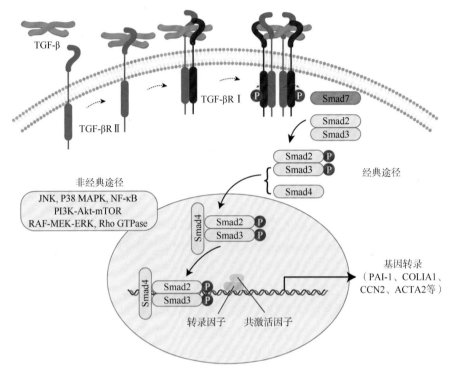

图 6-2　TGF-β 信号通路示意图

　　非经典 Smad 途径包括 MAPK、核转录因子 κB（NF-κB）、GTPase Rho、Par6/RhoA 和 PI3K/Akt 信号通路等[57]。其中 MAPK 信号通路涉及胞外信号调节激酶（ERK）、P38 和 JNK。ERK、JNK 和 P38 抑制剂可抑制 TGF-β1 诱导的 FN 分泌。进一步研究发现在瘢痕疙瘩成纤维细胞和正常成纤维细胞中，TGF-β1 诱导的 FN 合成增加激活 ERK、JNK 和 P38 信号通路[65]。PI3K/Akt 信号通路是一种细胞存活调节通路，在多种肿瘤中高表达，与肿瘤细胞的增殖、凋亡、血管生成等生物学特征密切相关；近年来研究表明，在炎症和纤维化相关疾病中也存在该通路表达异常，其中就包括瘢痕疙瘩。研究发现，槲皮素诱导瘢痕疙瘩成纤维细胞的凋亡是通过抑制 PI3K/Akt 信号通路，以及激活 Bax 和 caspase-2/caspase-3/caspase-7 实现的[66]。Wang 等[67]研究表明紫杉醇可能通过 PI3K/Akt 信号通路在瘢痕疙瘩中发挥抗炎作用。

（二）Wnt/β- 连环蛋白信号通路

　　Wnt/β- 连环蛋白信号通路具有调节胚胎发育和细胞生长的功能。Wnt/β- 连环蛋白信号通路是由配体蛋白 Wnt 和膜蛋白受体结合激发的一组多下游信号转导通路。经此通路，通过细胞表面受体胞内段的活化将细胞外的信号传递到细胞内。

　　Wnt 信号通路成员包括 Wnt 蛋白（Wnt 配体）、Wnt 受体 [Frizzled 家族蛋白及低密度脂蛋白受体相关蛋白（LRP）]、Dishevelled（Dsh/Dvl）蛋白、β-连环蛋白（β-catenin）、糖原合成酶激酶 3β（GSK-3β）、轴蛋白 / 传导蛋白（axin/conductin）、APC（adenomatous polyposis coli）蛋白等。Wnt/β-连环蛋白信号通路是 Wnt 途径中的一种，该途径会导致 β-连环蛋白在细胞质中积累并最终会作为属于 T 细胞因子（TCF）的转录因子的转录共激活因子 / 淋巴增强因子（LEF）家族易位至细胞核。当 Wnt 蛋白与 Frizzled（Fz）家族受体的 N 端细胞富含半胱氨酸的结构域结合时，Wnt 信号转导开始。这些受体 7 次跨越质膜，构成了一个独特的 G 蛋白偶联受体家族（GPCR）。然而，为了促进 Wnt 信号转导，可能需要共同受体及 Wnt 蛋白和 Fz 受体的相互作用，例如，低密度脂蛋白受体相关蛋白（LRP）-5/6、受体酪氨酸激酶（RTK）和受体酪氨酸激酶样孤儿受体 2（ROR2）。但是，只要 Wnt 绑定 Fz 和 LRP-5/6，破坏复合物的磷酸化就会被阻断而使得其功能中断。破坏复合物中由其他蛋白引起的磷酸化，随后将轴蛋白与 LRP-5/6 的细胞质尾部结合。轴蛋白去磷酸化后，其稳定性下降，浓度降低。然后 Dsh 通过磷酸化被激活，并且其 DIX 和 PDZ 结构域抑制 GSK-3 破坏复合物的活性，这使得 β-连环蛋白能够积累并定位于细胞核，随后通过基因转导及 TCF/LEF（T 细胞因子 / 淋巴增强因子）转录因子诱导 Wnt 最终作用的目标基因转录，诱导后续的细胞反应。β-连环蛋白募集其他转录共激活因子，如 Bcl-9、Pygopus 和 Parafibromin/Hyrax。Wnt/β-连环蛋白信号通路示意见图 6-3。

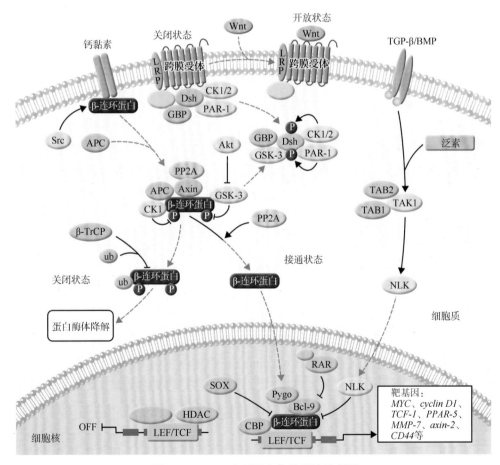

图 6-3　Wnt/β-连环蛋白信号通路示意图

在瘢痕疙瘩发病机制中也发现 Wnt/β- 连环蛋白信号通路发挥着重要作用。在瘢痕疙瘩成纤维细胞中，Wnt/β- 连环蛋白信号通路激活成纤维细胞分化为肌成纤维细胞，释放出大量的胶原蛋白和 α- 平滑肌肌动蛋白（α-smooth muscle actin，α-SMA）。研究发现，将分泌型卷曲相关蛋白 -1（secreted frizzled related protein-1，SFRP1）过表达可显著抑制瘢痕疙瘩成纤维细胞中 Wnt/β- 连环蛋白信号的表达和活性，表明 Wnt/β- 连环蛋白信号通路在瘢痕疙瘩发展过程中起重要作用[68]。此外，Wnt/β- 连环蛋白信号通路通过与端粒酶相互作用，能够加剧瘢痕疙瘩细胞的增殖并抑制瘢痕疙瘩细胞的凋亡[69]。

（三）整合素信号通路

整合素（integrin）是位于细胞表面的重要黏附分子，通过其双向信号转导通路，介导细胞与细胞外基质及细胞与细胞间的黏附。整合素由胞外域、跨膜域和胞内域 3 部分组成。胞内域与细胞内信号分子结合，启动胞内 – 胞外信号转导，激活整合素，提高与相应配体的亲和力。而胞外域与相应配体结合后，通过胞外 – 胞内信号转导，调节细胞生长、增殖、黏附和分化功能。整合素结构功能及信号转导通路异常与多种疾病有关。

目前发现的整合素超家族如图 6-4 所示。

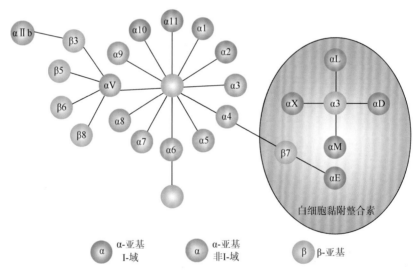

图 6-4　整合素超家族

整合素胞内域与多种蛋白相互作用，在整合素活化过程中具有关键作用。现已发现的蛋白有踝蛋白（talin）、α 辅肌蛋白（α-actinin）、细丝蛋白（filamin）等。踝蛋白是一种重要的细胞骨架肌动蛋白结合蛋白，是由 2 个 270kDa 的亚单位组成的反向平行同源二聚体，每个亚单位由 N 端约 50kDa 的球形头部（talin-H）和 C 端约 220kDa 的杆状区（talin-R）组成，与整合素结合的部位位于头部。

整合素以两种构型存在：潜伏型（低亲和力状态）和激活型（高亲和力状态）。整合素在没有与 ECM 中配体结合时分散于细胞表面，一旦与胞外配体结合，整合素发生簇集，形成多聚体与胞内信号分子级联，介导信号转导，从而将信号由胞外传递至胞内。整合素激活后，胞外域结构伸直，引起跨膜域和胞内域的结构改变，破坏 α 和 β 亚基之间的连接，两种亚基胞内域相互分离，暴露 β 亚基，使其与细胞内蛋白亲和力增高，介导整合素对细胞的效应。多种细胞内蛋白激酶和磷酸酶，如局部黏附激酶（focal adhesion kinase，FAK）、Src 激酶家族、Rho-GTPase 家族、整合素连接蛋白激酶（integrin linked kinase，ILK）等，均可作为细胞内信号分子，直接与聚集的整合素胞内域结合，引起一系列级联放大效应，最终调节细胞功能。

FAK 是胞质内的一种非受体型酪氨酸激酶，是整合素介导的胞外 – 胞内信号转导通路的基础性信号传递分子，通过磷酸化酪氨酸位点和富脯氨酸序列，活化的 FAK 可与多种细胞骨架蛋白、Src 激酶家族、PI3K 及多种衔接蛋白相互作用。整合素 β 亚基胞内域是 FAK 激活所必需的结构，FAK 可通过 FERM 序列直接与其结合并引起 FAK 聚集，FAK 的酪氨酸磷酸化位点（Tyr）自身磷酸化，Src 或 Fyn 通过 Src 同源结构域（Src homology region，SH）2 与 FAK 作用，进而连接其他胞内蛋白激酶，引起激酶链式反应（图 6-5）。

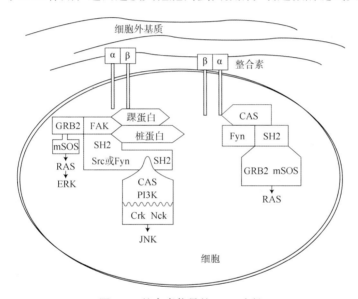

图 6-5　整合素信号的 FAK 途径

FAK. 局部黏附激酶；GRB2. 生长因子受体结合蛋白；SH2. Src 同源结构域 2；CAS. CAS 凋亡蛋白酶；mSOS. 鸟嘌呤核苷酸交换因子蛋白；PI3K. 磷脂酰肌醇 3 激酶；Nck. Nck 衔接蛋白；Crk. Crk 接头蛋白；Src、Fyn. Src 家族的酪氨酸蛋白激酶

在瘢痕疙瘩形成过程中，机械张力通过上调人瘢痕疙瘩来源的间质干细胞中的 $\alpha_v\beta_3$，促进细胞增殖和胶原蛋白的合成[70]。与正常皮肤干细胞相比，瘢痕疙瘩间质干细胞中 α_8 mRNA 呈显著低表达，而 β_3 mRNA 呈高表达[71]，说明 α_8 和 β_3 可能与瘢痕疙瘩的发生发展有关。此外，β_5 可促进瘢痕疙瘩成纤维细胞增殖[72]。值得注意的是，整合素 $\alpha_v\beta_5$、$\alpha_v\beta_6$ 和 $\alpha_v\beta_8$ 直接结合潜伏期相关蛋白（latency-associated protein，LAP），导致 TGF-β 释放；同样，TGF-β1 通过直接调控整合素的表达，加强整合素对胶原蛋白的黏附作用。

四、细胞生物学功能异常

参与瘢痕组织形成的细胞主要包括成纤维细胞、肥大细胞和巨噬细胞等。在愈合过程及瘢痕形成过程中，除有细胞外基质明显变化外，以上这些细胞形态及生物学功能也会发生变化。

（一）成纤维细胞

成纤维细胞（fibroblast，FB）在创伤愈合过程中发挥重要的作用，其主要通过促进胶原及细胞外基质的形成发挥作用。在机体正常发育过程及创伤修复过程中，胶原几乎都由FB合成。FB在创面形成后的3天出现，随后迅速增多。FB由比较原始的中胚叶细胞受激发后分化形成，向创面游走、移动、增殖并合成胶原和黏多糖，其产生胶原和黏多糖的功能是相互独立的。而在瘢痕形成中，FB的过度增殖在病理性瘢痕的发生发展过程中起关键作用[73]。病理性瘢痕中FB分泌的细胞外基质存在明显的合成增加和降解不足。ECM过度沉积可改变其内环境，不仅影响众多细胞因子的活性，还能直接影响FB的代谢，导致FB活性增加。

在炎症反应、紫外线损伤、细胞因子异常表达等多种因素作用下可出现FB凋亡和增殖异常。FB可分泌细胞外基质的主要成分，如Ⅲ型及Ⅰ型胶原蛋白，当FB异常增殖时，大量胶原蛋白产生且进行病理性交联，导致细胞外基质沉积和重构，促进瘢痕疙瘩形成。而当促凋亡蛋白和抑凋亡蛋白表达失衡时，会抑制FB的凋亡作用，进而促使瘢痕疙瘩形成[74]。

FB是一种多形性细胞。在正常皮肤中的FB平行排列，极性明显。光镜下FB扁平，呈星状，有多个突起，胞质丰富，呈弱嗜酸性（图6-6）。胞核大，呈扁卵圆形，染色质疏松、淡染，核仁明显。电镜下FB细胞质内富含粗面内质网、游离核糖体和高尔基体（图6-7）。高尔基体发达则表明细胞合成蛋白质功能较强。FB既合成和分泌胶原蛋白、弹性蛋白，又生成胶原纤维、网状纤维和弹性纤维，还合成和分泌糖胺多糖和糖蛋白。FB常通过基质糖蛋白的介导附着在胶原纤维上，在趋化因子的吸引下能缓慢地向一定方向移动。

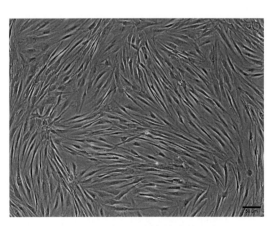

图6-6 成纤维细胞体外培养形态

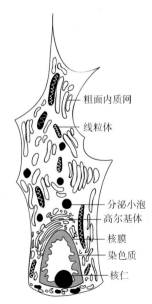

图6-7 成纤维细胞电镜模式图

在增生性瘢痕和瘢痕疙瘩中 FB 异常增殖，排列紊乱，极性消失，有明显的交叉重叠现象。正常皮肤中的 FB 相互接触后则停止增殖，即接触性抑制和密度抑制；增生性瘢痕和瘢痕疙瘩中的 FB 接触后细胞仍能继续增殖，失去接触性抑制及密度抑制。

（二）肌成纤维细胞

在创伤修复增殖阶段，FB 可分化为肌成纤维细胞（myofibroblast，mFB），并且仍具有分泌胶原及细胞外基质的功能，此外还具有收缩、迁移功能[75]。一方面 mFB 可通过分泌 α 平滑肌肌动蛋白促进创面愈合；另一方面 mFB 可通过分泌 Ⅲ 型及 Ⅰ 型胶原蛋白，与 FB 共同参与细胞外基质重塑过程，进而促进瘢痕疙瘩形成[76]。

mFB 是一种特殊形式的 FB，和 FB 来源于同一种干细胞。mFB 电镜下可见核膜皱褶，核切迹不明显，大部分细胞质内有致密斑，大量排列成束的肌微丝束和肌动蛋白，如收缩的 α 平滑肌肌动蛋白，以及许多扩张、粗糙的可合成胶原的内质网，有的细胞间可见桥粒和半桥粒样结构，线粒体和粗面内质网也较发达，高尔基体时而可见，并有大量吞饮小泡。mFB 兼有 FB 和平滑肌细胞的特点，对许多药物的反应都类似于平滑肌细胞。mFB 多存在于纤维收缩性病理组织中，细胞和细胞之间、细胞和胶原纤维之间有广泛而紧密的连接，mFB 收缩时可致整个肉芽组织收缩，是导致病理性收缩、瘢痕挛缩的主要细胞。

（三）肥大细胞

正常皮肤中肥大细胞（mast cell，MC）主要位于真皮乳头层血管周围，病理性瘢痕中 MC 主要分布于胶原纤维束之间及血管周围，数量较正常皮肤明显增多，且 MC 相关的活性递质较正常皮肤亦显著增多，提示 MC 在病理性瘢痕形成过程中起一定作用。MC 在病理性瘢痕形成中主要通过成纤维细胞和细胞因子发挥作用。MC 与成纤维细胞、内皮细胞之间存在独特的细胞间接触结构，MC 能促进成纤维细胞增生和胶原合成。

当机体受到创伤时，MC 可在创伤部位聚集并释放多种炎症介质及蛋白酶，以维持结缔组织稳态及参与纤维化等病理过程。MC 的颗粒成分在免疫应答及炎症反应方面起重要作用，可引起血管通透性增高、充血、瘙痒和疼痛。与正常个体比较，增生性瘢痕患者血液中组胺水平增高，瘢痕组织中 MC 数量增多，这些 MC 可释放组胺等瘙痒介质。

MC 来源于血液中的嗜碱性粒细胞。组织损伤后，嗜碱性粒细胞在细胞因子和一些介质趋化作用下移行至损伤局部，以变形运动方式游出血管，形成 MC 并聚集于伤口局部。MC 胞体较大，呈圆形或卵圆形，胞核较小，胞质内充满粗大的嗜碱性颗粒。颗粒内含有组胺、白三烯、嗜酸性粒细胞趋化因子和肝素等物质。在炎症过程中，MC 在损伤部位大量聚集，在蛋白酶、补体、中性粒细胞等多肽和 IgE 的作用下被活化，释放出颗粒的内含物（图 6-8）。MC 脱颗粒可释放肝素和刺激 ECM 合成的细胞因子，主要活性递质有组胺（刺激 FB 增殖和胶原合成）、肝素和类胰蛋白酶。活化的 MC 还可产生一系列致纤维化的细胞因子，如 TNF-α、TGF-β、IL-1 和 IL-6 等。体外试验证实，MC 释放的 IL-4、IL-6、TGF-β1、TNF-α 能加速与之共同培养的成纤维细胞的增殖。激活的 MC 通过释放上述细胞因子与 IgE 表面受体相互结合而产生作用。研究表明，MC 释放的类糜蛋白酶可激活 TGF-β/Smad 信号通路，从而促进成纤维细胞增殖及胶原合成，促进瘢痕疙瘩形成[77]。

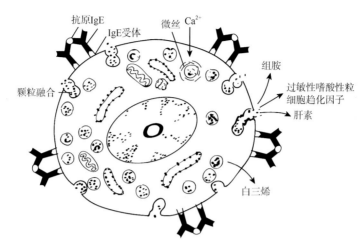

图 6-8　肥大细胞电镜模式图

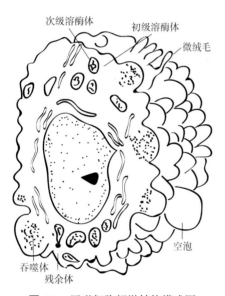

图 6-9　巨噬细胞超微结构模式图

（四）巨噬细胞

巨噬细胞主要来源于两个方面：一是自血管内渗出的大单核细胞，称为血源性巨噬细胞；二是由固定组织细胞脱落而来，称为组织源性巨噬细胞。活化的巨噬细胞在电镜下可见胞质内线粒体和溶酶体数量增多，溶酶体内含多种水解酶，吞噬能力和降解能力均增强（图 6-9）。巨噬细胞主要分为经典活化巨噬细胞（M1 型）和选择性活化巨噬细胞（M2 型），根据所处微环境及疾病状态，二者可相互转化。巨噬细胞主要通过分泌细胞因子参与瘢痕形成，M1 型巨噬细胞主要分泌细胞因子 TNF-α，M2 型巨噬细胞可分泌细胞因子 TGF-β、FGF、PDGF 及 VEGF[78, 79]，以上细胞因子可促进创伤愈合过程中的血管化、上皮化或促进细胞外基质增加等，从而参与瘢痕疙瘩的形成过程。

机体皮肤受到创伤后，血液中的单核细胞在多种炎症介质的趋化下，继血小板、中性粒细胞后很快到达创伤局部，并被激活转化为巨噬细胞。一方面作为炎症阶段主要的吞噬细胞，负责清除损伤细胞和病原体等；另一方面释放多种生物活性物质和酶类，其中包括多肽生长因子，如转化生长因子（TGF）、白细胞介素（IL）、TNF、PDGF、IGF 等，酶类如胶原酶、弹性蛋白酶、纤溶酶原激活物等，这些物质对创伤愈合及瘢痕形成都有重要的调控作用。一项研究表明，瘢痕疙瘩中的巨噬细胞呈现高活化状态，并向 M2 亚型分化，可能是通过上调 Foxp3 阳性调节性 T 细胞（Treg 细胞）参与瘢痕疙瘩的炎症反应及形成过程[80]。

（五）黑素细胞

黑素细胞在正常情况下基本不会增殖及分泌相关细胞因子，但在创伤刺激下，则会出现黑素细胞大量增殖并分泌黑素相关的各种细胞因子，加重炎症反应。研究表明，α 促黑素受体表达下调可导致瘢痕疙瘩组织中成纤维细胞大量增殖、分化，并抑制具有抗纤维化作用的 α-MSH/MC1R 信号通路，从而促进瘢痕疙瘩形成[81, 82]。

（六）角质形成细胞

角质形成细胞可分泌细胞因子 PDGF 和 TGF-β，刺激真皮 FB 的增殖、活化及向 mFB 分化，产生大量细胞外基质。研究发现，瘢痕疙瘩角质形成细胞与正常组织角质形成细胞相比，细胞间连接蛋白和相关基因的表达较低，黏附减少，移动性增强，大量参与上皮 - 间充质转化的基因上调，其内在固有因素在瘢痕疙瘩持续性生长中可能呈正相关[83]。

五、细胞外基质合成和降解失衡

瘢痕是创面愈合的产物之一，其特征是以胶原、纤维粘连蛋白等为主的 ECM 过度沉积。ECM 的代谢及重塑是创伤愈合过程中的重要环节。病理性瘢痕的形成与成纤维细胞基质合成功能活跃，合成胶原、纤维连接蛋白等基质增加有关，也与基质降解控制不当有关。瘢痕组织中的成纤维细胞在形态上与正常组织中的成纤维细胞没有明显差异，但在功能上则发生了一定程度的改变。

在瘢痕疙瘩发病过程中，成纤维细胞被激活并分化为 mFB，随后细胞过度增殖并产生大量 ECM 相关蛋白，如胶原蛋白、纤维连接蛋白及蛋白聚糖等。胶原蛋白是一种三螺旋蛋白，是 ECM 的主要成分，并在瘢痕疙瘩中表达增加。通常认为，胶原蛋白在瘢痕疙瘩组织中的表达水平是正常皮肤组织中的 3 倍以上。胶原蛋白合成与降解之间的平衡是创面修复和组织重建过程中十分关键的因素。瘢痕组织成纤维细胞与正常皮肤成纤维细胞的胶原合成差异表现为瘢痕成纤维细胞的 I 型前胶原基因转录增强，同时 I 型胶原蛋白的比例增高，且 I 型前胶原 mRNA 的表达水平提高。这说明病理性瘢痕 I 型胶原蛋白基因的表达受转录前和转录后两种方式调控。过度沉积的胶原不仅与胶原合成旺盛有关，还与胶原降解减少有关。与正常皮肤相比，病理性瘢痕中成纤维细胞的胶原酶活性及 mRNA 水平均明显降低。

纤维连接蛋白（FN）是一种糖蛋白，其糖链有特定功能的结构域，由对蛋白酶敏感的肽段连接，这些结构域中有的能与其他 ECM（如胶原、蛋白聚糖）结合，使 ECM 之间形成网络；有的能与细胞表面的受体结合，使细胞附着于 ECM，有利于细胞形态的维持。FN 是一种结合糖蛋白，与整合素和其他基质分子结合，可形成肉芽组织的早期成分。FN 在瘢痕疙瘩的发生和发展中起着至关重要的作用。在瘢痕疙瘩中，可溶性 FN 沉积在损伤部位，其中主要是 FN-EDA 的表达增加。此外，FN-EDA 可诱导炎症，同时增加 FN 和胶原蛋白等 ECM 相关分子的沉积及成纤维细胞的活化，从而进一步加重纤维化进程，并形成恶性循环[84]。蛋白聚糖（proteoglycan，PG）是细胞外基质及细胞表面和基底膜的主要成分，其中黏结蛋白聚糖、双糖链蛋白聚糖、核心蛋白聚糖与瘢痕疙瘩形成有关。

透明质酸（HA）属于 ECM 氨基聚糖中的一种，且是唯一不发生硫酸化的氨基聚糖。氨基聚糖一般由不到 300 个单糖基组成，而 HA 的糖基数可以达到数百个甚至更多，形成很长的糖链。由于其表面有大量带负电荷的亲水性基团,因此即使含量很低的 HA 也能形成多孔的海绵样胶体,体积膨胀能起到支撑组织的作用。HA 能够促进皮肤成纤维细胞分裂增殖,促进细胞迁移。研究表明,在创伤愈合早期,HA 浓度的迅速增高与伤口内成纤维细胞数量的增加密切相关;而创伤愈合后期,HA 浓度的迅速降低会促进成纤维细胞的分化和胶原纤维的沉积。

ECM 降解和重塑的主要影响因素是基质金属蛋白酶(MMP)和纤溶酶原激活物抑制剂 1(PAI-1),其中 MMP-1、MMP-2、MMP-9 等都是降解 ECM 的关键酶,其作用底物主要是胶原和明胶,特别是 Ⅰ、Ⅱ、Ⅲ、Ⅳ 型胶原。MMP 家族由 20 多种依赖 Zn^{2+} 的金属蛋白酶组成,主要负责细胞黏附、迁移、增殖和分化。MMP 的主要生理功能:①直接通过蛋白水解,降解 ECM 相关蛋白;②释放生物活性蛋白,如细胞因子、生长因子和趋化因子。其中,MMP-1 降解胶原的三螺旋结构,使该 ECM 成分易受明胶酶类 MMP-2 蛋白水解。因此,MMP-1 和 MMP-2 高表达可能在伤口愈合过程中消除异常或未折叠的胶原起关键作用。此外,金属蛋白酶组织抑制剂(TIMP)和 MMP 之间的失衡在瘢痕疙瘩发病中起着至关重要的作用。TIMP-1 增加瘢痕疙瘩成纤维细胞上清液中 Ⅰ 型胶原蛋白的降解,同时抑制细胞活力和诱导细胞凋亡[85]。这些结果表明,诱导胶原束降解及靶向调节 MMP 和 TIMP 是治疗瘢痕疙瘩的潜在策略。

在 ECM 合成和降解过程中,PAI-1 途径参与瘢痕疙瘩形成。PAI-1 抑制尿激酶(urokinase,uPA)的活性,尿激酶是一种与纤溶酶原转化为纤溶酶有关的酶,而纤溶酶是一种与纤维蛋白降解有关的酶。PAI-1 还通过减少纤溶酶依赖的 MMP 激活来影响 ECM 的重塑[86]。瘢痕疙瘩成纤维细胞中具有低水平的 uPA 和高水平的 PAI-1[87]。此外,PAI-1 还可增加胶原蛋白的积累[88]。PAI-1 基因的表达通过与瘢痕疙瘩有关的刺激因子调节,包括 TGF-β、IGF-1 和 PDGF。

六、免疫学因素

伤口愈合过程包括三个相互关联的阶段,即损伤、增殖和重塑。在理想的情况下,免疫细胞在感染阶段被招募,以防止微生物的致病性入侵并激活后续步骤。然后,纤维细胞和成纤维细胞被激活,合成一种细胞外基质,在这种基质上进行损伤部位的组织重塑[89, 90]。伤口闭合后,多余的细胞外基质会被降解,成熟的 Ⅰ 型胶原逐渐取代未成熟的 Ⅲ 型胶原。当这些过程中断时,会形成瘢痕疙瘩。组织学检查显示,免疫系统在防止病原体浸润、诱导炎症、启动下游过程和在瘢痕疙瘩中招募纤维细胞方面起着关键作用。已有研究表明,瘢痕疙瘩中炎症细胞增多,主要是巨噬细胞和 T 细胞($CD4^+$ 辅助性 T 细胞:$CD8^+$ 细胞毒性 T 细胞),Th:Tc 比值增加,缺乏 B 细胞[91]。

增生性瘢痕和瘢痕疙瘩患者中 IgG、C3、C4 和 C1q 血清水平无明显差异,而在局部组织中 IgG 升高,提示在瘢痕疙瘩中存在局限性免疫反应,未发现 HLA-A 或 HLA-B 组织相容性抗原位点与瘢痕疙瘩的发病有关。在瘢痕疙瘩中有 $CD3^+$、$CD45RO^+$、$CD4^+$、$HLA-DR^+$ 和 $LFA-1^+$ T 细胞及 $CD1a^+$/$CD36^+$、$HLA-DR^+$ 和 $ICAM-1^+$ 树突状细胞浸润[92],提示 MHC Ⅱ 限制性细胞免疫在瘢痕疙瘩发病中起重要作用。有研究报道[93],HLA-DR 和

CD1a 分子在瘢痕疙瘩中的高表达进一步证实了上述观点。

根据已证实的免疫细胞、免疫分子在病理性瘢痕中的作用机制，推测迟发型变态反应在瘢痕疙瘩形成中起作用。可能的免疫过程：病灶内自身抗原被抗原提呈细胞如巨噬细胞、朗格汉斯细胞等捕捉、加工处理，通过双信号、双识别途径，将抗原提呈给 T 细胞，形成抗原肽 -MHC Ⅰ类分子复合物，提呈给 CD8⁺ T 细胞形成抗原肽 -MHC Ⅱ类分子复合物，提呈给 CD4⁺ T 细胞，被抗原特异性 T 细胞受体（TCR）识别，使 T 细胞致敏，建立免疫记忆；当相同的抗原再次侵入时，抗原提呈机制再次发挥作用，T 细胞激活、增殖，或表现为细胞毒性 T 细胞直接杀伤靶细胞，或通过释放细胞因子，引起免疫损伤，最终导致瘢痕疙瘩。

（一）调节性 T 细胞与瘢痕疙瘩

调节性 T 细胞（Treg 细胞）是 CD4⁺ 细胞，其作用是抑制炎症和维持外周耐受性[94]。典型 Treg 细胞表达高纯度 IL-2 受体 CD25 和核转录因子 Foxp3。Treg 细胞可通过抑制中性粒细胞外渗而降低局部炎症细胞因子浓度[95]。Treg 细胞还可抑制 CD4⁺ 和 CD8⁺ T 细胞的活化，促进单核巨噬细胞 M2 极化。这些功能特性使 Treg 细胞能够在损伤修复过程中抑制炎症、调节免疫应答，并使组织重塑[96]。有学者研究了瘢痕疙瘩中 Treg 细胞的数量，并用共培养系统研究了 Treg 细胞与瘢痕疙瘩成纤维细胞之间的相互作用。结果发现，与其他常见的皮肤炎性病变相比，瘢痕疙瘩中 Treg/CD4⁺ T 细胞的比值较低。此外，富含 Treg 细胞可减少瘢痕疙瘩成纤维细胞的胶原合成。该研究表明，局部 Treg 细胞失衡有助于瘢痕疙瘩形成[97]。已有研究证实瘢痕疙瘩巨噬细胞优先表达 M2 型相关细胞因子，并有利于 Treg 细胞分化[98]。瘢痕疙瘩患者局部免疫系统出现这种偏差的根本原因尚不清楚。鉴于在许多瘢痕疙瘩流行病学研究中发现了家族联系，表明遗传倾向起着关键作用。然而，Treg 细胞相关基因的单一突变尚未被证明与瘢痕疙瘩风险一致相关[99]。这些发现也提示 Treg 细胞和 Treg 细胞相关基因表达失调，可能成为瘢痕疙瘩治疗的潜在候选靶点。

（二）记忆性 T 细胞与瘢痕疙瘩

记忆性 T 细胞是 T 细胞的一种高效亚群，在各种疾病中，活性记忆性 T 细胞在暴露于无害的环境或自身抗原后，既具有致病性，又具有保护作用，可引起皮肤持续性损伤。瘢痕疙瘩中绝大多数 T 细胞具有记忆表型，瘢痕疙瘩中 CD8⁺ 记忆性 T 细胞产生的 TNF-α 水平较低，这种异常的细胞因子产生在 Foxp3⁻CD8⁻ 记忆性 T 细胞中更为明显，TNF-α 的产生减少，γ 干扰素的产生增加。此外，瘢痕疙瘩中 Foxp3⁻CD8⁺ 记忆 T 细胞异常，包括 CD25⁺ 和细胞毒性 T 细胞相关抗原 4 的表达及 IL-10 的产生减少。在多发性瘢痕疙瘩患者中发现 CD4⁺CD25⁺Foxp3⁺ 调节性 T 细胞数量显著减少。研究还表明，瘢痕疙瘩中 CD103⁺CD8⁺ 记忆性 T 细胞明显增加。该研究揭示了瘢痕疙瘩中 CD45RO⁺ 记忆性 T 细胞的异常，证实了瘢痕疙瘩中 T 细胞反应的失调，并为瘢痕疙瘩的发生、发展提供了理论依据[100]。

（三）巨噬细胞与瘢痕疙瘩

根据不同的微环境，巨噬细胞可以极化为两个主要的表型 M1 和 M2。单核细胞在 IFN-α、TNF-α、DAMP 和脂多糖（LPS）存在下极化为经典激活的 M1 型巨噬细胞。M1 型巨噬细胞主要分泌 IL-1β、IL-6 和 TNF-α，它们不仅参与免疫反应，还刺激成纤维细胞和角质形成细胞的增殖。这些 M1 型巨噬细胞的功能是清除伤口上的细胞碎片。活化的 M2 型巨噬细胞可由 IL-4、IL-13 或凋亡中性粒细胞产生。活化后的 M2 型巨噬细胞产生细胞因子，如 PDGF、TGF、IGF-1 和 VEGF，并刺激角质形成细胞和成纤维细胞的增殖[101, 102]。最近有研究表明，与正常皮肤相比，瘢痕疙瘩中 CD14$^+$ M2 型巨噬细胞明显增多，且 TGF-β、IL-10、IL-12、iNOS 转录水平和蛋白水平均显著升高，提示瘢痕疙瘩中 M2 型巨噬细胞相关基因表达明显高于 M1 型巨噬细胞，说明瘢痕疙瘩中的巨噬细胞更倾向于向 M2 型极化[98]。

（四）肥大细胞与瘢痕疙瘩

肥大细胞是固有免疫系统的重要组成部分，在皮肤中含量丰富。越来越多的证据表明肥大细胞在伤口愈合和瘢痕疙瘩的形成中起着关键作用。与正常皮肤或瘢痕组织相比，大多数瘢痕疙瘩组织中肥大细胞增多。有研究表明，肥大细胞被认为是导致瘢痕疙瘩瘙痒症状的原因。对肥大细胞和成纤维细胞的体外研究表明，肥大细胞可促进成纤维细胞增殖和胶原合成。肥大细胞释放产物如组胺和肝素可能在引发一系列生化过程中起重要作用，从而导致增生性瘢痕和瘢痕疙瘩进展。高水平的组胺可以提高胶原合成的速度，而高水平的肝素会增加瘢痕疙瘩的血管化程度。瘢痕疙瘩的发病率取决于种族、性别和年龄，与血清 IgE 水平呈正相关。与正常人相比，瘢痕疙瘩患者的过敏症状发生率显著增加[103-106]。

七、基因异常

瘢痕疙瘩具有遗传易感性，超过 50% 的瘢痕疙瘩患者有家族史。瘢痕疙瘩患者的家系分析表明，瘢痕疙瘩可能是通过常染色体显性遗传，外显不完全。然而，瘢痕疙瘩似乎不是一种简单的孟德尔单基因疾病，而是一种复杂的寡基因疾病[107-109]。

近年来，在日本人群中进行全基因组关联分析（GWAS）研究后发现，瘢痕疙瘩与三个染色体区域（1q41、3q22.3—q23 和 15q21.3）的四个单核苷酸多态性位点（rs873549、rs1511412、rs940187 和 rs8032158）显著相关。随后，有研究报道其中一个单核苷酸多态性位点，即 rs8032158，可能影响瘢痕疙瘩的严重程度。全基因组关联分析发现，日本家族中的瘢痕疙瘩与 2q23 染色体区域相关，而非裔美国人家族中的瘢痕疙瘩与 7p11 相关。然而，另一项针对中国瘢痕疙瘩大家族的全基因组关联分析并未显示出与 7p11 连锁；相反，在该家族中发现了 15q22.31—q23、18q21.1 和 10q23.31 的连锁区间。值得注意的是，18q21.1 含有 *Smad2*、*Smad7* 和 *Smad4* 基因，这些基因参与了 TGF-β 信号通路的调节。最近的研究表明，TGF 信号通路中的多个蛋白与纤维化相关，包括 TGF-β1、TGF-β2、TGF-β3 受体（TGF-βR I 、TGF-βR II 、TGF-βR III）、Smad3、Smad6、Smad7、表皮生长因子受体（EGFR）和 TNF-α

诱导蛋白 6（TNFAIP6）[110-117]。

（一）与瘢痕疙瘩发病相关的基因

1. HLA 基因 一些研究表明，*HLA* 基因与瘢痕疙瘩有显著的相关性。其中，*HLA-DRB1*15* 与瘢痕疙瘩的联系最为密切，因为在黄种人和白种人中都发现了这种 *HLA* 与瘢痕疙瘩的联系[118, 119]。这表明 *HLA-DRB1*15* 可能与瘢痕疙瘩的风险增加有关。微阵列分析和随后的验证研究也表明，染色体 6p21.32 的 *HLA-DRB5* 与瘢痕疙瘩的发病机制有显著的相关性。

2. p53 基因 是目前较为关注的基因，可能是与瘢痕疙瘩发生相关的肿瘤抑制基因之一。人 *p53* 基因定位于 17p13.1，长约 20kb，由 11 个外显子和 10 个内含子组成。*p53* 基因编码由 393 个氨基酸组成的 53kDa 的细胞核磷酸化蛋白。已确认含有 4 个功能域，分别参与调节转录、与 DNA 结合、寡聚反应和自身抑制。激活域（含有 42 个氨基酸残基）通过与其他蛋白质结合或磷酸化间接调节转录。P53 蛋白可以通过调节细胞周期、DNA 修复和细胞凋亡信号转导通路而起到保护作用[120]，被认为是"基因组卫士"。*p53* 通过激活靶基因诱导细胞凋亡是其作为抑癌基因的关键功能。P53 蛋白失活使基因组不稳定，最终导致突变。除了基因组的改变，P53 蛋白还可因其他蛋白如腺病毒 E1B、人类乳头瘤病毒 E6 和 SV40T 抗原结合而失活。研究发现，*p53* 基因第 4 外显子的第 72 位密码子具有 CGC/CCC 的单核苷酸多态性，其编码的氨基酸分别为精氨酸（Arg）和脯氨酸（Pro），由 Arg/Arg 和 Pro/Pro 构成的 P53 蛋白的功能是有差异的，由 Arg/Arg 构成的 P53 蛋白有较强的细胞凋亡诱导功能，而 Pro/Pro 构成的 P53 蛋白可以上调和细胞增殖相关的细胞周期蛋白依赖性激酶抑制基因的表达。抗体反应实验表明，含 Arg 和 Pro 的两种 *p53* 均为野生型，在大多数细胞中二者的稳定性相同。研究发现，瘢痕疙瘩 *p53* 基因第 72 位密码子基因突变[121]，即瘢痕疙瘩组织细胞中出现 *p53* 基因第 72 位密码子的碱基排列中 CGC 突变为 CCC，即 Arg 变为 Pro。近年研究发现，*p53* 基因第 72 位密码子 CGC/CCC 多态性与某些肿瘤易感性有关。对 20 份瘢痕疙瘩组织标本的主要凋亡相关蛋白进行分析[122]发现，其中 18 例有 *p53* 表达，主要以核周方式分布于瘢痕疙瘩边缘增生部位，认为 *p53* 调节异常引起瘢痕疙瘩边缘区细胞凋亡减少和增殖明显。

3. Fas 基因 人 *Fas* 基因位于 10q23，其野生型基因产物 FasL 或 Fas 单抗，均可引起 Fas 分子三聚化，传导凋亡信号入胞，诱导 Fas 阳性表达细胞凋亡。Fas 蛋白属于 I 型跨膜蛋白，包括膜外区、跨膜区和胞质区，其中外显子 6 编码跨膜区，8、9 编码胞质区，1 ~ 5 编码膜外区。瘢痕疙瘩成纤维细胞中 *Fas* 基因外显子 1 ~ 5 未检出突变，突变主要发生于外显子 6、8、9。因此，瘢痕疙瘩成纤维细胞 Fas 蛋白无功能或不表达，与膜外区无关。内含子 5 与外显子 6 交界区序列从 TATG 到 AATGT 为插入突变及点突变的混合型突变；外显子 8、9 为突变高发区，存在多个突变位点，可导致编码的 Fas 蛋白死亡结构域不完整。总之，外显子 6、8、9 突变可以造成 Fas 蛋白不表达或表达的 Fas 蛋白无功能，进而引起成纤维细胞凋亡缺陷并大量增殖，可能最终导致瘢痕疙瘩形成。

4. c-myc、c-fos、ras 基因 人 *c-myc* 定位于 8q24，编码核蛋白结合蛋白，是细胞促增殖基因，能抑制细胞的凋亡，参与细胞内多种信号传递；*c-fos* 属于即早基因（IEG）家族，

人 *c-fos* 定位于 14q23.4，通过调节特定靶基因的方式将细胞表面被刺激的短程信号与细胞长期反应相偶联；相关基因编码信号转导蛋白，是促细胞增殖的原癌基因。研究表明，在增生性瘢痕和瘢痕疙瘩成纤维细胞中 c-myc 和 c-fos[123] 呈阳性表达，而 ras p21 蛋白在病理性瘢痕的成纤维细胞中表达缺乏。因此，病理性瘢痕中 *c-myc* 和 *c-fos* 原癌基因的激活可能参与了成纤维细胞的分化和增殖、胶原合成和降解，以及对细胞因子的调控，并导致瘢痕增生；*ras* 基因在病理性瘢痕发生过程中可能不突变或不起主要作用。因此，部分原癌基因的限制性表达，而非多基因无限制性共同表达，可能是病理性瘢痕较少癌变的原因。

5. Bcl-2 家族　原癌基因 *Bcl-2* 家族是一多基因家族成员，包括抑制凋亡的 *Bcl-2*、*Bcl-xl* 和 *Bad* 等及促进凋亡的 *Bax*、*Bcl-xs* 和 *Bak* 等。*Bcl-2* 与凋亡促进基因 *Bax* 拮抗，抑制细胞色素 c 自线粒体释放至胞质，阻止细胞色素 c 对 caspase 蛋白酶的激活，从而抑制凋亡。有学者报道，在瘢痕疙瘩中 Bcl-2 蛋白表达率显著高于增生性瘢痕，且瘢痕疙瘩和增生性瘢痕与正常瘢痕相比，Bcl-2 蛋白表达率也显著增高[123]。但 Fas/Apo-1 阳性表达率在正常皮肤、增生性瘢痕和瘢痕疙瘩中的表达无显著性差异，从而推测是 *Bcl-2* 基因而不是 *Fas* 基因在病理性瘢痕形成中发挥作用。另有研究表明，20 例瘢痕疙瘩组织中有 19 例 *Bcl-2* 表达，而没有 *Bcl-x* 表达，显然正是这种凋亡抑制基因与凋亡促进基因的表达不平衡，促进了瘢痕疙瘩形成。

6. ICE 家族　ICE 样蛋白酶（caspase）是一组天门冬氨酸特异性半胱氨酸蛋白酶，目前发现至少有 10 种 caspase 参与细胞凋亡信号转导，从种系发生学角度将其分为 3 个亚家族。细胞凋亡过程中需要蛋白水解酶的参与，因此影响细胞凋亡的蛋白、生长因子及药物等均可通过调节蛋白水解酶的活性而发挥作用，如 *p53*、*c-myc*、*Rb*、*Bcl-2*、*Fas* 等。增生性瘢痕与瘢痕疙瘩中 caspase-3 较正常瘢痕显著升高[124]，进一步在无血清培养条件下培养 24 小时后发现，瘢痕疙瘩成纤维细胞凋亡率及 caspase-3 蛋白水解活性均明显升高，而正常瘢痕无显著变化，且这种凋亡可被 caspase-3 抑制剂 DEVD-FMK 所阻滞，这说明在无血清诱导的瘢痕疙瘩成纤维细胞的凋亡中，caspase-3 发挥了重要作用。

7. 其他基因　通过对 64 种凋亡相关基因研究发现，与正常瘢痕相比，瘢痕疙瘩中有 8 种凋亡基因表达过低[125]，包括抗细胞死亡防卫因子 1（DAD-1）、二磷酸核苷激酶 B、谷胱甘肽 S- 转移酶、谷胱甘肽微粒体 S- 转移酶、谷胱甘肽过氧化酶、肿瘤坏死因子受体相关死亡域蛋白（TRADD）、NIP3 和 HDLC1，因此认为瘢痕疙瘩不能正常凋亡并持续产生结缔组织是其不断增生的原因。

（二）瘢痕疙瘩发病相关基因可能致病途径

应该注意的是，这些遗传变异只解释了与瘢痕疙瘩的形成与发展相关的许多生物学和功能变化的一部分，它们如何参与触发和维持纤维化的分子致病机制仍不清楚。

1. 表观遗传学　最近的研究还表明，与遗传因素一起，表观遗传机制也可能在瘢痕疙瘩纤维化中发挥重要作用。这些机制包括非编码 RNA 和 DNA 甲基化。

2. 非编码 RNA　是一种不能转化为蛋白质的 RNA 分子。目前已鉴定出多种类型的非编码 RNA，它们数量丰富，调控基因表达。它们包括 tRNA、rRNA、smRNA，如微小

RNA（miRNA）和小干扰 RNA（siRNA），以及长链非编码 RNA（lncRNA）。最近的一项研究表明，与正常人的组织和成纤维细胞相比，瘢痕疙瘩患者的组织和成纤维细胞表达miRNA 和 lncRNA 的水平不同，因此非编码 RNA 可能参与瘢痕疙瘩的发病机制[126]。

3. miRNA 属于一个小的非编码 RNA 分子家族，它们通过结合靶基因的 3′UTR 区域在转录后水平调节其基因表达，在各种细胞过程中发挥关键作用[127, 128]。近年来，越来越多的证据表明 miRNA 调节失调参与了瘢痕疙瘩的发病机制。Kashiyama 等报道与正常成纤维细胞相比，miR-196a 在瘢痕疙瘩源性成纤维细胞中上调，其过度表达或敲除分别导致分泌的 I 型胶原和 III 型胶原水平的降低或增加[129]。有学者报道，瘢痕疙瘩组织中 miR-141-3p 较正常组织显著降低，其过表达通过靶向和抑制瘢痕疙瘩成纤维细胞生长因子受体结合 2 相关结合蛋白 1（GAB1）基因表达，抑制细胞增殖，增加细胞凋亡[130]。Liu 等报道 miR-21 通过靶向 FasL 调节瘢痕疙瘩成纤维细胞凋亡，其机制与 caspase-8 和线粒体介导的凋亡信号通路有关[131]。有研究表明，与正常成纤维细胞相比，瘢痕疙瘩成纤维细胞中有9 个 miRNA 在不同水平上表达（miR-152、miR-23b-3p、miR-31-5p、miR-320c、miR-30a-5p和 hsv1 miR-H7 上调，miR-4328、miR145-5p 和 miR-143-3p 下调）。随后，有研究表明，miR-152-3p 通过靶向 Foxf1 调节瘢痕疙瘩成纤维细胞的增殖、侵袭和细胞外基质的表达[132]。研究发现 miRNA-199a-5p 在瘢痕疙瘩中下调，随后的研究发现 miR-199a-5p 可能通过调节细胞周期来抑制参与成纤维细胞增殖基因的表达。有研究表明，miR-196a 基因敲除可增强瘢痕疙瘩成纤维细胞中 I 型和 III 型胶原的表达[133]。研究表明 miR-21 在瘢痕疙瘩中高表达，并调节人瘢痕疙瘩成纤维细胞的进程[134]。又有研究表明 miR-153-5p 具有抗纤维化作用，并抑制人瘢痕疙瘩成纤维细胞的生长[135]。

4. lncRNA 是大于 200 个核苷酸的 mRNA 样分子，缺乏功能性开放阅读框。lncRNA能调节基因表达，从而控制细胞周期和细胞增殖。尽管 lncRNA 的分子机制尚未完全了解，但累积证据表明，lncRNA 可作为 miRNA 的来源，充当 miRNA 的负调节因子，直接靶向mRNA 进行降解，或通过引入染色质修饰剂调节基因转录[136]。在功能上，lncRNA 在人类各种疾病的正常生理和病理发展中起着至关重要的作用。最近一项使用路径聚焦 lncRNA微阵列的研究显示了四种瘢痕疙瘩相关的 lncRNA 生物标志物，即 CACNA1G-AS1、HOXA11-AS、LINC00312 和 RP11-91I11[137]。最新研究表明，HOXA11-AS 通过 miR-124-3p/TGF-βRI 轴抑制细胞凋亡，促进血管生成，进而促进瘢痕疙瘩的形成，为瘢痕疙瘩的治疗提供了新的靶点[138]。

5. DNA 甲基化 是一种表观遗传基因调控机制，已被发现在癌症、纤维化疾病、皮肤疾病和伤口愈合中起着重要作用。众所周知，DNA 甲基化通常发生在 CpG 岛，传统上与转录沉默有关。这些 CpG 岛在基因的启动子区域中密度很高，在那里 DNA 开始转录，从而调节基因转录[139, 140]。许多最近的研究表明，DNA 甲基化可能影响成纤维细胞的分化和组织纤维化。研究表明，甲基转移酶（DNMT）介导的 DNA 甲基化在肌成纤维细胞分化过程中调节 *α-SMA* 基因的表达[141-143]。5-aza-dC 是 DNMT 的抑制剂。研究发现纤维化与 DNA 低甲基化相关，这可能是由于 TGF-β1 型受体上调引起的。这些结果表明，调节 DNA 甲基化在瘢痕形成中起重要作用[144, 145]。有学者发现 DNA 甲基化与纤维化信号转导增强之间存在类似关系：不仅 100% 的瘢痕疙瘩成纤维细胞表达 DNMT1，而且 8% 的正常皮肤成纤维细胞也表达 DNMT1，而且瘢痕疙瘩皮损处还表达较高水平的纤维化基因 TGF-β1、磷酸化 Smad2 和磷酸化 Smad3，且表达低水平的抗纤维化基因 Smad7。值得注意的是，5-AZA-dC 处理逆转了 DNMT1、TGF-β1 和 Smad7 的表达模式[146]。因此，DNA 甲基化和其他表观遗传机制可能在瘢痕疙瘩的发病机制中发挥重要作用。这也可以解释为什么单独的基因突变分析并没有提供任何确定的瘢痕疙瘩发生机制。

参 考 文 献

[1] 邓雨萌，雷霞.炎性反应在瘢痕疙瘩发生发展中的作用及机制研究.中国美容医学，2020，29（4）：167-169.

[2] Mari W，Alsabri SG，Tabal N，et al. Novel insights on understanding of keloid scar：article review. J Am Coll Clin Wound Spec，2015，7（1-3）：1-7.

[3] Zhang MZ，Xu Y，Liu YF，et al. Chemokine-like factor 1（CKLF-1）is overexpressed in keloid patients：a potential indicating factor for keloid-predisposed individuals. Medicine，2016，95（11）：e3082.

[4] 张思敏，亓发芝.巨噬细胞极化在增生性瘢痕和瘢痕疙瘩中的作用.中国免疫学杂志，2019，35（5）：639-642.

[5] Nangole FW，Agak GW. Keloid pathophysiology：fibroblast or inflammatory disorders. JPRAS Open，2019，22：44-54.

[6] 郑学毅，涂平，张建中，等.血小板衍生生长因子在瘢痕疙瘩的表达.中华医学美容杂志，2000，（2）：23-25.

[7] 黄如林，梁杰，吴志贤.血小板衍生生长因子在病理性瘢痕内的表达与血管生成的关系.广东医学，2011，32（4）：457-460.

[8] 张红兵，李强，冯靖，等.川芎嗪下调炎症和黏附基因的表达而抑制血管新生内膜的形成.中国临床药理学杂志，2014，30（4）：340-343.

[9] Hahn JM，McFarland KL，Combs KA，et al. Partial epithelial-mesenchymal transition in keloid scars：regulation of keloid keratinocyte gene expression by transforming growth factor-β1. Burns Trauma，2016，4（1）：30.

[10] Nacif M，Shaker O. Targeting transforming growth factor-β（TGF-β）in cancer and non-neoplastic diseases. J Cancer Ther，2014，5（7）：735-745.

[11] 梁茶，朱斌，唐冰，等.胰岛素样生长因子 1 在病理性瘢痕中的表达.中国现代医生，2012，50（21）：24-25，28.

[12] 黄欣，陕声国，韦海明，等.不同部位瘢痕疙瘩组织中 IGF-I、IGF-IR 的表达及其意义.中国临床新医学，2009，2（7）：688-690.

[13] 杨志勇.胰岛素样生长因子结合蛋白 -3 在瘢痕疙瘩中的表达及作用.上海：第二军医大学，2005.

[14] Firth SM，Baxter RC. Cellular actions of the insulin-like growth factor binding proteins. Endocr Rev，2002，23（6）：824-854.

[15] Ramakrishnan KM，Babu M，Madhavi MS. Response of keloid fibroblasts to vitamin D3 and quercetin treatment—in vitro study. Ann Burns Fire Disasters，2015，28（3）：187-191.

[16] Ogawa R. Keloid and hypertrophic scars are the result of chronic inflammation in the reticular dermis. Int J Mol Sci，2017，18（3）：606.

[17] Cosin-Roger J，Simmen S，Melhem H，et al. Hypoxia ameliorates intestinal inflammation through NLRP3/mTOR downregulation and autophagy activation. Nat commun，2017，8（1）：98.

[18] Dipietro LA. Angiogenesis and wound repair：when enough is enough. J Leukoc Biol，2016，100（5）：

979-984.

[19] 龙飞 . 2- 甲氧基雌二醇对瘢痕疙瘩成纤维细胞放疗凋亡及乏氧诱导因子 -1 表达影响的研究 . 北京：北京协和医学院，2015.

[20] 雷睿 . 缺氧诱导因子 -1α 及其相关信号通路促进瘢痕疙瘩形成的作用机制研究 . 杭州：浙江大学，2017.

[21] 王文波，武晓莉，高振 . 瘢痕疙瘩最新研究进展 . 组织工程与重建外科杂志，2018，14（6）：357-360.

[22] 郑声星，金胜威，连庆泉 . 成纤维细胞参与炎症发生和消退 . 生命的化学，2010，30（3）：350-353.

[23] Clayton A，Evans RA，Pettit E，et al. Cellular activation through the ligation of intercellular adhesion molecule-1. J Cell Sci，1998，111（Pt 4）：443-453.

[24] Parsonage G，Filer AD，Haworth O，et al. A stromal address code defined by fibroblasts. Trends Immunol，2004，26（3）：150-156.

[25] Vincent AS，Phan TT，Mukhopadhyay A，et al. Human skin keloid fibroblasts display bioenergetics of cancer cells. J Invest Dermatol，2008，128（3）：702-709.

[26] 吴兴成，王晓军 . 槲皮素对瘢痕疙瘩成纤维细胞生长的影响 . 整形再造外科杂志，2005，（1）：1-5，9.

[27] 斯楼斌 . 槲皮素对瘢痕疙瘩成纤维细胞放疗增敏作用及乏氧诱导因子表达影响的研究 . 北京：北京协和医学院，2013.

[28] 吕经纬，王佳婧 . 瘢痕疙瘩成纤维细胞凋亡的研究 . 科技资讯，2017，15（22）：207.

[29] 于冬梅，陈天新，吕松岑，等 . 病理性瘢痕中Ⅰ、Ⅲ型前胶原 mRNA 及胶原蛋白表达与分布的研究 . 哈尔滨医科大学学报，2003，53（6）：488-490，493.

[30] 刘晓光，徐苗苗，陈佩杰，等 . IGF-1 在治疗骨骼肌损伤中的应用潜能及其相关机制 . 生命的化学，2016，36（4）：496-502.

[31] 龚轶一，李小静，王明丽，等 . 成纤维细胞分泌胶原蛋白与 5- 氟尿嘧啶的时间抑制效应 . 中国组织工程研究与临床康复，2007，11（6）：1060-1062，1066.

[32] 任丽虹，郝立君，段国新，等 . 五倍子、蜈蚣对瘢痕疙瘩成纤维细胞增殖和胶原合成的影响 . 实用美容整形外科杂志，2003，14（6）：324-327.

[33] Huang C，Liu LW，You ZF，et al. Keloid progression：a stiffness gap hypothesis. Int Wound J，2017，14（5）：764-771.

[34] 刘琦，胡志英，郭鹏年 . 瘢痕疙瘩的发病机制及治疗进展 . 包头医学院学报，2011，27（5）：135-138.

[35] 陈森，李养群 . 瘢痕疙瘩发病机制的分子生物学研究进展 . 医学研究杂志，2017，46（5）：11-14.

[36] Tang B，Zhu B，Liang Y，et al. Asiaticoside suppresses collayen expression and TGF-f/smad signaling through inducing smad7 and inhibiting TGF-fR Ⅰ and TGF-fR Ⅱ in keloid fibroblasts. Arch Dermatol Res，2011，303（8）：563-572.

[37] 宁舒鹏，叶玉伟 . 瘢痕疙瘩发病机制研究进展 . 当代医学，2010，16（21）：83-84.

[38] Hu ZC，Tang B，Guo D，et al. Expression of insulin-like growth factor-1 receptor in keloid and hypertrophic scar. Clin Exp Dermatol，2014，39（7）：822-828.

[39] Street ME，Ziveri MA，Spaggiari C，et al. Inflammation is a modulator of the insulin-like growth factor（IGF）/IGF-binding protein system inducing reduced bioactivity of IGFs in cystic fibrosis. Eur J Endocrinol，2006，154（1）：47-52.

[40] He Y，Merin MR，Sharon VR，et al. Eruptive keloids associated with breast cancer：a paraneoplastic phenomenon. Acta Derm Venereol，2011，91（4）：480-481.

[41] Noishiki C，Takagi G，Kubota Y，et al. Endothelial dysfunction may promote keloid growth. Wound

Repair Regen，2017，25（6）：976-983.

[42] Zhang GY，Wu LC，Liao T，et al. Altered circulating endothelial progenitor cells in patients with keloid. Clin Exp Dermatol，2016，41（2）：152-155.

[43] Wilgus TA. Vascular endothelial growth factor and cutaneous scarring. Adv Wound Care，2019，8（12）：671-678.

[44] Shah R，Reyes GK，Arellanes RJ，et al. TGF-β1 up-regulates the expression of PDGF-β receptor mRNA and induces a delayed PI3K-，AKT-，and p70（S6K）-dependent proliferative response in activated hepatic stellate cells. Alcohol Clin Exp Res，2013，37（11）：1838-1848.

[45] Lee DH，Jin CL，Kim Y，et al. Pleiotrophin is downregulated in human keloids. Arch Dermatol Res，2016，308（8）：585-591.

[46] Ramazani Y，Knops N，Elmonem MA，et al. Connective tissue growth factor（CTGF）from basics to clinics. Matrix Biol，2018，68-69：44-66.

[47] Zeng J，Huang TY，Wang ZZ，et al. Scar-reducing effects of gambogenic acid on skin wounds in rabbit ears. Int Immunopharmacol，2020，90：107200.

[48] Ghazizadeh M. Essential role of IL-6 signaling pathway in keloid pathogenesis. J Nippon Med Sch，2007，74（1）：11-22.

[49] Quong WL，Kozai Y，Ogawa R. A case of keloids complicated by castleman's disease：interleukin-6 as a keloid risk factor. Plast Reconstr Surg Glob Open，2017，5（5）：e1336.

[50] Shi CK，Zhao YP，Ge P，et al. Therapeutic effect of interleukin-10 in keloid fibroblasts by suppression of TGF-β/Smad pathway. Eur Rev Med Pharmacol Sci，2019，23（20）：9085-9092.

[51] Rapala KT，Vähä-Kreula MO，Heino JJ，et al. Tumor necrosis factor-α inhibits collagen synthesis in human and rat granulation tissue fibroblasts. Experientia，1996，52（1）：70-74.

[52] He W，Liu R，Zhong B. Response of keloid fibroblasts to the effect of tumor necrosis factor-alpha（TNF-alpha）. Zhonghua Zheng Xing Wai Ke Za Zhi，2001，17（6）：332-334.

[53] Shin SY，Chang DM，Kim YJ，et al. The effect of tumor necrosis factor-alpa on type I procollagen and collagenase gene expression in hypertrophic scar and keloid fibroblast. J Korean Soc Plast Reconstr Surg，2001，28（2）：145-151.

[54] Christensen PJ，Bailie MB，Goodman RE，et al. Role of diminished epithelial GM-CSF in the pathogenesis of bleomycin-induced pulmonary fibrosis. Am J Physiol Lung Cell Mol Physiol，2000，279（3）：L487-L495.

[55] Higashioka K，Kikushige Y，Ayano M，et al. Generation of a novel CD30+ B cell subset producing GM-CSF and its possible link to the pathogenesis of systemic sclerosis. Clin Exp Immunol，2020，201（3）：233-243.

[56] Mukhopadhyay A，Do DV，Ong CT，et al. The role of stem cell factor and c-KIT in keloid pathogenesis：do tyrosine kinase inhibitors have a potential therapeutic role. Br J Dermatol，2011，164（2）：372-386.

[57] Derynck R，Zhang YE. Smad-dependent and Smad-independent pathways in TGF-beta family signalling. Nature，2003，425（6958）：577-584.

[58] Luo LY，Li NS，Lv NH，et al. SMAD7：a timer of tumor progression targeting TGF-β signaling. Tumour Biol，2014，35（9）：8379-8385.

[59] Tan RY，He WC，Lin X，et al. Smad ubiquitination regulatory factor-2 in the fibrotic kidney：regulation，target specificity，and functional implication. Am J Physiol Renal Physiol，2008，294（5）：F1076-F1083.

[60] Lodyga M，Hinz B. TGF-β1—a truly transforming growth factor in fibrosis and immunity. Semin Cell Dev Biol，2020，101：123-139.

[61] Shih B，Garside E，McGrouther DA，et al. Molecular dissection of abnormal wound healing processes resulting in keloid disease. Wound Repair Regen，2010，18（2）：139-153.

[62] Phan TT，Lim IJ，Aalami O，et al. Smad3 signalling plays an important role in keloid pathogenesis via epithelial-mesenchymal interactions. J Pathol，2005，207（2）：232-242.

[63] Wang ZM，Gao ZY，Shi Y，et al. Inhibition of Smad3 expression decreases collagen synthesis in keloid disease fibroblasts. J Plast Reconstr Aesthet Surg，2007，60（11）：1193-1199.

[64] Li Q，Zhang DX，Wang YB，et al. MiR-21/Smad7 signaling determines TGF-β1-induced CAF formation.Sci Rep，2013，3：2038.

[65] Liang CJ，Yen YH，Hung LY，et al. Thalidomide inhibits fibronectin production in TGF-beta1-treated normal and keloid fibroblasts via inhibition of the p38/Smad3 pathway. Biochem Pharmacol，2013，85（11）：1594-1602.

[66] Si LB，Zhang MZ，Han Q，et al. Sensitization of keloid fibroblasts by quercetin through the PI3K/Akt pathway is dependent on regulation of HIF-1α. Am J Transl Res，2018，10（12）：4223-4234.

[67] Wang MJ，Chen LQ，Huang W，et al. Improving the anti-keloid outcomes through liposomes loading paclitaxel-cholesterol complexes. Int J Nanomedicine，2019，14：1385-1400.

[68] Liu JQ，Zhu HY，Wang HT，et al. Methylation of secreted frizzled-related protein 1（SFRP1）promoter downregulates Wnt/β-catenin activity in keloids. J Mol Histol，2018，49（2）：185-193.

[69] Yu D，Shang Y，Yuan J，et al. Wnt/β-catenin signaling exacerbates keloid cell proliferation by regulating telomerase. Cell Physiol Biochem，2016，39（5）：2001-2013.

[70] Song HF，Liu T，Wang WT，et al. Tension enhances cell proliferation and collagen synthesis by upregulating expressions of integrin αvβ3 in human keloid-derived mesenchymal stem cells. Life Sci，2019，219：272-282.

[71] 宋海峰，王文婷，刘涛，等. 整合素在瘢痕疙瘩间质干细胞中的表达研究. 中华皮肤科杂志，2015，48（7）：459-462.

[72] 颜彤彤，陈敏亮，马奎，等. 干扰人整合素蛋白β5基因表达对瘢痕疙瘩成纤维细胞增殖能力的影响. 中华整形外科杂志，2017，33（1）：49-52.

[73] Xin Y，Wang XS，Zhu M，et al. Expansion of CD26 positive fibroblast population promotes keloid progression. Exp Cell Res，2017，356（1）：104-113.

[74] Lv WC，Liu SX，Zhang Q，et al. Downregulation of epac reduces fibrosis and induces apoptosis through akt signaling in human keloid fibroblasts. J Surg Res，2021，257：306-316.

[75] Kiryu H，Tsuneyoshi M，Enjoji M. Myofibroblasts in fibromatoses. An electron microscopic study. Acta Pathol Jpn，1985，35（3）：533-547.

[76] Zhao B，Liu JQ，Yang C，et al. Human amniotic epithelial cells attenuate TGF-β1-induced human dermal fibroblast transformation to myofibroblasts via TGF-β1/Smad3 pathway. Cytotherapy，2016，18（8）：1012-1024.

[77] Dong XL，Zhang CS，Ma SL，et al. Mast cell chymase in keloid induces profibrotic response via transforming growth factor-beta1/Smad activation in keloid fibroblasts. Int J Clin Exp Pathol，2014，7（7）：3596-3607.

[78] 周宪宾，姚成芳. 巨噬细胞M1/M2极化分型的研究进展. 中国免疫学杂志，2012，28（10）：957-960.

[79] 张思敏，元发芝. 巨噬细胞极化在增生性瘢痕和瘢痕疙瘩中的作用. 中国免疫学杂志，2019，35（5）：

639-642.

[80] Jin Q，Gui L，Niu F，et al. Macrophages in keloid are potent at promoting the differentiation and function of regulatory T cells. Exp Cell Res，2018，362（2）：472-476.

[81] Luo LF，Shi Y，Zhou Q，et al. Insufficient expression of the melanocortin-1 receptor by human dermal fibroblasts contributes to excess collagen synthesis in keloid scars. Exp Dermatol，2013，22（11）：764-766.

[82] 陈森，李养群. 瘢痕疙瘩发病机制的分子生物学研究进展. 医学研究杂志，2017，46（5）：11-14.

[83] Hahn JM，Glaser K，Mcfarland KL，et al. Keloid-derived keratinocytes exhibit an abnormal gene expression profile consistent with a distinct causal role in keloid pathology. Wound Repair Regen，2013，21（4）：530-544.

[84] Kelsh RM，McKeown-Longo PJ，Clark RAF. EDA fibronectin in keloids create a vicious cycle of fibrotic tumor formation. J Invest Dermatol，2015，135（7）：1714-1718.

[85] Aoki M，Miyake K，Ogawa R，et al. siRNA knockdown of tissue inhibitor of metalloproteinase-1 in keloid fibroblasts leads to degradation of collagen type I. J Invest Dermatol，2014，134（3）：818-826.

[86] Shih B，Bayat A. Genetics of keloid scarring. Arch Dermatol Res，2010，302（5）：319-339.

[87] Zhang QZ，Wu YD，Ann DK，et al. Mechanisms of hypoxic regulation of plasminogen activator inhibitor-1 gene expression in keloid fibroblasts. J Invest Dermatol，2003，121（5）：1005-1012.

[88] Tuan TL，Hwu P，Ho W，et al. Adenoviral overexpression and small interfering RNA suppression demonstrate that plasminogen activator inhibitor-1 produces elevated collagen accumulation in normal and keloid fibroblasts. Am J Pathol，2008，173（5）：1311-1325.

[89] Gauglitz GG. Management of keloids and hypertrophic scars：current and emerging options. Clin Cosmet Investig Dermatol，2013，6：103-114.

[90] Wolfram D，Tzankov A，Pülzl P，et al. Hypertrophic scars and keloids—a review of their pathophysiology，risk factors，and therapeutic management. Dermatol Surg，2009，35（2）：171-181.

[91] Wu JN，Del Duca E，Espino M，et al. RNA sequencing keloid transcriptome associates keloids with Th2，Th1，Th17/Th22，and JAK3-skewing. Front Immunol，2020，11：597741.

[92] Santucci M，Borgognoni L，Reali UM，et al. Keloids and hypertrophic scars of Caucasians show distinctive morphologic and immunophenotypic profiles. Virchows Arch，2001，438（5）：457-463.

[93] Chen DM，Wang Q，Bao WH，et al. Role of HLA-DR and CD1a molecules in pathogenesis of hypertrophic scarring and keloids. Chin Med J（Engl），2003，116（2）：314-315.

[94] Schmidt A，Oberle N，Krammer PH. Molecular mechanisms of Treg-mediated T cell suppression. Front Immunol，2012，3：51.

[95] Lewkowicz P，Lewkowicz N，Sasiak A，et al. Lipopolysaccharide-activated CD4+CD25+ T regulatory cells inhibit neutrophil function and promote their apoptosis and death. J Immunol，2006，177（10）：7155-7163.

[96] Li JT，Tan J，Martino MM，et al. Regulatory T-cells：potential regulator of tissue repair and regeneration. Front Immunol，2018，9：585.

[97] Murao N，Seino KI，Hayashi T，et al. Treg-enriched CD4+ T cells attenuate collagen synthesis in keloid fibroblasts. Exp Dermatol，2014，23（4）：266-271.

[98] Jin Q，Gui L，Niu F，et al. Macrophages in keloid are potent atpromoting the differentiation and function of regulatory T cells. Exp Cell Res，2018，362（2）：472-476.

[99] Glass DA. Current understanding of the genetic causes of keloid formation. J Investig Dermatol，2017，18（2）：S50-S53.

[100] Chen Z，Zhou L，Won T，et al. Characterization of CD45RO+ memory T lymphocytes inkeloid disease. Br J Dermatol，2018，178（4）：940-950.

[101] Salehi S，Reed EF. The divergent roles of macrophages in solid organ transplantation.Curr Opin Organ Transplant，2015，20（4）：446-453.

[102] Anders HJ，Ryu M. Renal microenvironments and macrophage phenotypes determine progression or resolution of renal inflammation and fibrosis. Kidney Int，2011，80（9）：915-925.

[103] Gaber MA，Seliet IA，Ehsan NA，et al. Mast cells and angiogenesis in wound healing. Anal Quant Cytopathol Histpathol，2014，36（1）：32-40.

[104] Arbi S，Eksteen EC，Oberholzer HM，et al. Premature collagen fibril formation，fibroblast-mast cell interactions and mast cell-mediated phagocytosis of collagen in keloids. Ultrastruct Pathol，2015，39（2）：95-103.

[105] Ammendola M，Zuccalà V，Patruno R，et al. Tryptase-positive mast cells and angiogenesis in keloids：a new possible post-surgical target for prevention. Updates Surg，2013，65（1）：53-57.

[106] Wilgus TA，Wulff BC. The importance of mast cells in dermal scarring. Adv Wound Care（New Rochelle），2014，3（4）：356-365.

[107] Chike-Obi CJ，Cole PD，Brissett AE. Keloids：pathogenesis，clinical features，and management. Semin Plast Surg，2009，23（3）：178-184.

[108] Brissett AE，Sherris DA. Scar contractures，hypertrophic scars，and keloids. Facial Plast Surg，2001，17（4）：263-272.

[109] Davis SA，Feldman SR，McMichael AJ. Management of keloids in the United States，1990-2009：an analysis of the National Ambulatory Medical Care Survey. Dermatol Surg，2013，39（7）：988-994.

[110] Nakashima M，Chung S，Takahashi A，et al. A genome-wide association study identifies four susceptibility loci for keloid in the Japanese population. Nat Genet，2010，42（9）：768-771.

[111] Halim AS，Emami A，Salahshourifar I，et al. Keloid scarring：understanding the genetic basis，advances，and prospects. Arch Plast Surg，2012，39（3）：184-189.

[112] Brown JJ，Ollier WER，Arscott G，et al. Association of HLA-DRB1* and keloid disease in an Afro-Caribbean population. Clin Exp Dermatol，2010，35（3）：305-310.

[113] Satish L，Lyons-Weiler J，Hebda PA，et al. Gene expression patterns in isolated keloid fibroblasts. Wound Repair Regen，2006，14（4）：463-470.

[114] Brown JJ，Ollier W，Arscott G，et al. Genetic susceptibility to keloid scarring：SMAD gene SNP frequencies in Afro-Caribbeans. Exp Dermatol，2008，17（7）：610-613.

[115] He S，Liu X，Yang Y，et al. Mechanisms of transforming growth factor beta（1）/Smad signaling mediated by mitogen-activated protein kinase pathways in kcloid fibroblasts. Br J Dermatol，2010，162（3）：538-546.

[116] Xia W，Longaker MT，Yang GP. P38 MAP kinase mediates transforming growth factor-beta2 transcription in human keloid fibroblasts. Am J Physiol Regul Integr Comp Physiol，2006，290（3）：R501-R508.

[117] Zhang QZ，Oh CK，Messadi DV，et al. Hypoxia-induced HIF-1 alpha accumulation is augmented in a co-culture of keloid fibroblasts and human mast cells：involvement of ERK1/2 and PI-3K/Akt. Exp Cell Res，2006，312（2）：145-155.

[118] Lu WS，Zhang WY，Li Y，et al. Association of HLA-DRB1 alleles with keloids in Chinese Han individuals. Tissue Antigens，2010，76（4）：276-281.

[119] Brown JJ，Ollier WE，Thomson W，et al. Positive association of HLA-DRB1*15 with keloid disease in

Caucasians. Int J Immunogenet，2008，35（4-5）：303-307.

[120] Jeng KS，Sheen IS，Chen BF，et al. Is the p53 gene mutation of prognostic value in hepatocellular carcinoma after resection?. Arch Surg，2000，135（11）：1329-1333.

[121] Liu YB，Gao JH，Duan HJ，et al. Investigation of p53 gene mutations in keloids using PCR-SSCP. Zhonghua Zheng Xing Wai Ke Za Zhi，2003，19（4）：258-260.

[122] Ladin DA，Hou Z，Patel D，et al. p53 and apoptosis alterations in keloids and keloids fibroblasts. Wound Repair Regen，1998，6（1）：28-37.

[123] Teofoli P，Barduagni S，Ribuffo M，et al. Expression of Bcl-2，p53，c-jun and c-fos protooncogenes in keloids and hypertrophic scars. J Dermatol Sci，1999，22（1）：31-37.

[124] Akasaka Y，Ishikawa Y，Ono I，et al. Enhanced expression of caspase-3 in hypertrophic scars and keloid：induction of caspase-3 and apoptosis in keloid fibroblasts in vitro. Lab Invest，2000，80（3）：345-357.

[125] Sayah DN，Soo C，Shaw WW，et al. Downregulation of apoptosis-related genes in keloid tissues. J Surg Res，1999，87（2）：209-216.

[126] Yu X，Li Z，Chan MT，et al. MicroRNA deregulation in keloids：an opportunity for clinical intervention. Cell Prolif，2015，48（6）：626-630.

[127] Peterson SM，Thompson JA，Ufkin ML，et al. Common features of microRNA target prediction tools. Front Genet，2014，5：23.

[128] Liu B，Li JY，Cairns MJ. Identifying miRNAs，targets and functions. Brief Bioinform，2014，15（1）：1-19.

[129] Kashiyama K，Mitsutake N，Matsuse M，et al. miR-196a downregulation increases the expression of type Ⅰ and Ⅲ collagens in keloid fibroblasts. J Invest Dermatol，2012，132（6）：1597-1604.

[130] Feng JJ，Xue SL，Pang QY，et al. miR-141-3p inhibits fibroblast proliferation and migration by targeting GAB1 in keloids. Biochem Biophys Res Commun，2017，490（2）：302-308.

[131] Liu Y，Ren LH，Liu WJ，et al. MiR-21 regulates the apoptosis of keloid fibroblastsby caspase-8 and the mitochondria-mediated apoptotic signaling pathway via targeting FasL. Biochem Cell Biol，2018，96（5）：548-555.

[132]Wang R，Bai ZL，Wen XL，et al. MiR-152-3p regulates cell proliferation，invasion and extracellular matrix expression through by targeting FOXF1 in keloid fibroblasts. Life Sci，2019，234：116779.

[133] Kashiyama K，Mitsutake N，Matsuse M，et al. miR-196a downregulation increases the expression of type Ⅰ and Ⅲ collagens in keloid fibroblasts. J Invest Dermatol，2012，132（6）：1597-1604.

[134] Wang XX，Liu Y，Chen X，et al. Impact of MiR-21 on the expression of FasL in the presence of TGF-β1. Aesthet Surg J，2013，33（8）：1186-1198.

[135] Zhang W，Dong YZ，Du X，et al. MiRNA-153-3p promotes gefitinib-sensitivity in non-small cell lung cancer by inhibiting ATG5 expression and autophagy. Eur Rev Med Pharmacol Sci，2019，23（6）：2444-2452.

[136] Dykes IM，Emanueli C. Transcriptional andpost-transcriptional gene regulation by long non-coding RNA. Genomics Proteomics Bioinformatics，2017，15（3）：177-186.

[137] Sun XJ，Wang Q，Guo BF，et al. Identification of skin-related lncRNAs as potential biomarkers that involved in Wnt pathways in keloids. Oncotarget，2017，8（21）：34236-34244.

[138] Jun J，Jia ZH，Luo XH，et al. Long non-coding RNA HOXA11-AS accelerates the progression of keloid formation via miR-124-3p/TGFβR1 axis. Cell Cycle，2020，19（2）：218-232.

[139] Antequera F，Bird A. CpG islands：a historical perspective. Methods Mol Biol，2018，1766：3-13.

[140] Lea AJ，Vockley CM，Johnston RA，et al. Genome-wide quantification of the effects of DNA methyla-

tion on human gene regulation. Elife，2018，7：e37513.

[141] Hinz B，Phan SH，Thannickal VJ，et al. Recent developments in myofibroblast biology：paradigms for connective tissue remodeling. Am J Pathol，2012，180（4）：1340-1355.

[142] Mann J，Mann DA. Epigenetic regulation of wound healing and fibrosis. Curr Opin Rheumatol，2013，25（1）：101-107.

[143] Mann J，Oakley F，Akiboye F，et al. Regulation of myofibroblast transdifferentiation by DNA methylation and MeCP2：implications for wound healing and fibrogenesis. Cell Death Differ，2007，14（2）：275-285.

[144] Zou QP，Yang E，Zhang HS. Effect of the methylation enzyme inhibitors of 5-aza-2-deoxycytidine on the TGF-beta/smad signal transduction pathway in human keloid fibroblasts. Zhonghua Zheng Xing Wai Ke Za Zhi，2013，29（4）：285-289.

[145] Fu SH，Sun L，Zhang XY，et al. 5-Aza-2′-deoxycytidine induces human Tenon's capsule fibroblasts differentiation and fibrosis by up-regulating TGF-β type Ⅰ receptor. Exp Eye Res，2017，165：47-58.

[146] Yang E，Zou Q，Zhang HS. The expression of DNMT1 in pathologic scar fibroblasts and the effect of 5-aza-2-deoxycytidine on cytokines of pathologic scar fibroblasts. Wounds，2014，26（5）：139-146.

第二节 挛 缩 机 制

伤口愈合要经过伤口收缩、肉芽组织充填与上皮化三个过程，其中伤口收缩是加速伤口愈合的重要环节。伤口收缩既有积极的影响，也有消极的作用。通过缩小伤口边缘对伤口愈合是有益的，但过度收缩又会发生挛缩，引起严重的外形与功能障碍。瘢痕挛缩是指瘢痕形成后出现的较强的收缩性，使体表的完整性和组织器官的正常解剖结构遭到破坏，产生各种畸形和功能障碍。严重的瘢痕挛缩，除造成畸形和功能障碍外，还可继发局部感染，造成严重的生理和心理负担。如挛缩发生在儿童时期，则会影响其生长发育。因此，防治瘢痕挛缩是瘢痕治疗中的重要任务之一。

瘢痕挛缩的临床表现因解剖部位和挛缩程度而异。躯干部位代偿能力强，形成瘢痕挛缩后一般不会超过代偿能力的限度，经过逐渐调节适应，虽可引起一定程度的瘢痕挛缩，但不会出现严重的功能障碍。面部和颈前部及肢体关节等部位，瘢痕挛缩不但影响外观，常伴随功能障碍，如未得到及时治疗，还可引起深部组织如肌腱、血管、神经的短缩和移位、骨关节的变形等一系列变化。

瘢痕挛缩的整个机制尚不清楚，目前认为成纤维细胞（FB）和肌成纤维细胞（mFB）在其中起重要作用。mFB是一种具有FB和平滑肌细胞的所有形态及生化特征的细胞。mFB从FB分化而来，是瘢痕挛缩的动力来源。mFB活化和活性不足均可阻止正常的伤口愈合过程，故保持mFB平衡十分重要[1]。受伤后真皮深层的完整性被破坏，修复产生的胶原蛋白聚集成网状使伤口收缩。FB产生的硫酸软骨素A可增加胶原蛋白缠结的牢固性[2]。通常mFB出现在最初的伤口愈合过程中，并产生收缩力以拉开伤口的两个边缘，直至其通过细胞凋亡消失。在新西兰白公兔的韧带瘢痕组织研究中发现，mFB出现在愈合期6～12周[3]。但是随着mFB凋亡异常，它们保留在真皮中并持续收缩瘢痕，最终导致瘢痕挛缩。

mFB 具有平滑肌细胞的特性，有收缩功能并且特征性地表达 α- 平滑肌肌动蛋白（α-SMA），α-SMA 是作为具有收缩和旺盛分泌功能的 mFB 的生化标志物。α-SMA 与细胞的收缩特性密切相关，并影响细胞外胶原纤维重塑。mFB 在电镜下表现为含有皱褶的或如锯齿形的核，高尔基体发达，粗面内质网丰富，细胞质内有大量平行于细胞长轴的微丝束，微丝中有较多电子致密区，与平滑肌细胞的电子致密小体相似，这些致密小体存在于细胞质中，并附着在细胞膜上，与细胞的收缩功能有关。一项体外模型研究表明，mFB 在增生性瘢痕挛缩中起着更重要的作用 [4]。该研究对比了 mFB 和 FB 对瘢痕挛缩的影响，在 10 例增生性瘢痕组织中用细胞磁化分选柱从成纤维细胞中分离并浓缩 mFB，并在胶原蛋白晶格中培养，每隔一天测量胶原蛋白凝胶的收缩情况。研究发现，mFB 组较 FB 组能显著收缩胶原蛋白凝胶，曲尼司特对这种凝胶收缩有抑制作用。

瘢痕挛缩的动力来源于 mFB，但动力是如何产生及传递的则牵涉瘢痕挛缩的环境因素——细胞骨架和细胞因子。细胞骨架由三种不同类型的蛋白质聚合物结构组成：微丝、中间丝和微管。每一种在控制细胞形状、分裂、收缩、迁移和其他过程中均起着不同的作用 [5]。除机械功能外，细胞骨架还接受来自细胞外的信号并触发其他信号进入细胞外基质，从而通过动态募集细胞内信号转导机制的各种中间体在细胞外刺激的信号转导中发挥关键作用。目前研究最多的是微丝。肌动蛋白、肌球蛋白是 mFB 骨架微丝的主要结构成分，其与细胞内游离钙离子及相关蛋白统称为非肌性蛋白收缩系统，调节细胞收缩。非肌细胞中包含几种类型的肌球蛋白分子，非肌细胞收缩与肌球蛋白 II 有关。FB 中肌球蛋白 I 与细胞突触的延伸或退缩及囊泡的转运有关，肌球蛋白 II 和张力纤维的收缩有关。以肌球蛋白 II 为基础的挛缩产生的张力可以使细胞保持极化状态，保持细胞方向和最大速度，帮助细胞骨架收缩亚单位转运到边缘区。在非 mFB 的边缘部位有大量的微丝存在，称为皮质区。此区域内微丝形成致密网络，增加细胞表面的机械强度，也可以使细胞改变形状，产生运动。同时，研究证实游离钙离子浓度升高可以激活肌球蛋白 II，使之磷酸化，并影响肌动蛋白池中 F- 肌动蛋白和 G- 肌动蛋白的动态平衡，从而导致细胞骨架的迁移。肌球蛋白、肌动蛋白及钙离子形成一个 mFB 内的收缩系统，当病理性因素持续存在时，收缩系统发生强烈而持久的收缩，最终导致瘢痕挛缩的发生。

瘢痕挛缩是通过组织中 ECM 的挛缩完成的，ECM 对于已经发生的挛缩起到维持和稳定作用。组织力的原位监测及二次谐波成像显示胶原原纤维的出现与组织收缩相关，表明张紧的胶原原纤维在收缩过程中有机械作用 [6]。FN 与瘢痕挛缩的关系较为密切，它为细胞的迁移和分化提供了黏附的基质，同时 mFB 通过整合素 FN 受体与 ECM 结合 [7]，使 mFB 所产生的张力传至整个创面。mFB 表面互相黏着，存在着桥粒和缝管连接；还通过半桥粒和周围细胞间质、胶原纤维、胶原基板黏着，类似平滑肌和其周围基板的黏着方式。此结构与其把收缩力传导给周围胶原纤维组织有关。当肌动蛋白、肌球蛋白及钙离子形成一个 mFB 内收缩系统并发生收缩时，大量的 mFB 在同一方向持续收缩，即引起整个组织的收缩，此时 mFB 继续合成胶原和基质，这些新合成的胶原在黏多糖基质作用下，与呈收缩状态的 mFB 共同形成僵硬的结构。创面愈合后，有大量胶原纤维沉积的瘢痕组织继续收缩，使整个瘢痕组织发生挛缩、变硬，最后导致机体局部畸形和严重的功能障碍。

在创伤愈合的早期 mFB 迁移至 ECM 是瘢痕收缩的基本原因，在瘢痕挛缩过程中一个重要的原因是 mFB 缺乏凋亡机制。由于 mFB 的长时间存在，ECM 蛋白质和蛋白酶产生不平衡，加剧了瘢痕挛缩。很多细胞因子可以持续活化 FB 和 mFB。PDGF 能够刺激 FB 分裂和迁移，以及胶原基质的收缩；bFGF 低浓度时对基质的挛缩有轻度的促进作用；TGF-β 能够诱导 α-SMA 在肉芽组织 FB 中的表达，并使 mFB 的数量增加[8]。在体外成纤维细胞填充的胶原蛋白晶格（FPCL）和体内外部机械拉伸模型中，已证明真核生物起始因子 6（eIF6）是 TGF-β1 的上游调节因子，参与了肌成纤维细胞的分化和收缩。P311 可通过上调 TGF-β1 表达来诱导表皮干细胞向 mFB 的转分化。这些细胞因子与瘢痕挛缩有密切的关系，但确切的机制尚需进一步研究。

除细胞因子作用外，机械张力和整合素家族在内的微环境也参与了瘢痕挛缩。拉伸造成的机械刺激可引起 mFB 数目增加，表明使用拉伸的机械刺激可诱导 FB 向 mFB 分化[9]。对增生性瘢痕挛缩的研究表明，收缩的机械力可通过瞬态受体电位（TRP）C3 -NFκB 轴驱动纤连蛋白表达，从而导致顽固的伤口挛缩[10]。另一研究发现，SM22α 的水平与肌球蛋白 Ⅱ 运动产生的细胞骨架中的机械张力呈正相关[11]。机械压力释放可导致挛缩停止并促进 mFB 凋亡，干预 mFB 的压力感知和传递是减少组织挛缩的新策略[12]。

参 考 文 献

[1] Hinz B. The role of myofibroblasts in wound healing. Curr Res Transl Med, 2016, 64（4）: 171-177.

[2] Larson DL, Baur P, Linares HA, et al. Mechanisms of hypertrophic scar and contracture formation in burns. Burns, 1975, 1（2）: 119-127.

[3] Faryniarz DA, Chaponnier C, Gabbiani G, et al. Myofibroblasts in the healing lapine medial collateral ligament: possible mechanisms of contraction. J Orthop Res, 1996, 14（2）: 228-237.

[4] Shin D, Minn KW. The effect of myofibroblast on contracture of hypertrophic scar. Plast Reconstr Surg, 2004, 113（2）: 633-640.

[5] Sandbo N, Smolyaninova LV, Orlov SN, et al. Control of myofibroblast differentiation and function by cytoskeletal signaling. Biochemistry（Mosc）, 2016, 81（13）: 1698-1708.

[6] Brauer E, Lippens E, Klein O, et al. Collagen fibrils mechanically contribute to tissue contraction in an in vitro wound healing scenario. Adv Sci, 2019, 6（9）: 1801780.

[7] Chen R, Zhang ZL, Xue ZJ, et al. Focal adhesion kinase（FAK）siRNA inhibits human hypertrophic scar by suppressing integrin α, TGF-β and α-SMA. Cell Biol Int, 2014, 38（7）: 803-808.

[8] Tan JL, Wu J. Current progress in understanding the molecular pathogenesis of burn scar contracture. Burns Trauma, 2017, 5: 14.

[9] Junker JPE, Kratz C, Tollbäck A, et al. Mechanical tension stimulates the transdifferentiation of fibroblasts into myofibroblasts in human burn scars. Burns, 2008, 34（7）: 942-946.

[10] Ishise H, Larson B, Hirata Y, et al. Hypertrophic scar contracture is mediated by the TRPC3 mechanical force transducer via NFκB activation. Sci Rep, 2015, 5: 11620.

[11] Liu R, Hossain MM, Chen XQ, et al. Mechanoregulation of SM22α/Transgelin. Biochemistry, 2017, 56（41）: 5526-5538.

[12] Hinz B. Formation and function of the myofibroblast during tissue repair. J Invest Dermatol, 2007, 127（3）: 526-537.

第三节　发 病 假 说

假说 1：瘢痕疙瘩是纤维增生性皮肤病

瘢痕疙瘩和增生性瘢痕通常被临床医生及病理学家视为两种不同的疾病。然而，有组织学证据表明，瘢痕疙瘩和增生性瘢痕可能是同一病理实体的不同形式，而不是单独的条件，它们共同增加了成纤维细胞的数量并积累了胶原产物。为了验证这一假设，对接受瘢痕切除术的瘢痕疙瘩进行了组织学检查。观察各组分在细胞外周的分布及胶原纤维的分布。在瘢痕疙瘩样本中，发现透明化胶原共存，这是瘢痕疙瘩最重要的病理特征，而真皮结节被认为是增生性瘢痕的特征。此外，透明纤维似乎从真皮结节的一角开始。炎症的主要特征，如微血管、成纤维细胞和炎症细胞均从瘢痕疙瘩的边缘向中心逐渐减少，表明中心区的炎症减轻。因此，假设瘢痕疙瘩和增生性瘢痕可以被认为是同一纤维增生性皮肤病的连续阶段，其炎症程度可能受遗传倾向的影响[1]。

假说 2：瘢痕疙瘩是皮肤炎症性疾病

瘢痕疙瘩是由皮肤损伤和刺激引起的，包括创伤、昆虫咬伤、烧伤、手术、疫苗接种、皮肤穿刺、痤疮、毛囊炎、水痘和带状疱疹病毒感染。值得注意的是，没有到达网状真皮的浅表损伤不会导致瘢痕疙瘩，这表明瘢痕疙瘩是由真皮层的损伤和随后异常的伤口愈合所致。其特点是持续的和组织学上的局限性炎症。瘢痕疙瘩的网状层中炎症细胞、成纤维细胞数量增加，新生血管和胶原沉积。此外，炎症因子，如 IL-1、IL-6 和 TNF-α 在瘢痕疙瘩组织中上调，这表明在瘢痕疙瘩患者中，皮肤中的炎症因子对创伤敏感。这可能促进慢性炎症，进而导致瘢痕疙瘩的侵袭性生长。不同的创伤后内外刺激可促进网状损伤。这些刺激的性质很可能决定瘢痕疙瘩的特征、数量和病程。具体来说，这些刺激的强度、频率和持续时间很可能决定瘢痕出现的速度、生长的方向及症状的严重程度。这些诱发刺激包括各种局部因素、系统因素和遗传因素。目前，治疗上很难控制瘢痕疙瘩发生的危险因素。然而，目前可以使用多种方法治疗，包括糖皮质激素注射、放射治疗、冷冻疗法、压迫疗法、稳定疗法、氟尿嘧啶疗法和减轻皮肤张力的手术方法[2, 3]。

假说 3：瘢痕疙瘩是类皮肤肿瘤

瘢痕疙瘩的临床表现类似于非恶性局部侵袭性皮肤肿瘤，在其表型和遗传特性上都很明显。这些疾病中的生物标志物表达谱强调了瘢痕疙瘩与良性和恶性间充质瘤在转录、翻译、细胞和组织水平上的惊人相似性。瘢痕疙瘩在某种程度上也表现出癌细胞所表现出的特征，尤其是 Warburg 效应，它能提高瘢痕疙瘩细胞在缺氧条件下的存活率。此外，这些疾病共有的信号通路已被发现通过软骨形成信号来塑造瘢痕疙瘩的基质成分。这反过来又被黑素细胞、角质形成细胞、成纤维细胞和纤维细胞家族的关键细胞所延续，这些细胞参与上皮间质化（EMT）现象并具有干细胞样的特性。许多重要的肿瘤相关因子已被证明通过影响细胞凋亡等过程参与整体发病机制。到目前为止，在瘢痕疙瘩中使用抗癌治疗已经显示出令人欣喜的结果，进一步缩小了瘢痕疙瘩和肿瘤之间的界限。

假说4：刚度差距假说

在瘢痕疙瘩进展过程中，如果通过人工调节 ECM 刚度间隙来产生瘢痕疙瘩样组织，则可以为瘢痕疙瘩进展的诊断和治疗提供有意义及可行的途径。基于超声或磁共振弹性成像的技术为 ECM 有效性评估铺平了道路[4]。类似地，如果细胞从 ECM 中分离出来，原子力显微镜就可以直接测量细胞的硬度[5]。在瘢痕疙瘩的治疗中，软化 ECM 的硬度已经被证明是有效的，作为一种减少 ECM 与细胞成分之间刚度差距的方法。硅敷料是软化瘢痕和减小瘢痕体积的一个很好的例子[6]。刚度差距假说提出，在动态过程中，ECM 刚度和细胞刚度未能很好地平衡，它们之间不断增大的刚度间隙促进了瘢痕疙瘩的发展。缓冲因子，如细胞刚度的预应力和 ECM 刚度的拓扑结构，其失代偿可加剧瘢痕疙瘩的发展[7]。这种以力学为导向的假说，在功能遵循形状原理和张拉整体理论的基础上，解释了临床上瘢痕疙瘩在水平方向上的侵袭和进展，在垂直方向上的锥状突起超出皮下层，从而将瘢痕疙瘩的侵袭与恶性肿瘤分开。刚度差距假说丰富了人们对瘢痕疙瘩进展的理解，但并不排除其他因素在瘢痕疙瘩形成中的作用。更好地了解机械敏感性病理实体将有助于为瘢痕疙瘩开发新的诊断和治疗策略，从而在临床上预防、减少甚至逆转瘢痕疙瘩的进展。

以上各发病假说从不同方面解释了瘢痕疙瘩的发病、进展及影响情况，总体上符合临床上瘢痕疙瘩所表现出的若干特征。由于瘢痕疙瘩发病机制复杂，临床表现多样，目前尚无发病假说能完全解释瘢痕疙瘩的发病及进展情况。邓军等通过观察与诊治大量临床病例，结合文献分析了瘢痕疙瘩的发病机制。

瘢痕疙瘩表现出明显的好发部位与持续增生的临床特征，胸、肩背、外阴、关节等好发部位具有较丰富的真皮纤维组织及附属器，与马拉色菌毛囊炎或细菌性毛囊炎等好发部位或易受外伤的部位一致，且毛囊炎是大部分瘢痕疙瘩的诱发因素。瘢痕疙瘩的增生方向与局部受力方向一致，局部机械力是加重因素，多数情况下也决定了瘢痕疙瘩的形态。到目前为止，尚无临床与病理学证据表明瘢痕疙瘩属于肿瘤类疾病。基于瘢痕疙瘩类似肿瘤方面的一些生物学进展情况，有人将瘢痕疙瘩不恰当地称为"瘢痕瘤"。大量组织病理显示，瘢痕疙瘩是良性纤维增生性疾病，虽然与隆突性皮肤纤维肉瘤或其他皮肤纤维瘤有某些临床相似性，但组织病理表现完全不同。在瘢痕疙瘩的缓慢进展过程中，局部病灶中伴有轻度炎症在临床上是普遍现象。很多研究证实了炎症反应在瘢痕疙瘩发生与进展中起重要作用，有众多的炎症因子及细胞因子参与其中，但与其他炎症不同的是，瘢痕疙瘩病灶中的炎症反应表现为轻度、持续慢性、边缘活跃的临床特点。还有研究表明，瘢痕疙瘩进展中缺氧情况明显，乏氧诱导因子（HIF-1α）在其中也有重要作用。瘢痕疙瘩局部持续存在"VEGF 生成增多—血管内皮细胞增生—微血管闭塞—组织缺氧加重"的循环过程，缺氧增加成纤维细胞糖酵解活性，改变线粒体功能和形态，以及 HIF-1α 和 PI3K/Akt 信号通路。缺氧促进了成纤维细胞的增殖、迁移侵袭和胶原蛋白合成，并抑制了其凋亡，出现明显的上皮间质化现象。这可能是瘢痕疙瘩持续增生的重要机制之一。如果说某些疾病是由于个体免疫系统级联放大形成"细胞因子瀑布"造成组织器官严重损害，那么可以将瘢痕疙瘩病灶中的细胞因子形容为"持续小量的助燃剂"；如果将重症炎症反应比喻为"熊熊燃烧的明火"，那么可以将瘢痕疙瘩病灶形容为"持续不灭的暗火"，有较多真皮纤维组织及皮肤附属器的瘢痕疙瘩好发部位具备较丰富的"炭"，病程中个体内分泌因素和局部机械力因素等则为加重因素。虽然在瘢痕疙瘩患者中表现出家族遗传史的比例不足40%，但不可否认，瘢痕疙瘩遗传变异性和显性延迟遗传也很明显。因此，瘢痕疙瘩发病均与基因密切相关。瘢痕疙瘩发病可能是由诱发因素启动瘢痕修复过程后，在基因异常基础上造成细胞信号通路或细胞因子作用异常，形成持续轻度的炎症状态和局部缺氧，促成瘢痕疙瘩病灶内纤维持续增生，最后继发挛缩、感染、功能障碍等情况。目前瘢痕疙瘩发病机制中的关键节点还不明确，瘢痕疙瘩是多因素、多节点异常的多基因遗传病。

参 考 文 献

[1] Huang CY，Akaishi S，Hyakusoku H，et al. Are keloid and hypertrophic scar different forms of the same disorder? A fibroproliferative skin disorder hypothesis based on keloid findings. Int Wound J，2014，11（5）：517-522.

[2] Ogawa R，Akaishi S. Endothelial dysfunction may play a key role in keloid and hypertrophic scar pathogene-sis—keloids and hypertrophic scars may be vascular disorders. Med Hypotheses，2016，96：51-60.

[3] Tan S，Khumalo N，Bayat A. Understanding keloid pathobiology from a quasi-neoplastic perspective：less of a scar and more of a chronic inflflammatory disease with cancer-like tendencies. Front Immunol，2019，10：1810.

[4] Mueller S，Sandrin L. Liver stiffness：a novel parameter for thediagnosis of liver disease. Hepat Med，2010，2：49-67.

[5] Wang GH，Mao WB，Byler R，et al. Stiffness dependent separation of cells in a microluidic device. PLoS One，2013，8（10）：e75901.

[6] de Oliveira GV，Nunes TA，Magna LA，et al. Silicone versus nonsilicone gel dressings：a controlled trial. Dermatol Surg，2001，27（8）：721-726.

[7] Huang CY，Liu LW，You ZF，et al. Keloid progression：a stiffness gap hypothesis. Int Wound J，2017，14（5）：764-771.

（邓　军　金哲虎　邓雨萌）

第一节 研究模型

瘢痕疙瘩只发生在人类身上，因此使用任何动物模型研究瘢痕疙瘩都具有一定的局限性。既往曾认为发生于马四肢生长旺盛的肉芽组织是发生于马的瘢痕疙瘩组织，但进一步研究表明它们并不相同[1]。啮齿动物和人类之间的基本皮肤生理学（毛囊密度、表皮和真皮厚度）和伤口愈合机制的根本差异决定了瘢痕疙瘩动物模型并不能提供与人类相同的体内微环境，这是在体瘢痕疙瘩动物模型的另一个重要局限性。目前，瘢痕疙瘩的模型主要分为在体模型和体外模型两大类[2]（图 7-1）。

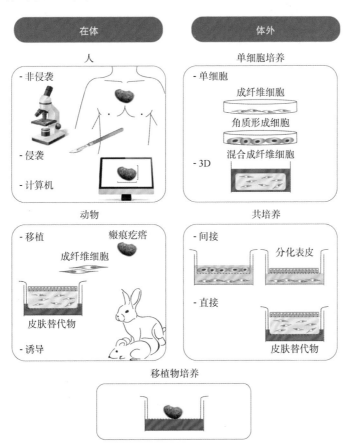

图 7-1 瘢痕疙瘩在体及体外模型

一、瘢痕疙瘩模型分类

（一）在体瘢痕疙瘩模型

目前在体人类瘢痕疙瘩模型可进一步细分为无创模型（非侵入性模型）、有创模型（侵入性模型）和计算模型三类。非侵入性模型通常包括了活体成像，其中某些组织特征是可见的。侵入性模型则不同，这类模型包括了从注射显影剂氟代脱氧葡萄糖（FDG）以测量葡萄糖代谢，到通过活检以评估瘢痕疙瘩随时间的发展变化情况，以及通过损伤诱导瘢痕疙瘩形成等过程。尽管这些在体模型对瘢痕疙瘩临床随访、评估等方面具有一定的应用价值，但对于研究过程中实验变量的操控及主要观测数据的调控方面具有一定的局限性。同时，通过在体瘢痕疙瘩模型的连续活检组织中获得随时间变化的"4D 模型"具有其独特的优点，但反复活检导致的相关损伤可能大大增加现有瘢痕疙瘩的潜在风险。

在动物模型中，瘢痕疙瘩主要通过诱导形成，或者通过人瘢痕疙瘩组织的植入形成。然而，研究事实证明，诱导瘢痕疙瘩形成几乎是不可能的，诱导过程中往往是增生性瘢痕取代了瘢痕疙瘩。进一步研究表明，将人类瘢痕疙瘩细胞或组织碎片植入动物模型，形成瘢痕疙瘩的动物模型更为可行[3, 4]。植入的瘢痕疙瘩组织在动物模型中通常能保留瘢痕疙瘩特异性胶原增生，但其缺点在于对瘢痕的发生发展过程无法从开始进行研究。随着研究的不断深入，研究者将组织培养技术与 IL-6 暴露相结合，将瘢痕疙瘩成纤维细胞 – 水凝胶悬浮液植入裸鼠，发现其产生的瘢痕性增生不仅增长体积更大，同时还可以诱导瘢痕疙瘩胶原的新生[5]。

（二）瘢痕疙瘩体外植入模型

瘢痕疙瘩组织不一定需要植入动物模型体内才能存活，瘢痕组织从人体取出后能够离体存活 6 周以上[6]。研究表明，暴露于空气胶原凝胶培养基中的瘢痕疙瘩组织形态保存是最佳的[7]。然而，这种新鲜的瘢痕疙瘩组织作为外植体模型系统有其明显的局限性，存在不同样本之间和组织内的差异。该模型的另一个局限性是缺乏循环系统。因此，该模型系统似乎更适合用于治疗方面的研究，而对于瘢痕疙瘩形成的病理机制研究并不适用。

（三）瘢痕疙瘩体外共培养模型

由于人和动物在皮肤生理、免疫和伤口愈合等方面存在显著差异，瘢痕疙瘩的研究需要相关的人类体外瘢痕疙瘩模型。更重要的是，体外培养系统进行实验操作更为方便，研究者可以根据需要进行不同的实验设计，如异形模型的开发结合正常角质形成细胞与瘢痕疙瘩成纤维细胞来研究成纤维细胞在瘢痕疙瘩形成中的作用。

体外共培养模型包括体外间接共培养系统及直接共培养系统。体外间接共培养系统包括双室系统、角质形成细胞（单层或分化的表皮）在上孔透孔植入，成纤维细胞在下孔单层培养。这种间接共培养方法简单易行，特别适合研究旁分泌的相互作用，如异常角质形成细胞和成纤维细胞间的相互作用。然而，单层成纤维细胞培养及人工分离角质形成细胞和成纤维细胞，与体内的实际情况完全不同。直接共培养是最典型的类体内体外培养模型，包括混合单层培养或由瘢痕疙瘩衍生细胞组成的全层皮肤模型。全层皮肤完全由瘢痕疙瘩衍生的角质形成细胞和成纤维细胞组成，与自然形成的瘢痕疙瘩最相似，但迄今为止，这些在植入性瘢痕疙瘩动物模型的背景下发展起来的研究体系仅仅用于进行有限的实验研究。

细胞基质成分的过表达，特别是Ⅰ型胶原的过表达是这些瘢痕疙瘩模型的共同特征。最近，研究者利用瘢痕疙瘩衍生的角质形成细胞和成纤维细胞，使用胶原－弹性蛋白支架体外重建瘢痕疙瘩[8]。与体外重建的正常皮肤相比，瘢痕疙瘩模型的真皮厚度增加，α-SMA和p16表达增加，肝细胞生长因子（HGF）分泌减少，Ⅳ型胶原α2链、透明质酸合成酶1和基质金属蛋白酶3基因表达减少。更重要的是，瘢痕疙瘩模型表现不同于类似重建的增生性瘢痕，并能够显示瘢痕疙瘩病变内的异质性[9]。由此可见，通过相对简单的体外瘢痕疙瘩模型，能够证明瘢痕疙瘩角质形成细胞和成纤维细胞的某些内在异常，这也表明并验证了皮肤组织工程在瘢痕疙瘩研究中的重要作用。

然而，目前尚无任何一个通用瘢痕疙瘩模型能够满足所有的实验研究需要。总的来说，动物模型更适合于治疗性研究，特别是在各种治疗应用于临床前进行的安全性测试，而组织培养系统更适合瘢痕疙瘩的发病机制研究。因此，下文重点介绍动物模型。

二、瘢痕疙瘩动物模型

皮肤病理性瘢痕仅发生于人类皮肤创伤的愈合过程中，其他哺乳类动物并不会发生，因此，由于缺乏可靠的动物模型，病理性瘢痕的发病机制及其相关药物治疗研究受到很大限制。目前，研究者建立的皮肤病理性瘢痕动物模型主要有三种：裸鼠模型、兔耳模型及雌性杜洛克猪模型。

（一）裸鼠模型

裸鼠模型是将人的病理性瘢痕组织移植到裸鼠（无胸腺小鼠）身上建立的模型。研究者在尝试这种模型的初期，将人的病理性瘢痕组织直接移植到裸鼠身上，观察移植后病理性瘢痕组织发生的相应变化，从而进行防治方面的研究。但是研究过程中发现，把瘢痕组织直接移植到动物身上的方法无法进行瘢痕形成动态过程的观察与研究。经过进一步的探索后，调整为先将人的正常皮肤移植到裸鼠身上，再采用不同的方法观察成活的皮肤上形成的病理性瘢痕，比较其与人病理性瘢痕病理生理上的差异。

通过对移植到小鼠组织工程皮肤中瘢痕疙瘩的成纤维细胞分析表明，深层成纤维细胞有助于移植组织增厚，而浅层成纤维细胞则诱导扩散表型，其角质形成细胞也显示出不同的迁移表型。在伤口愈合过程中，随着时间的推移，成纤维细胞增殖、迁移和生成的细胞外基质形成肉芽组织，角质形成细胞在肉芽组织上迁移以促进伤口愈合。由于某些未知的原因，在发展为瘢痕疙瘩时，增生细胞对终止信号失去反应性，细胞增殖、细胞外基质的产生和迁移持续不受抑制。真皮深处的成纤维细胞中细胞外基质的持续产生有助于真皮下部组织增厚，而真皮上部的成纤维细胞表现出扩散表型，导致面积增加。随着损伤后时间的延长，深层真皮增厚和浅层扩张的结合导致膨胀型瘢痕疙瘩表型[10]（图7-2）。杨东运等[11]通过在裸鼠背部移植人的皮肤，成功地建立了病理性瘢痕的动物模型，结果发现该动物模型的病理性瘢痕与人的病理性瘢痕在形态学和组织学上都有高度的相似性。但裸鼠模型的缺点在于，其病理性瘢痕非自身产生，因此不能动态观察病理性瘢痕的形成和发展过程。

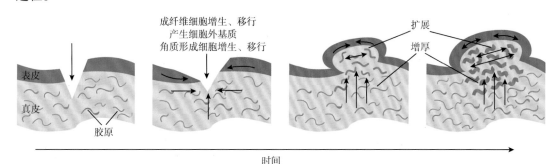

图 7-2　膨胀型瘢痕疙瘩的发展模型

[摘自 Supp DM. Animal models for studies of keloid scarring. Adv Wound Care（New Rochelle），2019，8（2）：77-89.]

（二）兔耳模型

兔耳模型是在兔耳上制造创面形成的病理性瘢痕模型。为了克服裸鼠模型的不足，研究者一直在努力探索，希望能够建立更贴近人病理性瘢痕的病理生理过程和特点的动物模型。直到 1997 年，Morris 等[12] 受到兔皮肤注射卡介苗杆菌引起瘢痕疙瘩的启发，在兔耳腹侧面造成深层及软骨层的全层皮肤创面，并让其自然愈合，结果发现一些创面愈合后可产生明显高出皮面的瘢痕增生。李荟元等[13] 在 Morris 研究的基础上又有所深入，研究组自 1998 年起，在大耳白兔耳腹侧造成直径 6mm 的圆形全层皮肤缺损的创面，表明可以产生结构上与人增生性瘢痕相类似的增生块，其后又在兔耳腹侧面做 1.5cm×4.5cm 长方形全层皮肤缺损创面，观察到增生块发生率超过 80%。用 cDNA 探针探测Ⅰ、Ⅲ型前胶原纤维及 TGF-β1 mRNA 对不同时期增生块的组织切片进行原位杂交，结果表明，三者在早期增生块中都呈高表达，以后 mRNA 表达呈下降趋势。通过数百个兔耳创面的观察证实，此种动物模型所形成的增生性瘢痕，其病理改变和生物学特征与人的增生性瘢痕十分相似。

（三）雌性杜洛克猪模型

雌性杜洛克猪（female red Duroc pig，FRDP）模型是指皮肤圆锥体结构（conical structure，CS）损伤后形成增生性瘢痕的雌性杜洛克猪模型。

人类皮肤圆锥体结构及 FRDP 皮肤圆锥体结构的发现是该模型的基础。早在 19 世纪初期就有学者曾经描述过类似皮肤圆锥体结构的存在，并对其功能进行了一定推测，但缺乏深入认识，也就没有赋予完整的定义。20 世纪 50 年代，Jackson 等[14] 通过躯干皮肤的观察研究描述了这一特征性结构，称为皮肤里面的"小孔"。20 世纪 70 年代，Silverstien 等[15] 描述了 FRDP 的皮肤结构，并发现其皮肤损伤后会产生增生性瘢痕，这一发现为 FRDP 模型的建立奠定了实验基础。直至 2001 年，日本学者 Matsumura 等通过对人体不同解剖部位及一些动物皮肤组织的大量切片研究，详细地介绍了人的皮肤圆锥体结构[16]。在人体皮肤中，圆锥体结构就像一个从表皮到脂肪层的通道穿过基质，它不只是一个毛囊单位，还含有皮肤附属器、脂肪穹隆、血管和神经。圆锥体结构的上部包含毛干、汗腺导管和毛囊皮脂腺单位，下部包含汗腺、毛囊的深层结构和脂肪穹隆。Matsumura 提出皮肤中不存在圆锥体结构的部位不会产生增生性瘢痕，如头皮、前额、眼睑、手掌及早期胎鼠、兔等；反之，在有圆锥体结构存在的部位就会出现。这一发现提示皮肤的圆锥体结构和增生性瘢痕的产生可能存在密切联系，为病理性瘢痕的深入研究奠定了一定基础。2006 年我国的梁智等[17]通过对 FRDP 皮肤深层结构损伤的进一步观察发现，正常 FRDP 背部皮肤存在一种结构单位，深创面组该结构单位的深层部分受损，伤及脂肪穹隆及腺体，在伤后 150 天脂肪穹隆及腺体结构消失，并被大量堆积、没有特定方向、排列紊乱的胶原纤维束充填，也就是这种皮肤深层受损直接导致了增生性瘢痕的形成，为增生性瘢痕的 FRDP 模型提供了又一个科学证据。

参 考 文 献

[1] Theoret CL，Olutoye OO，Parnell LK，et al. Equine exuberant granulation tissue and human keloids：a comparative histopathologic study. Vet Surg，2013，42（7）：783-789.

[2] Limandjaja GC，Niessen FB，Scheper RJ，et al. The keloid disorder：heterogeneity，histopathology，mechanisms and models. Front Cell Dev Biol，2020，8：360.

[3] Seok J，Warren HS，Cuenca AG，et al. Genomic responses in mouse models poorly mimic human inflammatory diseases. Proc Natl Acad Sci U S A，2013，110（9）：3507-3512.

[4] Hillmer MP，MacLeod SM. Experimental keloid scar models：a review of methodological issues. J Cutan Med Surg，2002，6（4）：354-359.

[5] Zhang QZ，Yamaza T，Kelly AP，et al. Tumor-like stem cells derived from human keloid are governed by the inflammatory niche driven by IL-17/IL-6 axis. PLoS One，2009，4（11）：e7798.

[6] Bagabir R，Byers RJ，Chaudhry IH，et al. Site-specific immunophenotyping of keloid disease demonstrates immune upregulation and the presence of lymphoid aggregates. Br J Dermatol，2012，167（5）：1053-1066.

[7] Mendoza-Garcia J，Sebastian A，Alonso-Rasgado T，et al. Ex vivo evaluation of the effect of photodynamic therapy on skin scars and striae distensae. Photodermatol Photoimmunol Photomed，2015，31（5）：239-251.

[8] Limandjaja GC，van den Broek LJ，Breetveld M，et al. Characterization of in vitro reconstructed human normotrophic，hypertrophic，and keloid scar models. Tissue Eng Part C Methods，2018，24（4）：242-253.

[9] Limandjaja GC，van den Broek LJ，Waaijman T，et al. Reconstructed human keloid models show heterogeneity within keloid scars. Arch Dermatol Res，2018，310（10）：815-826.

[10] Supp DM. Animal models for studies of keloid scarring. Adv Wound Care（New Rochelle），2019，8（2）：77-89.

[11] 杨东运，李世荣，陈艳清，等 . 人皮肤移植增生性瘢痕裸鼠动物模型的生长特性及组织学特点 . 中国临床康复，2004，8（14）：2682-2683，2592.

[12] Morris DE，Wu L，Zhao LL，et al. Acute and chronic animal models for excessive dermal scarring：quantitative studies. Plast Reconstr Surg，1997，100（3）：674-681.

[13] 李荟元，刘建波，夏炜，等.增生性瘢痕动物实验模型的建立与应用.中华整形外科杂志，2001，17（5）：276-278.

[14] Jackson DM. The diagnosis of the depth of burning. Br J Surg，1953，40（164）：588-596.

[15] Silverstien P，Goodvin MN，Raulston GL，et al. Hypertrophic scar in the experimental animal//Longacre JJ. The Ultrastructure of Collagen. Thomas：Springfield，1976，7-9.

[16] Matsumura H，Engrav LH，Gibran NS，et al. Cones of skin occur where hypertrophic scar occurs. Wound Repair Regen，2001，9（4）：269-277.

[17] 梁智，谢澄宇，林海波，等.雌性杜洛克猪作为增生性瘢痕动物模型的临床和病理学观察.中国医师杂志，2006，（11）：1497-1499.

第二节　微血管结构研究

到目前为止，瘢痕疙瘩和增生性瘢痕的血管分布仍然存在一定争议。然而，新近研究表明瘢痕疙瘩组织中的毛细血管密度明显低于增生性瘢痕，这一点在前面相关章节中已经提到。Kurokawa 等[1]通过实验构建瘢痕疙瘩组织中血管的三维图像，他们充分考虑了瘢痕疙瘩向外扩张生长的特点，从形态学和统计学上对瘢痕疙瘩中央和边缘区域，以及增生性瘢痕组织的血管形态进行了研究分析。研究结果表明，与肥厚组织相比，瘢痕疙瘩组织毛细血管密度较低，血管因受压较扁平，瘢痕疙瘩中央和边缘区毛细血管长轴差异无统计学意义，而中心区毛细血管短轴明显缩短。与边缘区域相比，尽管中心区域毛细血管密度没有显著差异，但提示血流明显减少。此外，一些早期的研究也从不同侧面支持以上研究结论。Kischer 等[2]发现瘢痕疙瘩和增生性瘢痕中大部分微血管闭塞或部分闭塞，Sloan 等[3]也在研究中发现瘢痕疙瘩和增生性瘢痕的缺氧状态。Ueda 等[4,5]发现瘢痕疙瘩的代谢增加，氧代谢速率、ATP 活性和乳酸浓度高。

综上可以推测，瘢痕疙瘩组织缺氧可能为组织血液供应缺乏所致。由于成纤维细胞和胶原蛋白的增生及瘢痕疙瘩的成熟，血管扁平化，最终导致血液流动和循环受损，影响了瘢痕疙瘩的血液供应，而这种表现在瘢痕疙瘩的中心区域会更显著。相反，Amadeu 等[6]报道增生性瘢痕和瘢痕疙瘩的血管数量没有显著差异，提示在瘢痕疙瘩的形成中存在其他因素。另外，由于缺乏能够完全满足实验研究需要的合适瘢痕疙瘩动物模型，现有研究测量了毛细血管的数量和管腔的结构，但并没有测量血流量，瘢痕疙瘩成熟过程中血液循环随时间发生的变化等是需要进一步深入研究的内容。

参 考 文 献

[1] Kurokawa N，Ueda K，Tsuji M. Study of microvascular structure in keloid and hypertrophic scars：density of microvessels and the efficacy of three-dimensional vascular imaging. J Plast Surg Hand Surg，2010，44（6）：272-277.

[2] Kischer CW，Thies AC，Chvapil M. Perivascular myofibroblasts and microvascular occlusion in hypertrophic scars and keloids.Hum Pathol，1982，13（9）：819-824.

[3] Sloan DF，Brown RD，Wells CH，et al. Tissue gases in human hypertrophic burn scars. Plast Reconstr Surg，1978，61（3）：431-436.

[4] Ueda K，Yasuda Y，Furuya E，et al. Inadequate blood supply persists in keloids. Scand J Plast Reconstr Surg Hand Surg，2004，38（5）：267-271.

[5] Ueda K，Furuya E，Yasuda Y，et al. Keloids have continuous high metabolic activity. Plast Reconstr Surg，1999，104（3）：694-698.

[6] Amadeu T，Braune A，Mandarim-de-Lacerda C，et al. Vascularization pattern in hypertrophic scars and keloids：a stereological analysis. Pathol Res Pract，2003，199（7）：469-473.

第三节　细胞学研究

瘢痕疙瘩是一种成纤维细胞分泌过多胶原而导致的纤维增生性疾病，为一种超过损伤边界的"类肿瘤样"生长的瘢痕。目前，成纤维细胞仍被认为是瘢痕疙瘩形成的主要原因，但是随着研究的不断深入，表皮室和免疫系统在瘢痕疙瘩形成中的潜在作用越来越受到关注。

一、成纤维细胞

大量研究表明，瘢痕疙瘩成纤维细胞异常增殖、ECM 合成和降解、伤口愈合介质的表达和凋亡在瘢痕疙瘩的发生发展过程中均具有重要作用。当前，绝大多数体外研究结果均支持瘢痕疙瘩成纤维细胞增殖加速，同时细胞凋亡的减少也导致瘢痕疙瘩成纤维细胞的数量增加。尽管也有一些研究报道其细胞凋亡增加[1]或称瘢痕疙瘩成纤维细胞增殖率正常甚至下降，但总体而言，大多数研究报道细胞凋亡减少。细胞通过上调凋亡抵抗以减少瘢痕疙瘩成纤维细胞的凋亡及端粒功能障碍和缺陷性衰老，端粒酶上调和随之而来的端粒延长使瘢痕疙瘩成纤维细胞寿命延长。在正常的伤口愈合过程中，成纤维细胞最终会衰老，然后可以抑制性调节成纤维细胞增殖和 ECM 合成。

已针对其形成病理性瘢痕的细胞来源开展了大量的研究。早期的观点普遍认为，皮肤损伤后周边结缔组织内的成纤维细胞是其主要来源。损伤周边的成纤维细胞在获得肌成纤维细胞表型后，迁移增殖能力提高，向伤口迁移补充。然而，早期的研究把皮肤成纤维细胞当成了一个均一的细胞群，随着研究的进展，至少发现两个真皮成纤维细胞亚群，分别是乳头层成纤维细胞（papillary fibroblast）和网状层成纤维细胞（reticular fibroblast），这两个成纤维细胞亚群都在皮肤损伤后参与损伤修复的过程[2, 3]。

瘢痕疙瘩成纤维细胞的促纤维化是由几种关键的伤口愈合介质及其相关受体的增加介导的。瘢痕疙瘩成纤维细胞中上调的主要途径包括 TGF-β1、TGF-β2 及其受体，CTGF、VEGF、IL-6 和 IL-8，以及 IGF-1 受体及其结合相关蛋白。此外，瘢痕疙瘩成纤维细胞不仅产生更高水平的伤口愈合因子，同时对这些因素的作用更为敏感。瘢痕疙瘩成纤维细胞显示增加胶原蛋白分泌、PAI-1 和 PDGF-α 受体表达，以及增加对 IL-18、VEGF、肝癌衍生生长因子（HDGF）、CTGF 应答的增殖和迁移能力。同样，与正常皮肤成纤维细胞相比，瘢痕疙瘩成纤维细胞在 ECM 的合成、增殖、迁移、侵袭和炎症介质的分泌过程中，对 TGF-β、HGF、PDGF 和 IL-18 有更强的应答能力。

另外有研究显示，与正常瘢痕相比，瘢痕疙瘩中 CD45RO$^+$/35F9$^+$/MRP8/9$^+$ 纤维细胞数量增加，而且来自瘢痕疙瘩患者的外周血单核细胞比健康对照组的外周血单核细胞产生更多的 LPS-1$^+$/胶原 -1$^+$ 纤维细胞，瘢痕疙瘩成纤维细胞表达的纤维细胞标志物（CD34$^+$/CD86$^+$）水平升高，而这在正常成纤维细胞中是不存在的 [4, 5]。这表明瘢痕疙瘩来源的成纤维细胞至少部分来源于纤维细胞。因此，瘢痕疙瘩中纤维细胞的增加和它们向异常瘢痕疙瘩肌成纤维细胞的潜在分化都表明纤维细胞参与瘢痕疙瘩形成，值得深入研究。

应当注意的是，瘢痕疙瘩成纤维细胞培养方法对研究结果存在一定的影响。当前，序列培养、成纤维细胞分离方法（酶与外植体）、培养基中加或不加血清、3D 与单层培养等方法在瘢痕疙瘩成纤维细胞研究中均有应用。这些不同的培养方法在不同的研究中存在一定差异，并可能显著影响研究结果。因此，在解释不同结果时，应考虑这些潜在因素对结果的影响。另外，瘢痕疙瘩成纤维细胞通常与来自健康非损伤性皮肤的成纤维细胞进行比较，而事实上，以增生性瘢痕与瘢痕疙瘩进行比较才更合理，更具可比性。

二、角质形成细胞

瘢痕疙瘩表皮的异常并不局限于仅通过组织病理学观察可见，越来越多的证据表明其屏障功能也受到影响，而这一点常常被忽视。直到最近，瘢痕疙瘩表皮的异常才开始引起研究者的注意。瘢痕疙瘩角质形成细胞中发现的有关伤口愈合介质分泌、差异表达基因、对共培养细胞的旁分泌作用和上皮 – 间充质转化的基本异常，都支持角质形成细胞在瘢痕疙瘩形成中发挥更积极的作用 [6]。

（一）角质形成细胞差异基因表达

瘢痕疙瘩角质形成细胞在瘢痕疙瘩形成中可能具有比以往认为的更直接的作用。生长因子和细胞因子如 CTGF、HGF 及其受体 c-Met、VEGF 和 PLGF 在瘢痕疙瘩衍生的角质形成细胞中表达增加。此外，Li 等 [7] 在培养的瘢痕疙瘩角质细胞中发现 538 个差异表达基因，其中进一步功能分析确定同源框 A7（HOXA7）微小染色体维护蛋白 8（MCM8）、蛋白酶体亚基 α 型 4（PSMA4）和蛋白酶体亚基 β2 型（PSMB2）是关键的差异表达基因。在另一项基因表达研究中，Hahn 等 [8] 发现参与分化、细胞黏附和运动增强的基因异常表达。瘢痕疙瘩角质形成细胞也通过旁分泌调节成纤维细胞中 ECM 的合成，从而促进瘢痕疙瘩形成，这表明它们在体外甚至在正常皮肤来源的成纤维细胞中也能诱导更多的促纤维化表型。

（二）上皮间质转化

近年的研究进一步证实了上皮间质转化（EMT）在瘢痕疙瘩形成中的作用 [9]。这种现象是上皮细胞发生表型变化并获得更多的间质特征，包括细胞黏附和顶端 – 基底极性的丧失，如上皮细胞标志物 E-cadherin 的丢失，以及获得具有迁移能力的间充质特征，如波形蛋白和 FSP-1（成纤维细胞特异性蛋白 1）表达的增加。同时也发现，在伤口愈合中，

EMT 发生并通过作为肌成纤维细胞的来源在纤维化中发挥作用（图 7-3）。

（三）角质形成细胞和成纤维细胞的相互作用

已知角质形成细胞和成纤维细胞的相互作用是正常伤口愈合过程中不可分割的组成部分。体外双室共培养实验为研究两种细胞群的间接旁分泌相互作用提供了大量的依据。与单一细胞培养相比，角化细胞和成纤维细胞共培养显示增殖增加，ECM 水平和生长因子表达增加，这些发现都强烈支持瘢痕疙瘩角质形成细胞 / 成纤维细胞异常相互作用在瘢痕疙瘩发病机制中的作用，从而为瘢痕疙瘩的治疗提供了一个新的靶点。

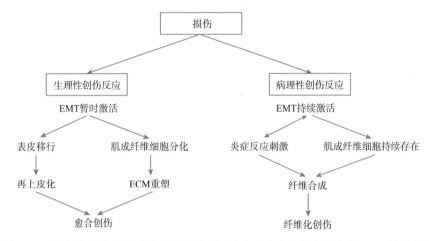

图 7-3　生理性创面修复（左）和纤维化创面愈合（右）中损伤触发的 EMT 激活模型

Limandjaja 等 [6] 在透射电镜下观察来自躯干正常皮肤和瘢痕疙瘩表皮角质层的形态变化，发现在健康皮肤中，呈平行排列的数层角质层厚度大致相等，角质层与下面的表皮层有明显的分界。然而，瘢痕疙瘩的表皮总体上排列不规则、无序，甚至排列紊乱，角质层和下面的表皮层之间的界面不明显（图 7-4）。这些结果与前面描述的瘢痕疙瘩中角质层包膜（CE）前体总蛋白的异常表达一致。

三、肌成纤维细胞

目前绝大多数研究报道 33% ～ 81% 的瘢痕疙瘩中存在 α-SMA⁺ 肌成纤维细胞，尤其在体外培养时，瘢痕疙瘩成纤维细胞含有大量的肌成纤维细胞。Limandjaja 等 [10] 对病理性瘢痕和未成熟瘢痕（3 ～ 5 周龄）的组织病理学研究中发现了 CD34⁻/α-SMA⁺ 特异性真皮细胞群，这些细胞在增生性瘢痕和瘢痕疙瘩中大部分出现老化（p16⁺），但在未成熟瘢痕中表现活跃增殖（Ki-67⁺）。在创伤继发性愈合过程中，巨噬细胞通过 TGF-β1 和 PDGF 刺激创面来源的成纤维细胞，将其转化为肌成纤维细胞 [11, 12]。研究表明，异常瘢痕疙瘩成纤维细胞和肌成纤维细胞可能来源于一个完全不同的细胞类型，即胚胎干细胞的细胞群位于微血管的内皮细胞和血管周围的瘢痕疙瘩相关淋巴组织内，损伤后这些细胞分化为异常纤维组织。

最近的研究也表明，发育来源于中胚层的具有间充质干细胞性质的毛囊相关的成纤维细胞也参与损伤修复的过程。这些细胞主要定位于毛囊的真皮鞘，在损伤后参与毛囊真皮乳头的再生，也能分化成肌成纤维细胞参与瘢痕的形成[13]。也有血液循环中的细胞参与了机体局部损伤后的修复进程，这些细胞称为纤维细胞。循环中的纤维细胞在损伤后与炎症细胞同时进入损伤部位，获得肌成纤维细胞表型。在烧烫伤中，皮损中浸润的纤维细胞既促进局部炎症应答，也分泌细胞外蛋白，参与烧伤后瘢痕的形成。另一群骨髓来源的间充质干细胞也被发现参与组织修复。研究发现，无论在组织的正常生理稳态下还是损伤后，这群骨髓间充质干细胞都会迁移至外周组织中，参与健康状态下机体稳态的维持和病理状态下组织的修复。

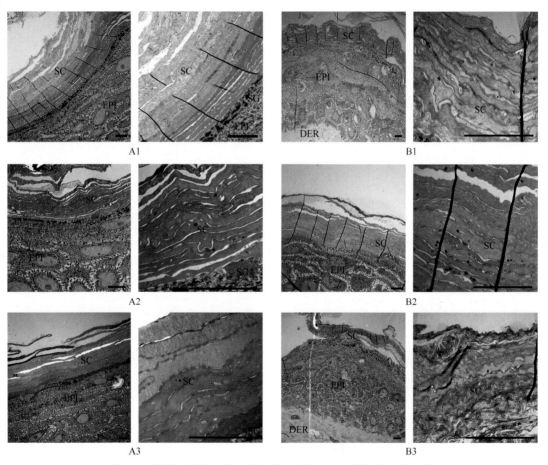

图 7-4　透射电镜下正常皮肤和瘢痕疙瘩表皮角质层的变化比较

A1 ～ A3. 不同个体的正常皮肤在透射电镜下的表皮角质层；B1 ～ B3. 不同个体的瘢痕疙瘩在透射电镜下的表皮角质层。比例尺为 5μm。图中显示了真皮（DER）、表皮（EPI）、颗粒层（SG）和角质层（SC）[摘自 Jiang D, Correa-Gallegos D, Christ S, et al.Two succeeding fibroblastic lineages drive dermal development and the transition from regeneration to scarring. Nat Cell Biol, 2018，20（4）：422-431.]

总之，目前的观点认为，皮肤损伤后修复进程所需的细胞来源之一是损伤周边结缔组织中的成纤维细胞，其次是来自毛囊真皮鞘、纤维细胞、骨髓间充质干细胞等，但这些细胞都会分化成肌成纤维细胞，参与组织修复和瘢痕形成（图 7-5）。但这些细胞参与的数量、先后顺序、所起的作用、与各种瘢痕形成的关系等还有待进一步阐明。

在正常的伤口愈合过程中，肌成纤维细胞可以通过伤口收缩使创面缩小，但 Plikus 等[14]发现毛囊在诱导肌成纤维细胞到脂肪细胞的重塑过程中发挥至关重要的作用，这个过程允许细胞再生，而不是瘢痕形成。由于瘢痕疙瘩微环境中没有毛囊，肌成纤维细胞无法转化为脂肪细胞，从而引发瘢痕反应，导致瘢痕疙瘩形成。这样，毛囊和脂肪细胞可能通过影响肌成纤维细胞的转化参与瘢痕疙瘩形成，并成为潜在治疗靶点。

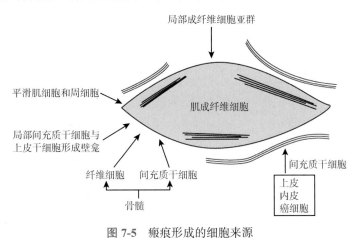

图 7-5　瘢痕形成的细胞来源
参与瘢痕形成的主要肌成纤维细胞的来源有周边结缔组织、骨髓、间充质干细胞等

四、血管内皮细胞

瘢痕疙瘩血管分布增加或减少都有报道。然而，基于微血管阻塞和缺氧诱导因子 1α（HIF-1α）在病理性瘢痕中表达增加的研究报道，有学者提出瘢痕疙瘩是相对缺氧的组织[15]。缺血假说建立在此基础上，以解释缺氧如何促进瘢痕疙瘩的形成。Kischer 等[16]研究表明，与正常皮肤不同，绝大多数增生性瘢痕和瘢痕疙瘩有微血管管腔狭窄，这可能是由于内皮细胞增殖所致。这也印证了缺氧是增生性瘢痕和瘢痕疙瘩产生的一个重要因素，但相对缺氧是否促进成纤维细胞和内皮细胞增殖存在不确定性。也有学者认为内皮细胞功能障碍在瘢痕疙瘩形成中起作用，局部因素如拉张张力和遗传因素在伤口愈合炎症期均以血管高通透的形式诱导内皮细胞功能障碍，这导致了伤口愈合过程中炎症期的持续性。此外，内皮细胞也可能通过内皮 - 间充质转化获得间充质表型而促进瘢痕疙瘩发展，这样内皮细胞可能直接成为瘢痕疙瘩成纤维细胞的来源[17]。

五、神经细胞

根据临床上瘢痕疙瘩常伴有瘙痒和疼痛的症状推测，神经细胞似乎在瘢痕疙瘩的发展过程中起作用，这两种感觉均由细小的神经纤维传递。然而，迄今为止，关于瘢痕疙瘩组织中存在神经细胞的报道很少。Ogawa 等[18] 在研究瘢痕疙瘩发病机制的生物力学理论中也提到了感觉神经纤维，作为感知机械力的皮肤感受器的一部分，来自感觉纤维的信息随后被传递到中枢神经系统，导致神经肽的释放，神经肽随后可以通过改变皮肤和免疫细胞的功能来调节瘢痕。然而，对瘢痕疙瘩组织中神经纤维密度的研究表明其增加和降低均存在，这可能和使用不同的神经纤维标志物（如 PGP9.5 或 S100 蛋白）有一定关系。

六、黑素细胞

黑素细胞在瘢痕疙瘩发病机制中的研究报道很少，尽管长期观察到肤色较深个体瘢痕疙瘩发生率增加。Gao 等[19]曾对黑素细胞在增生性瘢痕和瘢痕疙瘩形成中的潜在作用进行探讨，并提出在伤口愈合过程中，受损的基底膜使黑素细胞与真皮成纤维细胞相互作用，导致成纤维细胞增殖和胶原蛋白生成，激活 TGF-β 通路，促进病理性瘢痕形成。通过间接共培养研究发现，黑素细胞能够诱导成纤维细胞增殖，增加 Ⅰ 型胶原、TGF-β1 及其下游 p-Smad 2/3 在成纤维细胞中的表达。有瘢痕疙瘩倾向的患者黑素增加也可能通过抑制紫外线辐射诱导的光老化和维生素 D 的抗炎作用促进瘢痕疙瘩的形成[20, 21]。瘢痕疙瘩形成与黑素增加有关，但这并不能反映黑素细胞的原发性异常，可能是真皮成纤维细胞共同受体功能的异常。

七、免疫细胞

虽然已经报道了瘢痕疙瘩的某些免疫细胞类型的水平增加或减少，但总体上巨噬细胞和肥大细胞均增加。与正常细胞相比，来自瘢痕疙瘩的巨噬细胞和 T 细胞也表现出内在异常。瘢痕疙瘩源性巨噬细胞表现出高激活状态，M2 型极化增加，M1 型和 M2 型激活因子整体表达增加。当它们与 CD4+ T 细胞共培养时，它们也更有能力诱导调节性 T 细胞表型。

早在 20 世纪 80 年代，Kischer 等[22]发现瘢痕疙瘩组织提取物中 IgG、IgA 及 IgM 均显著高于正常皮肤，同时瘢痕疙瘩患者体内存在成纤维细胞的抗核抗体。这些研究都提示瘢痕疙瘩的形成可能是一种局部免疫反应过程。相关研究还显示，瘢痕疙瘩中 T 细胞、朗格汉斯细胞、B 细胞及巨噬细胞的数量都较正常组织及普通瘢痕高，表明瘢痕过度增殖与免疫有密切关系。瘢痕疙瘩的免疫异常还可能与功能性 T 细胞比例失衡有关，Murao 等[23]报道 CD4+ 调节性 T 细胞的比例在瘢痕疙瘩中较低，其与瘢痕疙瘩成纤维细胞共培养时，可降低成纤维细胞的胶原合成。瘢痕疙瘩患者外周血中不仅 T 细胞普遍增加，而且特异性调节性 T 细胞、记忆性 T 细胞及 CD4+/CD8+ 比例增加[24]。

此外，相对于正常皮肤，瘢痕疙瘩的巨噬细胞和 T 细胞显示了内在异常，瘢痕疙瘩来源的巨噬细胞表现出高激活状态，M2 型极化增加，M1 型和 M2 型激活因子的表达总体增加。

在瘢痕疙瘩中也发现大量的肥大细胞，肥大细胞与瘢痕疙瘩中成纤维细胞密切相关，肥大细胞吞噬胶原原纤维是常见的超微结构特征。因此，有学者假设，在瘢痕疙瘩中观察到的异常胶原合成和胶原纤维的累积能够诱导肥大细胞聚集在瘢痕部位并促进胶原吞噬。通过释放各种炎症介质及丝氨酸蛋白酶进一步刺激胶原蛋白的产生，以维持结缔组织稳态及参与纤维化等病理过程，从而促进瘢痕疙瘩进一步发展。Dong 等[25]认为糜蛋白酶作为肥大细胞分泌的一种趋化因子，在瘢痕疙瘩组织中具有较高的活性，它可通过激活 TGF-β/Smad 通路促进成纤维细胞增殖及胶原合成。虽然肥大细胞在伤口愈合、炎症、纤维化等方面的作用已被广泛研究和证实，但其促瘢痕疙瘩形成的相关性研究尚需进一步深入。

最后，关于瘢痕疙瘩表皮中存在朗格汉斯细胞的报道多种多样，在增生性瘢痕和瘢痕疙瘩中均观察到朗格汉斯细胞的数量正常或增加，其作用尚需进一步研究探讨。

参 考 文 献

[1] Akasaka Y，Ito K，Fujita K，et al. Activated caspase expression and apoptosis increase in keloids：cytochrome c release and caspase-9 activation during the apoptosis of keloid fibroblast lines. Wound Repair Regen，2005，13（4）：373-382.

[2] Driskell RR，Lichtenberger BM，Hoste E，et al. Distinct fibroblast lineages determine dermal architecture in skin development and repair. Nature，2013，504（7479）：277-281.

[3] Janson DG，Saintigny G，Van Adrichem A，et al. Different gene expression patterns in human papillary and reticular fibroblasts. J Invest Dermatol，2012，132（11）：2565-2572.

[4] Iqbal SA，Sidgwick GP，Bayat A. Identification of fibrocytes from mesenchymal stem cells in keloid tissue：a potential source of abnormal fibroblasts in keloid scarring. Arch Dermatol Res，2012，304（8）：665-671.

[5] Naylor MC，Lazar DA，Zamora IJ，et al. Increased in vitro differentiation of fibrocytes from keloid patients is inhibited by serum amyloid P. Wound Repair Regen，2012，20（3）：277-283.

[6] Limandjaja GC，van den Broek LJ，Waaijman T，et al. Increased epidermal thickness and abnormal epidermal differentiation in keloid scars. Br J Dermatol，2017，176（1）：116-126.

[7] Li MM，Wu L. Functional analysis of keratinocyte and fibroblast gene expression in skin and keloid scar tissue based on deviation analysis of dynamic capabilities. Exp Ther Med，2016，12（6）：3633-3641.

[8] Hahn JM，Glaser K，McFarland KL，et al. Keloid-derived keratinocytes exhibit an abnormal gene expression profile consistent with a distinct causal role in keloid pathology. Wound Repair Regen，2013，21（4）：530-544.

[9] Stone RC，Pastar I，Ojeh N，et al. Epithelial-mesenchymal transition in tissue repair and fibrosis. Cell Tissue Res，2016，365（3）：495-506.

[10] Limandjaja GC，Belien JM，Scheper RJ，et al. Hypertrophic and keloid scars fail to progress from the CD34-/α-smooth muscle actin（α-SMA）+ immature scar phenotype and show gradient differences in α-SMA and p16 expression. Br J Dermatol，2020，182（4）：974-986.

[11] Broughton G，Janis JE，Attinger CE. The basic science of wound healing. Plast Reconstr Surg，2006，117（Suppl 7）：12S-34S.

[12] Lim KH，Itinteang T，Davis PF，et al. Experimental stem cells in keloid lesions：a review. Plast Reconstr Surg，2019，5：1-6.

[13] Jahoda CA，Reynolds AJ. Hair follicle dermal sheath cells：unsung participants in wound healing. Lancet，2001，358（9291）：1445-1448.

[14] Plikus MV，Guerrero-Juarez CF，Ito M，et al. Regeneration of fat cells from myofibroblasts during wound healing. Science，2017，355（6326）：748-752.

[15] Zhao B，Guan H，Liu JQ，et al. Hypoxia drives the transition of human dermal fibroblasts to a myofibroblast-like phenotype via the TGF-β1/Smad3 pathway. Int J Mol Med，2017，39（1）：153-159.

[16] Kischer CW，Thies AC，Chvapil M. Perivascular myofibroblasts and microvascular occlusion in hypertrophic scars and keloids. Hum Pathol，1982，13（9）：819-824.

[17] Lee YS，Hsu T，Chiu WC，et al. Keloid-derived，plasma/fibrin-based skin equivalents generate de novo dermal and epidermal pathology of keloid fibrosis in a mouse model. Wound Repair Regen，2016，24（2）：302-316.

[18] Ogawa R. Mechanobiology of scarring. Wound Repair Regen，2011，19 Suppl 1：s2-s9.

[19] Gao FL，Jin R，Zhang L，et al. The contribution of melanocytes to pathological scar formation during wound healing. Int J Clin Exp Med，2013，6（7）：609-613.

[20] Wirohadidjojo YW，Radiono S，Budiyanto A，et al. Cellular viability，collagen deposition，and transforming growth factor β1 production among ultraviolet B-irradiated keloid fibroblasts. Aesthetic Plast Surg，2011，35（6）：1050-1055.

[21] Cooke GL，Chien A，Brodsky A，et al. Incidence of hypertrophic scars among African Americans linked to vitamin D-3 metabolism. J Natl Med Assoc，2005，97（7）：1004-1009.

[22] Kischer CW，Shetlar MR，Shetlar CL，et al. Immunoglobulins in hypertrophic scars and keloids. Plast Reconstr Surg，1983，71（6）：821-825.

[23] Murao N，Seino KI，Hayashi T，et al. Treg-enriched CD4+ T cells attenuate collagen synthesis in keloid fibroblasts. Exp Dermatol，2014，23（4）：266-271.

[24] Limandjaja GC，Niessen FB，Scheper RJ，et al. The keloid disorder：heterogeneity，histopathology，mechanisms and models. Front Cell Dev Biol，2020，8：360.

[25] Dong XL，Zhang CS，Ma SL，et al. Mast cell chymase in keloid induces profibrotic response via transforming growth factor-β1/Smad activation in keloid fibroblasts. Int J Clin Exp Pathol，2014，7（7）：3596-3607.

第四节　分子生物学研究

瘢痕疙瘩发病机制复杂，治疗后高复发性仍是临床难题。随着分子生物学及其分支学科的快速发展，诸多分析手段先后应用于瘢痕疙瘩的发病机制、诊断研究及寻找治疗靶点等方面并获得了长足的进展。有关此方面内容可参考第六章"瘢痕疙瘩发病机制"、第十四章"瘢痕疙瘩治疗进展"等，本节将着重介绍分子生物学研究在瘢痕疙瘩中的应用。

一、细胞因子及信号转导通路

细胞因子异常属于瘢痕疙瘩的一种内在性发病机制。这些表达异常的细胞因子包括 TGF-β、PDGF、VEGF、IGF 及一些炎症因子，以及低表达的 IFN-α、INF-γ、TNF-β 和高表达的 IL-6、INF-β、TNF-α。类似于肿瘤组织，瘢痕组织内部也存在着低氧环境，成为瘢痕疙瘩发生发展的诱因之一，具体表现为低氧诱导因子 HIF-1α 的高表达。成纤维细胞是瘢痕疙瘩纤维化过程中的核心细胞，多种细胞信号转导通路异常在瘢痕疙瘩的发生发展过程中发挥重要作用（图 7-6）。

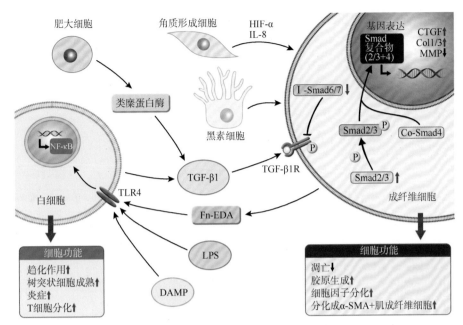

图 7-6　成纤维细胞的纤维化细胞通路

（一）TGF-β/Smad 信号通路

TGF-β 在成纤维细胞参与的组织纤维化进程中起着至关重要的作用。TGF-β 在瘢痕疙瘩成纤维细胞中表达明显升高，并能通过与靶细胞膜上的 TGF-β 受体结合，启动细胞内 Smad 信号转导，引发多种生物学效应。目前在哺乳动物中发现的 TGF-βR 有两种：TGFβR Ⅰ 和 TGFβR Ⅱ。此信号通路的基本传递过程为 TGF-β Ⅰ → TGF-β/TGFβR Ⅱ /TNF-β Ⅰ 复合体→ Smad 2，3 磷酸化→ Smad 2/3-Smad 4 异聚体入核调控靶基因转录。

（二）PI3K-Akt-mTOR 信号通路

mTOR 信号通路是调控蛋白质合成的主要信号通路，参与细胞增殖、分化的调节。已有研究表明，PI3K-Akt-mTOR 信号通路参与瘢痕发病中的炎症、血管发生、ECM 沉积过程，与瘢痕疙瘩形成和发展密切相关。有学者研究发现，MCP-1 通过靶向 PI3K/Akt 信号通路促进瘢痕疙瘩成纤维细胞的增殖，mTOR 激酶抑制剂 KU-0063794 和 KU-0068650 可高度选择性抑制 PI3K-Akt-mTOR 信号通路，明显抑制血管生成，诱导凋亡，减少瘢痕疙瘩相关标志物形成[1]。郭亮等[2]发现在瘢痕疙瘩中，Akt、TGF-β1 蛋白阳性表达明显高于正常皮肤组织，提出 PTEN/Akt 信号通路可能通过调控 TGF-β1 参与瘢痕疙瘩的形成。Syed 等[3]发现 Akt 和 mTOR 在瘢痕疙瘩成纤维细胞表达明显下降，进一步说明 PI3K-Akt-mTOR 信号通路与瘢痕疙瘩形成密切相关。

（三）丝裂原活化蛋白激酶（MAPK）信号通路

Toll 样受体（TLR）是 Ⅰ 类自体免疫系统中跨膜糖蛋白受体家族，目前已知有 13 个成员，与配体结合后通过衔接蛋白 MyD88 和 TRIF 启动胞内信号转导，从而介导多种生物学效应。该通路基本环节为 TLR → MyD88 TNF 相关因子 6 → TGF-β 活化酶 1（TAK1）→激活 NF-κB 或 JNK-p38MAPK 调控靶基因转录。研究表明，MAPK 信号通路参与了瘢痕疙瘩的发病，主要是通过 p38 MAPK 的磷酸化，进而促进 TGF-β 的表达。阻断 p38 MAPK 的表达可以下调 TGF-β 的表达。

（四）YAP/Engrailed-1 信号通路

近期动物实验显示[4]，瘢痕皮肤成纤维细胞中 Engrailed-1 的活化促进了瘢痕的形成（图 7-7），通过抑制 YAP 阻止信号转导并调控 Engrailed-1 的表达，可以阻止 ENF 向 pEPF 转化，能够防止瘢痕形成。该通路也可能成为预防瘢痕形成的新治疗靶点。

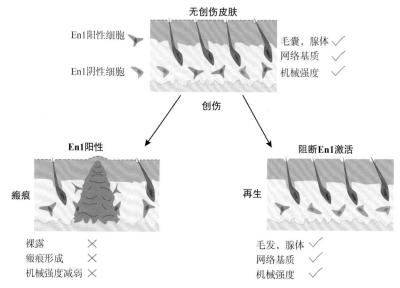

图 7-7 真皮成纤维细胞中 Engrailed-1（En1）活化促进瘢痕形成

（五）RhoA/ROCK1 信号通路

自分泌运动因子（AMF）作为一种肿瘤相关细胞因子，能有效刺激细胞的随机、定向运动。Tian 等[5] 首先发现了 AMF 在瘢痕疙瘩成纤维细胞中的过表达，并且 AMF 的刺激促进了成纤维细胞的增殖和迁移。经 RhoA 激酶抑制剂 Y-27632 处理后，成纤维细胞的增殖和迁移能力明显下降，Ⅰ型胶原蛋白、活性 RhoA 和 ROCK1 也出现下调。进一步在裸鼠瘢痕疙瘩移植模型中，向瘢痕疙瘩内注入 AMF，发现瘢痕疙瘩的重量小于对照组，且纤维组织变得疏松，血管明显减少。

二、细胞凋亡基因信号转导途径

细胞凋亡（apoptosis）又称为程序性细胞死亡（programmed cell death，PCD），是机体在生长、发育和受到外来刺激时清除衰老、受伤或过多的细胞，以保持机体内环境平衡的一种自我调节机制。成纤维细胞增殖过程中，凋亡异常成为瘢痕疙瘩形成的原因之一。

目前认为通过 DNA 损伤而诱发细胞凋亡可能主要存在 3 条信号转导途径，即细胞凋亡的死亡受体途径、线粒体途径和 *p53* 基因依赖的调控途径[6]。

1. 死亡受体途径　Fas 是死亡受体（DR）介导瘢痕细胞凋亡的最主要通路之一，细胞凋亡最主要的途径是由死亡受体介导的信号转导。Scheuerpflug 等[7] 研究发现，人的 TRADD（TNFR1 死亡域结合蛋白）的过量表达主要导致 TNF 介导的反应、细胞凋亡和 NF-κB 激活。Crowston 等[8] 指出，通过改变成纤维细胞凋亡基因的表达，Fas 受体表达水平发生变化，从而调节 Fas 受体信号转导，导致成纤维细胞凋亡。

2. 线粒体途径　caspase 蛋白酶家族诱导的凋亡主要是线粒体依赖途径。目前已有 14 种 caspase 蛋白酶被发现，caspase 连锁信号传递系统有着非常重要的作用，激活的 caspase 通过对细胞特异性蛋白的剪切达到快速有序"杀死"目的。作为细胞凋亡的关键执行者之一，caspase 在体内分布广泛，在淋巴细胞起源的细胞系中有很高的表达，这表明它是免疫系统中细胞凋亡的一个重要传递者。其中，caspase-9 诱导的凋亡主要是线粒体依赖途径。Akasaka 等[9] 通过体外成纤维细胞的研究指出，在瘢痕的成纤维细胞中，caspase-9 的活化是细胞凋亡的必要步骤，caspase-9 活化可能在瘢痕成纤维细胞凋亡中起着重要的调节作用。

3. *p53* 基因依赖的调控途径　*p53* 基因是重要的细胞周期调节基因和凋亡基因。有学者对基因的外显子 4 进行限制性片段长度多态性（RFLP）分析发现，瘢痕疙瘩和增生性瘢痕组织及体外培养瘢痕疙瘩成纤维细胞中均存在 *p53* 基因突变。黎小间等[10] 应用透射电镜及流式细胞仪技术检测了瘢痕疙瘩不同部位成纤维细胞 p53 蛋白的表达情况，发现瘢痕疙瘩中央成纤维细胞 p53 蛋白阳性表达率较高，而其在瘢痕疙瘩周边阳性表达率较低，瘢痕疙瘩周边成纤维细胞 p53 蛋白表达减少，认为 p53 蛋白可能是导致瘢痕疙瘩不同部位呈现不同生长特性的最重要的调节蛋白。突变后 p53 蛋白的功能失活可能与瘢痕疙瘩成纤维细胞凋亡异常、增殖活性增高有关，表明 *p53* 基因突变是瘢痕疙瘩形成和发展的重要因素之一[11]。

三、遗传学研究

人白细胞抗原（human leukocyte antigen，HLA）是 6 号染色体短臂上的一个复杂的遗传多态位点家族，通过 HLA- Ⅰ、HLA- Ⅱ提呈抗原肽。在高加索人群[12] 和中国汉族人群[13] 中的研究表明，HLA 家族分子多态性与瘢痕疙瘩发病率显著相关。其机制可能是 HLA 分子突变造成了 HLA 抗原提呈能力的变化，触发了更久的炎症免疫反应，释放了更多的促纤维化细胞因子和趋化因子，进而导致大量 ECM 沉积，最终导致临床上瘢痕疙瘩的发生。

单核苷酸多态性（single nucleotide polymorphism，SNP）指分子水平单个核苷酸位点的多种变化，包括单个碱基的插入、缺失、转换或颠换，广泛存在于基因组中，是疾病遗传相关性发病因素的一种。早期多采用基于 PCR 扩增结合电泳或熔解曲线分析的方法来判断 SNP，随着高通量测序技术的发展，出现了芯片微阵列表型分析、基于测序的全基因组关联分析（GWAS）、基质辅助激光解吸电离飞行时间质谱（MALDI-TOF）核酸检测（简称核酸质谱）等技术，大大促进了与瘢痕疙瘩发病相关 SNP 的发现。例如，在一项日本人群中的 GWAS 表明，4 个单核苷酸多态性位点的点突变可能与瘢痕疙瘩的发病相关[14]。更多的基于基因多态性和基因突变的研究分析表明，某些基因的突变可能与瘢痕的发病有潜在关系，涉及的发病机制包括细胞凋亡、胶原沉积、免疫应答等。这些基因有 *HLA*、*Smad3*、*Smad7*、*Smad6*、*MAPK*、*TGF-β*、*IL-6*、*PAI-1* 等。

参 考 文 献

[1] Liao WT，Yu HS，Arbiser JL，et al. Enhanced MCP-1 release by keloid CD14+ cells augments fibroblast proliferation：role of MCP-1 and Akt pathway in keloids. Exp Dermatol，2010，19（8）：e142-e150.

[2] 郭亮，徐凯，章鑫，等 .PTEN，Akt，TGF-β1 蛋白在瘢痕疙瘩中的表达 . 中国美容整形外科杂志，2013，24（8）：505-507.

[3] Syed F，Sherris D，Paus R，et al. Keloid disease can be inhibited by antagonizing excessive mTOR signaling with a novel dual TORC1/2 inhibitor. Am J Pathol，2012，181（5）：1642-1658.

[4] Mascharak S，desJardins-Park HE，Davitt MF，et al. Preventing Engrailed-1 activation in fibroblasts yields wound regeneration without scarring. Science，2021，372（6540）：eaba2374.

[5] Tian Y，Jin L，Zhang WH，et al. AMF siRNA treatment of keloid through inhibition signaling pathway of RhoA/ROCK1. Genes Dis，2018，6（2）：185-192.

[6] 牛海鑫，周辉 . 信号转导与病理性瘢痕 . 中国美容医学，2009，18（9）：1369-1371.

[7] Scheuerpflug CG，Lichter P，Debatin KM，et a1. Assignment of TRADD to human chromosome band 16q22 by in situ hybridization.Cytogenet Ceil Genet，2001，92（3-4）：347-348.

[8] Crowston JG，Chang LH，Constable PH，et a1. Apoptosis gene expression and death receptor signaling in Mitomycin-C-treated human tenon capsule fibroblasts. Invest Ophthalmol Vis Sci，2002，43（3）：692-699.

[9] Akasaka Y，Ito K，Fujita K，et al. Activated caspase expression and apoptosis increase in keloids：cytochrome e release and caspase-9 activation during the apoptesis of keloid fibroblast lines. Wound Repair Regen，2005，13（4）：373-382.

[10] 黎小间，高建华，鲁峰 . 瘢痕疙瘩不同部位成纤维细胞的增殖 – 凋亡调控及相关蛋白的表达 . 第一军医大学学报，2001，21（7）：488-490.

[11] 刘晓韬，罗少军，汤少明 . p53 基因在瘢痕疙瘩中的研究进展 . 医学综述，2007，13（11）：836-837.

[12] Ashcroft KJ，Syed F，Arscott G，et al. Assessment of the influence of HLA class Ⅰ and class Ⅱ loci on the prevalence of keloid disease in Jamaican Afro-Caribbeans. Tissue Antigens，2011，78（5）：390-396.

[13] Lu WS，Cai LQ，Wang ZX，et al. Association of HLA class I alleles with keloids in Chinese Han individuals. Hum Immunol，2010，71（4）：418-422.

[14] Nakashima M，Chung S，Takahashi A，et al. A genome-wide association study identifies four susceptibility loci for keloid in the Japanese population. Nat Genet，2010，42（9）：768-771.

第五节　表观遗传学研究

近年来，表观遗传调控逐渐成为疾病研究热点。已有研究发现，瘢痕疙瘩发病的相关基因存在 DNA 甲基化及染色体组蛋白修饰的异常，此外，非编码 RNA（noncoding RNA，ncRNA）的异常调控也在瘢痕疙瘩的发病中起到重要作用。

一、DNA 甲基化

DNA 甲基化是最早发现的发生于基因组 DNA 的一种表观遗传修饰形式。Russell 等[1] 对瘢痕疙瘩成纤维细胞进行芯片分析发现,异常的 DNA 甲基化和组蛋白乙酰化修饰可以影响基因表达的稳定性,而其抑制剂可以通过调节相关基因的表达参与瘢痕疙瘩成纤维细胞表观遗传学的改变,该研究奠定了表观遗传调控在瘢痕疙瘩发病中的新机制及治疗策略的新方向。

研究发现,高甲基化修饰导致的 *p16* 基因表达降低是引起瘢痕疙瘩成纤维细胞增殖失控的重要原因,另有研究发现,通过抑制 DNA 甲基转移酶 1(DNMT1)的活性,继而抑制相关基因的甲基化可以影响 TGF-β/Smad 信号通路,从而抑制瘢痕疙瘩成纤维细胞的增殖,促进其凋亡。Jones 等[2] 运用全基因组扫描技术进行甲基化差异筛选发现,瘢痕疙瘩全基因组整体水平低甲基化修饰多于高甲基化,而且多发生于基因组非启动子区(图 7-8),这为瘢痕疙瘩甲基化修饰的研究提供了新的方向。

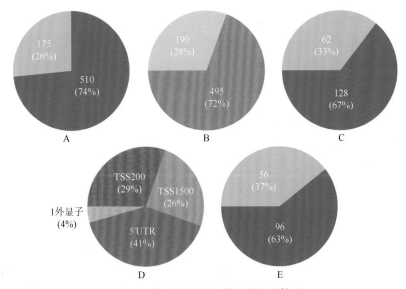

图 7-8 瘢痕疙瘩甲基化差异基因筛选

A. 685 个差异甲基化 CpG(胞嘧啶 – 磷酸二酯键鸟嘌呤)在第三层的甲基化状态(26% 高甲基化,74% 低甲基化)。B. 685 个 CpG 在启动子和非启动子中的分布(28% 的启动子,72% 的非启动子)。C. 190 个启动子 CpG 的甲基化状态(33% 高甲基化,67% 低甲基化)。D. 190 个 CpG 在启动子区域的分布(41% 5′UTR,29% TSS200,26% TSS1500,4% 1 外显子)。E. 与 190 个 CpG 相关的 152 个基因的甲基化状态(37% 高甲基化,63% 低甲基化)(引自 Dis Markers.2015, 2015:943176.)

二、组蛋白修饰与瘢痕疙瘩

组蛋白修饰是指组蛋白的 N 端发生乙酰化、甲基化、磷酸化及泛素化等共价修饰,参与基因表达的调控。其中乙酰化是最常见的修饰方式。目前对瘢痕疙瘩组蛋白修饰的研究较少,主要集中于组蛋白乙酰化(histone deacetylase,HDAC)调控方面[3]。Fitzgerald

等发现瘢痕疙瘩组织中高表达的 HDAC2 与 TGF-β 的刺激呈浓度依赖性，另外，已有研究证实 HDAC 抑制剂曲古抑菌素 A（TSA）具有潜在的抗皮肤纤维化作用，而且可以逆转瘢痕疙瘩成纤维细胞的病理性生物学过程。由此推测乙酰化修饰可能参与瘢痕疙瘩的发病，HDAC 抑制剂可能作为临床治疗或预防瘢痕形成的新手段。

三、非编码 RNA 与瘢痕疙瘩

非编码 RNA（ncRNA）是指不编码蛋白质的 RNA，与编码蛋白的基因不同，其生物学功能的发挥是在 RNA 水平进行的，在生物体的生命活动中发挥广泛的调控作用，并且与疾病的发生发展密切相关。目前通过基因芯片检测证实在瘢痕疙瘩中存在大量异常表达的长链非编码 RNA（long noncoding RNA，lncRNA）和小分子非编码 RNA（microRNA，miRNA），其中有研究显示在瘢痕疙瘩中有 1731 种 lncRNA 表达上调，782 种 lncRNA 表达下调。lncRNA 能够通过多种途径参与疾病的调控，其中最常见的是 ceRNA 机制，即 lncRNA 靶向结合 miRNA，进而调控下游分子的表达[4]。

1. lncRNA 是非编码 RNA 的亚类，其长度超过 200nt，且具有比编码 RNA 更强的组织和细胞特异性。lncRNA 在不同的细胞、组织及其不同的发育阶段表达均不同，并参与各种疾病的发生、发展，同时在细胞分化、增殖、迁移、凋亡和代谢等过程中起重要的调节作用，在瘢痕领域也有诸多研究进展。有研究发现 lncRNA-H19 通过 miR-29a/COL1A1 轴影响成纤维细胞的活性和凋亡。有研究显示，大量 lncRNA 在瘢痕疙瘩中异常表达，其中 lncRNA AC073257.2 能够调控 *GLI2* 基因，参与成纤维细胞的生长、增殖；lncRNA HNF1A-AS1 能够调控 *HNF1A* 基因，参与瘢痕疙瘩的形成。

2. miRNA 随着对 miRNA 研究的深入，越来越多的证据表明 miRNA 参与瘢痕疙瘩的形成（表 7-1）。有研究显示 miR-152-3p、miR-21、miR-200c、miR-124-3p、miR-4417 和 miR-203 等在瘢痕疙瘩中均存在异常表达，并参与瘢痕疙瘩的形成。高蜜阳等[4]用双荧光素酶结果显示 ATB 能够靶向结合 miR-200c，同时在成纤维细胞中转染 o/e-ATB 后能够明显抑制 miR-200c 的表达水平。在人体瘢痕疙瘩组织中也证实 ATB 与 miR-200c 的表达水平呈负相关。进一步实验研究表明，miR-200c 能够靶向结合 DNA 甲基转移酶 3B（DNA methyl-transferase 3B，DNMT3B），进而抑制 DNMT3B 表达。同时 miR-200c 与 DNMT3B 在瘢痕疙瘩组织中的表达水平呈负相关，ATB 与 DNMT3B 在瘢痕疙瘩组织中的表达水平呈正相关。这提示 ATB 可能通过靶向抑制 miR-200c 而促进 DNMT3B 的表达，最后参与成纤维细胞的增殖和凋亡。lncRNA ATB/miR-200c/DNMT3B 轴在瘢痕疙瘩成纤维细胞增殖和凋亡中发挥着重要作用。同时研究显示 lncRNA HOXA11-AS 能够靶向结合 miR-124-3p 而抑制 Smad5 表达，参与瘢痕疙瘩细胞外基质的形成[5]。最近有研究显示，miR-4417 可以通过抑制细胞周期蛋白 D1 而抑制瘢痕成纤维细胞增殖[6]。miR-133a-3p 在瘢痕疙瘩中表达降低，如果人工过表达 miR-133a-3p 则会导致通过下调 IRF5 而抑制 TGF-β/Smad2 信号转导通路，最终促进成纤维细胞凋亡[7]。

表 7-1 **miRNA 不同表达及对瘢痕疙瘩成纤维细胞的作用**

序号	miRNA 类型	瘢痕疙瘩成纤维细胞中表达	作用
1	miR-7	低	诱导胶原过度表达
2	miR-29a	低	调节 I 型和III型胶原表达、TGF-β/Smad 信号通路及胶原合成
3	miR-199a	低	通过细胞周期影响成纤维细胞增殖
4	miR-21	高	通过 PI3K/Akt 通路和 ECM 合成途径调节成纤维细胞增殖与凋亡
5	miR-196a	高	调节稳定 *COL1A1* 和 *COL3A1* 基因的高表达
6	miR-152	高	促进成纤维细胞增殖和胶原合成

3. 环状 RNA（circular RNA，circRNA） 是一种特殊的非编码 RNA 分子，呈闭环状结构，不受 RNA 外切酶影响，不易降解。有研究报道两个 circRNA（hsa_circRNA_0008259、hsa_circRNA_0005480）在瘢痕疙瘩成纤维细胞中表达显著降低，一个 circRNA（hsa_circRNA_0002198）表达显著升高。过表达 hsa_circRNA_0008259 可以抑制 I 、III型胶原合成。提示 circRNA 也许可以作为瘢痕疙瘩的生物标志物，用于诊断、治疗监测或者治疗靶标。

参 考 文 献

[1] Russell SB，Russell JD，Trupin KM，et al. Epigenetically altered wound healing in keloid fibroblasts. J Invest Dermatol，2010，130（10）：2489-2496.

[2] Jones LR，Young W，Divine G，et al. Genome-wide scan for methylation profiles in keloids. Dis Markers，2015，2015：943176.

[3] O'Connor EJF，Badshah II，Addae LY，et al. Histone deacetylase 2 is upregulated in normal and keloid scars. J Invest Dermatol，2012，132（4）：1293-1296.

[4] 高蜜阳，张荣明，熊亮，等. 长链非编码 RNA-ATB 对瘢痕疙瘩成纤维细胞增殖和凋亡的影响及其机制研究. 中国现代医学杂志，2021，31（4）：49-57.

[5] Jin J，Zhai HF，Jia ZH，et al. Long non-coding RNA HOXA11-AS induces type I collagen synthesis to stimulate keloid formation via sponging miR-124-3p and activation of Smad5 signaling. Am J Physiol Cell Physiol，2019，317（5）：C1001-C1010.

[6] Liu P，Hu YT，Xia L，et al. miR-4417 suppresses keloid fibrosis growth by inhibiting cyclin D1. J Biosci，2020，45：47.

[7] Huang Y，Wang YT，Lin LX，et al. Overexpression of miR-133a-3p inhibits fibrosis and proliferation of keloid fibroblasts by regulating IRF5 to inhibit the TGF-β/Smad2 pathway. Mol Cell Probes，2020，52：101563.

第六节　干细胞研究

与正常成纤维细胞类似，瘢痕疙瘩衍生的成纤维细胞显示间充质干细胞标志物，并具有分化为脂肪细胞、骨细胞、软骨细胞、平滑肌细胞、内皮细胞和神经系统细胞的多潜能性，因此具有"多能前体细胞"之称[1]。有趣的是，瘢痕疙瘩成纤维细胞通过骨形成蛋白（BMP4）刺激或与人头皮毛囊细胞共同培养分化为脂肪细胞的能力表明，不同类型的瘢痕具有不同的多能性，而增生性瘢痕成纤维细胞则没有这种能力。Iqbal 等 [2] 进一步将其分为造血和非造血来源的间充质干细胞，其中大部分为位于瘢痕疙瘩顶部和中部的非造血亚型。然而，无论造血和非造血来源的间充质干细胞，所有间充质干细胞标志物在培养过程中都随着细胞传代的增加而呈进行性下调。基于此，有学者 [3] 提出，瘢痕疙瘩成纤维细胞可能受到异常细胞因子环境的刺激，保持在未分化的多能增殖干细胞状态。Qu 等 [4] 提出瘢痕疙瘩干细胞由于具有耐药性和高的自我更新能力，新的异常瘢痕疙瘩细胞不断产生，肿瘤样瘢痕疙瘩的生长处于动态过程，这也有助于解释瘢痕疙瘩治疗后的高复发率。事实上，病理性瘢痕疙瘩微环境也可能是产生瘢痕疙瘩干细胞的首要原因。同时，他们还提出了瘢痕疙瘩中存在病理性基础状态的假设，即瘢痕体质患者体内存在增强和持续的炎症反应与生长因子及其受体的过表达，这是其瘢痕易发的前提条件。暴露于这个病理环境后，瘢痕疙瘩干细胞从正常的真皮干细胞转化而来。Akino 等 [5] 的间充质干细胞与瘢痕疙瘩成纤维细胞共培养实验进一步为该假说提供了支持证据。在共培养的环境下，间充质干细胞暴露于瘢痕疙瘩成纤维细胞后，显示出类似纤维样和肌成纤维细胞样的变化。

总之，无论这些细胞起源如何，瘢痕疙瘩成纤维细胞的多潜能干细胞特征在瘢痕疙瘩的形成和维持中起着重要的作用。

参 考 文 献

[1] Plikus MV，Guerrero-Juarez CF，Ito M，et al. Regeneration of fat cells from myofibroblasts during wound healing. Science，2017，355（6326）：748-752.

[2] Iqbal SA，Syed F，McGrouther DA，et al. Differential distribution of haematopoietic and nonhaematopoietic progenitor cells in intralesional and extralesional keloid：do keloid scars provide a niche for nonhaematopoietic mesenchymal stem cells. Br J Dermatol，2010，162（6）：1377-1383.

[3] Moon JH，Kwak SS，Park G，et al. Isolation and characterization of multipotent human keloid-derived mesenchymal-like stem cells. Stem Cells Dev，2008，17（4）：713-724.

[4] Qu M，Song N，Chai G，et al. Pathological niche environment transforms dermal stem cells to keloid stem cells：a hypothesis of keloid formation and development. Med Hypotheses，2013，81（5）：807-812.

[5] Akino K，Akita S，Yakabe A，et al. Human mesenchymal stem cells may be involved in keloid pathogenesis. Int J Dermatol，2008，47（11）：1112-1117.

（翟志芳　徐　伟）

第八章

瘢痕疙瘩病理生理及组织病理学

瘢痕组织在病理学上是一种血液循环不良、结构异常、神经分布杂乱的增生性结缔组织，成分包括胶原纤维、结构性蛋白及蛋白聚糖等，主要成分是胶原纤维，其中又以Ⅰ型胶原纤维居多，无弹性纤维。正常人皮肤组织中Ⅰ型和Ⅲ型胶原之比是（4～7）：1，瘢痕组织中Ⅰ型和Ⅲ型胶原之比为12：1，而瘢痕疙瘩中这个比例可高达19：1。瘢痕表层为菲薄的上皮结构，由数层上皮细胞组成。

按瘢痕组织的病理学表现，皮肤瘢痕可分为正常瘢痕、增生性瘢痕和瘢痕疙瘩三类，后两种又被称为病理性瘢痕。临床上，病理性瘢痕病变具有形态多样、大小不一、厚薄不均、色泽不定、质地异常等特点，与受伤原因、程度、部位、患者体质和治疗方法等因素密切相关。

第一节 瘢痕形成及重塑过程

瘢痕一般是创伤愈合后的结果，深及真皮层的创伤愈合后均会留下瘢痕。而大部分瘢痕疙瘩则因局部毛囊炎或痤疮诱发，少数瘢痕疙瘩因外伤诱发。瘢痕的形成过程与创伤愈合过程密不可分，创伤愈合过程后期形成肉芽组织，肉芽组织再纤维化就形成瘢痕。瘢痕持续增生超出原损伤范围则形成瘢痕疙瘩。

创伤的修复过程非常复杂，涉及血液凝固、炎症的发生发展、基质合成、血管再生、纤维组织增生、再上皮化、创口收缩及组织重构等[1]。整个修复过程既受遗传基因的调控，也受环境因子的影响。愈合经历炎症期、增生期、重塑期等过程。

创伤发生后，伤口很快发生收缩，并在2周达到高峰。伤口收缩有利于随后的愈合。肌成纤维细胞具有伸展和收缩的能力，在收缩过程中起主要作用。

创伤使局部内皮细胞和血管破坏，胶原显露，随即启动血小板聚集活化、止血、释放PDGF等生长因子。中性粒细胞、单核细胞、巨噬细胞趋化聚集。局部血管扩张、液体外渗，出现红肿、灼热等炎症反应。巨噬细胞等产生多种细胞因子如血小板衍生生长因子（PDGF）、成纤维细胞生长因子（FGF）、血管内皮生长因子（VEGF）、转化生长因子（TGF）等启动愈合的级联反应。大量炎症介质如组胺、5-羟色胺、激肽、前列腺素等参与炎症的起始和调控[2]。随着炎症期进展，巨噬细胞释放趋化因子（如纤维连接蛋白）吸引成纤维细胞进入伤口，进入愈合增生期。

增生期的显著特征是肉芽组织形成，表现为成纤维细胞、血管内皮细胞和表皮细胞迁移、增殖与分化。血管再生，从伤口附近现存的血管中伸出新的毛细血管芽。纤维连接蛋白、肝素和血小板因子对内皮细胞的增生有直接刺激作用。巨噬细胞等释放的细胞因子（FGF、VEGF 等）在伤口愈合过程中刺激血管再生[3]。伤口中氧气低张力或组织缺氧是 TGF-β 和胶原蛋白合成的一种强效刺激剂，也可能是某些慢性伤口过多纤维化的原因。内皮细胞还对白细胞迁移、提供氧气和营养运输等起作用。肉芽组织形成是愈合的信号，肉芽组织由迁移至伤口内的新血管、成纤维细胞和基质组成。成纤维细胞在 48～72 小时迁移至伤口，成纤维细胞可沿着纤维连接蛋白基质自我拉伸而迁移。肌成纤维细胞则提供构架并合成纤维连接蛋白、胶原蛋白、GAG、血栓黏附素和不同的酶[4]。增生期成纤维细胞合成大量胶原蛋白，胶原蛋白是细胞外基质的主要成分，其他还有细胞和无定形基质等[5]。伤口形成时，角质形成细胞即从伤口的游离缘开始迁移。当肉芽组织修复伤口缺损后，角质形成细胞再上皮化，直至伤口愈合。

创伤愈合最后一个阶段是基质的成熟和重塑，一般需经历很长时间的组织改建。一般在伤口愈合后 1～3 个月，伤口开始瘢痕增生，瘢痕颜色转为鲜红色；随着时间推移，瘢痕增生逐渐加重。愈合后 3～6 个月，增生达到高峰，瘢痕由鲜红色转为深红色或紫红色，瘢痕厚度明显增加，表面不平，质地坚硬。瘢痕增生达到一定程度后，逐渐成熟软化，通常需经历 6～24 个月，少数长至 3～4 年。重塑包括基质的沉积及随后的变化。细胞外基质蛋白的沉积和重塑是个动态过程。在皮肤功能性屏障恢复后很久，有关伤口损伤和修复仍继续进行。在重塑期，出现和合成的胶原蛋白种类发生变化。在伤口修复过程中Ⅲ型胶原蛋白是成纤维细胞合成的主要胶原蛋白，经过 1 年或更长的时间，重塑的真皮必须恢复损伤前的稳定表型，即主要是Ⅰ型胶原蛋白。此外，伤口中其他基质的成分也发生变化。以Ⅲ型胶原蛋白转化为Ⅰ型胶原蛋白的过程是通过严格控制的新胶原蛋白合成和旧胶原蛋白溶解完成的，而旧胶原蛋白的溶解是通过胶原蛋白酶的作用完成的。这个过程导致瘢痕组织的变化。

参 考 文 献

[1] Cañedo-Dorantes L，Cañedo-Ayala M. Skin acute wound healing：a comprehensive review. Int J Inflam，2019，2019：3706315.

[2] Barrientos S，Stojadinovic O，Golinko MS，et al. Growth factors and cytokines in wound healing. Wound Repair Regen，2008，16（5）：585-601.

[3] Delavary BM，van der Veer WM，van Egmond M，et al. Macrophages in skin injury and repair. Immunobiology，2011，216（7）：753-762.

[4] Shook BA，Wasko RR，Rivera-Gonzalez GC，et al. Myofibroblast proliferation and heterogeneity are supported by macrophages during skin repair. Science，2018，362（6417）：eaar2971.

[5] Rousselle P，Montmasson M，Garnier C. Extracellular matrix contribution to skin wound re-epithelialization. Matrix Biol，2019，75-76：12-26.

第二节　细胞及细胞外基质的异常

瘢痕疙瘩的病理基础是以成纤维细胞（fibroblast，FB）为主的细胞成分的过度增生和以胶原为主的细胞外基质（extracellular matrix，ECM）成分的过度沉积，同时各种细胞因子及细胞内环境因素也参与其形成。

瘢痕疙瘩是反应性或自发性纤维增生形成的真皮斑块，其特征是细胞外胶原过度和不受控制地积聚。瘢痕疙瘩数量最多的两种细胞是成纤维细胞和血管内皮细胞，其中成纤维细胞是最为重要的效应细胞，与正常皮肤组织相比，成纤维细胞的胞体肥大，胞质丰富，胶原微丝蛋白过度表达。瘢痕疙瘩形成过程中，成纤维细胞的凋亡减少，胶原合成数量增加[1]，过多的 ECM 沉积，在真皮及皮下组织中含有丰富的蛋白聚糖[2]。

目前已经有大量研究表明，成纤维细胞调控增生性瘢痕的形成依赖分泌的多种细胞活性成分。TGF-β 在创伤修复中有重要作用，有研究结果显示，增生性瘢痕中成纤维细胞可由旁分泌和自分泌途径上调 TGF-β 表达水平，与之同时上调的还有细胞对 TGF-β 的敏感性。最终 TGF-β 介导成纤维细胞异常增生、分化并产生大量胶原蛋白等细胞外基质，导致增生性瘢痕的形成。增生性瘢痕和瘢痕疙瘩的发生存在相似的发病机制，因此 TGF-β 合成增加可能是瘢痕疙瘩形成的原因之一，TGF-β 活化成纤维细胞，使其合成更多的胶原纤维。Wnt/β- 连环蛋白通路与纤维化和正常创伤修复相关，在瘢痕疙瘩中显著上调，也是导致成纤维细胞增生、纤维化的另一条调控途径。与增生性瘢痕相比，瘢痕疙瘩没有 α 肌动蛋白（α-SMA）产生肌成纤维细胞，其胶原类型主要为 I 型和 III 型胶原纤维混合物，且胶原纤维粗大厚实，排列紊乱。瘢痕疙瘩组织中三磷酸腺苷（ATP）水平长时间保持在较高水平，p53 蛋白家族三种蛋白质的表达水平相对于增生性瘢痕更高。

尽管成纤维细胞增生被认为是瘢痕疙瘩形成的主要成因，但最近的研究逐渐认识到表皮细胞的异常及机体免疫系统在瘢痕疙瘩形成中发挥着潜在的重要作用。

角质形成细胞（keratinocyte，KC）和成纤维细胞的相互作用可能是本病发生的另一重要因素。患者的 KC 和成纤维细胞共培养发现，可溶性和非可溶性胶原合成均增加，III 型胶原的前体 mRNA 合成也是上调的。越来越多的研究证据表明，瘢痕疙瘩的表皮异常并不局限于组织病理学可见的变化，与健康皮肤相比，瘢痕疙瘩也显示了角质层功能的异常改变，其表皮屏障功能异常影响了经表皮水分丢失；同时，研究发现终末分化标志物内披蛋白（involucrin）的特异性异常过表达不仅与表皮厚度增加有关，而且还与角质层的紊乱有关[3]，这些均表明瘢痕疙瘩中表皮细胞及功能的异常。

真皮 ECM 成分主要为 I 型和 III 型胶原，正常生理条件下，其合成和分解处于动态平衡，维持相对稳定。瘢痕疙瘩的 ECM 主要表现为 I 型和 III 型胶原水平增加，胶原束厚度增加，纤维连接蛋白、糖胺聚糖、硫酸软骨素、二聚糖等成分含量增加，而弹性蛋白和核心蛋白聚糖水平降低[3]。瘢痕组织中可见形态粗大且排列紊乱的胶原，I / III 型胶原的比例明显高于正常组织，可达 6 ：1[2]。皮肤透明质酸的表达结果虽然各不相同，但与正常皮肤不同的是，在瘢痕疙瘩组织中与正常真皮中的表达是相等的[4]。

I 型和 III 型胶原是组成 ECM 的主要成分，但在增生性胶原蛋白合成途径中的关键酶、基质金属蛋白酶（MMP）及其抑制剂的表达水平的调控也在增生性瘢痕形成过程中起重要作用。有研究者将反转录病毒转染的 MMP-3 基因片段导入增生性瘢痕中的成纤维细胞内，发现转染后细胞内 MMP-3 表达水平上调，ECM 的降解增加，证实了 MMP 含量及活性与 ECM 的降解水平呈正相关。也有研究结果显示，压力作用下增生性瘢痕中 FB 的 MMP-2 和 MMP-9 mRNA 表达显著上调，I / III 型胶原的比例下调。各类细胞因子如 TGF-β、PDGF

和 IGF 等在增生性病理性瘢痕的形成中起重要的调控作用，诱导细胞合成大量胶原蛋白，胞外基质中胶原过度沉积。有研究发现增生性瘢痕比正常皮肤可合成更多的 TGF-β mRNA 及蛋白，并且持续上调 TGF-β 受体。TGF-β/Smad 信号转导途径及结缔组织生长因子转导途径已被证实与瘢痕形成存在密切关系[5-7]。

参 考 文 献

[1] 孙建方，高天文，涂平. 麦基皮肤病理学——与临床的联系. 第 4 版. 北京：北京大学医学出版社，2017，1647-1648.

[2] Ledon JA，Savas J，France K，et al. Intralesional treatment for keloids and hypertrophic scars：a review. Dermatol Surg，2013，39（12）：1745-1757.

[3] Limandjaja GC，Niessen FB，Scheper RJ，et al. The keloid disorder：heterogeneity，histopathology，mechanisms and models. Front Cell Dev Biol，2020，8：360.

[4] Tan KT，McGrouther DA，Day AJ，et al. Characterization of hyaluronan and TSG-6 in skin scarring：differential distribution in keloid scars，normal scars and unscarred skin. Eur Acad Dermatol Venereol，2011，25（3）：317-327.

[5] Kurokawa N，Ueda K，Tsuji M. Study of microvascular structure in keloid and hypertrophic scars：density of microvessels and the efficacy of three-dimensional vascular imaging. Plast Surg Hand Surg，2010，44（6）：272-277.

[6] Kang YY，Roh MR，Rajadurai S，et al. Hypoxia and HIF-1α regulate collagen production in keloids. J Invest Dermatol，2020，140（11）：2157-2165.

[7] Carlson MA，Longaker MT. The fibroblast-populated collagen matrix as a model of wound healing：a review of the evidence. Wound Repair Regen，2004，12（2）：134-147.

第三节　瘢痕疙瘩局部血液循环变化及缺氧机制分析

正常皮肤真皮内血管与皮下脂肪的深层和浅层血管互相吻合成网，在网眼内大量毛细血管互相沟通。皮肤的静脉系统常常自行汇集形成深、浅两层静脉网。另外，还有向心性的淋巴管收集组织间的某些物质。早期瘢痕内血管的扩张可能与瘢痕内血管扩张物质丰富有关。另外，早期肉芽及瘢痕组织表面张力低下，对血管扩张也有一定影响。后期血管的扭曲、闭锁，除了胶原纤维的机械压迫外，异物反应及自身免疫造成的血管壁炎症细胞浸润、血管内膜炎等也是主要因素。瘢痕内血管舒张功能的神经 - 体液调节机制是否与正常皮肤相同尚不清楚。血液供应是瘢痕增生的营养来源，故临床上常用持续压迫疗法减少瘢痕血液供应来促进瘢痕软化吸收。

瘢痕的形成标志着创伤修复的结束，因此很多人在研究创伤修复中血管生成的机制时都到此为止。实际上瘢痕的形成不是血管生成的结束点，而是血管生成的另一个起点。瘢痕形成后，伴随瘢痕增生—萎缩—成熟过程的是瘢痕血管数量改变所表现出来的瘢痕颜色的变化，由增生期的鲜红色或紫红色，渐变为减退期的暗红色、淡红色，至成熟期瘢痕颜色则较稳定，并伴有色素沉着或色素脱失。可见瘢痕内微血管生成、萎缩与成熟始终处于不断变化中。

已知血管丰富的组织具有较高的氧分压。研究表明，烧伤患者增生性瘢痕的氧分压较正常组织明显降低（比正常真皮低 13.1mmHg），临床未成熟瘢痕与正常组织的氧张力差异最大，成熟瘢痕与正常组织的氧张力差异最小[1]。瘢痕的成熟可能与血管数量的增加有关。瘢痕组织中，以萎缩性瘢痕血管最多，其次为增生性瘢痕，瘢痕疙瘩的血管最少。在瘢痕疙瘩和增生性瘢痕中，胶原合成增加，由于细胞外基质的产生增多和前胶原多肽降解减少，胶原显著增生[2]。增生性瘢痕中的血管越少，组织的氧分压就越低。随着时间的推移，增生性瘢痕逐渐萎缩成熟，由于血管数量增加，缺血状态随之改善。

瘢痕发生在相当于表皮与真皮之间的部位，它的血液循环在增生期和成熟期具有不同的特点，但基本上是由皮肤基础动脉延伸供应的。瘢痕疙瘩的血液则常由一支或数支扩大增粗的动脉供应。毛细血管的特点是早期丰富，普遍扩张，在表皮下形成血管袢，后期由于大量胶原纤维沉积和瘢痕挛缩，血管扭曲、受压，形成许多窦状扩展区，且单位体积内血管数量减少，静脉血管逐渐增粗，有时在表皮下汇集走行。瘢痕内缺乏向心性的淋巴管引流，这可能与瘢痕增生有关。

有学者通过实验构建瘢痕疙瘩和增生性瘢痕组织中血管的三维图像发现[3]（图 8-1 和图 8-2），瘢痕疙瘩的毛细血管数量明显少于增生性瘢痕，且瘢痕疙瘩中心区的毛细血管较边缘区的毛细血管趋于扁平。瘢痕疙瘩组织中虽然存在少量相对较大的毛细血管，但是分布密度较低，且毛细血管之间的沟通极其缺乏，瘢痕疙瘩组织的血液供应不足，导致组织缺氧持续存在。

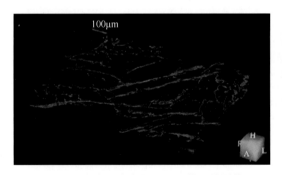

图 8-1　瘢痕疙瘩中的毛细血管三维图像
（摘自 Plast Surg Hand Surg. 2010，44：272-277）

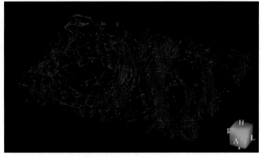

图 8-2　增生性瘢痕中的毛细血管三维图像
（资料来源同图 8-1）

研究发现，瘢痕疙瘩中由于增生胶原的挤压，内部的血管面积最小，而乳酸浓度和乳酸脱氢酶（LDH）的活性却最高，远远超过增生性瘢痕和正常皮肤[4, 5]。高浓度的乳酸激活胶原脯氨酸羟化酶，这是成纤维细胞中胶原形成酶之一，通过成纤维细胞激活胶原合成。同时，由于瘢痕疙瘩血供缺乏引起组织缺氧，成纤维细胞中缺氧诱导因子（HIF-1α）的表达明显增多，胶原纤维合成也更多。对比研究瘢痕疙瘩、增生性瘢痕和成熟瘢痕，检查瘢痕的中央和边缘血管形成的差异。发现瘢痕疙瘩中局部 HIF-1α 表达和血管密度存在显著差异，但增生性瘢痕或成熟瘢痕中无局部差异。表明瘢痕疙瘩的中心区域比边缘区域表现出更高的 HIF-1α 表达和较低的血管密度[6-8]。

组织学上，瘢痕疙瘩是由大量增生粗大的胶原形成的结节和斑块，其中可见大量的微血管，但这些血管大部分为完全或部分闭塞。推测瘢痕疙瘩内微血管的闭塞导致了缺氧微环境。使用透射电子显微镜观察发现，增生性瘢痕中微血管的通透性明显比正常皮肤低，内皮细胞密度增大。Steinbrech 等 [9] 发现低氧分压的瘢痕疙瘩成纤维细胞（KFB）合成血管内皮生长因子（VEGF）与对照组相比明显增加。KFB 产生 VEGF 增多导致了血管内皮细胞增生，微血管闭塞，进一步加重缺氧。这样在瘢痕疙瘩中形成 "VEGF 生成增多 - 血管内皮细胞增生 - 微血管闭塞 - 组织缺氧加重" 的循环过程，且持续存在。

缺氧可引起细胞一系列保护性反应。实验研究表明，缺氧促进了 KFB 的增殖、迁移侵袭和胶原蛋白合成，并抑制了其凋亡 [8]。在常氧下，KFB 中 mRNA 水平、蛋白质表达和糖酵解酶的活性高于正常皮肤成纤维细胞（NFB）。细胞内代谢谱分析表明，低氧除了增加糖酵解储备外，还增加了糖酵解参数，并抑制了线粒体功能的关键参数。在 3% 氧气的情况下，HIF-1α 的蛋白质水平和 PI3K/Akt 信号通路的磷酸化水平上调。该研究显示缺氧条件下糖酵解作用增强和线粒体功能减弱，表明缺氧可使细胞糖代谢改变。另一研究观察了缺氧对体外培养的 KFB 与 NFB 的影响，通过酶联免疫吸附试验等发现在缺氧条件下 KFB 和 NFB 中的 VEGF 含量均高于正常氧水平组，但 KFB 和 NFB 组的 VEGF 蛋白的上调之间没有显著差异 [9]。分析原因可能是：① VEGF 的下游调节或信号转导；②成纤维细胞（FB）以外的细胞产生 VEGF；③瘢痕疙瘩生物学特异的细胞（成纤维细胞除外）迁移增加。

瘢痕疙瘩局部缺氧引起 HIF-1α 的表达增加可能是炎症反应和皮肤组织凋亡增加的重要因素 [10]。有人对比研究瘢痕疙瘩与正常皮肤中 HIF-1α 的表达及其与炎症反应和细胞凋亡的相关性发现，瘢痕疙瘩组中 HIF-1α 的 mRNA 表达明显高于对照组，且 IL-1β、IL-2、IL-6 和 TNF-α 的 mRNA 表达明显高于对照组。瘢痕疙瘩组中 Bax 的 mRNA 表达明显高于对照组，Bcl-2、生存蛋白（Livin）和人磷脂酰乙醇胺结合蛋白 4（hPEBP4）的 mRNA 明显下降。皮尔逊检验表明 HIF-1α 的 mRNA 表达与包括 IL-1β、IL-2、IL-6 和 TNF-α 在内的炎症细胞因子之间呈正相关，HIF-1α 和 Bax 的 mRNA 表达之间也呈正相关，而与 Bcl-2、Livin 和 hPEBP4 的 mRNA 之间呈负相关。

最新研究发现 HIF-1 信号通路能够明显影响 TGF-β/Smad 信号通路 [11]。TGF-β/Smad 和 HIF-1 信号通路介导的靶基因表达上调导致过度纤维化和 ECM 沉积是驱动瘢痕疙瘩形成的主要机制。有研究观察了瘢痕疙瘩中磺酰化作用对 TGF-β/Smad 和 HIF-1 信号通路的影响，研究中使用了 2-D08 来阻止类泛素化，沉默了特异性蛋白酶 1（SENP1）的表达，以增强人包皮成纤维细胞和 KFB 的类泛素化活性。还通过沉默类泛素蛋白修饰分子 1（SUMO1）和分别用 SUMO1 过表达慢病毒转染细胞来降低和增加细胞内 SUMO1 水平。类泛素化具有放大瘢痕疙瘩中 TGF-β/Smad 和 HIF-1 信号的能力，而 SUMO1 尤其是 SUMO1-RanGAP1 复合物是影响 TGF-β/Smad 和 HIF-1 信号通路的关键分子。研究还发现低氧可促进瘢痕疙瘩中的磺酰化，HIF-1α 在 KFB 的赖氨酸 391（Lys391）和 Lys477 处被 SUMO1 共价修饰。

另外，缺氧应激反应使 HIF-1α 高表达促进 KFB 增殖及 ECM 沉积，还可能是 HIF-1α 激活了 TGF-β/Smad 和 TLR4/MyD88/NF-κB 途径 [12]，这两个途径的相互作用可能促进瘢痕疙瘩的形成。

体外细胞培养实验发现，肥大细胞可能参与了瘢痕疙瘩中 HIF-1α 和 VEGF 蛋白的表

达升高[13]。将 KFB 和肥大细胞的共培养物置于低氧条件下，观察 VEGF 表达和 HIF-1α
及其靶基因的表达。在允许直接细胞接触的条件下，与肥大细胞共培养时，KFB 中缺氧
依赖性 HIF-1α 蛋白积累和 VEGF 表达增加。显示缺氧介导的 ERK1/2 和 Akt 激活的增强
需要肥大细胞和 KFB 直接相互作用。

临床研究显示高压氧疗法（HBOT）能够改善瘢痕疙瘩组织中上皮 – 间质转化（EMT）
现象[14]。通过免疫荧光染色和 Western 印迹法测量了与 EMT 密切相关的一些蛋白及因子
如 E- 钙黏蛋白、闭锁连接蛋白 1（ZO-1）、波形蛋白、纤维连接蛋白、VEGF 和 HIF-1α
等，发现瘢痕疙瘩患者接受 HBOT 后，与 EMT 现象相关的因子的表达水平显著逆转，表
明 HBOT 可能是瘢痕疙瘩患者 EMT 现象的治疗方法之一。

参 考 文 献

[1] 孙建方，高天文，涂平 . 麦基皮肤病理学——与临床的联系 . 第 4 版 . 北京：北京大学医学出版社，
2017：1647-1648.

[2] Ledon JA，Savas J，France K，et al. Intralesional treatment for keloids and hypertrophicscars：a review.
Dermatol Surg，2013，39（12）：1745-1757.

[3] Kurokawa N，Ueda K，Tsuji M. Study of microvascular structure in keloid and hypertrophic scars：density
of microvessels and the efficacy of three-dimensional vascular imaging. J Plast Surg Hand Surg，2010，
44（6）：272-277.

[4] Kang Y，Roh MR，Rajadurai S，et al. Hypoxia and HIF-1α regulate collagen production in keloids. J Invest
Dermatol，2020，140（11）：2157-2165.

[5] Tan KT，McGrouther DA，Day AJ，et al. Characterization of hyaluronan and TSG-6 in skin scarring：dif-
ferential distribution in keloid scars，normal scars and unscarred skin. Eur Acad Dermatol，2011，25（3）：
317-327.

[6] Touchi R，Ueda K，Kurokawa NB，et al. Central regions of keloids are severely ischaemic. J Plast Reconstr
Aesthet Surg，2016，69（2）：e35-e41.

[7] Limandjaja GC，Niessen FB，Scheper RJ，et al. The keloid disorder：heterogeneity，histopathology，
mechanisms and models. Front Cell Dev Biol，2020，8：360.

[8] Wang QF，Wang P，Qin ZL，et al. Altered glucose metabolism and cell function in keloid fibroblasts under
hypoxia. Redox Biology，2021，38：101815.

[9] Steinbrech DS，Mehrara BJ，Chau D，et al. Hypoxia upregulates VEGF production in keloid fibroblasts.
Ann Plast Surg，1999，42（5）：514-519.

[10] Wu XL. Expression of HIF-1α in keloids and its correlation with inflammatory responses and apoptosis. Eur
J Inflamm，2018，16（2）：205873921881895.

[11] Lin X，Wang Y，Jiang Y，et al. Sumoylation enhances the activity of the TGF-β/SMAD and HIF-1 signal-
ing pathways in keloids. Life Sci，2020，255：117859.

[12] Lei R，Li J，Liu F，et al. HIF-1α promotes the keloid development through the activation of TGF-β/Smad
and TLR4/MyD88/NF-κB pathways. Cell Cycle，2019，18（23）：3239-3250.

[13] Zhang QZ，Oh CK，Messadi DV，et al. Hypoxia-induced HIF-1 alpha accumulation is augmented in a
co-culture of keloid fibroblasts and human mast cells：involvement of ERK1/2 and PI-3K/Akt. Exp Cell
Res，2006，312（2）：145-155.

[14] Zhang MZ，Liu S，Guan EL，et al. Hyperbaric oxygen therapy can ameliorate the EMT phenomenon in
keloid tissue. Medicine（Baltimore），2018，97（29）：e11529.

第四节 瘢痕疙瘩挛缩及影响因素

伤口在愈合过程中，须区分两个关键的概念，一个是伤口收缩，另一个是随后的瘢痕挛缩。伤口最初闭合和愈合过程中会发生收缩，这是伤口愈合过程的关键步骤，在伤口愈合之后，随着瘢痕形成，发生瘢痕挛缩。

由于受现有动物研究模型的限制，目前瘢痕挛缩的研究尚不完全清楚。研究者通常使用动物背部标准化伤口或体外成纤维细胞填充的胶原晶格（FPCL）模拟皮肤收缩[1]，但与人类相比，动物的伤口收缩在伤口愈合中起着更重要的作用，这与发生于人体关节和其他活动性部位的瘢痕疙瘩导致皮肤的二次收缩不完全相同[2]。目前对瘢痕挛缩的理论主要有以下两种。

第一种理论：瘢痕挛缩是肌成纤维细胞通过平滑肌肌动蛋白收缩而发生，然后周围的细胞外基质被重塑，随后这些肌成纤维细胞产生过多的ECM，最终导致瘢痕挛缩的发生[3]。

第二种理论：瘢痕挛缩是肌成纤维细胞在通过ECM时产生牵引力[4]。这种理论得到相关发现的支持，即肌纤维细胞直到大部分收缩发生后1周才占优势，这表明可能是肌成纤维细胞在通过ECM时产生的牵引力引起了瘢痕挛缩。同时也有实验表明，在正常皮肤或瘢痕上施加外力或张力会导致肌成纤维细胞分化，这也从侧面证实了这一学说[5]。

参 考 文 献

[1] Carlson MA，Longaker MT. The fibroblast-populated collagen matrix as a model of wound healing：a review of the evidence. Wound Repair Regen，2004，12（2）：134-147.

[2] Nedelec B，Ghahary A，Scott PG，et al. Control of wound contraction：basic and clinical features. Hand Clin，2000，16（2）：289-302.

[3] Ryan GB，Cliff WJ，Gabbiani G，et al. Myofibroblasts in human granulation tissue. Hum Pathol，1974，5（1）：55-67.

[4] Harris AK，Stopak D，Wild P. Fibroblast traction as a mechanism for collagen morphogenesis. Nature，1981，290（5803）：249-251.

[5] Junker JPE，Kratz C，Tollbäck，A，et al. Mechanical tension stimulates the transdifferentiation of fibroblasts into myofibroblasts in human burn scars. Burns，2008，34（7）：942-946.

第五节 瘢痕疙瘩组织病理学改变

在早期阶段正常瘢痕与瘢痕疙瘩的组织病理表现相似。两者早期均有炎症反应，随之有早期的纤维组织形成，伴有血管增生和血管周围单核细胞浸润，同时也有早期发生的蛋白聚糖、胶原纤维和胶原束。细胞浸润的特点是中等程度的肥大细胞浸润，同时有浆细胞和淋巴细胞浸润。瘢痕疙瘩到第3周时，纤维组织形成进一步增多，被成纤维细胞紧紧包裹的结节状血管继续增大，转变为厚的、结节状胶原和蛋白聚糖，这种螺旋状成纤维细胞团持续性转为玻璃样胶原，是瘢痕疙瘩的基本病理表现。而增生性瘢痕成纤维细胞和毛细血管的数量在第 5 周时逐渐减少，大部分胶原束彼此呈平行排列。

瘢痕疙瘩典型的组织学表现为表皮增厚或受挤压萎缩变薄，表皮突变平或消失；真皮内成纤维细胞呈结节状增生（图 8-3），胶原束粗大，呈嗜酸性红染，可呈均一透明样变（或称为玻璃样变）（图 8-4），彼此呈杂乱排列；病变细胞成分较少，可见与粗大胶原束平行的肥大成纤维细胞；皮肤附属器减少。在疾病早期，增生的胶原间有轻度血管增生，偶尔可见到正常有丝分裂象。

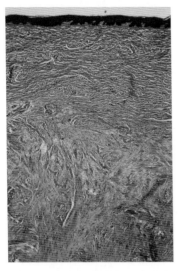

图 8-3　瘢痕疙瘩组织学改变：病变在真皮内呈结节状增生

（摘自 McKee PH，et al.Pathology of the Skin with Clinical Correlations.3rd ed. 朱学骏，孙建方，译 . 北京：北京大学出版社，2017：1701.）

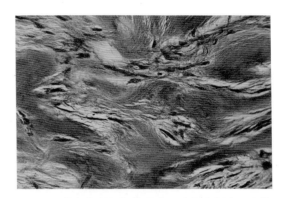

图 8-4　瘢痕疙瘩组织学改变：胶原束粗大，有较多透明样变性

（资料来源同图 8-3）

表皮增厚、扁平；真皮内有舌状推进的边缘；以不规则、增厚、透明的胶原束为主要真皮特征，随后失去乳头 – 网状边界；真皮细胞增多、炎症的迹象及可变的 α-SMA 表达，这些都是瘢痕疙瘩的主要组织病理学特征[1]。

多数情况下很难从组织病理学上区分增生性瘢痕和瘢痕疙瘩。Lee 等研究比较了 40 例瘢痕疙瘩和 10 例增生性瘢痕的各种组织学特征及 α-SMA 的表达（图 8-5 ～图 8-8）。在瘢痕疙瘩中更常见的特征是：①上皮表皮没有变平；②乳头状真皮无瘢痕；③瘢痕疙

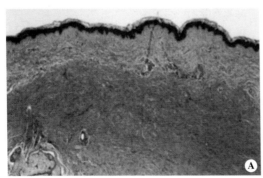

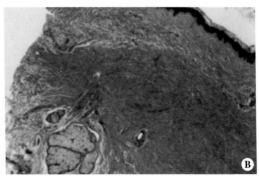

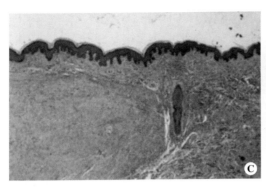
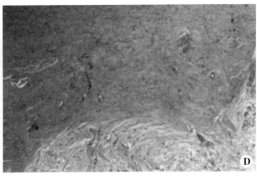

图 8-5 瘢痕疙瘩的组织学特征

瘢痕疙瘩是边界良好的纤维组织，通常累及真皮的上半部或 2/3。A. 上方的表皮和乳头状真皮均未受累；B. 在瘢痕疙瘩的活动边界处可见舌状前缘；C. 生长的瘢痕组织的前端朝向毛囊前进；D. 瘢痕疙瘩的下边界存在明显的分界（HE 染色，A. ×20 倍；B. ×40 倍；C. ×20 倍；D. ×20 倍）

[摘自 Lee JYY，Yang CC，Chao SC，et al. Histopathological differential diagnosis of keloid and hypertrophic scar. American Journal of Dermatopathology，2004，26（5）：379-384.]

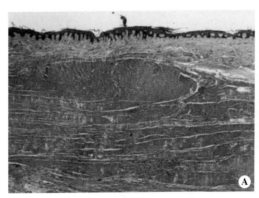
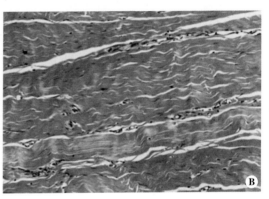

图 8-6 瘢痕疙瘩显示出广泛的筋膜样细胞纤维带（HE 染色，A. ×20 倍；B. ×100 倍）

（资料来源同图 8-5）

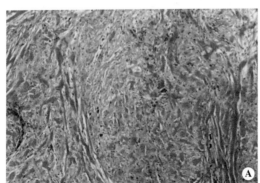
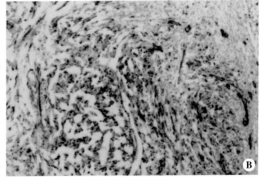

图 8-7 伴有慢性窦道的大瘢痕疙瘩中，有结节状、透明化的瘢痕疙瘩胶原结节（A），其中证实了 α-SMA 的强表达（B）（HE 染色，A. ×40 倍；对 α-SMA 的免疫染色，B. ×40 倍）

（资料来源同图 8-5）

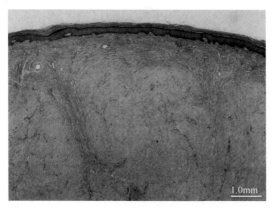

图 8-8　增生性瘢痕的组织学特征是表皮变平，乳头和网状真皮被具有明显垂直方向血管的瘢痕组织替代。纤维束在上层真皮中呈水平状，但在深层真皮中呈螺旋状（HE 染色，×20 倍）

（资料来源同图 8-5）

瘢胶原蛋白的存在；④没有明显的垂直走向的血管；⑤存在明显的纤维束 / 结节紊乱；⑥在正常出现的表皮和乳头状真皮下存在舌状前突边缘；⑦网状上层真皮中的水平纤维带；⑧突出的筋膜样纤维带。最后三个特征仅在瘢痕疙瘩标本中发现，包括缺乏可检测的瘢痕疙瘩胶原蛋白的特征，胶原蛋白对瘢痕疙瘩有诊断价值，但仅在 55% 的瘢痕疙瘩标本中发现。在增生性瘢痕（70%）和瘢痕疙瘩（45%）中均发现 α-SMA 表达，因此它不是区分标记。在没有可检测的瘢痕疙瘩胶原的瘢痕中，以下特征的存在有助于瘢痕疙瘩的诊断：非扁平表皮、非纤维化乳头状真皮、舌状前突边缘、网状上层的纤维带和突出的筋膜样纤维带 [2]。

　　瘢痕疙瘩以成纤维细胞早期超过损伤边缘过度增生和过剩的 ECM 沉积，尤其是以胶原沉积为特征，主要由大量致密、较粗、呈旋涡状不规则排列的胶原纤维束所构成。胶原束嗜酸性，着色淡，呈透明状，稍折光。近年来发现瘢痕疙瘩的 I / III 型前胶原的 mRNA 表达比正常皮肤明显增强，高达 12：1，而正常皮肤为 6：1。研究表明，正常成年人皮肤组织中 I 型和 III 型胶原之比是（4 ～ 7）：1，但在瘢痕组织中 I 型和 III 型胶原之比为 12：1，而在瘢痕疙瘩中这个比例更是高达 19：1，即在瘢痕组织中 I 型胶原比例上升，而 III 型胶原比例下降。瘢痕疙瘩内 FB 较少，FB 常见分裂现象，无弹性纤维。瘢痕疙瘩成纤维细胞均呈扁平长梭形，表皮角质形成细胞明显增生，细胞层次明显增加，中央部及边缘部细胞均排列紊乱，极性消失，普遍存在细胞交错重叠现象，增生明显。瘢痕疙瘩周围皮肤、中央部和边缘部三者细胞的增殖活性均高于正常皮肤，其中瘢痕疙瘩边缘部细胞增殖活性最高。瘢痕疙瘩 ECM 中胶原、蛋白聚糖、糖蛋白等过度沉积，胶原纤维排列紊乱，肥大细胞数量较正常皮肤明显增多，且其相关的活性递质较正常皮肤亦显著增多。与正常皮肤、增生性瘢痕相比，瘢痕疙瘩的纤维束间距明显增大，这表明瘢痕疙瘩中存在较厚的胶原束 [3]。瘢痕中新生血管形成较多，向裸露的伤口生长，使伤口闭塞，胶原沉积增多，并且在新生血管的侧支富集，形成不同形状、大小的胶原结节。

参 考 文 献

[1] Limandjaja GC，Niessen FB，Scheper RJ，et al. The keloid disorder：heterogeneity，histopathology，mechanisms and models. Front Cell Dev Biol，2020，8：360.

[2] Lee JY，Yang CC，Chao SC，et al. Histopathological differential diagnosis of keloid and hypertrophic scar. Am J Dermatopathol，2004，26（5）：379-384.

[3] Verhaegen PD，van Zuijlen PP，Pennings NM，et al. Differences in collagen architecture between keloid，hypertrophic scar，normotrophic scar，and normal skin：an objective histopathological analysis. Wound Repair Regen，2009，17（5）：649-656.

第六节　其他瘢痕组织病理学改变

一、增生性瘢痕组织病理学改变

　　增生性瘢痕的范围不超过原创缘。瘢痕疙瘩和增生性瘢痕均以胶原纤维在表皮下相当于真皮部位大量沉积为组织学特征，有一定的共同特点，但两者在组织学上也有许多不同之处[1-3]。

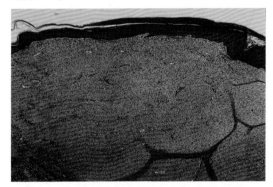

图 8-9　增生性瘢痕：病变在真皮内呈结节状团块
（摘自 McKee PH，Calonje E，Granter SR.Pathology of the skin with clinical correlations.Third Edition. 朱学骏，孙建方，译. 北京：北京大学出版社，2006，1700.）

　　增生性瘢痕表层由数层上皮细胞形成很薄且光滑的覆盖层，表皮萎缩变薄，有时可出现角化或细胞增生，无皮钉，但可有棘皮样改变向下伸展，其下真皮层被胶原纤维所替代，真皮乳头消失（图 8-9）。在光学显微镜下可见其内部含有大量的玻璃样胶原纤维，周围有数个成纤维细胞围绕形成胶原纤维团。胶原纤维较厚，排列紊乱，异常增殖，极性消失，有明显的交叉重叠现象，有的区域呈向心性或旋涡状结构，但有与其长轴平行的倾向，纤维间充溢着黏液性基质（图 8-10）。纤维团内血管少，外周呈网状包绕这些弧形、长索状胶原形成旋涡状组织学支架，其中有大量成纤维细胞增生、浸润。成纤维细胞数量多、体积大，胞核大，呈梭形，核仁清晰，胞质有长的突起，胞质内充满大量扩张的粗面内质网，部分扩大呈囊状或池状。胞质外围区可见数量不等的微丝，细胞膜外有胶原纤维附着。肌成纤维细胞的超微结构与成纤维细胞和平滑肌细胞类似，具有这两种细胞的特征，细胞呈梭形，核呈椭圆形或梭形，核膜凹凸不平，胞质内粗面内质网丰富，有大量微丝、微管，排列成束，其走行与细胞长轴一致。

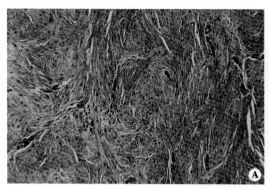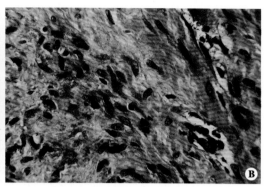

图 8-10 瘢痕性瘢痕团块中成纤维细胞及胶原纤维

（资料来源同图 8-9）

在电子显微镜下可见胶原纤维数量多、粗大，呈束状紧密排列，其走行呈平行或纵横交错，周期性横纹粗大而清晰。在纤维与细胞间可见无定型的结构物质。胶原纤维由许多胶原微纤维组成。正常皮肤中胶原微纤维直径约 60nm，而增生性瘢痕中胶原微纤维直径达 80nm，而且形状不规则。纤维结合蛋白在增生性瘢痕中含量最高，其为高分子糖蛋白，广泛分布于结缔组织 ECM 和细胞表面，具有较多生物学功能，对胶原蛋白具有特别的亲和力，与瘢痕增殖密切相关。黏多糖是 ECM 组织的重要组成成分，过多的黏多糖可能是瘢痕疙瘩和增生性瘢痕质地坚硬的原因。胶原纤维束间炎症细胞（如肥大细胞、淋巴细胞）数量明显增多，还可见到微血管增生、内皮细胞肥厚、血管密度增加导致广泛的微血管阻塞和畸形血管等情况。

二、非增生性瘢痕组织病理学改变

非增生性瘢痕病变以扁平瘢痕为典型，表层为菲薄的上皮结构，仅由几层上皮细胞组成，无皮钉，深层为增厚的结缔组织，主要成分是胶原纤维，胶原纤维的方向与瘢痕的长轴及上皮层平行。没有弹性纤维及真皮乳头、毛囊和腺体等皮肤附件结构。在早期肉芽组织中也有成纤维细胞和肌成纤维细胞（mFB）均匀地分布于肉芽组织中，瘢痕成熟后mFB 消失，但成纤维细胞仍继续可见。成纤维细胞呈明显的平行极性排列，典型的指纹状生长，无明显交错重叠现象。肥大细胞主要位于真皮乳头层的血管周围。与增生性瘢痕相比，非增生性瘢痕的成纤维细胞数目少，黏多糖含量也少，弹性纤维可重新出现，扫描电镜下看不到融合的胶原纤维团块，胶原纤维粗而清晰，呈迂曲状，其方向大致与上皮层平行。

三、瘢痕色素改变

瘢痕色素改变包括色素脱失、色素沉着及色素脱失和沉着混杂存在。

浅度烧伤愈合后易引起色素沉着，常因局部愈合过程中的轻度炎症反应而出现色素沉着；也可因局部黑素细胞被破坏而出现色素脱失。创伤创面或肉芽创面因所植皮片较薄，缺乏真皮而皱缩，也可能出现色素沉着，在大面积烧伤刃厚皮片植皮时较为明显；深度烧伤愈合后往往会发生色素脱失而形成脱色素瘢痕；放射性损伤创面愈合后多有色素脱失或色素脱失和沉着混杂存在。

瘢痕色素改变呈斑片状，可发生在全身各处，表现为扁平瘢痕、萎缩性瘢痕或增生性瘢痕，影响患者容貌。色素脱失表现为瘢痕局部血管少，呈白色，表皮薄，不能耐受摩擦和负重，在关节处或张力较大的部位易引起破溃，破溃后常形成经久不愈的慢性溃疡，发生于面颈部及四肢者，影响尤为明显。色素沉着表现为瘢痕色泽较深，较正常皮肤黑暗。

瘢痕色素改变的机制目前尚未完全明了，一般认为是烧伤、创伤或放射性损伤后受损组织局部黑素细胞受损，色素代谢紊乱所致；对于刃厚植皮患者则与皮片较薄、缺乏真皮组织有关。

参 考 文 献

[1] Verhaegen PD，van Zuijlen PP，Pennings NM，et al. Differences in collagen architecture between keloid，hypertrophic scar，normotrophic scar，and normal skin：an objective histopathological analysis. Wound Repair Regen，2009，17（5）：649-656.

[2] Abdallah M，Yassin M，Saber N. Dermoscopic features of keloid versus hypertrophic scar. Egyptian Journal of Hospital Medicine，2018，70（4）：621-624.

[3] Migita H，Rikimaru H，Rikimaru-Nishi Y，et al. Analysis of scars and keloids by focused ion beam/scanning electron microscopy：distinguishing between hypertrophic scars and keloids. Ann Plast Surg，2020，84（4）：379-384.

（陶　康　翟志芳　何　威）

第一节　临床症状

一、瘢痕疙瘩主观表现

瘢痕疙瘩与其他病理性瘢痕一样，不仅影响美观和功能，而且有明显的瘙痒和疼痛症状[1]。瘙痒和疼痛既是瘢痕疙瘩的主观表现，也是瘢痕疙瘩发生发展的指标之一，瘙痒和疼痛症状越重，预示着瘢痕增生进展越快。瘙痒疼痛程度评估参见第十章。

（一）瘙痒

瘙痒是许多皮肤病的共同症状，是一种能够引起搔抓渴望或搔抓反应的不舒服感觉。各种体外或体内因素，如机械性搔抓、强酸、醋酸、弱碱、芥子气、某些植物及机体细胞受损后所产生的一些物质等，都可以引起痒感。一般认为痒觉与痛觉关系密切，通过游离神经末梢或毛囊周围末梢神经网传导。痒觉主要是通过表皮、真皮交界处的感觉器官和浅层皮肤丛感受传导。瘢痕重塑可以持续 6 个月至 2 年，正常伤口愈合过程中常伴有瘙痒，一般会随着时间推移而消失，少数情况下瘙痒和不适可以持续存在，尤其是增生性瘢痕和瘢痕疙瘩。瘢痕或瘢痕疙瘩部位出现的瘙痒，主要是由于物理、化学刺激及神经再生引起。物理性刺激包括机械刺激及热刺激。伴有炎症的瘢痕疙瘩进行性生长致机体调控失调，不断增生后神经纤维球进入瘢痕组织内，产生异常感觉障碍。神经再生发生在所有正在愈合中的伤口，未成熟的伤口中存在数量不成比例的细小有髓神经纤维和脱髓鞘 C 型纤维会增加瘙痒感觉。瘢痕组织对周围环境的物理化学因素相当敏感，使 P 物质、组胺、前列腺素等炎性介质释放、局部聚集，产生异常感觉[2]。一般伤口形成后 3 ~ 5 天即可有痒感。以后随着时间的延长，伤口瘢痕增生，瘙痒的感觉逐渐加重。一般的增生性瘢痕直到瘢痕稳定后，瘙痒逐渐减轻直至消失。但瘢痕疙瘩瘙痒可以持续存在，根据病情进展快慢，瘙痒程度时轻时重。

外周和中枢的介质在瘙痒发生中起重要作用，特别是组胺、蛋白酶、P 物质、阿片样物质、神经生长因子（NGF）和前列腺素[3]。炎性介质可以导致瘙痒[4]，也可引起其他炎症表现，包括疼痛、血管扩张性红斑、血管通透性增加（表 9-1）。

表 9-1　主要瘙痒介质产生瘙痒、疼痛、扩张血管和增加血管通透性的相对效能

介质	瘙痒	疼痛	扩张血管	增加血管通透性
组胺	+++[*]	+[*]	+++	+++
类胰蛋白酶	+++	+	++	++
前列腺素 E	+[†]	+	+++	++
P 物质[‡]	+	+	++	++
阿片样肽[‡]	++	–	++	?
神经生长因子	+	+	+	?
IL-2	+++	+/–	++	++

[*] 浅部（表皮内）注射组胺产生瘙痒；深部皮内注射产生疼痛。

[†] 其他介质降低了瘙痒的阈值。

[‡] 肥大细胞释放组胺产生的部分作用。

注：+/–. 极弱效或无效；+. 弱效；++. 中效；+++. 高效；–. 无效。

（二）疼痛

在瘢痕疙瘩增生过程中会出现疼痛，疼痛往往和瘙痒一起发生，程度明显者影响患者休息和睡眠。但瘢痕成熟后，大多数患者没有疼痛感觉，只有少数患者有疼痛感觉，如深的凹陷性瘢痕，累及神经干可产生放射性疼痛。疼痛和瘙痒是通过相同的神经纤维传导通路到达大脑并产生疼痛感觉的[5]。瘢痕疙瘩病程中，由于炎症持续存在，瘢痕局部的组胺、5-羟色胺、缓激肽、P 物质、前列腺素等致痛因子刺激游离神经末梢引起疼痛[6]。瘢痕疙瘩如增生进展快、炎症反应重甚至出现脓肿破溃、较严重的挛缩等情况时，往往疼痛明显。瘢痕疙瘩是否引起疼痛及疼痛的严重程度也可以作为判断瘢痕疙瘩病情的指标之一。

瘙痒和疼痛的传导是通过无髓鞘 C 神经纤维激活位于脊髓背角的神经元层状体 I 亚群进行的。已证实特异性 C 神经纤维传递痒觉。瘙痒和疼痛的信息同时通过脊髓丘脑侧束传递[7]，投射至丘脑后再投射至大脑皮层（图 9-1）。瘙痒的信息加工过程激活多个大脑区域，与疼痛所涉及的区域相似，如初级躯体感觉皮层、前扣带回皮层和前运动皮层。后者可以解释临床所观察到的现象：瘙痒的搔抓欲望存在着内在的联系。一些研究者注意到瘙痒的中枢信息处理过程并不能刺激躯体感觉区域。与瘙痒不同，痛觉传导途径同时活化初级和次级躯体感觉皮层。伴随的疼痛刺激能减轻瘙痒程度，这可能是一种由中脑导水管活化所产生的下行性抑制机制导致。

二、瘢痕疙瘩客观表现

瘢痕疙瘩和增生性瘢痕形成的机制目前还不完全清楚。皮肤损伤伤口愈合过程极其复杂，有很多机会导致伤口异常愈合，这是形成瘢痕疙瘩和增生性瘢痕的重要途径。与正常的伤口愈合过程相比，瘢痕疙瘩和增生性瘢痕在愈合早期就不同，且很少自发消退。这其中的原因还不清楚，但一些诱发炎症的因素如感染、过度的伤口张力和外来异物，与瘢痕疙瘩的反应有关。产生黑素的黑素细胞可能也起作用，因目前还没有瘢痕疙瘩发生于白化

病患者眼部皮肤的报道，且瘢痕疙瘩发生频率随皮肤色素的增加而增高。肥大细胞在增生性瘢痕和瘢痕疙瘩中很多见，已知肥大细胞分泌的介质能上调胶原的合成，且可能致胶原过度沉积。妊娠末 3 个月前胎儿伤口的愈合是无瘢痕的 [8]。对成人和胎儿伤口愈合差异的研究（表 9-2）提示成人伤口愈合特有的炎症和细胞因子可能在瘢痕疙瘩和增生性瘢痕的产生中起重要作用。

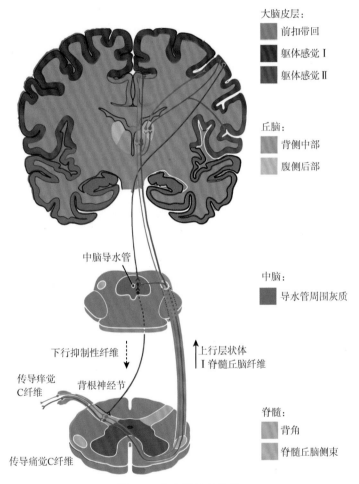

大脑皮层：
前扣带回
躯体感觉 I
躯体感觉 II

丘脑：
背侧中部
腹侧后部

中脑导水管

中脑：
导水管周围灰质

下行抑制性纤维

上行层状体
I 脊髓丘脑纤维

传导痒觉
C纤维

背根神经节

脊髓：
背角
脊髓丘脑侧束

传导痛觉C纤维

图 9-1　疼痛的神经传导

表 9-2　成人和胎儿伤口愈合的差异

对比项	成人	胎儿
液体环境	否	是
无菌环境	否	是
炎症	是	否
瘢痕形成	是	否
PO$_2$（mmHg）	> 60	20

增生性瘢痕和瘢痕疙瘩有许多相同的特征[9]，它们都高出皮肤表面，起始为粉红色到紫红色，常有疼痛、瘙痒，或两者都有。其上方的表皮特别光滑，真皮部分则触之坚实。增生性瘢痕和瘢痕疙瘩都影响外貌，均可能妨碍邻近组织的正常运动。它们可出现在身体的任何部位，但常见于耳垂、躯干上部和三角肌部位。但增生性瘢痕和瘢痕疙瘩仍有很多不同之处，通过临床特征可区别增生性瘢痕和瘢痕疙瘩[10]。正常瘢痕、增生性瘢痕和瘢痕疙瘩的特征见表 9-3。

表 9-3 正常瘢痕、增生性瘢痕和瘢痕疙瘩的特征

对比项	正常瘢痕	增生性瘢痕	瘢痕疙瘩
发病前损伤	是	是	不总是
起病	立即	立即	延迟
红斑	短暂	明显	多样性
外形	扁平	隆起	隆起
症状	无	有	有
局限在损伤边缘内	是	是	否
增多的肥大细胞	否	是	是
含肌成纤维细胞		是	否
自发性消退		有时，逐渐	极少
治疗反应		好	不好

瘢痕疙瘩发病机制复杂，除遗传体质外，病因对疾病发生和发展也起明显作用，使瘢痕疙瘩呈现出不同临床类型。国际指南中将瘢痕疙瘩分为"轻度红色或增生"和"明显深色或增生"，反映了瘢痕疙瘩具有"炎症性"和"肿瘤性"的不同表现[11]。多数情况下，这两类瘢痕疙瘩是不能绝对区别开的。对瘢痕疙瘩的临床类型进行分类也是选择治疗方案的重要参考因素。在瘢痕疙瘩综合治疗前除需考虑临床分型外，还要结合瘢痕疙瘩的大小、解剖部位、分布情况及是否存在感染灶和功能障碍等因素进行综合考虑。

瘢痕疙瘩患者一般均有家族遗传病史，与常染色体显性基因有关[12]。男性和女性发病无明显差异。常见于青春期后至中年期开始发病，少数起始于儿童期。儿童发病往往与烧烫伤及外伤、手术等有关。成人自然发病者绝大多数起始于马拉色菌毛囊炎、痤疮，其他与外伤（包括穿耳洞等）、手术、烧伤等有关。瘢痕疙瘩发病一般与外伤严重程度无明显关系，但通常认为家族史、肤色较深、任何延长伤口愈合的因素均为高危因素[13]。据临床观察，妊娠可以明显促进瘢痕疙瘩增大[14]。

瘢痕疙瘩发生发展在外观形态上的典型表现如下：瘢痕疙瘩皮损初起为小而硬的红色丘疹（图 9-2），逐渐增大呈结节状（图 9-3），进一步增大呈圆形、卵圆形、条状、带状或不规则形斑块（图 9-4～图 9-7），皮损逐渐超过原损伤部位，呈蟹足状向外扩展（图 9-8），表面光滑、发亮。瘢痕疙瘩早期皮损表现为进行性潮红伴触痛，呈橡皮样硬度，表面可有毛细血管扩张。静止期瘢痕疙瘩皮损颜色变淡，质地坚硬。在瘢痕疙瘩向外扩展的过程中，边缘部位往往可见较明显的炎性浸润带，中心部位则处于相对静止（图 9-9、图

9-10）。有时在边缘炎性浸润带以外的邻近部位，虽然表面皮肤色泽等与正常皮肤一致，但皮肤下方已经瘢痕化而使硬度增加。病程长者可继发挛缩现象，将周围受累正常皮肤卷入成为封闭腔隙或腔道，使皮肤正常排出功能受阻，从而继发感染等相关症状（图 9-11、图 9-12）。瘢痕疙瘩的挛缩一般最早发生于局部有毛囊的部位。随着瘢痕疙瘩皮损增大、增厚，瘢痕内部原有的微粉刺、表皮囊肿等逐渐被封闭，有的囊肿可继发感染并发展为脓肿，部分囊肿因瘢痕内注射治疗后继发为脓肿。瘢痕疙瘩内脓肿形成后，脓肿表面及周围组织可有明显红肿（图 9-13），此时患者往往伴有明显疼痛，部分患者有不同程度发热等全身症状，有的患者脓肿自行破溃后疼痛及红肿缓解，但一段时间后又形成脓肿并伴有不同程度疼痛。瘢痕疙瘩发生脓肿以前胸部及外阴部最为常见，也可见于肩背部超大型瘢痕疙瘩（图 9-14）。瘢痕疙瘩皮损的扩展方向往往与局部受力方向一致，如胸部瘢痕疙瘩最常表现为向两侧横向扩展（图 9-15），肩部、四肢常表现为沿长轴纵行扩展（图 9-16）。继发于手术者，皮损先在手术切口瘢痕基础上局部增生，逐渐超出原损伤范围，后呈结节斑块状瘢痕，甚至完全覆盖原手术切口（图 9-17）。继发于烧伤、烫伤者，可形成大面积瘢痕皮损，严重者可影响受累肢体功能（图 9-18）。

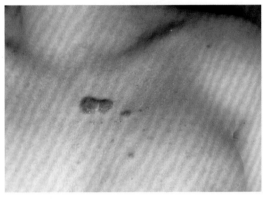

图 9-2　瘢痕疙瘩发病初期呈丘疹样（小斑块以外 2 个小丘疹）

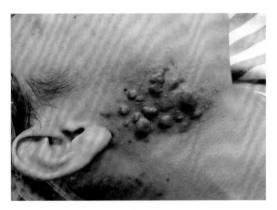

图 9-3　结节状瘢痕疙瘩

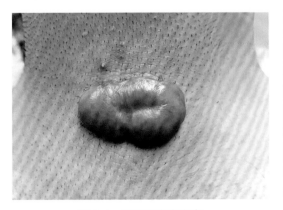

图 9-4　卵圆形瘢痕疙瘩

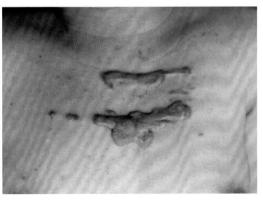

图 9-5　条块状瘢痕疙瘩

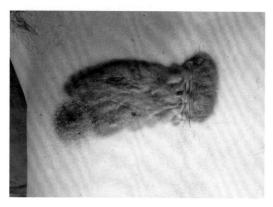

图 9-6 斑块状瘢痕疙瘩

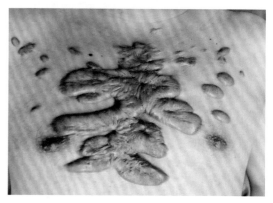

图 9-7 不规则形瘢痕疙瘩

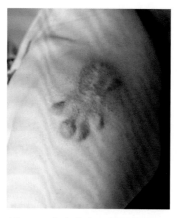

图 9-8 瘢痕疙瘩呈蟹足状扩展

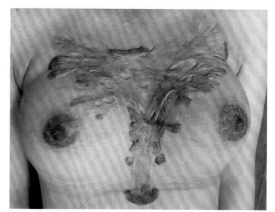

图 9-9 瘢痕疙瘩中心部位进展相对静止

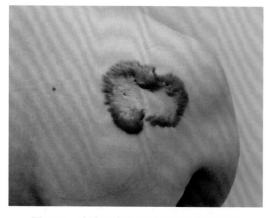

图 9-10 瘢痕疙瘩边缘部位炎症相对明显

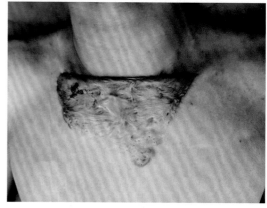

图 9-11 瘢痕疙瘩挛缩伴感染

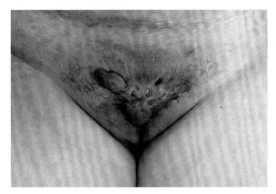

图 9-12 瘢痕疙瘩伴脓肿

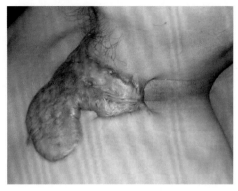

图 9-13 伴脓肿瘢痕疙瘩周围组织红肿

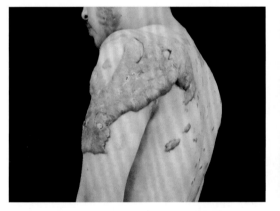

图 9-14 超大型肩背部瘢痕疙瘩伴脓肿

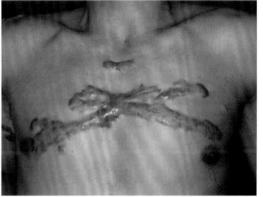

图 9-15 胸部瘢痕疙瘩向两侧扩展

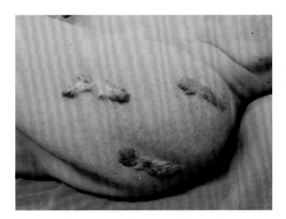

图 9-16 上臂瘢痕疙瘩纵行扩展

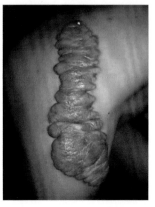

图 9-17 手术切口瘢痕疙瘩

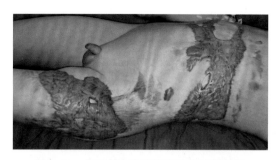

图 9-18　大面积烫伤后瘢痕肢体功能受限

根据对体表各部位发生的瘢痕疙瘩的形态及经过变化，通常将瘢痕疙瘩分为三大类：蘑菇形、蟹足形、蝴蝶形（图 9-19～图 9-21），但多数瘢痕疙瘩形态不能绝对划分为其中之一，临床上常见到从结节斑块皮损发展至不规则形状斑块皮损。瘢痕疙瘩增殖原因之一是局部皮肤的伸展性及关节和肌肉对局部所施加的机械力，这些机械力决定了瘢痕疙瘩的形状[15]。胸骨前多呈哑铃形或蟹足形，背部多呈蝴蝶形，这与运动时胸骨前主要受左右方向的力，背部主要受上下方向的力相一致；而四肢多呈螺旋形或不规则形，可能与肢体屈伸时受力方向有关。痤疮皮损以粉刺、炎性丘疹、脓疱为主，其中炎性丘疹最多见，且多呈对称分布，这与家系瘢痕疙瘩近似对称发病的现象相一致。瘢痕疙瘩的形态因发病部位不同而异[16]，即躯干瘢痕边界清楚，表面和外形不规则，背部单发瘢痕呈界限清晰的葡萄簇状，多发瘢痕呈蝴蝶形、球形或不规则形，胸骨中线瘢痕最常见的是蝴蝶形或非蝴蝶形；上肢瘢痕最常见于三角肌区的呈螺旋形，其他区域的呈结节状或流线形、不规则形；耳廓瘢痕疙瘩最常发生于耳垂，呈肾形或球形；面颈部瘢痕呈硬结节状，耳后瘢痕横向的呈长方形，纵向的呈肾形；头皮瘢痕最常见于枕部，外形变化从小丘疹状到大斑块状；下肢瘢痕呈螺旋形、蝴蝶形、花瓣形或哑铃形，并认为瘢痕疙瘩的不同形态有助于了解其遗传倾向、诊断、治疗和预后。

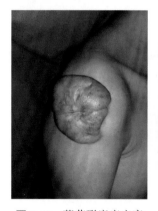

图 9-19　蘑菇形瘢痕疙瘩

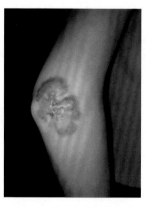

图 9-20　蟹足形瘢痕疙瘩

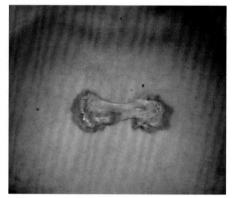

图 9-21　蝴蝶形瘢痕疙瘩

瘢痕疙瘩除伴有明显炎症及持续增生的特点外，仍具有一般增生性瘢痕所具有的客观外在表现。瘢痕疙瘩皮损因病因不同可以有数量及大小不一，从单发至多发、从小型至超大型不等。也可呈现出形态多样，如增生隆起、扁平、结节状、条状、斑块状、桥状、赘状、圆形、椭圆形、不规则形等。瘢痕疙瘩质地一般不均匀，往往边缘炎症明显，质地较硬，而中央炎症相对静止，质地较软。不同部位的瘢痕疙瘩或同一部位的瘢痕疙瘩，其厚度可以不同，也可差别较大，可分为薄、稍厚、厚、明显增厚等不同类型，较多的瘢痕疙瘩表现为增生与萎缩同时存在。瘢痕疙瘩表面色泽一般也不均匀，边缘往往呈红色或暗红色，中央呈淡白色，也可伴有色素脱失、色素沉着及色素脱失和色素沉着混杂存在，经多次浅层放射治疗者色素异常更为明显。瘢痕疙瘩表面还可有鳞屑或皲裂现象，这是局部皮肤瘢痕化后失去正常皮肤功能，再加外力牵拉等因素造成。

瘢痕疙瘩按病情严重程度可以分为轻度、中度及重度。轻度瘢痕疙瘩：一般为中小型单发，或10个以下的小型多发，不伴有明显炎症，瘢痕疙瘩皮损增生不明显，表面光滑，无挛缩现象。中度瘢痕疙瘩：一般为大中型，单发或10个以上多发，伴有明显炎症，中等程度增生，表面可有轻度挛缩。重度瘢痕疙瘩：表现为超大型或弥散型，超大型者伴有或不伴有脓肿，也可有明显挛缩，继发隐窝及潜在腔隙。

参 考 文 献

[1] Lee SS, Yosipovitch G, Chan YH, et al. Pruritus, pain, and small nerve fiber function in keloids: a controlled study. J Am Acad Dermatol, 2004, 51（6）: 1002-1006.

[2] Kittaka H, Uchida K, Fukuta N, et al. Lysophosphatidic acid-induced itch is mediated by signalling of LPA 5 receptor, phospholipase D and TRPA1/TRPV1. J Physiol, 2017, 595（8）: 2681-2698.

[3] Satoh K, Takanami K, Murata K, et al. Effective synaptome analysis of itch-mediating neurons in the spinal cord: a novel immunohistochemical methodology using high-voltage electron microscopy. Neurosci Lett, 2015, 599: 86-91.

[4] Liu Q, Tang ZX, Surdenikova L, et al. Sensory neuron-specific GPCR Mrgprs are itch receptors mediating chloroquine-induced pruritus. Cell, 2009, 139（7）: 1353-1365.

[5] Papagianni AE, Siedler G, Kähn AK, et al. T84.Reduced amplitudes of pain-related evoked potentials in patients with neuropathic pain and normal small nerve fiber function and morphology. Clin Neurophysiol, 2018, 129（1）: e34.

[6] Lucarini E, Coppi E, Micheli L, et al. Acute visceral pain relief mediated by A3AR agonists in rats: involvement of N-type voltage-gated calcium channels. Pain, 2020, 161（9）: 2179-2190.

[7] Liang H, Hu H, Shan D, et al. CGRP modulates orofacial pain through mediating neuron-glia crosstalk. J Dental Res, 2021, 100（1）: 98-105.

[8] Shaw AM. Recent advances in embryonic wound healing//Garg HG, Longaker MT. Scarless Wound Healing. New York: Marcel Dekker, 2000, 227-237.

[9] Zhong LZ, Li M, Fu XB. Biological approaches for hypertrophic scars. Int Wound J, 2020, 17（2）: 405-418.

[10] Limandjaja GC, Belien JM, Scheper RJ, et al. A study looking at the differences between hypertrophic scars and keloid scars. Br J Dermatol, 2020, 182（4）: e140.

[11] Gold MH, McGuire M, Mustoe TA, et al. Updated international clinical recommendations on scar management: part 2—algorithms for scar prevention and treatment. Dermatol Surg, 2014, 40（8）: 825-831.

[12] Liberski S, Marczak D, Migdalski A. The influence of genetic factors on the pathogenesis of hypertrophic scars and keloids. Journal of Education, Health and Sport, 2018, 8（8）: 313-321.

[13] Lu WS, Zheng XD, Yao XH, et al. Clinical and epidemiological analysis of keloids in Chinese patients. Arch Dermatol Res, 2015, 307（2）: 109-114.

[14] Kim DK, Hwang SM, Lim KR, et al. Recurrent auricular keloids during pregnancy. Arch Plast Surg, 2013, 40（1）: 70-72.

[15] Bayat A, McGrouther DA, Ferguso MW. Skin scarring. Br Med J, 2003, 326（7380）: 88-92.

[16] Bayat A, Arscott G, Ollier WE, et al. Description of site-specific morphology of keloid phenotypes in an Afrocaribbean population.Bri J Plast Surg, 2004, 57（2）: 122-133.

第二节 好 发 部 位

瘢痕疙瘩好发部位全身有多处，按临床观察到的发病数量从高到低排列，分别是前胸、肩背、颌颈部、耳部、外阴及臀部、上臂、关节等处。瘢痕疙瘩发病部位也客观反映了其发病因素有所不同。不同部位瘢痕疙瘩的发病是否与不同的发病机制有关尚待进一步研究证实。一般前胸、肩背、外阴、上臂等发生的瘢痕疙瘩往往起始于局部毛囊炎，颌颈部瘢痕疙瘩往往起始于痤疮，起始于痤疮的瘢痕疙瘩不一定与痤疮病情严重程度相关，较重的痤疮或囊肿性痤疮更容易形成瘢痕疙瘩。发生于耳垂、耳廓的瘢痕疙瘩则多与穿耳洞等创伤有关（图 9-22），部分耳部瘢痕疙瘩继发于表皮囊肿。发生于关节或手足等处的瘢痕疙瘩，临床上往往继发于外伤（图 9-23）。

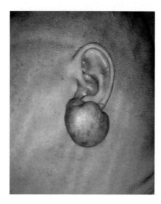
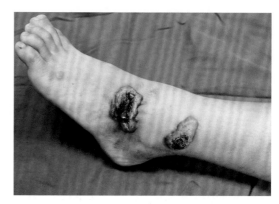

图 9-22 穿耳洞引起的瘢痕疙瘩　　　　图 9-23 外伤引起的瘢痕疙瘩

胸部瘢痕疙瘩以胸骨柄前方区域最为常见[1]（图 9-24），其次为胸大肌前方的侧胸部区域，少数发生于剑突下方区域。侧胸部、下胸部（或上腹部）发生瘢痕疙瘩往往同时有前胸部的瘢痕疙瘩。胸部瘢痕疙瘩可以是单发，也可以是多发，临床上以前胸部单发较常见。因病程不同，皮损从小型至超大型不等。肩背部位的瘢痕疙瘩[2]以两侧肩胛上方区域多见（图 9-25），往往双侧同时发生；其次为肩部，少数与侧胸部区域重叠。颌颈部位瘢痕疙瘩，以下颌关节表面最为常见[2]（图 9-26），其次为下颌与颈部相连部位，颈项部相对少见。眶周及正面部虽然也常发生痤疮及痤疮瘢痕，但几乎不发生瘢痕疙瘩。外阴及臀部的瘢痕疙瘩，以耻骨上方阴毛区域最为常见（图 9-27），其次为臀部坐骨区域，部分女性外阴部位瘢痕疙瘩累及大阴唇上方部位。上臂的瘢痕疙瘩，以上臂伸侧多见（图 9-28），少见于上臂屈侧。耳部瘢痕疙瘩，以耳垂最为常见[3]，其次为耳廓，耳后及其他耳周的瘢痕疙瘩偶见，耳部瘢痕疙瘩可以表现为耳钉样（图 9-29）、耳环样（图 9-30）或蘑菇样（图 9-31），伴或不伴表皮囊肿。腋下瘢痕疙瘩多数与腋臭手术有关（图 9-32）。关节部位的瘢痕疙瘩常见于踝关节屈侧、肘或膝关节伸侧，指趾间关节偶见（图 9-33）。足背、足跖部（图 9-34）及趾间部瘢痕疙瘩偶见。

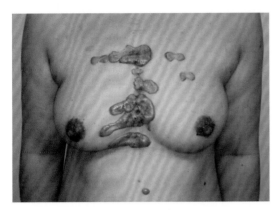

图 9-24 前胸部瘢痕疙瘩（最常见部位）

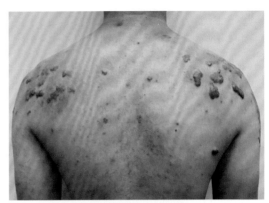

图 9-25 肩背瘢痕疙瘩（最常见部位）

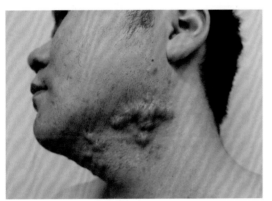

图 9-26 下颌瘢痕疙瘩（最常见部位）

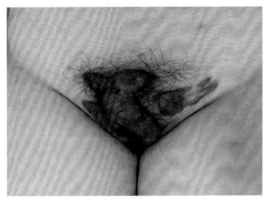

图 9-27 外阴瘢痕疙瘩（常见部位）

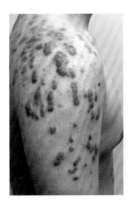

图 9-28 上臂瘢痕疙瘩
（常见部位）

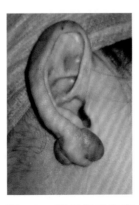

图 9-29 耳垂瘢痕疙瘩
（常见部位，耳钉样）

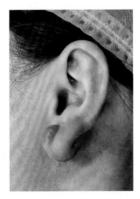

图 9-30 耳垂瘢痕疙瘩
（常见部位，耳环样）

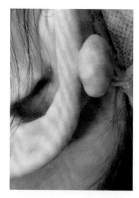

图 9-31　耳廓瘢痕疙瘩
（常见部位，蘑菇样）

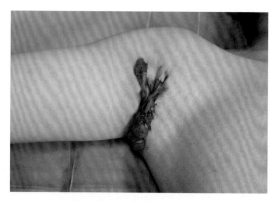

图 9-32　腋窝瘢痕疙瘩（偶见部位）

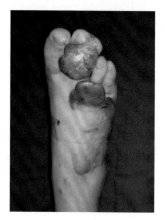

图 9-33　足趾部位瘢痕疙瘩
（少见部位）

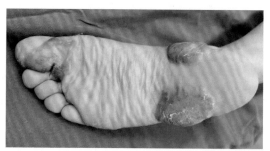

图 9-34　足底部位瘢痕疙瘩（少见部位）

　　瘢痕疙瘩好发部位与诱发因素和外力等有很大关系[4]，也与好发部位的皮肤特性有关，如组织学、蛋白质、遗传、免疫细胞群等特性改变等。前胸、上背、耳垂和肩三角肌区域好发，这可能与这些部位真皮组织中存在密集和（或）功能发达的皮肤附件有关[5]。当皮肤遭受损伤时，损伤的上皮细胞容易诱导和放大局部炎性免疫反应，产生皮肤附件连锁破坏和持续的瘢痕增生效应[6, 7]。易受机械外力影响的解剖部位也容易发生瘢痕疙瘩。

参 考 文 献

[1] Ehsani AH，Kamyab-Hesari K，Noormohammadpour P，et al. An enlarging scaly plaque localized on the previous keloid of the chest.Clin Case Rep，2020，8（2）：265-268.

[2] Kouotou EA，Nansseu JR，Guissana EO，et al. Epidemiology and clinical features of keloids in Black Africans：a nested case-control study from Yaounde，Cameroon. Int J Dermatol，2019，10（58）：1135-1140.

[3] Ranjan SK，Ahmed A，Harsh V，et al. Giant bilateral keloids of the ear lobule：case report and brief review of literature. J Family Med Prim Care，2018，6（3）：677-679.

[4] Akaishi S，Akimoto M，Ogawa R，et al. The relationship between keloid growth pattern and stretching tension：visual analysis using the finite element method. Ann Plast Surg，2008，60（4）：445-451.

[5] 姜笃银，付小兵，陈伟，等. 瘢痕疙瘩中皮肤附件结构破坏与瘢痕增生的关系. 中国修复重建外科杂志，

2005，19（1）：15-19.

[6] Barker JN，Mitra RS，Griffiths CE，et al. Keratinocytes as initiators of inflammation. Lancet，1991，337（8735）：211-214.

[7] 姜笃银，陈璧，徐明达，等.病理性瘢痕组织中角朊细胞的免疫诱导作用.第四军医大学学报，2001，22（1）：40-43.

第三节　临床类型

瘢痕疙瘩的临床类型可以用不同方法进行分类，目前在临床上尚无统一的瘢痕疙瘩分类，报道的分类也不一定完全适用[1]。邓军等根据我国实际情况，从便于临床应用的角度，对瘢痕疙瘩进行了以下分类。

一、根据发病机制分类

临床上常可以见到两种不同类型的瘢痕疙瘩，这与其病因与发病机制有关。

1. 炎症型瘢痕疙瘩　此类瘢痕疙瘩以明显充血伴有痒痛症状为主要临床特征，表现为结节斑块充血明显、快速向周边浸润等"炎症"倾向[2]。通常采用抗炎药物注射疗法（如糖皮质激素）具有较好的疗效；同时抗血管激光和硅胶制剂的辅助治疗可能对这一类瘢痕疙瘩也相对有效。

2. 肿瘤型瘢痕疙瘩　此类瘢痕疙瘩充血不显著，色泽较暗，皮损常为明显隆起的块状物，类似肿瘤，增长较快速[3]。此类瘢痕疙瘩通常伴有 *p53*、*Fas* 基因突变或癌基因激活等，应该首选以手术为主的综合治疗策略。

二、根据瘢痕疙瘩大小分类

1. 小型瘢痕疙瘩　瘢痕结节直径＜2.0cm（图 9-35）。此型瘢痕疙瘩病程一般较短，1 年至数年不等。

2. 中大型瘢痕疙瘩　瘢痕长度为 2.0 ～ 10.0cm，宽度≤5.0cm（图 9-36）。此型瘢痕疙瘩病程一般为数年至 10 年左右。病程较长者容易伴发脓肿。

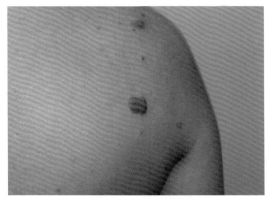

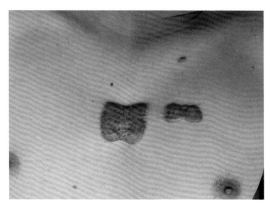

图 9-35　小型瘢痕疙瘩　　　　　　　　图 9-36　中大型瘢痕疙瘩

3. 超大型瘢痕疙瘩　长度＞ 10.0cm，宽度＞ 5.0cm。此型瘢痕疙瘩病程常较长，有的达 20 ～ 40 年（图 9-37）。此型瘢痕疙瘩常伴有挛缩及脓肿（图 9-38）。因面积较大，如采用切除治疗，切除后无法直接缝合，需要植皮或皮瓣转移闭合创面。

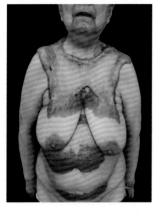
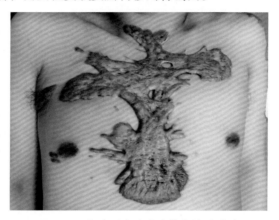

图 9-37　超大型瘢痕疙瘩　　　　图 9-38　超大型瘢痕疙瘩伴挛缩及脓肿

三、根据瘢痕疙瘩数量分类

1. 单发型瘢痕疙瘩　数量为 1 个，因病程和病情不同，瘢痕皮损面积可大可小。

2. 多发型瘢痕疙瘩　数量为多个，随着病程延长，相近的瘢痕皮损可逐渐融合成片。

3. 弥散型瘢痕疙瘩　数量常常为数十个，但单个的瘢痕皮损常为小型，临床上常见于胸部、肩背部及上臂等部位（图 9-39）。

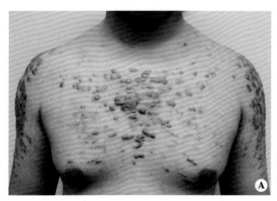
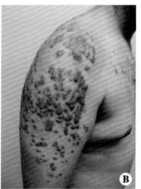
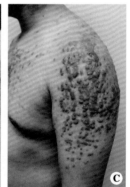

图 9-39　弥散型瘢痕疙瘩

结合瘢痕疙瘩好发部位，临床上常可见到单部位单发、单部位多发及多部位多发的情况（表 9-4）。

表 9-4　瘢痕疙瘩的临床类型及临床特点

分类	分型	临床特点
按发病机制分类	炎症型	以明显充血伴有痒痛症状为主要临床特征,主要表现为结节斑块,充血明显,呈快速向周边浸润等"炎症"倾向
	肿瘤型	常为明显隆起的块状物,类似肿瘤,充血不显著,色泽较暗,增长较快速。此类瘢痕疙瘩通常伴有 $p53$、Fas 基因突变或癌基因激活等
按病变大小分类	小型	瘢痕疙瘩结节直径≤2.0cm。病程常1年至数年
	中大型	瘢痕疙瘩斑块长度为2.0~10.0cm,宽度≤5.0cm。病程常为数年至10年
	超大型	瘢痕疙瘩长度>10.0cm,宽度>5.0cm。病程常为数十年
按病变数量分类	单发型	瘢痕疙瘩数量为1个,瘢痕皮损面积可大可小
	多发型	瘢痕疙瘩数量为多个,可逐渐融合成片
	弥散型	瘢痕疙瘩数量常为数十个,但单个的瘢痕皮损常为小型
按部位数量分类	单部位单发型	瘢痕疙瘩为小型至超大型不等,常见于胸、肩背、下颌、耳等好发部位
	单部位多发型	瘢痕疙瘩表现可大可小,多见于好发部位
	多部位多发型	瘢痕疙瘩常为小型,部分可融合成片。胸部、肩背、上臂等较多见

参 考 文 献

[1] Lemperle G,Schierle J,Kitoga KE,et al. Keloids:which types can be excised without risk of recurrence? A new clinical classification. Plast Reconstr Surg Glob Open,2020,8(3):e2582.

[2] Wang J,Min P,Grassetti L,et al. Preliminary outcomes of distal IMAP and SEAP flaps for the treatment of unstable keloids subject to recurrent inflammation and infections in the lower sternal and upper abdominal areas. J Reconstr Microsurg,2015,31(9):621-630.

[3] Kim A,DiCarlo J,Cohen C,et al. Are keloids really "gli-loids"? High-level expression of gli-1 oncogene in keloids. J Am Acad Dermatol,2001,45(5):707-711.

第四节　病程及转归

皮肤损伤愈合后通常逐渐发展为增生性瘢痕,然后转变成其他类型瘢痕。增生性瘢痕发展可分为增生期、减退期和成熟期。早期为增生期,表现为瘢痕局部肿胀充血,血管扩张及炎症细胞浸润,局部逐渐增厚,表面呈红色,质实韧。局部痒痛难忍。一般在6个月后开始消退进入减退期,此期痒痛、充血减轻,逐渐变软、变平,色泽转淡。再经过6个月至1年或更长时间进入成熟期,瘢痕变软、变平,色泽接近正常皮肤。

与增生性瘢痕不同,瘢痕疙瘩病程中没有明显的增生期、减退期和成熟期三期。瘢痕疙瘩一旦发生后,局部炎症持续不退,瘢痕持续增生并逐渐向外扩展超出原发范围。瘢痕疙瘩这种病程长、损害超出原发范围的特征也是诊断瘢痕疙瘩的主要指标。

在瘢痕疙瘩自然病程中,绝大部分患者病情呈持续进展状态,病程短则半年,长至20~40年[1]。极少数患者病情经数年进展后,长期处于相对静止状态,但局部受外伤等因素刺激后病情仍可转变为进展状态[2]。同一部位的瘢痕疙瘩损害往往表现为向外扩展,边缘瘢痕增生活跃，中央则处于相对静止状态[3]。瘢痕疙瘩向外扩展的方向一般与局部受力方向一致，如胸部常为横向扩展，四肢常为纵向扩展。同一患者不同部位的瘢痕疙瘩，病情往往也不完全一致，进展快慢不尽相同。多数患者表现为胸部瘢痕疙瘩进展最为活跃，其他部位相对静止，但也有例外。一般炎症型瘢痕疙瘩表现为向外扩展，肿瘤型瘢痕疙瘩表现为局部增生。因此，炎症型瘢痕疙瘩在病程中后期外观表现为斑块型，肿瘤型瘢痕疙瘩则为隆起型或蘑菇型。在瘢痕疙瘩进展过程中，可逐渐出现挛缩现象[4]。随着挛缩程度加重，周围正常皮肤被卷入无效腔产生相应并发症。病程中后期瘢痕局部可发生脓肿，引起局部红肿、疼痛及不同程度发热等症状，脓肿可反复封闭、破溃。极少数瘢痕疙瘩脓肿较大，脓腔向下向内破溃，可危及生命。

瘢痕疙瘩随着病程迁延向三个方面转归：

1. 瘢痕相对软化及病情相对静止　部分瘢痕疙瘩进展到一定阶段后，炎症向外周扩展，而中心部分则处于相对静止阶段。处于此阶段的瘢痕组织质地变软，充血消退，色泽变淡，痒痛感觉减轻或消失。但这种退行变化的瘢痕疙瘩可以因某些诱发因素刺激后再度活跃，往往同一个体的不同部位可见相对静止和明显活跃的瘢痕疙瘩。

2. 瘢痕持续增生及出现并发症　大部分瘢痕疙瘩患者病情处于缓慢持续增生阶段，病程数年至数十年不等。病程后期可出现各种并发症，如挛缩、感染、破溃、溢脓，并可不同程度影响肢体功能。并发症出现后可伴有明显疼痛甚至发热等全身症状。

3. 恶变　瘢痕疙瘩罕见恶变，如发生于烧伤瘢痕基础上的瘢痕疙瘩[5]，由于摩擦、牵拉等发生经久不愈的溃疡时，应警惕恶变可能。

瘢痕疙瘩对患者的影响可以归纳为以下方面：①影响美观，瘢痕疙瘩一旦形成，不论大小及是否影响功能，其色泽、质地等外观均与正常皮肤有所不同，如发生在暴露部位，则明显影响患者的外观。随着人们生活质量的提高，目前因瘢痕疙瘩影响美观而求治者越来越多。②影响心理，由于瘢痕疙瘩影响外观及影响功能，且有瘙痒和疼痛等症状，间接影响患者工作及婚姻，患者往往难以接受。更为主要的是瘢痕疙瘩持续增生，易诊难治，多种方法治疗后极易复发且加重，患者很容易出现心理障碍。③症状影响，瘢痕疙瘩病程中一般均有不同程度的瘙痒和疼痛，并发脓肿时还有发热等症状。这些症状影响患者睡眠及日常生活。④影响功能，较大的瘢痕疙瘩不仅外观异常，还可发生挛缩。牵拉周围组织器官移位变形并影响功能，如胸部挛缩性瘢痕疙瘩影响双上肢活动，外阴部挛缩性瘢痕疙瘩使外阴腔道移位变形，手足部瘢痕疙瘩影响各关节伸屈活动等。⑤影响生活质量，由于上述诸多方面的影响，患者生活质量必然下降，可使用生活质量评价量表进行评估分析。

参 考 文 献

[1] Danner OK. Commentary on "Comparative effectiveness in the treatment of keloids：outcomes between medical management，surgical excision，and radiation therapy over 10 years". Am J Surg，2021，221（4）：687-688.

[2] Khan FA，Drucker NA，Larson SD，et al. Pediatric earlobe keloids：outcomes and patterns of recurrence. J Pediatr Surg，2020，55（3）：461-464.

[3] Lee SY，Park J. Postoperative electron beam radiotherapy for keloids：treatment outcome and factors asso-
    ciated with occurrence and recurrence. Ann Dermatol，2015，27（1）：53-58.

[4] Karwacińska J，Kiebzak W，Stepanek-Finda B，et al. Effectiveness of kinesio taping on hypertrophic
    scars，keloids and scar contractures. Polish Ann Med，2012，19（1）：50-57.

[5] Jashnani KD，Dhume VM，Bahal NK. Epithelioid sarcoma and squamous cell carcinoma arising in a burn
    scar.Indian J Dermatol，2011，56（5）：585-586.

（邓　军）

第十章

瘢痕疙瘩诊断与鉴别诊断

第一节 诊 断

瘢痕疙瘩又称为结缔组织增生症，是继发于炎症或皮肤损伤所致的胶原浸润性过度生长的真皮纤维化疾病，表现为高出周围正常皮肤表面、超出原有损伤部位而持续性生长的肿块，质硬韧，形态多样，无自限性，伴瘙痒和疼痛，单纯手术切除后易复发，应采用手术、放射、药物等综合治疗。临床上最易与瘢痕疙瘩相混淆的是增生性瘢痕，二者所采用的治疗策略不尽相同。瘢痕疙瘩的诊断除根据典型临床表现以外，还应结合病史、病变形成过程、治疗后变化情况等，必要时做组织病理学检查以明确诊断。

一、瘢痕疙瘩诊断标准

尽管瘢痕疙瘩是临床上易诊难治的常见病，但目前在临床上尚没有统一的瘢痕疙瘩诊断标准。邓军等通过近万例瘢痕疙瘩的诊治实践，参考国内外对瘢痕疙瘩的诊治资料[1, 2]，提出了"2+X"的瘢痕疙瘩诊断标准，具体如下：

（1）病变超过原始皮肤损伤范围，并向周围正常皮肤侵犯。

（2）病程超过 1 年仍呈持续性生长。

（3）皮损呈典型表现（蟹足形或蘑菇形，或不规则形斑块伴炎症浸润现象）。

（4）在特定部位（胸前、肩背、耳部、下颌、上臂、外阴、关节等）发病。

（5）家族遗传史。

（6）无创伤发病。

以上 6 条标准中，第（1）、（2）条为必要标准，第（3）～（6）条为非必要标准。同时满足第（1）、（2）条标准即可临床诊断瘢痕疙瘩，第（3）～（6）条非必要标准为"X"，每满足其中 1 条均增加瘢痕疙瘩临床诊断证据。

二、瘢痕疙瘩诊断方法

（一）病史采集

询问病史是鉴别增生性瘢痕与瘢痕疙瘩、确定治疗方案、正确判断预后转归的第一步。

采集病史包括以下内容:

（1）病因：瘢痕形成的病因必须记录在案，其对分类诊断和治疗有指导意义。瘢痕或瘢痕疙瘩常见的病因有火焰烧伤、化学烧伤、热压伤、车祸伤、刀伤（及其他外伤）、手术、美容性损伤、预防接种、异物置入、皮肤感染性疾病（毛囊炎、痤疮、病毒性疱疹等）、虫咬，以及原因不明的损害。不同病因所造成的创面瘢痕，其临床特征和病理特征不尽相同，转归和预后也不相同，则诊断和分类也就有所不同。瘢痕疙瘩最常见的病因为毛囊炎和痤疮，其次才是各类创伤。深度烧伤和化学性烧伤易形成增生性瘢痕；痤疮既可形成凹陷性瘢痕，又可因反复感染造成增生性瘢痕或瘢痕疙瘩。

（2）家族史：了解患者亲属中有无瘢痕或有无相似的病史。约40%的瘢痕疙瘩患者有明确的家族遗传史。

（3）损伤程度：各种病因形成的损伤程度应尽量询问清楚，必要时应查看受伤当时的病情记录。烧伤、车祸伤及刀伤是常见的瘢痕病因，但损伤程度不同，可形成不同类型的瘢痕。

（4）瘢痕发生时间：如何时受伤、瘢痕形成后至今有多长时间等。时间概念有助于分析瘢痕处于病程中的时期，便于选择手术等时机。

（5）伤口愈合过程：受伤后的创面是自动愈合还是经换药治疗愈合，愈合过程是否顺利，伤口自受伤到愈合形成瘢痕用了多长时间。伤口愈合后有无再次出现破溃、反复破溃多少次及其间隔时间、每次破溃如何愈合、持续多长时间等，有助于瘢痕诊断分类和预后判断。如初次创面愈合时间长短，有助于分析推测创面损伤的深浅程度：创面1周内愈合，损伤深度可能是表皮层；创面2～3周愈合，损伤深度可能是真皮浅层；创面在3周以上愈合，一般是真皮深层或皮肤全层受损。

（6）有无并发感染：伤口感染后的瘢痕多为增生性瘢痕，伤口有无并发感染直接影响创面的深度、形成瘢痕的性质和类型。

（7）有无伴随症状：大部分成熟瘢痕无痒痛症状，增生性瘢痕的增生期具有痒痛症状，瘙痒和疼痛不一定同时存在。

（8）功能影响：了解瘢痕形成后是否直接影响肢体关节活动，瘢痕所在部位的功能是否受累。如手背瘢痕有无造成掌指关节屈曲受限、不能握拳，口周或唇部瘢痕有无造成小口畸形、张口困难、唇外翻、流涎等。

（9）进展及变化：了解自瘢痕形成至就诊时，瘢痕的颜色、厚度、硬度、大小、痛痒感觉及功能等方面有何变化。

（10）身体其他部位情况：了解身体其他部位有无瘢痕及其有关情况，避免诊断时遗漏，保证治疗方案的完整性。

（11）既往治疗情况：如伤后有无治疗、瘢痕形成后有无治疗、给予何种治疗及其效果等，了解这些既有助于分析判断病情，更有助于吸取之前的经验，选择治疗方案。

（12）治疗要求：了解患者对治疗的要求是什么，手术效果的期望值有多高，患者的求治心态是否客观，求医的动机、目的是否符合实际等，均应记录在案，以便掌握患者心理状态。

（二）专科检查

专科检查包括全身体格检查和局部瘢痕专科检查，瘢痕专科检查有以下要点：

（1）部位：准确记录瘢痕或瘢痕疙瘩所在的解剖部位。

（2）形状：瘢痕或瘢痕疙瘩形态可以是条状、圆形、卵圆形、三角形或不规则形，可以是扁平、凹陷、隆起增生或蘑菇形、蟹足形等，有无带蒂等。

（3）大小：瘢痕或瘢痕疙瘩面积的大小应以平面数据记录，如片状瘢痕记录为长（cm）×宽（cm）；圆形瘢痕记录为直径（cm）。病损的范围除以面积记录外，还应注意瘢痕面积是否超过原损伤范围，超过者应考虑为瘢痕疙瘩，这有助于瘢痕的鉴别诊断。

（4）厚度：瘢痕的厚度可测量并以"cm"为单位记录下来，亦可用薄、厚、稍厚、平坦、菲薄等用语描述。

（5）硬度：瘢痕或瘢痕疙瘩的质地用韧、硬、稍硬、坚硬等描述，要注意韧、硬程度之间的差别。

（6）移动度：检查瘢痕或瘢痕疙瘩与周边、基底组织的关系是否紧密，基底可否移动，移动度大小，这些对瘢痕的诊断和手术时机的选择有较大意义。

（7）颜色：瘢痕或瘢痕疙瘩表面可用鲜红色、紫红色、粉红色、略红色、暗红色、深紫色、褐色、瓷白色、接近皮肤颜色等描述，表面还可注明有无毛细血管扩张。

（8）数目：单个或多个瘢痕，尽量详细描述。有的瘢痕疙瘩为多部位多发或是弥散型，数目可为多个、数十个甚至上百个，且大小不一；有的瘢痕同时发生在相邻的几个器官，对累及范围、累及深度等应详细记录。

（9）挛缩情况：瘢痕组织都具有收缩特性，有的可导致挛缩畸形，挛缩畸形还可造成瘢痕自身皱缩不平、板硬、移动度差，并造成邻近器官牵拉变形。

（10）继发畸形：瘢痕组织除自身形态丑陋外，因其挛缩作用的持续存在，还可以造成周围结构的继发畸形，如眼睑外翻、唇外翻、颈胸粘连、爪形手等。

（11）功能状况：有些瘢痕可以造成自身器官或关节功能活动障碍，如蹼状瘢痕和挛缩性瘢痕，造成机体功能障碍，这些均应进行检查和记录。

（12）瘢痕周围侵蚀现象：检查瘢痕边缘有无向周围正常皮肤侵蚀、扩展的红色或暗红色伸延部分，如蟹足，此现象是瘢痕疙瘩的重要体征。

（13）溃疡气味：不稳定性瘢痕可以出现溃疡，但若溃疡呈恶臭味时应高度怀疑是否存在瘢痕恶变或皮肤其他恶性肿瘤情况。

（三）组织病理检查及实验室检查

瘢痕组织的病理学检查是鉴别瘢痕、瘢痕疙瘩与瘢痕癌或其他皮肤恶性肿瘤诊断的可靠依据，其意义远大于其他检查。组织活检取材应尽量限定在瘢痕范围内。

血清和尿中羟脯氨酸含量是观察瘢痕增生程度和动态观察瘢痕情况的参考指标。羟脯氨酸为胶原蛋白的特征性氨基酸，在血中以游离、肽结合及蛋白结合三种形式存在，游离和肽结合的羟脯氨酸是胶原的代谢产物，以尿排出的羟脯氨酸 5% 是以游离形式存在。血清和尿中羟脯氨酸含量与瘢痕大小有关，可作为评价瘢痕的客观指标之一。其他如微小RNA、荧光探针等技术应用仍在实验研究阶段[3, 4]。

（四）图像记录

一些瘢痕呈不规则形态，准确描述很困难，图像资料的留取有重要作用。图像资料通过照相机摄取，摄像机、电脑摄像，手机拍照等均有应用。

图像留取除记录病情，还用于手术前后或治疗前后效果对比，留取图像时应注意图片的大小比例和亮度、背景的一致性。

（五）特殊检查

对于部分瘢痕及瘢痕疙瘩病例，需要更为客观、精确的检查数据以用于临床研究，主要有以下方法。

1. 瘢痕硬度测定　瘢痕硬度计量仪是带有刻度指示的测量仪，由内部弹簧的伸缩运动带动指针的转动，该测量仪可以较客观地测量瘢痕硬度，具有无创、定量、重复性好的优点。

2. 瘢痕厚度测定　可用 B 超对特定部位的瘢痕厚度进行测定，高分辨率脉冲超声波的分辨率达 0.05mm，频率为 10 ～ 15MHz，根据两个主要峰之间的距离计算出瘢痕的厚度。超声测量是省时、省力、经济、方便的方法。有报道用多普勒彩色超声检测瘢痕疙瘩的血流情况以了解瘢痕疙瘩的活性[5]。计算机体层成像（CT）及磁共振成像也可测量瘢痕厚度，但检查费用较高。另外，对垂直包埋的活检组织也可利用配有网格测微器的光学显微镜进行精确测量，用于实验研究。

3. 瘢痕弹性测定　弹性测量仪是一种以负压吸引皮肤组织变形来测量皮肤弹性的设备。将其与计算机连接，以控制及显示测量值。注意测量均应在同一检查室内和相同室温及湿度下由同一检查者完成。

4. 瘢痕表面温度测定　可用半导体温度仪或红外线温度扫描仪对瘢痕表面温度进行测定。测定时注意：患者应处于静息状态；每次测量的环境条件一致。

5. 瘢痕色度测定　利用光电检测技术可以测量瘢痕的色度及变化过程。Antera 3D 检测仪可用于这方面的检测。

6. 经皮氧分压测定　经皮氧分压（transcutaneous oxygen pressure，TCPO）测定可反映瘢痕的代谢状况，间接显示治疗效果。可采用血氧测量计测定瘢痕的 TCPO。

7. 血管热刺激舒张指数测定　正常皮肤血管在热因子刺激时明显扩张，而瘢痕组织的热刺激舒张指数下降。此方法也可作为瘢痕治疗前后情况的评估方法之一。

（六）完整瘢痕诊断模式

完整瘢痕诊断包含要点有部位＋病因＋瘢痕性质＋病期＋畸形或功能障碍等，临床上根据情况进行取舍。例如，烫伤后胸部增生性瘢痕、颈前部烧伤后挛缩瘢痕伴颏颈粘连、双下颌痤疮后瘢痕疙瘩、剖宫产纵行轻度增生性瘢痕等。

三、瘢痕及瘢痕疙瘩严重程度评估

有效的瘢痕评估可指导临床治疗，以减少临床工作中的盲目性，有目的地观察瘢痕的发展趋势及治疗效果，消除患者对瘢痕转归的担心。常用的瘢痕评估量表有以下几种。

（一）温哥华瘢痕评估量表

温哥华瘢痕评估量表（Vancouver scar scale，VSS）是目前国际上较为通用的瘢痕评定方法，该量表不需要借助特殊的设备，仅依靠测试者的肉眼观察，徒手触诊患者瘢痕，从色泽、厚度、血管分布和柔软度4个方面进行评估，具有操作简单、内容全面的特点，在国外及我国香港地区广泛应用于烧伤后增生性瘢痕的评估[6]。但是该量表未考虑患者对瘢痕的知觉如瘙痒、疼痛等主观症状评估。具体内容见表10-1，量表总分15分，评分越高表示瘢痕越严重。

表 10-1　温哥华瘢痕评估量表

参数	内容	分值（分）
色泽	色泽与正常皮肤近似	0
	色泽较浅	1
	混合色泽	2
	颜色较深	3
厚度	扁平	0
	＜ 2mm	1
	2 ～ 5mm	2
	＞ 5mm	3
血管分布	瘢痕颜色与身体正常部位肤色近似	0
	瘢痕偏粉红色	1
	瘢痕偏红色	2
	瘢痕呈紫色	3
柔软度	正常	0
	柔软（最小压力下瘢痕皮肤能变形）	1
	柔顺（在压力下能变形）	2
	硬（不能变形，移动时呈块状，对压力有阻力）	3
	弯曲（组织如绳状，瘢痕伸展时会退缩）	4
	挛缩（瘢痕永久性短缩导致残疾或扭曲）	5

（二）Sawada 评分法

Sawada 于 1990 年根据瘢痕的临床表现提出增生性瘢痕和瘢痕疙瘩的临床分级评分标准（表10-2），被称为 Sawada 评分法，得分＞ 10 分为重度，6 ～ 10 分为中度，1 ～ 5 分为轻度。

表 10-2　增生性瘢痕和瘢痕疙瘩 Sawada 临床分级评分标准

项目	表现	分级评分标准（分）
色泽	赤红或鲜红，伴毛细血管扩张	3
	淡红，按压后消失	2
	不红，有些灰暗	1
	正常肤色	0
厚度	＞8mm	3
	＞4mm 且≤8mm	2
	＞1mm 且≤4mm	1
	平坦或凹陷性瘢痕	0
硬度	非常坚硬，如软骨	3
	橡皮样硬度	2
	部分变软	1
	柔软似正常皮肤	0
瘙痒	剧烈或持续性瘙痒，伴有抓痕	3
	偶尔中等程度瘙痒，能忍受	2
	有时痒	1
	不痒	0
敏感或疼痛	剧烈的激发性疼痛	3
	中度激发性疼痛	2
	有时痛	1
	不痛	0

（三）视觉评估量表

视觉评估量表（visual analogue scale，VAS）是基于图像的评分体系，针对血液供应、色素沉着、患者可接受性、观察者的舒适度、轮廓等分别进行评分，将各项评分相加得出总分[7]（图 10-1）。分数越高，瘢痕越严重。该量表表现出对观察者的高度依赖性，具有中等可信度。

（四）患者与观察者瘢痕评估量表

患者与观察者瘢痕评估量表（patient and observer scar assessment scale，POSAS）包括观察者量表和患者量表（表 10-3）。观察者量表（OSAS）的 6 项评分内容为血管分布、色泽、厚度、表面粗糙程度、柔软度和面积。患者量表（PSAS）的 6 项评分内容为疼痛程度、瘙痒程度、颜色、厚度、柔软度和自我感观。POSAS 的主要优势在于纳入患者自评项目，临床上不同地区均在应用[8, 9]。

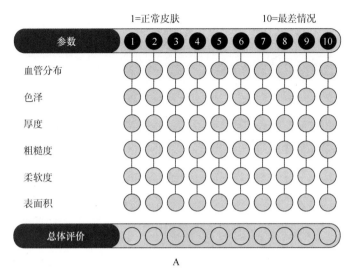

图 10-1 瘢痕视觉评估量表

A. 观察者量表；B. 患者量表

表 10-3 患者与观察者瘢痕评估量表

患者自评量表 A：1 代表不会，10 代表难以忍受									
	1	2	3	4	5	6	7	8	9	10
瘢痕是否伴有疼痛										
瘢痕是否伴有瘙痒										
患者自评量表 B：1 代表与周围皮肤相同，10 代表与周围皮肤非常不同									
	1	2	3	4	5	6	7	8	9	10
瘢痕颜色与周围皮肤不同吗										
瘢痕比周围皮肤硬吗										
瘢痕厚度与周围皮肤不同吗										
瘢痕弹性与周围皮肤不同吗										

续表

医生评估 A：1 代表正常皮肤，10 代表最糟糕的瘢痕										
	1	2	3	4	5	6	7	8	9	10
血管分布										
色泽										
厚度										
张力										
弹力										
医生评估 B：着色类型										
色素减退										
色素混合										
色素沉着										

（五）曼彻斯特瘢痕量表

曼彻斯特瘢痕量表（Manchester scar scale，MSS）在临床实践中已经被证实适用于复杂瘢痕的评估，也包括手术后线性瘢痕、增生性瘢痕和瘢痕疙瘩等类型（表 10-4）。对于瘢痕结果的预测性高于 VSS 和 VAS，因为该评分量表与瘢痕组织病理相关性高。与 VSS 相比，由于 MSS 其血管性和色素沉着综合到一个评分类别（颜色）中，MSS 更可靠[10]。然而，MSS 与 VSS 有类似的缺点，即它缺乏患者对瘢痕的自我感知评分，只是对瘢痕各属性进行加权以得出总分。

表 10-4　曼彻斯特瘢痕量表

特征	评分	描述
视觉评分，长度	0	很好
	⋮	⋮
	10	很差
色泽	1	完美
	2	轻度不匹配
	3	明显不匹配
	4	完全不匹配
光泽	1	暗沉
	2	有光泽
轮廓	1	外周发红
	2	轻度突出 / 缩进
	3	增生
	4	疙瘩
挛缩	1	无
	2	轻度

续表

特征	评分	描述
挛缩	3	中度
	4	重度
质地	1	正常
	2	可推动
	3	硬
	4	坚硬
总分	5（最好）——→ 18（最差）	

（六）石溪瘢痕评估量表

石溪瘢痕评估量表（Stony Brook scar evaluation scale，SBSES）（表 10-5）根据以下 5 个特征评估瘢痕：宽度、高度、颜色、是否存在阴影或缝线痕迹及整体外观。观察者以二进制方式对每个属性进行评分，得出的总分介于 0 ～ 5 分；分数越高表示瘢痕越好[11]。SBSES 最初旨在短期内评估伤口的外观，因此它在长期评估病理性瘢痕方面的适用性差。SBSES 更着重于瘢痕外观，缺乏患者的自我感知，因此临床价值有限。

表 10-5 石溪瘢痕评估量表

特征	评分	描述
宽度	0	＞ 2mm
	1	≤ 2mm
高度	0	比外周皮肤轻度高起 / 萎缩
	1	扁平
色泽	0	比外周皮肤暗
	1	与外周皮肤相同或较亮
对合 / 缝合痕迹	0	存在
	1	不明显
总体外观	0	差
	1	好
总分	0（最差）——→ 5（最好）	

（七）患者瘢痕评估问卷

患者瘢痕评估问卷（patient scar assessment questionnaire，PSAQ）是一种完全以患者为中心的瘢痕评估工具（表 10-6）。PSAQ 利用一系列逐步递进的问题从 5 个方面评估患者对瘢痕的自我感知：外观、症状、瘢痕感知、外观满意度和症状满意度[12]。

表 10-6 患者瘢痕评估问卷

特征	描述
外观：你觉得瘢痕色泽与外周皮肤匹配度	很好匹配
	较好匹配
	有一点匹配
	不能匹配
症状：你的瘢痕是否瘙痒	是的，有时有瘙痒
	是的，经常瘙痒
	是的，总是瘙痒
	是的，瘙痒（轻度瘙痒、较痒、非常痒）
瘢痕感知：是否在意你的瘢痕	完全不在意
	有点在意
	相当在意
	非常在意
外观满意度：对你的瘢痕色泽与外周皮肤匹配度是否满意	很满意
	满意
	不满意
	非常不满意
症状满意度：对你的瘢痕瘙痒是否满意	很满意
	满意
	不满意
	非常不满意

（八）瘢痕评估各量表比较

临床上应用的多种瘢痕诊断评估量表存在实际应用上的操作性及可靠性等方面的差异。表 10-7 比较了多种瘢痕评估量表在某些方面的差异。

表 10-7 瘢痕评估各量表比较

量表	包含观察者评估	包含患者评估	应用广泛性	综合性	应用可行性和操作性	临床稳健性
VSS	√	×	临床广泛用于各种瘢痕，包括烧伤及术后	仅评估 4 个物理瘢痕特征的基本得分在各个参数上的权重相等	操作简单	瘢痕易评估，错误独立。对较大不规则瘢痕中等可靠
VAS	√	×	应用于各种瘢痕（线状、片状、撕裂伤瘢痕）	主要用于评估 0～10cm 单个瘢痕的整体外观，综合性有限	操作简单	对有色泽、血管的瘢痕评估可信度极高。专家评估可信度高，但有可能有外行观察者
MSS	√	×	设计用于各种瘢痕	用于评估所有瘢痕和 5 个参数，但不包括症状	包括 5 个参数，相对扩展了应用	评价瘢痕严重度的可信度高，介于 VSS 评分与组织学检查之间

量表	包含观察者评估	包含患者评估	应用广泛性	综合性	应用可行性和操作性	临床稳健性
Sawada	√	√	主要用于增生性瘢痕及瘢痕疙瘩	评估瘢痕外观表现，兼有痒痛等主观表现	操作较简单	中等可信
SBSES	√	×	主要用于短期外伤后瘢痕美容评估，有限用于长期的病理性瘢痕	5个参数权重相同，但不包括症状。综合性有限	快速用于瘢痕5个方面的评估	强可信度与VAS评分有关
POSAS	√	√	广泛用于各种瘢痕（烧伤瘢痕、面部躯体的手术瘢痕）	PSAS和OSAS两表评估了患者体征和症状	因2个中等复杂的单独问询	中等可信，一致性高。依赖患者感知。临床报道中应用广泛
PSAQ	×	√	主要用于术后线状瘢痕	39个问题包含患者瘢痕5个方面的体征和症状，但无医师参与	较烦琐，每个问题超过7分钟完成	中等可信。4个方面反复应用较可靠，其他需更多证据

新的瘢痕评估工具不断出现并得到应用，需要注意的是，专家小组一致认为当前量表主观判断参数所占权重偏大，临床应用存在短期精细评估受限、长期判断一致性不足等问题。随着影像技术的发展，一些高精度、高分辨率影像学工具的应用，可对瘢痕颜色、质地、厚度进行相对客观测量，有助于精确评价瘢痕。但目前的测量仪器设备局限性较大，期待未来得到提升和改进。因此，仍推荐常规采用国际评估工具，但可适当增加客观指标所占权重，有条件的单位可以根据具体情况借助影像学工具实现客观测量和评估。

（九）瘢痕或瘢痕疙瘩占体表面积比例的评估

临床上常需对瘢痕或瘢痕疙瘩占体表面积比例做出准确的评估，以确定手术方案、皮片或皮瓣移植大小等。在后续的康复治疗中也需对瘢痕面积、部位、深度等进行准确掌握。一般采用中国九分法确定损伤和瘢痕面积。中国九分法将体表面积划为11等份（表10-8），每份占总体表面积的9%，另加1%，构成100%的体表面积。

表 10-8　体表面积中国九分法

部位		占成人体表面积（%）		占儿童体表面积（%）
头颈	发部	3	9×1（9%）	9+（12−年龄）
	面部	3		
	颈部	3		
双上肢	双上臂	7	9×2（18%）	9×2
	双前臂	6		
	双手	5		
躯干	躯干前	13	9×3（27%）	9×3
	躯干后	13		
	会阴	1		

续表

部位		占成人体表面积（%）		占儿童体表面积（%）
双下肢	双臀	5	9×5+1（46%）	9×5+1–（12– 年龄）
	双大腿	21		
	双小腿	13		
	双足	7		

四、瘢痕和瘢痕疙瘩瘙痒及疼痛严重程度评估

瘢痕和瘢痕疙瘩常伴有瘙痒和疼痛，其严重程度通常采用视觉模拟量表进行测量（图 10-2）。疼痛视觉模拟量表用来测定瘙痒或疼痛的幅度或强度，由代表不同严重程度的图案排列组成。以测量疼痛为例，最左侧代表"无痛"，最右侧代表"剧烈疼痛"，患者自己将疼痛感受的强度标记在图中。每次测定用不同颜色做标记，以免产生主观误差。瘙痒视觉模拟表的构成及使用方法与疼痛类似。

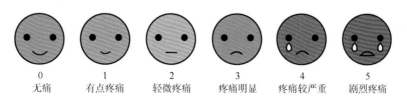

0	1	2	3	4	5
无痛	有点疼痛	轻微疼痛	疼痛明显	疼痛较严重	剧烈疼痛

图 10-2 疼痛视觉模拟量表

五、瘢痕分期

瘢痕疙瘩表现为持续向外周增生的状态，一般没有明显的临床分期，而增生性瘢痕则有明显的临床分期。明确瘢痕的临床分期有助于对瘢痕进行正确的诊断和治疗。瘢痕疙瘩的诊治也可参考增生性瘢痕的临床分期。

增生性瘢痕的发展过程在临床上可分为三期：增生期、减退期和成熟期（表 10-9）。各期的特点如下：

（1）增生期：指瘢痕形成的早期，1～3 个月开始，持续 3～6 个月，少数可到 1～2 年。增生期临床特征：瘢痕增生活跃，突出皮肤表面，表面充血明显，可见毛细血管扩张，颜色鲜红或紫红，痒痛症状轻重不一。组织病理表现为毛细血管增生，成纤维细胞增殖，大量胶原纤维形成，可呈旋涡状排列。

（2）减退期：指瘢痕形成以后 3 个月至 1 年，增生期迁延者可自 1～2 年后开始。此期需 6 个月至 1 年。减退期临床特征：瘢痕由活跃增生转为减退，高度或厚度逐渐降低，质地也逐渐变软，颜色由红色向紫色、紫褐色转变，表面毛细血管扩张减退或消失，痒痛症状减轻。组织病理表现为毛细血管开始闭合、退化、消失，成纤维细胞向纤维细胞转化，胶原纤维仍较多。

（3）成熟期：亦称静止期，约在瘢痕形成 1 年后开始，少部分患者自 2～3 年后开始，可持续数年或数十年。成熟期临床特征：瘢痕不再增生，无明显变化，维持减退后的厚度、

硬度。一般此期的瘢痕仍高于皮肤，质地稍硬于周围皮肤，颜色暗或暗褐色或接近周围皮肤，痒痛症状消失，瘢痕与基底和周边皮肤分界清楚，易推动。组织病理特征：瘢痕内血管稀少，大部分毛细血管闭合、退化、消失，胶原纤维由增生的旋涡状排列变成结节状排列，并重新出现细小的弹性纤维，在瘢痕组织下形成一层正常形态的胶原纤维束。

表 10-9　增生性瘢痕的临床分期

分期	时间	临床特征	痒痛	病理特征
增生期	1 ～ 3 个月或 1 ～ 6 个月	增生 ↑↑ 厚 ↑ 硬 ↑ 表面充血，毛细血管扩张 颜色鲜红或紫红	中度	毛细血管 ↑ 成纤维细胞 ↑↑ 胶原 ↑ 胶原呈旋涡状排列
减退期	3 ～ 12 个月或 6 ～ 12 个月或 12 ～ 24 个月	增生 ↓ 厚 ↓ 硬 ↓ 颜色紫褐	轻度	毛细血管开始退化 成纤维细胞 ↓ 胶原 ↓
成熟期	12 个月开始或 24 个月开始	增生停止 厚 ↓↓ 硬 ↓↓ 颜色暗褐或接近周围肤色	无	毛细血管稀少 胶原 ↓ 胶原呈结节状排列 细小弹性纤维 ↑

注：↑ 轻度上升或增加，↑↑ 中度上升或增加，↓ 轻度下降或减少，↓↓ 中度下降或减少。

六、瘢痕和瘢痕疙瘩患者心理测验与评估

瘢痕和瘢痕疙瘩除本身的病理损害影响患者的组织器官功能外，还伴有不同程度痒痛，瘢痕丑陋的外观会影响患者的容貌，因此众多的病理性瘢痕患者均有不同程度的心理问题。临床上可采用瘢痕美容评级量表及各种心理评价量表进行评估。

1. 瘢痕美容评估量表　皮肤瘢痕在美容方面的评估主要是结合主客观症状进行（表 10-10）。

表 10-10　瘢痕美容评估量表

临床医生回答问题
瘢痕扩展：0= 无 / 几乎不可见；1= 铅笔字粗细的线条；2= 轻度扩展，凑近可见；3= 中度扩展，明显瘢痕；4= 重度扩展
红斑：0= 无；1= 淡粉红，可能见到一些毛细血管扩张；2= 红色，可能有很多毛细血管扩张；3= 深红或深紫
色素异常（包括色素沉着和色素减退）：0= 无；1= 有
手术痕迹或缝合针迹：0= 无；1= 有
增生 / 萎缩：0= 无；1= 轻度可触及，几乎不可见增生或萎缩；2= 中度：清楚可见增生或萎缩；3= 重度：显著增生、萎缩或瘢痕疙瘩
总体印象：0= 可接受的瘢痕；1= 无法接受的瘢痕
患者回答问题
你在过去 24 小时内是否受到瘢痕处瘙痒的困扰？0= 无；1= 有
你在过去 24 小时内是否受到瘢痕处疼痛的困扰？0= 无；1= 有

注：最佳瘢痕的最小分值为 0；最差瘢痕的最大分值为 15。

2. 焦虑自评量表　表 10-11 为焦虑自评量表（self-rating anxiety scale，SAS），由 20 个与焦虑症状有关的项目组成，反映有无焦虑症状及其严重程度[13]。

表 10-11　焦虑自评量表

	自评内容	分值			
		1	2	3	4
1	觉得比平时容易紧张和着急				
2	无缘无故感到害怕				
3	容易心里烦乱或觉得惊恐				
4	觉得自己可能将要发疯				
5	觉得一切都很好，也不会发生什么不幸				
6	手脚发抖打战				
7	因为头痛、颈痛和背痛而苦恼				
8	感到容易衰弱和疲乏				
9	觉得心平气和，容易安静坐着				
10	觉得心跳很快				
11	因为阵阵头晕而苦恼				
12	有晕倒发作或觉得要晕倒				
13	呼气吸气都感到容易				
14	手脚麻木或刺痛				
15	因为胃痛或消化不良而苦恼				
16	常常要小便				
17	手常常是干燥温暖的				
18	脸红发热				
19	容易入睡并一夜睡得很好				
20	做噩梦				

注：填表时应注意，分值中的"1"表示没有或很少有，"2"表示有时有，"3"表示大部分时间有，"4"表示绝大部分或全部时间都有。

20 个条目中有 15 项是用负性词陈述的，按上述 1 ～ 4 项顺序计分；其余 5 项（第 5、9、13、17、19 项）是用正性词陈述的，按 4 ～ 1 项顺序反向计分。

3. 抑郁自评量表（self-rating depression scale，SDS）　包含 20 个项目，四级评分方式[14]（表 10-12）。

表 10-12　抑郁自评量表

自评内容	分值			
	1	2	3	4
觉得闷闷不乐、情绪低沉				
觉得一天之中早晨最好				
一阵阵地哭出来或想哭				

续表

自评内容	分值			
	1	2	3	4
晚上睡眠不好				
吃得与平时一样多				
与异性接触时和往常一样感到愉快				
发觉体重在下降				
有便秘的苦恼				
心跳比平时快				
无缘无故感到疲乏				
头脑和平时一样清楚				
觉得经常做的事情并没有困难				
觉得不安而平静不下来				
对将来抱有希望				
比平时容易激动				
觉得做出决定是容易的				
觉得自己是个有用的人				
生活过得有意思				
认为如果自己死了别人会生活得更好些				
对平常感兴趣的事仍然感兴趣				

注：填表时应注意，分值中的"1"表示没有或很少有，"2"表示有时有，"3"表示大部分时间有，"4"表示绝大部分或全部时间都有。

4. 人格因素测验表 常用的有明尼苏达多相人格调查表（Minnesota multiphasic personality inventory，MMPI）、卡特尔 16 项人格因素问卷（Cattell 16 personality factor questionnaire，16PF）（表 10-13）及艾森克人格问卷（Eysenck personality questionnaire，EPQ）等。人格因素测验是对人格特点的提示和描述，测验个体在一定情境下经常表现出来的典型行为和情感反应。MMPI 包括 566 个题目，由 4 个效度量表和 10 个基本临床量表组成 [15, 16]。EPQ 由内向与外向（E）、神经质或情绪稳定性（N）、精神质（P）和测谎分值（L）四个维度组成。

表 10-13 卡特尔 16 项人格因素问卷

因素	名称	高分特征	低分特征
A	乐群性	外向、热情、乐群	缄默、孤独、冷淡
B	聪慧性	聪明、富有才识、善于抽象思维	思维迟钝、学识浅薄、抽象思维能力弱
C	稳定性	情绪稳定而成熟、能面对现实	情绪激动、易烦恼
E	恃强性	好强、固执、独立、积极	谦逊、顺从、通融、恭顺
F	兴奋性	轻松兴奋、随遇而安	严肃、审慎、冷静、寡言
G	有恒性	有恒负责、做事尽职	苟且敷衍、缺乏奉公守法精神

续表

因素	名称	高分特征	低分特征
H	敢为性	冒险敢为、少有顾虑	畏怯退缩、缺乏自信心
I	敏感性	敏感、感情用事	理智、着重现实、自食其力
L	怀疑性	怀疑、刚愎、固执己见	信赖随和、易与人相处
M	幻想性	幻想、狂妄、放任	现实、合乎成规、力求完善合理
N	世故性	精明强干、世故	坦白、直率、天真
O	忧虑性	忧虑抑郁、烦恼自忧	安详、沉着、通常有自信心
Q1	实验性	自由、批评激进、不拘泥于成规	保守、服从传统观念和行为标准
Q2	独立性	自立自强、当机立断	依赖、随群附和
Q3	自律性	知己知彼、自律严谨	矛盾冲突、不顾大体
Q4	紧张性	紧张困扰、激动挣扎	心平气和、闲散宁静

参 考 文 献

[1] Ogawa R，Akita S，Akaishi S，et al. Diagnosis and treatment of keloids and hypertrophic scars—Japan Scar Workshop consensus document 2018. Burns Trauma，2019，7：39.

[2] Marneros AG，Krieg T. Keloids—clinical diagnosis，pathogenesis，and treatment options. J Dtsch Dermatol Ges，2004，2（11）：905-913.

[3] Li Y，Zhang J，Lei YY，et al. MicroRNA-21 in skin fibrosis：potential for diagnosis and treatment. Mol Diagn Ther，2017，21（6）：633-642.

[4] Kang S，Hur JK，Kim D. Advances in diagnostic methods for keloids and biomarker-targeted fluorescent probes. Analyst，2019，144（6）：1866-1875.

[5] Lobos N，Wortsman X，Valenzuela F，et al. Color doppler ultrasound assessment of activity in keloids. Dermatol Surg，2017，43（6）：817-825.

[6] Seo SR，Kang NO，Yoon MS，et al. Measurements of scar properties by skinFibroMeter（R），skinGlossMeter（R），and mexameter（R）and comparison with Vancouver scar scale. Skin Res Technol，2017，23（3）：295-302.

[7] Micomonaco DC，Fung K，Mount G，et al. Development of a new visual analogue scale for the assessment of area scars. J Otolaryngol Head Neck Surg，2009，38（1）：77-89.

[8] Seyyah M，Yurdalan SU. Cultural adaptation and validation of patient and observer scar assessment scale for Turkish use. Burns，2018，44（5）：1352-1356.

[9] Lin X，Nolemans PJ，Van Winden M，et al. Reliability of the patient and observer scar assessment scale and a 4-point scale in evaluating linear facial surgical scars. J Eur Acad Dermatol Venereol，2017，31（2）：341-346.

[10] Hasan Mete A，Berna A，Aslı T，et al. The effectiveness of topical scar-reducing therapies administered for scarring due to burns and other causes：a retrospective pilot clinical research. Gulhane Medical Journal，2018，60（4）：139-144.

[11] Thomas B，Thyra L，Alexander B，et al. Evaluation of skin scars following cochlear implant surgery. J Int Adv Otol，2014，10（1）：30-32.

[12] Economopoulos KP，Petralias A，Linos E，et al. Psychometric evaluation of patient scar assessment questionnaire following thyroid and parathyroid surgery. Thyroid，2012，22（2）：145-150.

[13] Millar K，Bell A，Bowman A，et al. Psychological status as a function of residual scarring and facial asymmetry after surgical repair of cleft lip and palate. Cleft Palate Craniofac J，2013，50（2）：150-157.

[14] Hoogewerf CJ，van Baar ME，Middelkoop E，et al. Impact of facial burns：relationship between depressive symptoms，self-esteem and scar severity. Gen Hosp Psychiatry，2014，36（3）：271-276.

[15] Coskun E，Süzer T，Topuz O，et al. Relationships between epidural fibrosis，pain，disability，and psychological factors after lumbar disc surgery. Eur Spine J，2000，9（3）：218-223.

[16] Ricardo P，Fernanda FRC，Francisco CLD. Cattell's personality factor questionnaire（CPFQ）：development and preliminary study. Paidéia，2014，24（57）：29-37.

第二节　鉴别诊断

一、增生性瘢痕

临床上，增生性瘢痕与瘢痕疙瘩虽然具有很高的外观相似性，但二者之间仍有诸多明显差异。瘢痕疙瘩多见于青少年人群，而且有色人种的发病率明显高于其他人种，通常有明确的家族史，而增生性瘢痕没有很明确的好发人群和年龄段差异。二者通常均表现为高出皮面的增生性斑块，但增生性瘢痕不会超过原发损伤的范围，通常形态较规则。瘢痕疙瘩好发于颌颈、前胸、肩背部、耳部、外阴等处，而增生性瘢痕无特定好发部位，但易发生于头面、四肢、关节等易受外伤或手术部位。瘢痕疙瘩大部分发生于炎症性皮肤病或是局部外伤之后，出现较晚，但随着时间推移会超出原有损伤的范围，呈"膨胀性"或"扩张性"向外伸展，形态不规则。增生性瘢痕在增生期皮损中一般不超出原损伤范围，随着时间推移而自然退变，预后较好。瘢痕疙瘩皮损早期易受激惹而过度敏感，可有触痛，临床上复发率非常高。而增生性瘢痕在增生期伴明显瘙痒，色泽鲜红，进入消退期后瘙痒减轻，颜色变淡，皮损缩小变软[1, 2]。根据其好发部位、症状和体征、病程及其转归等临床表现，增生性瘢痕与瘢痕疙瘩不难鉴别（表 10-14）。

表 10-14　增生性瘢痕与瘢痕疙瘩的鉴别要点

对比项	增生性瘢痕	瘢痕疙瘩
种族与遗传	无种族特异性，常无家族遗传史	有色人种较多，部分患者有家族遗传史
发病年龄	任何年龄	多见于青少年
生长趋势	一般为瘢痕形成的早期阶段，6～12 个月后有自然消退趋势，周围正常组织不受侵犯	持续生长，并向正常组织侵犯，一般无自然退变趋势
好发部位	可发于皮肤损害的任何部位	常发于前胸、肩背、上臂、颌颈、耳部、外阴等处
临床表现	瘢痕充血水肿，色泽鲜红或暗红，稍高起皮面，边界不超越损伤范围，不向周围平滑延续	瘢痕呈暗紫色质硬肿块，高出皮面，常超出损伤范围，呈蟹足状生长，或皮损体大蒂小，呈蘑菇状，边界非常明确
症状	早期痒痛难忍，常有抓痕，表皮易发生水疱破溃	部分较痒，时有疼痛，患者心理负担重
组织病理	胶原纤维排列整齐，与瘢痕长轴平行，到周围正常皮肤逐渐消失，很少有较厚的胶原纤维，黏液间质不足	成纤维细胞很多，并有分裂象，后期为致密较厚的破碎样胶原纤维，纤维方向不规则，与周围正常皮肤分界清楚，有黏液样间质
加压治疗	持续加压数月，效果好	多无效
手术切除	很少复发	易于复发，范围较原病变更大

组织病理方面，尽管增生性瘢痕与瘢痕疙瘩在临床表现上差异显著，但二者在组织学上的区别并不明显。增生性瘢痕的典型皮疹内成纤维细胞非特异性增生，常伴表皮萎缩（图 10-3）。与瘢痕疙瘩不同的是，病变组织中细胞成分较多，而胶原纤维的玻璃样变不明显。瘢痕疙瘩组织中成纤维细胞呈结节状增生，病变细胞成分较少，可见增多增粗、玻璃样变性的胶原纤维杂乱排列[3]。

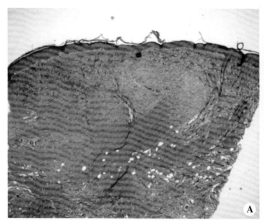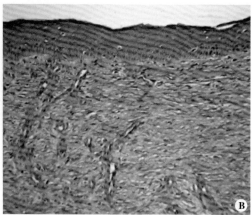

图 10-3　增生性瘢痕

A. 真皮内结节状纤维性团块；B. 皮损由成纤维细胞及胶原基质构成

二、良性纤维组织肿瘤

良性纤维组织肿瘤在临床上主要表现为突出皮面或皮下的结节或包块，而生物学行为主要表现为生长缓慢，且极少表现为侵袭性，不易引起患者关注，故在早期极容易误诊为瘢痕疙瘩，但是在临床表现及组织病理方面，与瘢痕疙瘩又存在不同之处。

（一）结节性筋膜炎

结节性筋膜炎（nodular fasciitis）是临床少见的一种病因不明的成纤维细胞增生性疾病，与瘢痕疙瘩相似的是表现为皮损处皮肤微微隆起，可伴有轻微压痛或触痛（图 10-4A）。结节性筋膜炎的发病人群主要集中在中青年，且好发部位为四肢（尤其是前臂）和躯干，这两点与瘢痕疙瘩明显不同[4]。结节性筋膜炎通常表现为快速增长、质地较软的皮下结节，且通常不超过 4 ～ 5cm，一般在发病 3 个月内即就诊。瘢痕疙瘩则多为慢性病程，皮损多缓慢增大。切除后容易复发，但并非所有结节性筋膜炎都具有这一特点[5]。

组织病理上，结节性筋膜炎肿瘤界限相对清晰，没有包膜，疏松的黏液和胶原基质中可见略宽的梭形细胞，形成典型的羽毛状或小囊状外观。大量薄壁血管呈网状或放射状排列，内皮细胞较显著。常有灶性出血或以淋巴细胞为主的慢性炎症。成纤维细胞大小一致，胞核呈空泡状，有丝分裂常见但无异型性（图 10-4B、图 10-4C）。区别于瘢痕疙瘩的是本病并无胶原纤维变形增粗。

结节性筋膜炎免疫组化显示弥漫的肌动蛋白（actin）和钙调蛋白（calponin）阳性，但肌丝蛋白常阴性。

经典型结节性筋膜炎常见于头颈部的皮下结节。其他少见或罕见的亚型有真皮型筋膜炎，病变主要位于真皮内，部分侵犯皮下组织；骨化型筋膜炎，病灶内有骨样、成熟骨或软骨样化生；骨周筋膜炎，主要见于幼儿颅骨；增生性筋膜炎，主要见于老年人下肢，病灶内还可见到大量嗜碱性神经节样巨细胞[6]；血管内筋膜炎，常累及周围血管的各层及管腔。

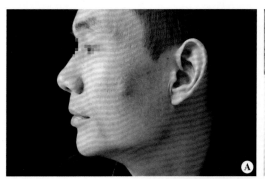
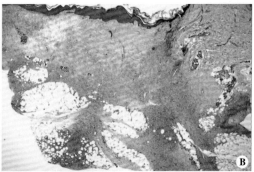
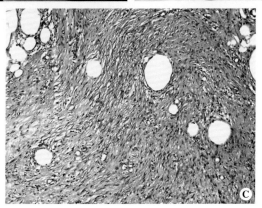

图 10-4　结节性筋膜炎

A.结节性筋膜炎；B.皮损界清、不规则；C.基质黏液样变，形成羽毛状和小囊状外观

（二）弹性纤维瘤

目前认为弹性纤维瘤（elastofibroma）是弹性纤维退化和反应性病变，是较深位置的一种假性肿瘤。它因表现为局部的包块或结节而易与瘢痕疙瘩等疾病相混淆。区别在于弹性纤维瘤作为一种退行性疾病，多见于老年人，且好发于老年人肩胛下区[7]，也可见于臀部、肘部等。肿瘤可生长至很大，通常无症状，切除后不易复发[8]。

组织病理上，弹性纤维瘤可发现弹性纤维的退化，且病变边界不清，与周围结缔组织相连。组织病理可见大量无细胞的胶原纤维和大量含有弹性纤维的脂肪组织（图 10-5A）。弹性纤维染色可见粗大、球形甚至不规则的团块样变性弹性纤维（图 10-5B）。

（三）皮肤肌纤维瘤

皮肤肌纤维瘤（dermatomyofibroma）表现为单发、缓慢生长、无症状的肤色或色素减退性斑块。肿瘤可类似于瘢痕疙瘩或隆突性皮肤纤维肉瘤，偶可呈线状分布[9]。与瘢痕疙瘩不同之处在于它与外伤史无明显相关性，且好发于年轻女性的颈部或躯干上部，大多数情况下直径小于 4cm[10]，切除后个别有局部复发。

组织病理上，皮肤肌纤维瘤主要表现为形态一致的梭形细胞束状，呈斑块样增生，胞质淡且嗜伊红染色，细胞呈束状排列，和表皮平行（图 10-6A、图 10-6B）。有的肿瘤局部可沿皮下间隔侵入皮下组织，少数肿瘤可见明显出血。肿瘤细胞表达肌动蛋白和钙调蛋白，说明其来源是肌成纤维细胞，据此可与瘢痕疙瘩相鉴别。

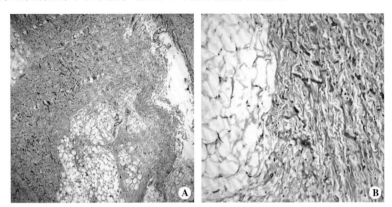

图 10-5 弹性纤维瘤

A. 大量胶原束和弹性纤维；B. 染色后见粗大、球形变性弹性纤维

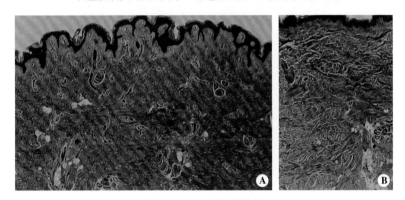

图 10-6 皮肤肌纤维瘤

A. 梭形细胞束平行于表皮分布；B. 梭形细胞束分布于真皮胶原束间

（摘自 McKee PH，Calonje E，Granter SR.Pathology of the Skin，with Clinical Correlations. 3rd ed. 朱学骏，孙建方，译 . 北京：

北京大学医学出版社，2017：1710.）

（四）席纹状胶原瘤

席纹状胶原瘤（storiform collagenoma）又称为硬化性纤维瘤，临床常表现为单发的皮色结节，直径小于 1cm。好发于成年人，男女发病率无明显差别，可见于身体的各个部位[11]（图 10-7A）。与瘢痕疙瘩的鉴别主要是病史上无明确外伤史，皮损的形态和大小也可以提供参考。切除后可治愈。

组织病理上，席纹状胶原瘤在真皮内呈结节状分布，边界清楚，团块由透明样变的胶原纤维束呈席纹状排列（图 10-7B、图 10-7C），这有助于与瘢痕疙瘩内增多增粗、玻璃样变性的胶原纤维相鉴别。

（五）项部纤维瘤

项部纤维瘤（nuchal fibroma）又称为项部胶原病，位于真皮和皮下组织，好发于 30 ～

50 岁男性的颈后，但也有 1/3 的病变发生于身体其他部位 [12]。临床上，除外伤史以外，与瘢痕疙瘩并无太大的区别，组织病理是二者的主要鉴别依据。项部纤维瘤边界不清，由粗大的胶原纤维束构成，呈小叶状分布，其间散在成纤维细胞，肿瘤细胞 CD34 和 CD99 阳性，而肌动蛋白和结蛋白阴性（图 10-8）。此表现与瘢痕疙瘩中粗大、增厚、杂乱排列的增生胶原不同。

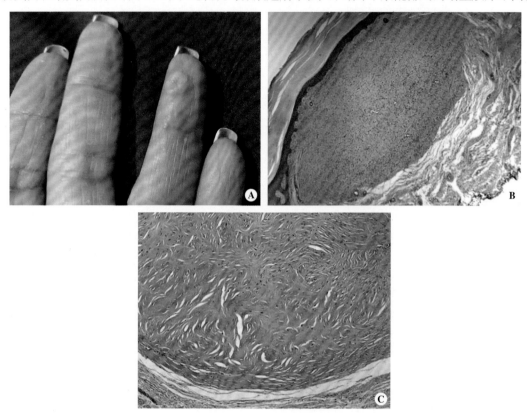

图 10-7 席纹状胶原瘤

A. 席纹状胶原瘤；B. 真皮内结节，边界清楚；C. 胶原纤维呈席纹状排列

[摘自 Lira-Valero FJ，Carrillo-Cisneros ER，Pulido-Díaz N，et al.Circumscribed storiform collagenoma，an unusual tumor.Dermatol Online J，2020，26（10）：13030.]

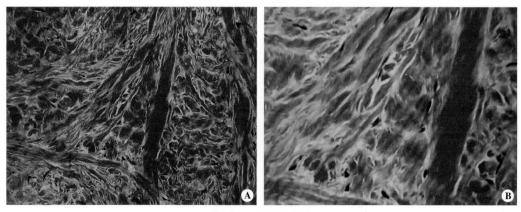

图 10-8 颈部纤维瘤

A. 肿瘤由粗大胶原束组成，呈小叶状分布；B. 粗大胶原束间散在少量成纤维细胞

（摘自 McKee PH，Calonje E，Granter SR.Pathology of the Skin，with Clinical Correlations. 3rd ed. 朱学骏，孙建方，译 . 北京：北京大学医学出版社，2017：1712.）

（六）加德纳纤维瘤

加德纳纤维瘤（Gardner fibroma）是一种良性软组织肿瘤，单发时等于项部纤维瘤。它属于加德纳综合征（结肠腺瘤样息肉、表皮囊肿），是家族性结肠息肉病（FAP）的一种亚型[13]（图 10-9A）。本病与 *APC* 基因种系失活性突变有关[14]。因此，临床上家族史或其他伴随疾病史对于诊断具有重要提示作用。

组织病理上，本病与项部纤维瘤相同，有的病变有较多细胞成分，缺少小叶状的生长模式（图 10-9B）。免疫组化检测 β- 连环蛋白的核阳性有助于确诊，但也不是完全特异性的指标。

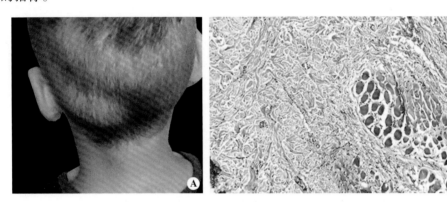

图 10-9 加德纳纤维瘤

A. 加德纳纤维瘤：头皮下包块；B. 肿瘤中见较多粗大胶原束

[摘自 Chokoeva AA，Patterson JW，Tchernev G. Giant subcutaneous solitary gardner fibroma of the head of a Bulgarian child. Am J Dermatopathol，2017，39（12）：950-952.]

（七）包涵体纤维瘤病

包涵体纤维瘤病（inclusion body fibromatosis）是临床罕见的一种良性肿瘤，最早被称为婴儿肢端纤维瘤病，其发病多集中在 3 岁以下婴儿的手指或足趾，1/3 的病例是先天发生[15]。这也是与瘢痕疙瘩的鉴别点之一。当然也有发生于儿童或者成年人的身体其他部位的病例。典型的皮损为真皮或皮下结节，直径小于 1cm，生长迅速，位于一个指（趾）的背面或侧面（图 10-10A），也可见到多个指（趾）先后发病的情况。切除后易复发，但不转移。

组织病理上，肿瘤主要由不规则的肌成纤维细胞团块构成，偶见正常核分裂象（图 10-10B）。从成分上来看显著区别于粗大胶原纤维束的瘢痕疙瘩。在肌成纤维细胞中发现明亮的嗜酸性胞质内包涵体。包涵体由 5 ～ 7nm 大小的中间丝构成，其形成机制不清，可能是肌动蛋白代谢缺陷所致。

（八）指节垫

指节垫（knuckle pad）是临床常见的一种疾病，表现为掌指关节或近端指间关节的背面局部纤维性增厚（图 10-11A）。皮疹边界不清，好发于中年人，可有家族史。可伴发杜普伊特伦（Dupuytren）掌挛缩病或掌部纤维瘤病[16]。发病部位较为特殊，可以此与瘢痕疙瘩相鉴别。该病组织病理方面无特殊性，镜下表现为真皮内无特点的纤维性增生，伴有表皮过度角化，未见胶原纤维异常增生（图 10-11B），这一点与瘢痕疙瘩容易鉴别。

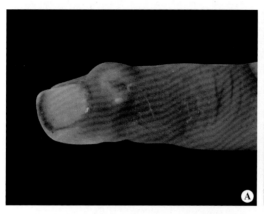
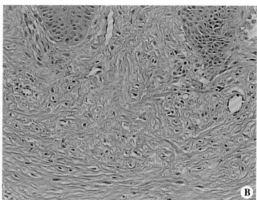

图 10-10　包涵体纤维瘤

A. 包涵体纤维瘤；B. 肿瘤由规则肌成纤维细胞团构成，可见正常核分裂象

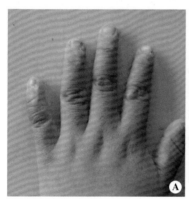
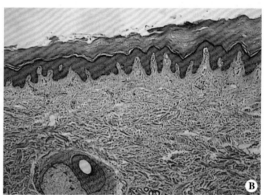

图 10-11　指节垫

A. 指节垫；B. 角化过度和棘层肥厚，真皮内非特异性纤维性增生

（九）获得性肢端纤维角皮瘤

获得性肢端纤维角皮瘤（acquired digital fibrokeratoma）是一种好发于成年男性手指和足趾的肿瘤[17]。临床上多单发，表现为生长缓慢且直径小于 1cm 的坚硬结节或赘生物，形似多余的小指（图 10-12A），易与不规则生长的瘢痕疙瘩相鉴别。切除可治愈。镜下可见肿瘤呈蒂状，表皮过度角化，棘层厚薄不一。与瘢痕疙瘩的区别在于它的病变中心主要由致密的胶原纤维、数量不一的成熟成纤维细胞及小血管弹力组织构成，周围为正常真皮[18]（图 10-12B）。

（十）皮肤纤维瘤

皮肤纤维瘤（dermatofibroma）又称为纤维组织细胞瘤、硬化性血管瘤及皮肤组织细胞瘤等，为最常见的皮肤软组织良性肿瘤之一。与瘢痕疙瘩不同的是，本病好发于中年，女性发病率略高，常表现为隆起皮面、角化过度的皮肤小结节，直径通常小于 1cm，表面常为红褐色。易与瘢痕疙瘩相混淆的是本病大多数与局部轻微创伤有关，尤其是蚊虫叮咬。但区别在于皮肤纤维瘤生长缓慢，且无疼痛。当患者合并有免疫缺陷疾病或有免疫抑制剂治疗史时，会表现为皮损多发[19]。通常本病简单手术切除可有效治疗，局部复发极为少见。

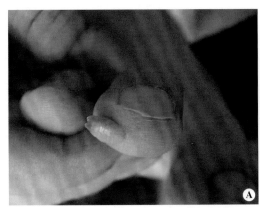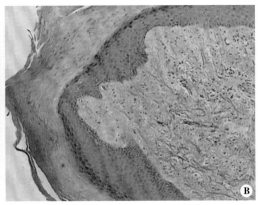

图 10-12 获得性肢端纤维角皮瘤

A. 获得性肢端纤维角皮瘤；B. 肿瘤外周有正常真皮，中央有致密胶原纤维

组织病理上，本病与瘢痕疙瘩的不同之处在于损害境界不清，且位于真皮内，可累及皮下脂肪层。常在疏松胶原样基质内见成束的细长梭形细胞，呈交织状或涡纹状排列[20]。同时，病变组织间常见慢性炎症细胞如淋巴细胞、浆细胞的灶状浸润，以及含铁血黄素沉积，这与瘢痕疙瘩中主要表现为增多增粗的胶原纤维大不相同（图 10-13A）。

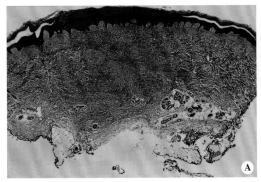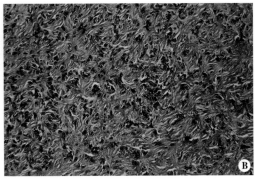

图 10-13 皮肤纤维瘤

A. 肿瘤侧边与邻近真皮相互交叉，可见角化过度及棘层肥厚；B. 疏松胶原基质内梭形细胞呈交织状或涡纹状

（摘自 McKee PH，Calonje E，Granter SR.Pathology of the Skin，with Clinical Correlations.3rd ed. 朱学骏，孙建方，译．北京：北京大学医学出版社，2017：1744.）

（十一）腱鞘巨细胞瘤

腱鞘巨细胞瘤（giant cell tumor of tendon sheath）是一种常见的肿瘤，常见于 30 ～ 50 岁人

群，女性略多见，而儿童罕见，几乎仅累及手足，尤其是手指，其次是足趾 [21]（图 10-14A）。本病通常表现为缓慢生长的无痛性结节，直径一般不超过 2cm，皮疹多发，累及双侧者少见。本病局部复发率虽高达 30%，但复发常与手术切除不全有关。组织病理上本病具有显著组织学特点，易于和瘢痕疙瘩相鉴别。肿瘤常呈分叶状，界限清楚，有纤维性包膜围绕，肿瘤内细胞丰富，有胞核呈泡状的单核细胞，还有黄瘤细胞、噬铁细胞、破骨样多核巨细胞等 [22]（图 10-14B、图 10-14C）。

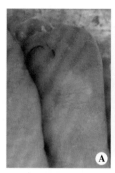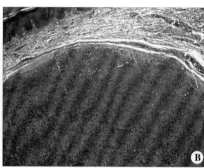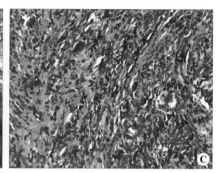

图 10-14　腱鞘巨细胞瘤

A. 腱鞘巨细胞瘤；B. 肿瘤界限清楚，有纤维包膜；C. 肿瘤内细胞丰富，可见胞核呈泡状的单核细胞、多核巨细胞

三、局部侵袭性纤维肿瘤

局部侵袭性纤维肿瘤指倾向于局部复发的浸润性肿瘤，可能侵犯周围组织影响正常生理功能，或呈破坏性生长，但从不转移。临床上瘢痕疙瘩需要与此类肿瘤进行鉴别。

（一）掌跖部纤维瘤病

掌跖部纤维瘤病是掌部纤维瘤病（palmar fibromatosis，又称 Dupuytren 掌挛缩）和跖部纤维瘤病（plantar fibromatosis，又称 Ledderhose 病）的合称，临床相对常见，多发生于成人，发病率随年龄增长，偶有先天发病的，可能为某些遗传综合征的一种表现。与瘢痕疙瘩不同，本病黑种人发病较少，且男性多于女性。掌跖部纤维瘤病皮损为掌部或跖部的坚实性丘疹。掌部纤维瘤病后期可出现掌指关节屈曲呈爪状畸形，特别是环指出现失用性畸形 [23]（图 10-15A）。跖部纤维瘤病屈曲畸形较为少见，多表现为足跖中部，尤其是足弓远端的单发或多发结节，大多数无症状，也可有不适和局部烧灼感，特别是行走以后较为明显 [24]（图 10-15B）。

本病组织学表现与病程长短有关。肿瘤组织位于筋膜中，早期肿瘤细胞由形态均一、外形肥大的肌成纤维细胞组成，无异型性，晚期可出现大量透明样变性的胶原，细胞成分减少，周边可出现慢性炎症细胞 [25]（图 10-15C）。

（二）阴茎纤维瘤病

阴茎纤维瘤病（penile fibromatosis）又称 Peyronie 病，是一种少见的阴茎纤维化损害，其发病部位特殊，临床多表现为靠近海绵体部位的单发或多发结节，常位于阴茎体的背侧。

50～70岁人群高发，糖尿病患者及睾酮水平低下者发病率高，常主诉突然发病，临床上可引起阴茎疼痛和勃起时弯曲，这是其临床主要特点[26]。阴茎纤维瘤病的组织学表现可随病程长短而不同，早期在海绵体和阴茎筋膜之间可见疏松结缔组织中有血管炎和慢性炎症过程。随着不规则的纤维性修复过程，致密的透明样胶原逐渐增多，偶可见灶状慢性炎症，甚至骨化生表现（图10-16）。

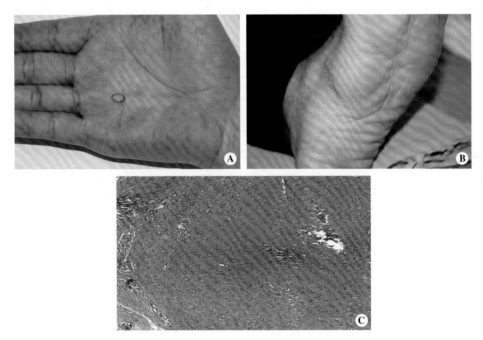

图 10-15　纤维瘤病

A. 掌部纤维瘤病；B. 跖部纤维瘤病；C. 掌部纤维瘤病：由梭形细胞和透明样变性的胶原纤维构成

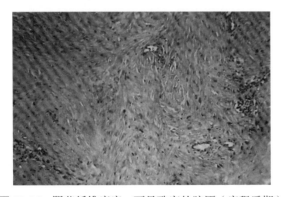

图 10-16　阴茎纤维瘤病：可见致密的胶原（病程后期）

（摘自 McKee PH，Calonje E，Granter SR.Pathology of the Skin，with Clinical Correlations. 3rd ed. 朱学骏、孙建方，译. 北京：
北京大学医学出版社，2017：1726.）

（三）硬化性纤维瘤病

硬化性纤维瘤病（desmoid fibromatosis）为一组深在的纤维性肿瘤，表现多种多样。大多数表现为单发肿瘤，部分有家族病史，根据肿瘤的解剖学分布分为腹部外型（约

60%）、腹部型（20%～25%）、腹部内型（15%）。需要与瘢痕疙瘩鉴别的主要是腹部外型，常散发且为单发，大多数为年轻成年人，表现为肩胛带部位或者下肢近端缓慢生长的肿瘤[27]。儿童患者常见发病部位为头颈部。10岁以下的儿童硬化性纤维瘤病称为婴儿纤维瘤病，多数在5岁前发生，且肿瘤对邻近组织的浸润明显。

本病典型病理呈斑驳样模式，表现为在透明样变或黏液样变的间质中，混杂有外形肥大的梭形细胞，胞核可为圆形或细梭形，偶可见有丝分裂象。肿瘤周围的骨骼肌纤维、皮下脂肪和筋膜可受到不同程度的浸润，与瘢痕疙瘩形成鲜明对比（图10-17）。

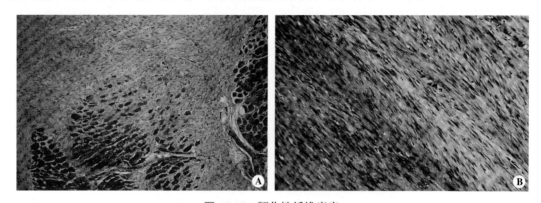

图 10-17　硬化性纤维瘤病

A. 骨骼肌受累；B. 成束淡染的梭形细胞，间杂数量不等的胶原

（摘自 McKee PH，Calonje E，Granter SR.Pathology of the Skin, with Clinical Correlations. 3rd ed. 朱学骏，孙建方，译 . 北京：北京大学医学出版社，2017：1726.）

四、低度恶性纤维性肿瘤

低度恶性纤维性肿瘤具有高复发率，但潜在的转移风险较低。瘢痕疙瘩需要和部分低度恶性纤维性肿瘤相鉴别。

（一）隆突性皮肤纤维肉瘤

隆突性皮肤纤维肉瘤（dermatofibrosarcoma protuberans，DFSP）的好发年龄为30～50岁，男性略多，老年人少见，可发生于外伤瘢痕、种痘部位、动静脉瘘部位、文身部位和皮肤利什曼病病变部位，家族性发病少见。常为多个结节形成的皮肤肿块，直径数厘米，生长缓慢，肿瘤表面皮肤常呈红蓝色，容易误诊。某些病例表现为萎缩性斑片[28]。好发于躯干和下肢，尤其是腹壁、前胸和股部（图10-18A、图10-18B），而手足则很少发生。同时在不同部位发生隆突性皮肤纤维肉瘤者十分少见。本病常常局部复发，局部复发率为20%～50%[29]。扩大切除或Mohs手术可减少复发[30]。肿瘤很少转移，转移率＜0.3%，转移往往发生于反复复发患者，通常发生纤维肉瘤样转化。不同DFSP患者，组织学改变几乎一致。病变位于真皮内并弥漫、不规则地向皮下脂肪组织侵袭，典型者呈花边样或细胞束以与表皮平行的方向向下形成分支（图10-18C）。肿瘤由形态相当一致的梭形细胞组成，胞质很少，淡染，胞核细长，很少或没有异型性。免疫组化示肿瘤组织 CD34 呈弥漫性阳性[31]（图 10-18D）。根据其临床及典型组织病理学改变可以和瘢痕疙瘩相鉴别。

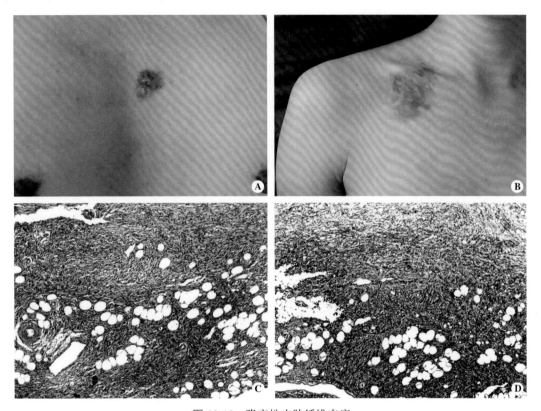

图 10-18　隆突性皮肤纤维肉瘤

A. 胸前结节样损害；B. 胸前斑片样损害；C. 肿瘤由梭形细胞组成，呈花边样排列；D. CD34 呈弥漫性阳性

（二）巨细胞成纤维细胞瘤

巨细胞成纤维细胞瘤（giant cell fibroblastoma）是一种临床罕见的低度恶性纤维性肿瘤，多见于 10 岁以下儿童，但也可见于青年、中年或老年人。表现为发生于真皮或皮下缓慢生长的肿块，直径可达 6cm。肿瘤可发生于任何部位，但以躯干（背部、胸部及腹部）和近端肢体好发[32]。由于切除不干净，50% 的患者出现局部复发。肿瘤位于真皮和浅层皮下脂肪组织，界限不清，有轻至中度多形性改变的梭形细胞和多核巨细胞，嵌于疏松的黏液样基质中，部分基质发生透明样变性，典型者可见到不规则窦状裂隙，类似于血管腔。这些裂隙呈现血管标记阴性，壁上无内皮细胞，而由间断排列、深染的单核或多核巨细胞组成（图 10-19）。此病典型的组织病理学改变可以和瘢痕疙瘩相鉴别。

（三）孤立性纤维瘤

孤立性纤维瘤（solitary fibrous tumor）是一种向成纤维细胞和肌成纤维细胞分化的肿瘤，主要发生于胸膜，但也可发生于实质脏器和软组织（主要是四肢和头颈部的软组织），罕见发生于皮肤[33]。很少多发。肿瘤界限清楚，生长缓慢，无自觉症状，好侵犯中老年人，无性别差异。本病多数良性，少数患者出现局部复发，甚至内脏转移。肿瘤的侵袭性行为并非完全和细胞形态学改变相一致，有的患者其组织学特征恶性程度不明显，但发生了转移。本病最大的特征是肿瘤界限清楚，但内部结构杂乱无章（图 10-20A）。肿瘤有多细胞区和少细胞区，间质内胶原透明样变明显，部分区域呈瘢痕疙瘩样外观，易与瘢痕疙瘩相混淆。血管增生也很明显，具有血管周细胞样分布模式及管周透明样变。肿瘤细胞呈圆形和短梭形，胞核空泡化，很少或无细胞异型性，核分裂象少见（图 10-20B、图 10-20C）。有时出现成熟脂肪细胞，这也是一个重要特征，此时又称为脂肪瘤样血管周细胞瘤，它是孤立性纤维瘤的一型。偶可见恶性改变，细胞异型、核分裂象增多等。免疫组化示肿瘤细胞弥漫性表达 CD34、Bcl-2 及 CD99，高表达胰岛素样生长因子 -2。

五、恶性肿瘤

纤维组织来源的恶性肿瘤因其特殊的生物学行为及组织病理学表现，临床上易与瘢痕疙瘩相鉴别，特殊情况下可借助免疫组化标志加以鉴别诊断。

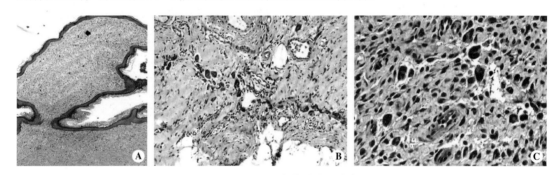

图 10-19　巨细胞成纤维细胞瘤
A. 巨细胞成纤维细胞瘤病理表现；B、C. 多形性改变的梭形细胞和多核巨细胞

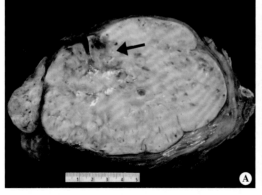
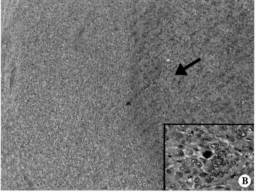

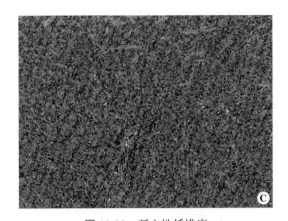

图 10-20 孤立性纤维瘤

A. 孤立性纤维瘤大体表现；B. 梭形细胞杂乱分布；C. 瘤内血管增生明显

[摘自 Olson NJ，Linos K. Dedifferentiated solitary fibrous tumor：a concise review. Arch Pathol Lab Med，2018，142（6）：761-766.]

（一）纤维肉瘤

随着诊断技术的提高，现在认为纤维肉瘤（fibrosarcoma）较为少见。成人纤维肉瘤的发病年龄通常为 50 ～ 70 岁，男性略多于女性。肿瘤最常见于下肢，其次是上肢和躯干。通常位置较深且无症状，偶尔位于皮下，易局部复发和转移，5 年生存率约为 50%[34]。小儿纤维肉瘤发生于 10 岁以前。绝大部分患儿小于 2 岁，甚至通常是先天性的，男童好发。肿瘤常位于皮下，好发于四肢，头颈部也不少见。其侵袭性低于成年型，5 年生存率高于 80%。

成人纤维肉瘤和小儿型组织病理改变类似，镜下见肿瘤界限清楚，由相对均匀一致的梭形细胞组成，肿瘤细胞的胞质少，排列成鱼骨状。间质内胶原少，有轻度的多形性，核有丝分裂数不等（图 10-21）。免疫组化显示肿瘤细胞波形蛋白（vimentin）染色阳性，偶见肌动蛋白局部阳性。CD34、S100、叠氮溴乙锭（EMA）和 desmin 染色阴性。超微结构

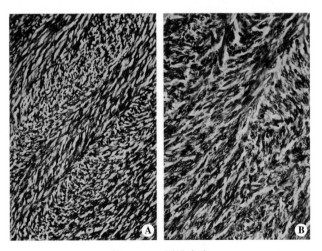

图 10-21 纤维肉瘤

A. 梭形细胞呈鱼骨状排列；B. 梭形细胞边界不清，胞核细长，两端变细

（摘自 McKee PH，Calonje E，Granter SR.Pathology of the Skin，with Clinical Correlations. 3rd ed. 朱学骏，孙建方，译 . 北京：北京大学医学出版社，2017：1739.）

研究显示细胞具有成纤维细胞和肌成纤维细胞的特点。组织病理学结合免疫组化结果易与瘢痕疙瘩相鉴别。

（二）低分化纤维黏液样肉瘤

低分化纤维黏液样肉瘤（low-grade fibromyxoid sarcoma）是一种罕见的独特的肿瘤，属于伴巨大玫瑰花结的透明化梭形细胞肿瘤（hyalinizing spindle cell tumor with giant rosettes）谱系。肿瘤好发于年轻人，儿童少见，好发于四肢，表现为缓慢生长的无痛性大肿块。多数皮损位置深在，可位于肌肉内，少数位于皮下。浅表的皮损更常见于儿童。局部复发率、转移率和死亡率分别为 9%、6% 和 2%[35]。

肿瘤呈浸润性生长，特征性表现为黏液区和胶原区交替分布。肿瘤细胞主要见于黏液区，可见成束淡染、细长的梭形细胞，局部形成涡纹状。小血管周围常见纤维化，肿瘤细胞可聚集在血管腔周围。细胞异型性和有丝分裂象少见。可见局灶性上皮样肿瘤细胞围绕明显透明样变性的胶原，形成巨大的玫瑰花结状结构的过渡区域，具有特征性[36]（图 10-22）。免疫组化显示波形蛋白染色阳性，局部 SMA、EMA 阳性，密封蛋白 1（claudin 1）也常染色阳性。超微结构显示细胞具有成纤维细胞的特征。

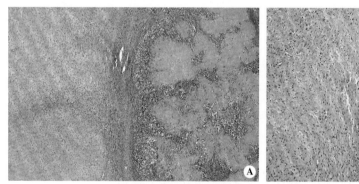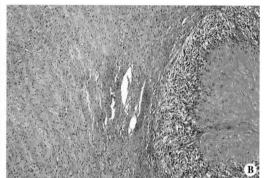

图 10-22　低分化纤维黏液样肉瘤
A. 上皮样肿瘤细胞围绕玫瑰花结状的透明样变性胶原结构；B. 肿瘤细胞主要位于黏液区

（三）巨细胞恶性纤维组织细胞瘤

巨细胞恶性纤维组织细胞瘤（giant cell malignant fibrous histiocytoma）好发于老年患者，通常位于四肢，50% 的患者表现为骨样或骨形成性肿瘤。通常呈多结节的生长方式，可见大量的破骨细胞样多核巨细胞，少数肿瘤表现为富含破骨细胞样巨细胞的平滑肌肉瘤。根据组织学和生物学行为可将其分为软组织巨细胞肿瘤或低度恶性倾向的软组织巨细胞肿瘤。其中具有恶性组织学特征而没有确定的特殊分化的肿瘤称为巨细胞恶性纤维组织细胞瘤[37]。病理上均存在大量的破骨细胞样巨细胞（图 10-23），免疫组化对其鉴别诊断有帮助。

（四）黏液样纤维肉瘤

黏液样纤维肉瘤又称为黏液样恶性纤维组织细胞瘤（myxoid malignant fibrous histiocytoma），好发于老年人，男性多见，皮损通常位于四肢。60%以上的病变初发于皮下，继发性皮肤受累者常见。其预后与组织学分级有关。肿瘤生长缓慢，具有高度局部复发倾向性，5年存活率高达70%[38]。局部复发率与组织学分级和异常的复杂细胞发生学有关，而死亡率与肿瘤发生坏死、瘤体大小和黏液区减小有关。组织学表现各异，从低度分化、显著黏液样、少细胞性的损害到多细胞性、具有灶状黏液样变的多形性肿瘤。肿瘤细胞从卫星状排列到多形性梭形排列。肿瘤均呈多结节样生长模式，并可见屈曲状的

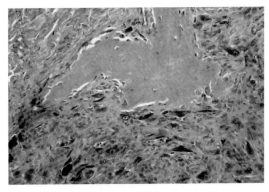

图 10-23 巨细胞恶性纤维组织细胞瘤

软组织成骨肉瘤：见多数破骨样巨细胞，骨样细胞位于视野中央

薄壁血管[39]（图10-24）。在不到10%～20%的黏液样间质内可见深染的星状细胞或梭形细胞，呈显著的上皮样细胞改变，尤其是在高分化肿瘤中。免疫组化仅波形蛋白染色阳性，罕见灶状肌动蛋白染色阳性。

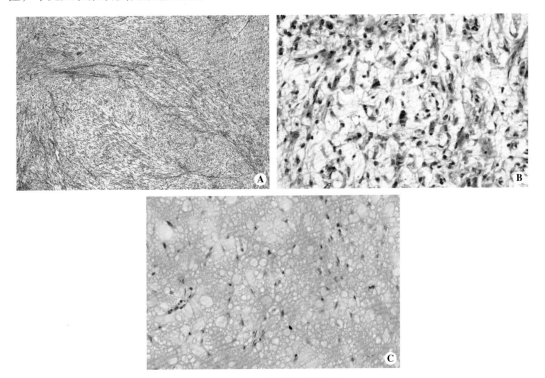

图 10-24 黏液样纤维肉瘤

A.细胞相对较少，可见特征性屈曲样血管；B.异形细胞核和核分裂象；C.阿尔辛蓝染色，×200倍，可见异形细胞核和核分裂象

参 考 文 献

[1] Zhong LZ，Li MR，Fu XB. Biological approaches for hypertrophic scars. Int Wound J，2020，17（2）：405-418.

[2] Wang ZC，Zhao WY，Cao YY，et al. The roles of inflammation in keloid and hypertrophic scars. Front Immunol，2020，11：603187.

[3] Limandjaja GC，Belien JM，Scheper RJ，et al. A study looking at the differences between hypertrophic scars and keloid scars. Brit J Dermatol，2020，182（4）：e140.

[4] Muscat E，Galea J，Gafa' A，et al. Nodular fasciitis. J Pediatr Surg Case Rep，2020，61：101596.

[5] Al-Hayder S，Warnecke M，Hesselfeldt-Nielsen J. Nodular fasciitis of the face：a case report. Int J Surg Case Rep，2019，61：207-209.

[6] Massarelli M，Paparo F，Benedetti S. A rare case of maxillary nodular fasciitis：case report and short literature review. Clin Case Rep，2020，9（1）：31-33.

[7] Patnayak R，Jena A，Settipalli S，et al. Elastofibroma：an uncommon tumor revisited. J Cutan Aesthet Surg，2016，9（1）：34-37.

[8] Thompson LD. Elastofibroma. Ear Nose Throat J，2017，96（4-5）：160.

[9] Torres C，Revert Á，Terrádez L，et al. Linear dermatomyofibroma. Actas Dermosifiliogr，2016，107（9）：787-789.

[10] Viglizzo G，Occella C，Calonje E，et al. A unique case of multiple dermatomyofibromas. Clin Exp Dermatol，2008，33（5）：622-624.

[11] Elledge R，Nandra B，Bates T，et al. Storiform collagenoma of the head and neck：an uncommon diagnosis. Brit J Oral Max Surg，2019，57（10）：e57-e58.

[12] Abraham Z，Rozenbaum M，Rosner I，et al. Nuchal fibroma. J Dermatol，1997，24（4）：262-265.

[13] Chokoeva AA，Patterson JW，Tchernev G. Giant subcutaneous solitary Gardner fibroma of the head of a Bulgarian child. Am J Dermatopathol，2017，39（12）：950-952.

[14] Dahl NA，Sheil A，Knapke S，et al. Gardner fibroma：clinical and histopathologic implications of germline APC mutation association. J Pediatr Hematol Oncol，2016，38（5）：e154-e157.

[15] Canioni D，Richard S，Rambaud C，et al. Lingual localization of an inclusion body fibromatosis（Reye's tumor）.Pathol Res Pract，1991，187（7）：886-889.

[16] Huston JT. Some observations on knuckle pads. J Hand Surg Br，1984，9（1）：75-78.

[17] Kakurai M，Yamada T，Kiyosawa T，et al. Giant acquired digital fibrokeratoma. J Am Acad Dermatol，2003，48（5 Suppl）：S67-S68.

[18] Shih S，Khachemoune A. Acquired digital fibrokeratoma：review of its clinical and dermoscopic features and differential diagnosis. Int J Dermatol，2019，58（2）：151-158.

[19] Zaouak A，Chamli A，Khanchel F，et al. Multiple eruptive dermatofibromas.Presse Med，2019，48（11 Pt 1）：1353-1354.

[20] Pogorzelska-Antkowiak A，Wcisło-Dziadecka D，Brzezińska-Wcisło L，et al. Features of dermatofibroma in reflectance confocal microscopy. Int J Dermatol，2020，59（8）：951-954.

[21] Briët JP，Becker SJ，Oosterhoff TCh，et al. Giant cell tumor of tendon sheath. Arch Bone Jt Surg，2015，3（1）：19-21.

[22] Tseng SC，Hung JK. Giant cell tumor of tendon sheath of the hand—a retrospective study. Indian J Surg，2018，80（5）：500-504.

[23] Balık MS，Bedir R. Palmar fibromatosis：an analysis of 25 cases. Eur Arch Med Res，2019，35（1）：43-48.

[24] Young JR，Sternbach S，Willinger M，et al. The etiology，evaluation，and management of plantar fibromatosis. Orthop Res Rev，2018，11：1-7.

[25] Wang L，Zhu HG. Clonal analysis of palmar fibromatosis：a study whether palmar fibromatosis is a real

tumor. J Transl Med，2006，4：21.

[26] Hedhli H，Ouanes Y，Mediouni H，et al. A rare case of chronic penile suppuration associated with fibromatosis. Urol Case Rep，2020，33：101389.

[27] Ong QH，Wong J，Sinha S，et al. Desmoid fibromatosis of the chest wall. Respirol Case Rep，2018，6（4）：e00310.

[28] Saigusa R，Miyagawa T，Toyama S，et al. Dermatofibrosarcoma protuberans presenting as a large atrophic plaque on the chest. Acta Derm Venereol，2018，98（1）：155-156.

[29] Goud BU，Mujjaba MA，Sivender A. Challenging dermatofibrosarcoma protuberans—surgical management. J Evidence Based Medicine and Healthcare，2020，7（1）：19-23.

[30] Edminister J，Antia C，Kouba DJ. Myxoid dermatofibrosarcoma protuberans treated with Mohs micrographic surgery. JAAD Case Rep，2020，6（6）：558-560.

[31] Hao XP，Billings SD，Wu FB，et al. Dermatofibrosarcoma protuberans：update on the diagnosis and treatment. J Clin Med，2020，9（6）：1752.

[32] Singh AP，Gupta AK，Ansari M，et al. Very rare childhood tumor：giant cell fibroblastoma. Medical Journal of Dr. D.Y. Patil Vidyapeeth，2018，11（5）：452-454.

[33] Bagheri R. Huge solitary fibrous tumor of pleura. Journal of Cardio-Thoracic Medicine，2019，7（2）：456-457.

[34] Guedes PTL，Lima WAD，Pereira GG，et al. Low-grade fibrosarcoma：a case report. Or Surg Or Med Or Pa，2020，129（1）：e120.

[35] Al-Mendalawi MD. Primary orbital low-grade fibromyxoid sarcoma. Indian J Ophthalmol，2019，67（9）：1507.

[36] Logan SJ，Perricone A，Farris AB，et al. Low-grade fibromyxoid sarcoma：a potentially useful histologic finding. Histopathology，2020，77（2）：329-331.

[37] Lv FF，Zheng JQ，Li DX，et al. Retroperitoneal giant cell-type malignant fibrous histiocytoma in a young adult：a case report and literature review. Biomed Res（India），2017，28（21）：9171-9174.

[38] DeRosa J，Smit JR. Myxoid malignant fibrous histiocytoma presenting as a midline nasal mass. Ear Nose Throat J，2012，91（4）：E3-E5.

[39] Ajisaka H，Maeda K，Uchiyama A，et al. Myxoid malignant fibrous histiocytoma of the breast：report of a case. Surg Today，2002，32（10）：887-890.

（陶　康　翟志芳　黄　慧　邓　军）

第十一章

瘢痕疙瘩并发症及相关综合征

第一节 并 发 症

瘢痕疙瘩相关的并发症包括瘢痕疙瘩本身发展过程中出现的各种并发症，以及各种治疗相关的并发症。

一、瘢痕疙瘩病程中的并发症

1. 局部皮肤瘙痒和疼痛 较大的皮肤伤口会使皮肤神经组织受到损伤，在伤口愈合时，神经组织会再生，新生神经组织对周围刺激比较敏感，因此挛缩性瘢痕生长处就会产生不同程度的瘙痒感。瘢痕疙瘩在增生病程或持续炎症状态时，炎症因子可对局部杂乱的神经产生刺激，瘢痕组织增生也会对局部神经产生刺激，均会造成不同程度的瘙痒和疼痛[1]。

2. 感染 当瘢痕疙瘩表面凹凸不平时，凹陷处极易滋生细菌，甚至引起瘢痕表面的局限性破溃、感染[2]。瘢痕疙瘩在增生挛缩病程中，组织内残存的毛囊、皮脂腺被长期包埋在瘢痕下或瘢痕内，皮脂腺分泌的皮脂及代谢的角质形成细胞等无法排出体外，长期积存在瘢痕下形成表皮囊肿，加上细菌在无氧环境下大量繁殖形成炎症，有时炎症病灶受外界机械力或注射治疗等影响向外周组织扩展形成局部软组织感染、脓肿等，常反复破溃溢脓（图 11-1）。个别超大型瘢痕疙瘩伴脓肿患者常出现全身发热症状。

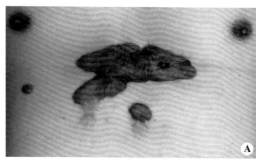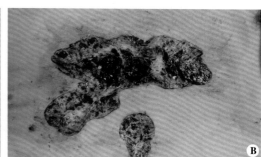

图 11-1 瘢痕疙瘩伴脓肿
A. 术前；B. 术中

3. 皮肤色素沉着 绝大多数的挛缩性瘢痕会出现皮肤色素沉着，颜色通常为淡红色、暗红色或褐色等，与正常皮肤颜色对比明显[3]。这与真皮内纤维组织增生及局部组织缺氧等因素导致的表皮基底层色素增加有关。

4. 局部组织畸形或关节功能障碍 瘢痕挛缩可造成患者外表畸形，如眼睑外翻、颏部与胸粘连、四肢瘢痕挛缩畸形等。组织畸形不仅影响患者外观，严重者可影响患者肢体或关节等的功能[4]（图 11-2），长时间关节运动障碍最终可使患者关节功能退化，严重的患者还会出现异位骨化症，进一步加重肢体关节病变。

5. 溃疡形成 挛缩性瘢痕的局部血液循环非常差，表皮变薄，对摩擦和负重的耐受能力极差，容易出现表皮破损，长时间不治疗，破损表皮经久不愈会形成慢性溃疡、窦道等[5]。

6. 瘢痕癌 皮肤瘢痕或瘢痕疙瘩由于各种原因发生癌变而形成的皮肤癌称为瘢痕癌。瘢痕癌变的发生率较低，几乎均见于反复溃疡、经久不愈的瘢痕。一般潜伏期较长，几年到几十年不等。多见于烧伤瘢痕（图 11-3），男性多于女性，老年人多见，好发于肢体。瘢痕癌多为鳞状细胞癌，少部分为基底细胞癌[6]。一般病情发展缓慢，初期为瘢痕处出现溃疡，或在长期不愈的溃疡边缘渐渐隆起形成角化增殖或乳头瘤样增生改变。由于癌细胞被基底与四周坚韧而致密的瘢痕纤维组织所包围，因此一般不易发生扩散和转移。

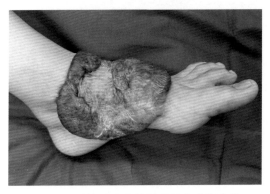 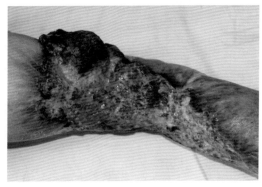

图 11-2 瘢痕疙瘩挛缩导致关节功能障碍　　　图 11-3 烧伤瘢痕发生鳞状细胞癌

因此，对于瘢痕反复溃破、经久不愈，且溃疡分泌物多、恶臭，触之易出血，外观如火山样或菜花样，伴明显的坏死、感染等要及时做组织病理检查，但需与溃疡感染相区别。同时，除应及早治疗瘢痕疙瘩外，还应使瘢痕免受长期刺激和反复损伤，阻止慢性溃疡诱发癌变。

二、瘢痕疙瘩治疗相关并发症

1. 感染 瘢痕疙瘩表面凹凸不平时，凹陷处极易滋生细菌，加之残存于瘢痕组织底部或内部的皮脂腺，其皮脂和角质形成细胞代谢物不能排出，使瘢痕疙瘩病程中易发生感染。临床上常采用糖皮质激素等药物进行瘢痕内注射治疗，若消毒不严格，表面细菌可能带入瘢痕内，注射治疗也可能使瘢痕内感染灶扩散[7]。瘢痕疙瘩手术治疗时，切口张力过大、术区存在积血等易造成局部组织坏死后继发感染。

2. 局部组织萎缩　糖皮质激素瘢痕内注射治疗可能发生药物注射于瘢痕组织外，造成局部组织萎缩[8]。因此，瘢痕注射时应严格掌握层次，只能将药液注射至瘢痕疙瘩实体中。当将药液注射至瘢痕实体中时，瘢痕会明显膨隆呈苍白色，表面呈橘皮样外观。一旦药液开始向周围组织浸润，应及时停止注射，拔出针头。拔针时应先将注射器减压，否则易使药液喷于体外。

3. 局部皮肤色素沉着或脱失　避免药物浸润到正常组织中，对瘢痕部位的色素异常可手术切除。瘢痕疙瘩手术植皮治疗后，手术区域可能出现与正常皮肤不匹配的色差（色素沉着或色素脱失）[9, 10]（图 11-4）。瘢痕疙瘩放射治疗短期会在治疗局部形成色素沉着，长期放射治疗可能造成治疗局部色素脱失等现象。

4. 毛细血管扩张　糖皮质激素瘢痕内注射可能并发病灶周围毛细血管扩张。预防方法是注射时准确掌握药物的浸润范围，勿将药物注入邻近正常组织；瘢痕内注射治疗后配合硅胶膜外贴密封瘢痕及周围组织可防止毛细血管增生，并能使已扩张的血管逐渐闭合。瘢痕疙瘩的超剂量放射治疗也可能造成治疗区域毛细血管扩张（图 11-5），预防方法是严格掌控放射治疗的剂量和疗程间隔。

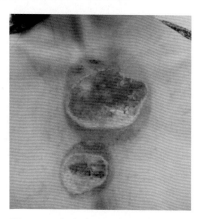

图 11-4　瘢痕疙瘩术后放射治疗形成色素沉着及色素脱失

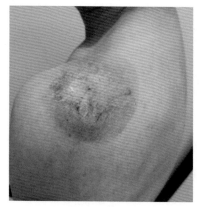

图 11-5　瘢痕疙瘩浅层放射治疗及皮损注射引起毛细血管扩张

5. 生理功能失调　糖皮质激素剂量过大会出现库欣综合征或月经紊乱等副作用。激素类药物的这类副作用是可逆的，一般停药后 1～2 个月月经会完全恢复正常，个别患者需到妇科对症处理。出现明显副作用后应及时停药，停药期间应改用非激素类药物继续注射，如抗组胺药苯海拉明注射液、中药类川芎嗪、三七总皂苷等瘢痕内注射替代方案，也可加强其他方法如浅层放射治疗等。糖皮质激素不适用于 6 岁以下儿童和月经紊乱或正处于哺乳、妊娠期的女性患者等。

6. 局部组织坏死、溃疡　瘢痕内注射治疗引起的溃疡通常是由于 5-FU 单次注射剂量过大，少数是由于曲安奈德单次注射剂量过大和浓度过高[11]。因此，每个部位的瘢痕内注射治疗应严格掌握药物剂量并精准注射。瘢痕疙瘩手术后发生的局部组织坏死及溃疡，大多是由于采用传统切除缝合，局部张力过大或手术区域有较多积血积液、引流不畅。改进手术方式、术中注意处理渗血、术后注意引流和包扎等可预防此类并发症。瘢痕疙瘩的放射治疗偶尔可出现坏死和溃疡，多由于没有注意放射治疗的时机、放射剂量和疗程间隔时间等引起，严格掌握瘢痕疙瘩术后的各项放射治疗事项及治疗后的局部反应可以预防组织坏死、溃疡的发生。

7. 皮损扩大 非手术治疗中单纯采用瘢痕内注射，常对瘢痕疙瘩造成刺激，或致瘢痕内炎症病灶扩散，造成瘢痕疙瘩皮损加速扩大；若单纯激光治疗，也易对瘢痕疙瘩造成刺激，并不能完全体现激光治疗效果。临床上切忌对瘢痕疙瘩采用单一手术切除缝合治疗、传统手术治疗，瘢痕疙瘩需采取综合治疗，尤其是需长期防控其复发与增生。

8. 皮下药物颗粒沉积钙化灶形成 曲安奈德瘢痕内注射治疗时若注射层次过浅，随着瘢痕的萎缩变薄会逐渐暴露出来而形成条索状或点状的白色钙化灶，影响局部美观[12]。药物颗粒沉积钙化灶部分会通过身体的排斥反应逐渐清除，多数长期沉积于局部，必要时可通过手术方式剔除。

9. 过敏反应 极少数敏感体质的瘢痕疙瘩患者可能发生对治疗药物的过敏反应[13]。医护人员应始终保持警惕，并对发生的过敏反应及时处理。过敏程度较轻的患者可口服抗组胺药或静脉应用糖皮质激素类药物。

参 考 文 献

[1] Wong TW，Lee JY，Sheu HM，et al. Relief of pain and itch associated with keloids on treatment with oxpentifylline. Br J Dermatol，1999，140（4）：771-772.

[2] Zhao LT，Gao LM，Chen XD，et al. A massive mandibular keloid with severe infection：what is your treatment?. Photodiagnosis Photodyn Ther，2021，33：102200.

[3] Har-Shai Y，Dujovny E，Rohde E，et al. Effect of skin surface temperature on skin pigmentation during contact and intralesional cryosurgery of keloids. J Eur Acad Dermatol Venereol，2007，21（2）：191-198.

[4] Echeverría C，Diaz A，Suarez B，et al. Keloids，spontaneous or after minor skin injury：importance of not missing bethlem myopathy. Acta Derm Venereol，2017，97（2）：297-298.

[5] Alkatan HM，Al-Arfaj KM，Hantera M，et al. Healed corneal ulcer with keloid formation. Saudi J Ophthalmol，2012，26（2）：245-248.

[6] Milagre AC，Rezende H，de Almeida L，et al. Exuberant keloid scar associated with skin neoplasia. Rev Assoc Med Bras，2018，64（4）：315-317.

[7] Wang ZC，Zhao WY，Cao YY，et al. The roles of inflammation in keloid and hypertrophic scars. Front Immunol，2020，11：603187.

[8] Shiffman MA. Causes of and treatment for hypertrophic and keloid scars with a new method of treating steroid fat atrophy. Int J Cosmet Surg Aesthet Dermatol，2002，4（1）：9-14.

[9] Velurethu RT，Shamanur MB，Belluli VK. Keloids coexisting with vitiligo—a rare case series. Pigment International，2019，6（1）：29-32.

[10] Ghazawi FM，Zargham R，Gilardino MS，et al. Insights into the pathophysiology of hypertrophic scars and keloids：how do they differ. Adv Skin Wound Care，2018，31（1）：582-595.

[11] Asilian A，Darougheh A，Shariati F. New combination of triamcinolone，5-fluorouracil，and pulsed-dye laser for treatment of keloid and hypertrophic scars. J Isfahan Medical School，2012.

[12] Meymandi SS，Rezazadeh A，Ekhlasi A. Studying intense pulsed light method along with corticosteroid injection in treating keloid scars. Iran Red Crescent Med J，2014，16（2）：e12464.

[13] Gunasti S，Aksungur VL. Severe inflammatory and keloidal，allergic reaction due to para-phenylenediamine in temporary tattoos. Indian J Dermatol Venereol Leprol，2010，76（2）：165-167.

第二节　相关综合征

在某些遗传综合征中，可以出现自发性瘢痕或瘢痕疙瘩样损害。自发性瘢痕疙瘩可作为这些罕见遗传综合征的临床线索。例如，Rubinstein-Taybi（鲁宾斯坦 – 泰比）综合征、Goeminne（葛明尼）综合征、Bethlem（贝特莱姆）肌病、Lowe（勒韦）综合征和 Dubowitz（杜博维兹）综合征等[1]。

一、Rubinstein-Taybi 综合征

Rubinstein-Taybi 综合征又称为阔拇指（踇趾）综合征、Rubinstein 综合征，是一种临床罕见的常染色体显性遗传病，多由 *CREBBP* 基因突变及 *EP300* 基因突变导致[2]。Rubinstein-Taybi 综合征的发病通常与 cAMP 反应元件结合蛋白中的分子损伤有关[3]。患者发生自发性或者在微小创伤后出现瘢痕疙瘩的趋势增强[4-6]，影像学检查常发现骨骼、脏器畸形，且患者发生非癌和恶性肿瘤（包括白血病和淋巴瘤）的风险升高[7, 8]。该病典型的临床特征及基因检测发现致病基因突变可明确诊断。通常在 125 000 ～ 300 000 例新生儿中有 1 例[9]。

Rubinstein-Taybi 综合征的临床表现为特征性面容，包括小头、宽鼻梁、钩形鼻、腭弓高耸、下颌小；眼的发育异常包括睑裂下斜、内眦赘皮、上睑下垂、突眼、斜视及白内障；耳位低；身材矮小；拇指宽、踇趾大，并向内偏斜，拇（指）甲板短、平、宽[10]（图 11-6、图 11-7）。此外，枕骨大孔较大，脊椎骨、胸骨、肋骨异常；有先天性心脏病如肺动脉狭窄；智力发育迟缓，学习中重度困难；皮肤损害可有多毛、毛细血管瘤、雀斑、咖啡斑、白癜风及瘢痕疙瘩倾向（图 11-8）。

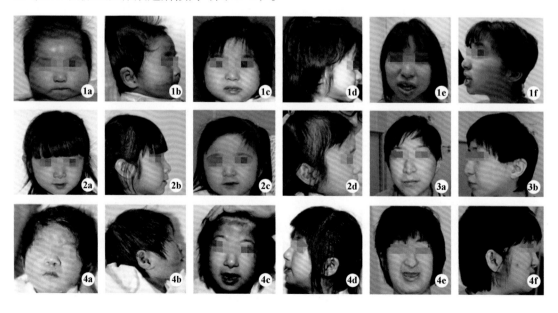

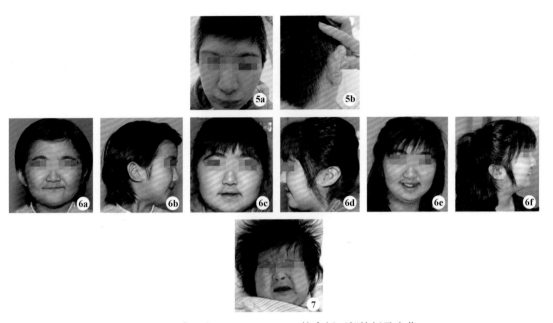

图 11-6　中国人 Rubinstein-Taybi 综合征面部特征及变化

患者 1（1a、1b. 5 个月，1c、1d. 3 岁，1e、1f. 15 岁）；患者 2（2a、2b. 3 岁，2c、2d. 5 岁）；患者 3（3a、3b. 39 岁）；患者 4（4a、4b. 1 个月，4c、4d. 7 岁，4e、4f. 28 岁）；患者 5（5a、5b. 23 岁）；患者 6（6a、6b. 6 岁，6c、6d. 11 岁，6e、6f. 23 岁）；患者 7（3 个月）。6b. 后耳廓区多发性皮肤皱纹

（摘自 Pui Tak Yu，Ho-Ming Luk，Ivan FM. Rubinstein-Taybi syndrome in Chinese population with four novel mutations. Am J Med Genet Part A，2021，185A：267-273.）

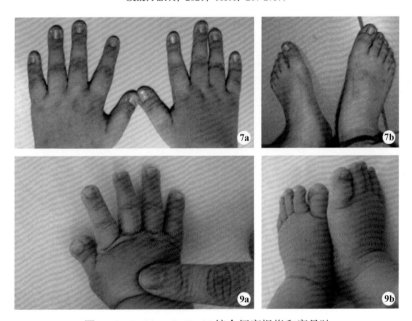

图 11-7　Rubinstein-Taybi 综合征宽拇指和宽足趾

7a、7b. 6 岁；9a、9b. 3 个月

（摘自 Pui Tak Yu，Ho-Ming Luk，Ivan FM. Rubinstein-Taybi syndrome in Chinese population with four novel mutations. Am J Med Genet Part A，2021，185A：267-273.）

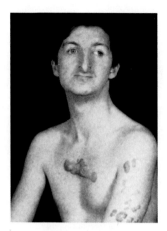

图 11-8　Rubinstein-Taybi 综合征伴瘢痕疙瘩

[摘自 Goodfellow A，Emmerson RW，Calvert HT. Rubinstein-Taybi syndrome and spontaneous keloids. Clinical and Experimental Dermatology，1980，5（3）：369-370.]

二、Bethlem 肌病

Bethlem 肌病是先天性肌营养不良的一种亚型，多数为常染色体显性遗传，少数表现为隐性遗传，临床罕见。其引起的突变发生在编码 α1（COL6A1）、α2（COL6A2）和 α3（COL6A3）链的 *COL6A* 基因中。细胞外基质中 *COL6A1*、*COL6A2* 和 *COL6A3* 基因突变导致 Ⅵ 型胶原蛋白的合成或交联障碍，从而影响组织发育、结构形成和修复等，以四肢近端缓慢进展的肌无力及手指关节、腕关节、肘关节、踝关节挛缩为主要临床表现。临床症状一般较轻，儿童期即可表现出来，主要表现为肌无力及关节挛缩，缓慢进展，成人期表现为近端肌肉无力、跟腱及指间关节挛缩，疾病晚期可能出现呼吸肌麻痹。部分病例可出现自发性瘢痕或瘢痕疙瘩等相关表现[11]。

文献报道了两名成年兄弟姐妹的 Bethlem 肌病患者，均表现出肌无力和消瘦，肘部和跟腱缩回，腰椎高度肥大，步态蹒跚和高尔斯征阳性，肌肉活检显示营养不良型[12]。还有报道 1 例 14 岁男性患者，除 Bethlem 肌病症状外，尚伴有复发性血尿。对他的整个外显子进行了下一代测序，测序结果表明，在 *COL6A1* 基因外显子 10 的 877 位由一个从头杂合的 G 到 A 核苷酸取代[13]。

使用全外显子组测序（WES）进行基因诊断是鉴定与 Bethlem 肌病相关的致病突变的有用方法[14]。文献报道了用 WES 检测在一个有 Bethlem 肌病的韩国家庭中可能的致病突变。电诊断研究显示先证者有肌病模式，在先证者中通过 WES 鉴定了 Ⅵ 型胶原基因（*COL6A1* 和 *COL6A3*）中存在双基因突变。

三、Goeminne 综合征

Goeminne 综合征是一种临床罕见的 X 连锁多畸形综合征[15]，其致病基因定位于 Xq28.18，并位于 G6PD 基因的远端[16]。临床主要特征是斜颈、自发性多发性瘢痕疙瘩、单侧隐睾及肾发育不良[17]。

四、Lowe 综合征

Lowe 综合征是一种罕见的 X 连锁多系统疾病，由 *OCRL* 基因突变引起，导致 OCRL-1 蛋白（一种包含 Rho GTPase 激活蛋白同源性在内的多个域的磷脂酰肌醇 -4, 5- 双磷酸 5- 磷酸酶）缺陷域催化失活[18]。该疾病的特征是先天性白内障、智力障碍和范科尼样肾小管近端功能障碍三联征，又称为眼 – 脑 – 肾综合征[19]。由于终末期肾脏疾病和其他较早的并发症，患者寿命很短，并且很少超过 40 岁。Lowe 综合征好发于男性患儿，在所有男性患儿中均发生先天性白内障，约 50% 出现青光眼，几乎所有男性患儿都有视力障碍。中枢性广泛性肌张力减退，深腱反射通常消失，程度不同的智力及运动功能障碍。不同程度的近端肾小管功能障碍，包括低分子量蛋白尿、氨基酸尿、肾小管酸中毒、磷尿伴低磷血症和肾佝偻病、高钙尿、低钾低钠尿和多尿，缓慢进展可出现慢性肾衰竭。文献报道了 1 例 3 岁 Lowe 综合征男性患儿，该患儿先前接受了人工晶状体植入（双侧白内障手术）和斜视手术，并发展为下角膜瘢痕疙瘩[20]。另一文献报道了在 2 例不相关的 Lowe 综合征先天性青光眼患者中发现了 2 个新突变，在 Lowe 综合征患者 1 的 c.739-742delAAAG 和 Lowe 综合征患者 2 的 c.1595-1631del 处检测到新的缺失突变[21]。患者 2 的晚期青光眼导致眼球摘除，在组织学上显示出角膜瘢痕疙瘩病变、葡萄膜外翻、视网膜神经胶质增生和视网膜神经节细胞丢失。

五、Dubowitz 综合征

Dubowitz 综合征是与生长激素缺乏有关的先天性综合征，临床表现为发育迟缓、身材矮小、小头畸形、特应性皮炎，常伴尿道下裂及隐睾等综合征，由 Dubowitz 于 1965 年首次报道。Dubowitz 综合征特征性的面部畸形包括上睑下垂、外斜视、鼻梁和鼻尖变宽、耳异常和耳位后退等[22-24]。AR 染色体断裂频率高，恶性肿瘤发生率增高。文献报道对 200 多例患者进行全基因组测序，发现有 *SKIV2L*、*SLC35C1*、*BRCA1*、*NSUN2* 中的双等位基因变异；*ARID1B*、*ARID1A*、*CREBBP*、*POGZ*、*TAF1*、*HDAC8* 中的 de novo 变体及在 1p36.11（*ARID1A*）、8q22.2（*VPS13B*）、Xp22 和 Xq13（*HDAC8*）处的拷贝数变异。

Paradisi 等[25] 报道 1 例 7 岁 Dubowitz 综合征合并特应性皮炎患儿，在右侧太阳穴、右颈及右侧锁骨下部位多处出现自发性瘢痕疙瘩。

六、Noonnan 综合征

Noonnan 综合征是一种罕见的先天性疾病，大部分病例为散发，家族性者为常染色体显性遗传，可由不同的基因突变导致。特征性表现为典型面容，如眼距宽、上睑下垂、招风耳等，伴有发育落后、胸廓畸形、身材矮小、鸡胸、宽乳距、先天性心脏病、凝血障碍及隐睾等症状。预后主要与心脏病变的严重程度有关。Noonnan 综合征可伴发瘢痕疙瘩[26]。

文献还报道 1 例 6 岁 Noonnan 综合征患儿右足自发性复发性瘢痕疙瘩[27]。

七、结膜角膜营养不良

结膜角膜营养不良为一系列与家族遗传有关的原发性、进行性角膜病变的总称，多数为常染色体显性遗传。原发于角膜，很少伴随其他眼部病变或全身病变。大多在 20 岁以前发病；多侵犯角膜中央，双眼对称；病情进展缓慢，病变区多无新生血管；开始只侵犯角膜的某一层；晚期可波及邻近层，甚至影响全层角膜；药物治疗无效。Mehta 等[28] 报道角膜局部脂质沉积可能是病因之一。

Haugen 等[29] 报道一挪威家系结膜角膜营养不良家族中三位家族成员手部和手指出现自发性瘢痕疙瘩（图 11-9）。

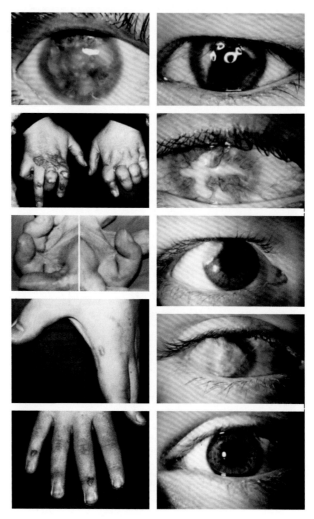

图 11-9　结膜角膜营养不良伴手部瘢痕疙瘩

[摘自 Haugen OH，Bertelsen T. A new hereditary conjunctivo-corneal dystrophy associated with dermal keloid formation. Report of a family. Acta Ophthalmologica Scandinavica，1998，76（4）：461-465.]

八、家族性多发性纤维瘤病

多发性纤维瘤病临床可表现为浅表纤维瘤和深部纤维瘤。浅表纤维瘤包括手掌纤维瘤（Dupuytren 掌挛缩）、足底纤维瘤（Ledderhose 病）、阴茎纤维瘤和指节垫。深部纤维瘤包括腹部外型、腹部型和腹部内型的硬纤维瘤。侵袭性多发性纤维瘤病可导致侵蚀性关节病和骨溶解、自发性瘢痕疙瘩、间质肉芽肿性皮炎和严重的骨骼异常。家族性多发性纤维瘤病为 X 连锁隐性遗传性疾病，有出现自发性瘢痕疙瘩及 Dupuytren 掌挛缩的家系报道[30]。

九、丝素 A 突变 X 连锁综合征

该病是 Atwal 等[31]于 2016 年首先报道的一种新的 X 连锁综合征，其特征是心脏瓣膜疾病、自发性瘢痕疙瘩和由于丝素 A（FLNA）突变导致的关节活动度降低。使用标准方法进行全外显子组测序，并对患病和未患病的家庭成员进行分离分析。在该家系成员中检测到 FLNA 一个新的半合子 c.4726G ＞ A（p.G1576R）突变。

十、其他瘢痕疙瘩相关综合征

Jfri 等[32]报道 1 例 27 岁智力障碍女性，因宽眼距、宽鼻梁、唇裂修复及高上腭弓，在身体不同部位出现进行性多发性自发性瘢痕疙瘩，认为可能与遗传因素有关，但不符合已知综合征。Bayat 等[33]报道 1 例 90 岁的牙买加黑种人男性多处发生进行性增大的瘢痕疙瘩，其父亲及三个儿子、女儿及一个孙女均有瘢痕疙瘩病史。

参 考 文 献

[1] Jfri A，Alajmi A. Spontaneous keloids：a literature review. Dermatology，2018，234（3-4）：127-130.

[2] Wild TK，Nomakuchi TT，Sheppard SE，et al. Hyperinsulinism in an individual with an EP300 variant of Rubinstein-Taybi syndrome. Am J Med Genet A，2021，185（4）：1251-1255.

[3] Shilpashree P，Jaiswal AK，Kharge PM. Keloids：an unwanted spontaneity in Rubinstein-Taybi syndrome. Indian J Dermatol，2015，60（2）：214.

[4] van de Kar AL，Houge G，Shaw AC，et al. Keloids in Rubinstein-Taybi syndrome：a clinical study. Br J Dermatol，2014，171（3）：615-621.

[5] Bienias W，Pastuszka M，Gutfreund K，et al. Multiple keloids in a 16-year-old boy with Rubinstein-Taybi syndrome，2015，11（1）：232-234.

[6] Goodfellow A，Emmerson RW，Calvert HT. Rubinstein-Taybi syndrome and spontaneous keloids. Clin Exp Dermatol，1980，5（3）：369-370.

[7] Bueno ALA，de Souzabc MEV，Graziadio C，et al. Multiple pilomatricomas in twins with Rubinstein-Taybi syndrome. An Bras Dermatol，2020，95（5）：619-622.

[8] Boot MV，van Belzen MJ，Overbeek LI，et al. Benign and malignant tumors in Rubinstein-Taybi syndrome. Am J Med Genet A，2018，176（3）：597-608.

[9] Ramya R. Rubinstein-Taybi syndrome：a case report. Drug Invention Today，2019，11（11）：2770-2771.

[10] Pui Tak Yu，Ho-Ming Luk，Ivan FM. Rubinstein-Taybi syndrome in Chinese population with four novel mutations. Am J Med Genet Part A，2021，185A：267-273.

[11] Collins J，Foley AR，Straub V，et al. Spontaneous keloid formation in patients with bethlem myopathy（Note）. Neurology，2012，79（21）：2158.

[12] Caria F，Cescon M，Gualandi F，et al. Autosomal recessive Bethlem myopathy：a clinical，genetic and functional study.Neuromuscul Disord，2019，29（9）：657-663.

[13] Bao MX，Mao F，Zhao ZN，et al. COL6A1 mutation leading to Bethlem myopathy with recurrent hematuria：a case report. BMC Neurol，2019，19（1）：32.

[14] Choi E，Shin S，Lee S，et al. Coexistence of digenic mutations in the collagen Ⅵ genes（COL6A1 and COL6A3）leads to Bethlem myopathy. Clin Chim Acta，2020，508：28-32.

[15] Fernandez BA，MacMillan AE，Crowley M，et al. Goeminne syndrome—expansion of a rare X-linked phenotype. American Journal of Human Genetics，2001，69（4）：286.

[16] Zuffardi O，Fraccaro M. Gene mapping and serendipity. The locus for torticollis，keloids，cryptorchidism and renal dysplasia（31430, Mckusick）is at Xq28, distal to the G6PD locus. Hum Genet，1982，62（3）：280-281.

[17] Fryns JP，Gevers D. Goeminne syndrome（OMIM 314300）：another male patient 30 years later. Genet Couns，2003，14（1）：109-111.

[18] Egot M，Lasne D，Poirault-Chassac S，et al. Role of oculocerebrorenal syndrome of Lowe（OCRL）protein in megakaryocyte maturation，platelet production and functions：a study in patients with Lowe syndrome. Br J Haematol，2021，192（5）：909-921.

[19] Dumic KK，Anticevic D，Petrinovic-Doresic J，et al. Lowe syndrome—old and new evidence of secondary mitochondrial dysfunction. Eur J Med Genet，2020，63(10): 104022.

[20] Esquenazi S，Eustis HS，Bazan HE，et al. Corneal keloid in Lowe syndrome. J Pediatr Ophthalmol Strabismus，2005，42（5）：308-310.

[21] Song E，Luo Na，Alvarado JA，et al. Ocular pathology of oculocerebrorenal syndrome of Lowe：novel mutations and genotype-phenotype analysis. Sci Rep，2017，7（1）：1442.

[22] Küster W，Majewski F. The Dubowitz syndrome. Eur J Pediatr，1986，144（6）：574-578.

[23] Kondo I，Takeda K，Kuwajima K，et al. A Japanese patient with Dubowitz syndrome. Clin Genet，1987，31（6）：389-392.

[24] Glerian DV，David Ribeiro MF，Márcia Abelin V，et al. Dubowitz syndrome：case report. Arquivos Brasileiros de Oftalmologia，2004，67（2）：337-340.

[25] Paradisi M，Angelo C，Conti G，et al. Dubowitz syndrome with keloidal lesions. Clin Exp Dermatol，1994，19（5）：425-427.

[26] Etleva J，Demaj D，Zikaj G，et al. Familial keloids associated with familial Noonan's syndrome treated with surgery followed by radiotherapy：first case from Albania. Dermatol Ther，2020，33（4）：e13556.

[27] Güleç AT，Karaduman A，Seçkin D. Noonan syndrome：a case with recurrent keloid formation. Cutis，2001，67（4）：315-316.

[28] Mehta JS，Vithana EN，Venkataraman D，et al. Analysis of conjunctival fibroblasts from a proband with Schnyder corneal dystrophy. Mol Vis，2008，14：1277-1281.

[29] Haugen OH，Bertelsen T. A new hereditary conjunctivo-corneal dystrophy associated with dermal keloid formation. Report of a family. Acta Ophthalmol Scand，1998，76（4）：461-465.

[30] Ly L，Winship I. X-linked recessive polyfibromatosis manifesting with spontaneous keloid scars and Dupu-

ytren's contracture. Australas J Dermatol，2012，53（2）：148-150.

[31] Atwal PS，Blease S，Braxton A，et al. Novel X-linked syndrome of cardiac valvulopathy，keloid scarring，and reduced joint mobility due to filamin A substitution G1576R. Am J Med Genet A，2016，170A（4）：891-895.

[32] Jfri A，Rajeh N，Karkashan E. A case of multiple spontaneous keloid scars. Case Rep Dermatol，2015，7（2）：156-160.

[33] Bayat A，Arscott G，Ollier WER，et al. "Aggressive keloid"：a severe variant of familial keloid scarring. J R Soc Med，2003，96（11）：554-555.

（翟志芳　黄　慧　何　威）

第十二章

瘢痕疙瘩常规治疗

瘢痕疙瘩具有持续增生且单一方法治疗后极易复发的临床特点，决定了瘢痕疙瘩需采取综合治疗，且需要采用较长期抗复发、抗增生的治疗体系。而在瘢痕疙瘩抗复发的治疗中需要采取放射治疗等特殊方法。瘢痕疙瘩综合治疗体系与其他病理性瘢痕治疗有很大不同。当然，临床上常用的瘢痕治疗方法如手术、光电、药物、加压、物理、中医药等也适用于瘢痕疙瘩的某些治疗阶段或作为辅助措施。

第一节 一般治疗

一、重建瘢痕疙瘩患者正确认知

由于瘢痕疙瘩发病机制复杂，单一方法治疗往往又造成复发，因此临床上属于难治性疾病。这给多数患者和部分医生造成了很多认识上的误区，最常见的是认为瘢痕疙瘩不能治愈。部分医生由于对疾病认识不足，使用不规范的或单一的治疗方法，不仅没有收到应有的治疗效果，反而使瘢痕较原先更大，造成瘢痕疙瘩患者不再敢去就医治疗，从而失去早期规范、系统治疗的宝贵机会。部分瘢痕疙瘩患者听到或看到其他患者不规范治疗的后果，就认为这个病不能治愈。另外一个认识误区是认为瘢痕疙瘩不能选择手术治疗。单纯选择手术治疗瘢痕疙瘩确实为临床禁忌，瘢痕疙瘩患者如有任何创伤均可能形成新的瘢痕疙瘩，但如果配合放射治疗及采用长期系统的控制复发的措施，则手术就是消除瘢痕疙瘩损害的很好的治疗方法。还有一个认识误区是认为不能选择放射治疗。其实瘢痕疙瘩的放射治疗与恶性肿瘤的放射治疗有很大区别，在照射深度、照射剂量、疗程等方面完全不同，用于瘢痕疙瘩的放射治疗照射浅、剂量小、疗程间隔长，因此用于瘢痕疙瘩的放射治疗基本上不会发生放射性皮炎，更不会发生骨髓抑制、恶心呕吐、免疫力低下、脱发等严重副作用。

二、日常生活中注意避免各种危险因素

影响瘢痕疙瘩发病有一些固有的不可预防的高危因素，如家族遗传史、肤色较深等。如果有这些高危发病因素，那么在日常生活中就应该特别注意避免其他危险因素。首先避免外伤，避免各种烧烫伤。如果受伤了，严格遵循外科伤口处理原则，使其尽快愈合。任何减轻伤口张力和促进伤口愈合的方法均有助于减少瘢痕疙瘩发生。任何手术前均应询问

患者是否有瘢痕病史及瘢痕疙瘩遗传史。如果有瘢痕疙瘩家族史，应避免各种有创操作，如穿耳洞、有创接种、文身、昆虫叮咬等。其次积极治疗马拉色菌毛囊炎、寻常痤疮等。据临床观察，绝大部分瘢痕疙瘩发病是起始于好发部位的毛囊炎及寻常痤疮。如果有瘢痕疙瘩家族遗传史的人发生马拉色菌毛囊炎和寻常痤疮，需早期积极治疗。如果瘢痕疙瘩已经发生，应该早期规范治疗，尽量避免发病部位的局部刺激因素，如反复搔抓、动作过大引起局部受力等。另外，无论是发病前或发病后，需要注意清淡饮食，少食辛辣油腻食物，避免抽烟嗜酒等。

三、瘢痕疙瘩患者心理疏导

除认识上的误区外，瘢痕疙瘩患者还容易出现心理障碍。这是由于瘢痕疙瘩影响外观和功能，还有明显痒痛等症状，间接影响患者工作及婚姻，患者往往难以接受。另外，瘢痕疙瘩更有持续增生现象，易诊难治，多种方法治疗后极易复发且加重，造成心理障碍。针对瘢痕疙瘩患者的心理障碍，应从以下几方面进行心理疏导。首先，树立瘢痕疙瘩是可以临床治愈的疾病的信心。虽然瘢痕疙瘩属于难治性疾病，但通过规范的综合治疗，再配合长期防控措施，瘢痕疙瘩可以达到"变白""变平""变软"的长期稳定状态，实现临床治愈。其次，树立瘢痕疙瘩是不会传染的观念。瘢痕疙瘩的增生与瘢痕内部的炎症因素密切相关，但这种炎症与瘢痕疙瘩发病机制相关，不是病原微生物造成的炎症，瘢痕疙瘩不具备传染能力。除患者自己不要担心外，患者身边的人也不要另眼相看，要对患者有同情心，关心患者。最后，还要树立瘢痕疙瘩不会癌变的观念。部分瘢痕疙瘩患者担心发生癌变，寝食难安。实际上瘢痕癌变往往出现在烧伤瘢痕发生慢性溃疡的基础上，瘢痕疙瘩目前还未见癌变的临床报道。但患者平时仍应尽量减少对患处的机械、化学、热力的刺激，避免患处反复牵拉、摩擦，避免患处发生溃破、感染。

四、早期治疗并配合长期防控

瘢痕疙瘩虽然是临床难治性疾病之一，但如果采取规范的综合治疗并配合长期防控措施，是可以获得长期稳定状态的。在瘢痕疙瘩早期，瘢痕损害小，表面没有挛缩，也没有继发感染，此时采取微创手术去除瘢痕组织，既可限定在瘢痕范围内完整去除瘢痕损害，又可使创面在没有张力的情况下尽快愈合，为后续治疗创造条件。因此，瘢痕疙瘩早期治疗损伤小、美观度高且效果更佳。另外，瘢痕疙瘩术后配合浅层放射治疗及长期动态防控是防止复发极其重要的方法。瘢痕疙瘩术后的浅层放射治疗一般在创面愈合后开始进行，由于辐照位置浅表，且剂量控制在安全范围，几乎不会发生明显的副作用。在此基础上，定期复诊并行复合药物等瘢痕内注射治疗才能控制局部复发。

第二节 药物治疗

药物治疗是瘢痕疙瘩治疗中不可或缺的重要方法，合理运用药物治疗对减轻症状、减少复发有帮助，也关系到瘢痕疙瘩的临床疗效。瘢痕疙瘩药物治疗从使用方法上可以分为口服、外用、局部注射等。

一、口服类药物

1. 曲尼司特　具有稳定肥大细胞、抑制 TGF-β 释放、抑制金属蛋白酶的功能，进一步抑制成纤维细胞胶原合成。可用于哮喘和过敏性鼻炎、增生性瘢痕和瘢痕疙瘩的防治等[1, 2]。用法：每粒 0.1g，每次 1 粒，每天 3 次。疗程：一般 12 周为 1 个疗程。疗效：临床观察到的疗效接近 50%。

2. 积雪苷片　其有效成分是从中草药伞形科植物积雪草中提取出来的。具有促进正常肉芽组织形成、激活上皮组织、增强单核巨噬细胞系统功能、加速伤口及溃疡愈合、抑制成纤维细胞增殖及减少瘢痕形成的作用[3]。副作用不明显。用于各种原因引起的瘢痕、瘢痕疙瘩及硬皮病治疗。口服，每次 2～4 片，每天 3 次。

3. 塞来昔布　通过特异性抑制环氧化酶 -2（COX-2）阻止炎性前列腺素类物质产生，达到抗炎、镇痛及退热作用。用于病理性瘢痕炎症反应期。每次 200mg，每天 2 次。

4. 普瑞巴林　新型 γ- 氨基丁酸（GABA）受体激动剂，用于病理性神经痛，起效快。可用于严重的瘢痕疙瘩疼痛治疗。每次 75mg，每天 2 次，可连续服用 1 个月。

5. 抗组胺类药物　如氯雷他定、左西替利嗪、阿司咪唑、特非那定等。用于较重瘢痕疙瘩瘙痒的对症治疗。其他用于瘙痒的治疗药物（含外用药物）见表 12-1，也可用于瘢痕瘙痒的治疗。

表 12-1　瘙痒的药物治疗

作用机制	药物	主要副作用
外用药		
活化香草酸受体	辣椒碱	一过性烧灼感
抗组胺药	多塞平	25% 的患者出现困倦感、过敏性接触性皮炎
活化 TRPM8（瞬时型电位感觉器的离子通道家族 M8 成员）	薄荷脑	皮肤刺激
麻醉药	普莫卡因	无
水杨酸制剂	水杨酸 外用阿司匹林	一过性烧灼感
免疫调节剂	吡美莫司 他克莫司	一过性烧灼感
大麻素类	大麻素类激动剂（CB1）	不明
屏障修复乳膏和联合疗法	富含神经酰胺的润肤剂	无
系统用药		
H₁ 抗组胺药	多塞平	镇静作用 抗胆碱效应 与单胺氧化物抑制剂相互作用

续表

作用机制	药物	主要副作用
抑制瘙痒在中枢神经系统的传递：		肝毒
μ 阿片样受体拮抗剂	纳洛酮	恶心、呕吐
	纳曲酮	睡眠困难
		止痛作用消除
κ 阿片样受体拮抗剂	nalfurafine（TRK-820）	尚未发现
阿片样受体激动剂 – 拮抗剂	布托菲诺	恶心、呕吐
		成瘾性（罕见）
减弱瘙痒中枢性感知	米氮平	镇静作用
		体重增加
阻断传入神经通路	沙利度胺	外周神经炎
		困倦感
		致畸形
	加巴喷丁	腹痛
		困倦感

二、外用类药物

1. 硅凝胶 最初是在塑形包裹阻碍瘢痕挛缩治疗中发现使用的加压衬垫材料如硅凝胶对抑制瘢痕有很好的疗效，后单独应用于瘢痕治疗。硅凝胶可以抑制瘢痕增生、防止瘢痕上皮过度增生、抑制细菌、透气保湿、促进皮肤正常修复等[4]。一般在创面愈合后 1～2 周开始使用，每次至少敷贴 12 小时，可反复使用。硅凝胶对皮肤无刺激性，硅凝胶膜伸展性与皮肤的伸展性接近（40%），使用中缓慢析出硅酮油可分解坏死组织、抑菌、促进创面愈合。硅凝胶膜表面有许多微小孔隙可使水分子缓慢蒸发，但仍有透气散热、软化瘢痕作用。不良反应有浸渍、汗疱疹等。临床上常见的硅凝胶制剂有硅凝胶贴剂、硅凝胶涂剂、硅凝胶喷雾剂。

2. 复方肝素钠尿囊素凝胶 有效活性成分是洋葱提取物、肝素钠和尿囊素。洋葱提取物具有抗炎作用，并能抑制成纤维细胞增生、防止结缔组织过度增生。肝素具有抗炎、免疫抑制、抗凝、抗血栓作用，局部应用可以改善血液循环，抑制与灭活瘢痕区域炎性介质，减少局部胶原纤维堆积，从而减少瘢痕，缓解瘢痕刺痛与瘙痒[5]。尿囊素能促进伤口愈合，补充和调节瘢痕组织内部的水分，改善局部血液循环。

3. 多磺酸黏多糖乳膏 具有类肝素的抗血栓形成作用，通过抑制各种参与分解代谢的酶及影响前列腺素和补体系统而具有抗炎作用，通过促进间叶细胞合成及恢复细胞间物质保持水分而促进结缔组织再生。主要用于表浅性静脉炎、血栓性静脉炎、血肿、挫伤、水肿，也用于抑制瘢痕形成和软化瘢痕。不良反应包括接触性皮炎等。

4. 积雪苷软膏 有对抗瘢痕增生的效果，创面愈合后尽早使用。不良反应少，可能有皮疹发生。使用前注意清洁局部。

5. 维 A 酸乳膏 促进表皮增殖，抑制成纤维细胞增殖，促进创面愈合过程。乳膏配制为 0.025%～0.05%，外用，每天 1～2 次。不良反应有皮肤刺激、皮肤萎缩等。

6. 咪喹莫特乳膏 为局部免疫促进剂，它可以诱导产生多种细胞因子如 TNF-α。常用于皮肤 HPV 感染，也用于一些浅表的皮肤恶性肿瘤或癌前病变的治疗[6]。实验研究发现，咪喹莫特可以抑制端粒酶活性，从而抑制成纤维细胞增殖和胶原合成。咪喹莫特乳膏可用于增生性瘢痕的治疗或瘢痕术后预防复发，效果因人而异。

7. 秋水仙碱软膏 可使胶原合成受阻，并增强胶原酶的活性。临床不常用。

三、注射类药物

1. 糖皮质激素 能减轻病损部位炎症反应，抑制瘢痕内成纤维细胞增殖，减少胶原合成，增加胶原酶活性，加快胶原降解，使瘢痕组织逐渐萎缩。常用曲安奈德、复方倍他米松[7]。曲安奈德瘢痕内注射时一般一次不超过 80mg。复方倍他米松瘢痕内注射时一般一次 1ml。较大面积、较长期使用时要注意药物不良反应，如痤疮、月经失调、勃起功能障碍、皮下组织萎缩等。

2. 氟尿嘧啶 是一种抗代谢类抗肿瘤化学药物，为细胞周期特异性药物，主要抑制 S 期细胞。在体内转变为 5- 氟 -2- 脱氧尿嘧啶核苷酸，抑制胸腺嘧啶核苷酸合成酶，阻断脱氧尿嘧啶核苷酸转变为脱氧胸腺嘧啶核苷酸，从而抑制 DNA 合成；通过阻止尿嘧啶和乳清酸渗入 RNA 以达到抑制 RNA 合成作用[8]。一般 $1cm^2$ 瘢痕注射 0.05ml（每毫升含 5-FU 50mg），每 3 周注射 1 次，累计不超过 10 次。不良反应为注射部位疼痛，剂量过大可引起骨髓抑制及神经毒性。

3. 平阳霉素 是博来霉素类抗肿瘤药，能抑制肿瘤细胞 DNA 合成和切断 DNA 链，为细胞周期非特异性药[9]。对机体免疫功能和造血功能无明显影响，有肺、肝、肾功能障碍者慎用。平阳霉素具有破坏胶原纤维细胞，促进胶原溶解，杀伤血管内皮细胞，减少瘢痕血供，使瘢痕软化、消失的作用。临床上多采用小剂量联合激素进行瘢痕内注射治疗。

4. 玻璃酸酶 为蛋白分解酶，能分解组织基质中的玻璃酸黏多糖，使氨基葡萄糖 C1 和葡萄糖醛酸 C4 之间的氨基己糖键断裂，组织中的玻璃酸黏多糖降解。临床上通常采用 1500U 与其他药物联合行瘢痕内注射。

5. 肉毒毒素 能抑制周围运动神经末梢突触前膜乙酰胆碱释放，阻断神经和肌肉之间的信息传导，从而引起肌肉麻痹。其主要用于除皱等美容性治疗，有报道称将其单独或联合用于瘢痕及瘢痕疙瘩防治有一定疗效[10]。

6. γ 干扰素（IFN-γ） 具有抑制细胞增殖、诱导细胞分化、增强 NK 巨噬细胞活性等作用，发挥抗病毒、抗肿瘤和免疫调节功能。可用于瘢痕内注射治疗，但可引起流感样症状的不良反应。

7. 维拉帕米 是钙通道阻滞剂，可用于治疗增生性瘢痕及瘢痕疙瘩[11]，有效且无明显副作用。维拉帕米可阻断钙离子通道，调节细胞内钙离子浓度，影响细胞周期中 mRNA 合成，使皮肤成纤维细胞被阻滞于 G_1 期，抑制成纤维细胞生长及 TGF-β、Ⅱ 型和 Ⅲ 型前胶原基因表达。维拉帕米瘢痕内注射时一次最大剂量 2ml（2.5mg/ml），每 3 周 1 次，共 3 次，效果明显。

8. 抗组胺药 有稳定肥大细胞、抑制组胺的作用。例如，苯海拉明注射液可被用于瘢痕内注射治疗。

9. 胶原酶 临床上一般将其用于椎间盘突出的非手术治疗，注意少数患者可能发生急性过敏反应。

10. 其他注射类药物 如青霉胺、β 氨基丙腈、秋水仙碱等。青霉胺、β 氨基丙腈属于赖氨酰氧化酶抑制剂，能干扰胶原交联过程，使胶原酶更敏感。用于硬皮病、肝纤维化、肺纤维化、瘢痕治疗，一般与秋水仙碱联合使用。

四、瘢痕内注射治疗

瘢痕内注射是治疗增生性瘢痕最常使用的方法，也是瘢痕疙瘩抗复发治疗最常使用的方法。临床上可以分为徒手注射、无针低压注射、助推器注射（图 12-1、图 12-2）。瘢痕内注射药物有糖皮质激素、秋水仙碱、肉毒毒素、氟尿嘧啶、苯海拉明、玻璃酸酶等，瘢痕内注射药物的作用及用法见表 12-2。

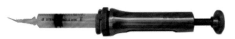

图 12-1 瘢痕内注射助推器

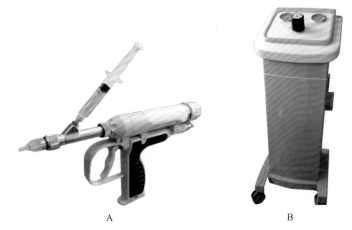

A   B

图 12-2 瘢痕内注射低压无针注射器

A. 无针注射枪；B. 气压装置

表 12-2 瘢痕内注射的药物治疗

药名	作用	用法
曲安奈德	抑制胶原 α 肽链和脯氨酰羟化酶的合成等多种作用	每次 10～120mg，每 1～4 周 1 次，6～8 次为 1 个疗程
肉毒毒素	减少瘢痕内及邻近组织中纤维张力	每次 100U
重组 IFN-γ	可抑制胶原合成	0.01～0.1mg，每周 1 次，可连续 5～10 周
玻璃酸酶	蛋白分解酶	每次 1500U
氟尿嘧啶	抑制 S 期细胞，阻断 DNA 和 RNA 合成	注射剂量 0.05ml/cm²（每毫升含氟尿嘧啶 50mg），每 3 周注射 1 次，累计不超过 10 次
塞替哌	抑制细胞有丝分裂	1 支 / 次，最大剂量不超过 0.6～0.8mg/kg
平阳霉素	抑制成纤维细胞增殖、阻断瘢痕内血管增生	注射剂量 0.2ml/cm²（每毫升含平阳霉素 1mg），每 2 周 1 次
苯海拉明	抑制瘢痕增生过程中的免疫反应	每次 20～40mg，1 次 / 周，共 4～6 周

续表

药名	作用	用法
秋水仙碱	抑制成纤维细胞的微管功能	每支 2ml（含秋水仙碱 1mg，肌苷酸钠 150mg，蕈糖 50mg）局部注射，每次总剂量不超过 2ml
维拉帕米	钙通道阻滞剂，调节细胞内钙离子浓度，影响细胞周期中 mRNA 合成	每次最大剂量 2ml（2.5mg/ml），每 3 周 1 次，共 3 次

瘢痕内注射治疗应注意以下事项：缓慢注射，准确控制在瘢痕病灶内注射（不宜过浅、过深），对于面积较大瘢痕注射时需控制药物总量，避免在有感染灶的瘢痕内注射，注射过程中常摇动注射器以避免药物沉积，特别疼痛时注意镇痛（必要时给予静脉镇痛药）。

瘢痕内注射可能出现的不良反应：晕针、急性过敏反应。慢性不良反应有白细胞计数减少、糖皮质激素副作用。局部不良反应包括色素沉着、色素脱失、药物沉积钙化灶、多毛、瘢痕周围组织萎缩、毛细血管扩张等。

五、中药类药物

中医对病理性瘢痕有活血化瘀、软坚散结、清热解毒、疏风止痒等治法。常用药物：①活血行气药，如丹参、桃仁、红化、鸡血藤、三棱、莪术、乳香、没药、当归、五灵脂、香附、木香；②软坚散结药，如夏枯草、生牡蛎、海藻、昆布、贝母；③清热解毒药，如蒲公英、连翘、金银花、白花蛇舌草、半枝莲；④祛风止痒药，如防风、蝉蜕、白蒺藜、荆芥；⑤其他，如伸筋草、透骨草、威灵仙、丝瓜络、紫草等。

丹参具有抑制成纤维细胞生长，减少Ⅰ、Ⅲ型胶原量的作用。苦参碱具有抑制羟脯氨酸合成，减少胶原合成的作用。川芎具有活血行气，抑制成纤维细胞生长的作用。积雪苷具有抑制成纤维细胞增殖，促进伤口愈合的作用。汉防己甲素及雷公藤提取物具有抑制成纤维细胞增殖的作用。

临床上常用的注射类中药有三七制剂（血栓通）、川芎嗪注射液、丹参注射液。常用的中药外用类药物有积雪苷软膏、黑布药膏（赵炳南验方，含老黑醋、五倍子、金头蜈蚣、冰片、蜂蜜等）、乌倍膏（含乌梅、五倍子、蜈蚣、苦参、生地黄等）、瘢痕软化膏（含氧化锌、明胶、甘油、五倍子、蜈蚣、冰片、樟脑等）、鸦胆子膏（含鸦胆子、凡士林等）。

六、增加药物吸收方法

由于瘢痕疙瘩内胶原纤维致密，硬度增加，药物在瘢痕内很难渗透扩散，因此必要时可以考虑使用一些增加药物吸收的方法和措施。

1. 超声导入（phonophoresis 或 sonophoresis） 是指利用超声波为动力促使药物透过完整皮肤的一种物理促渗方法。超声波具有机械效应、温热效应和空化效应。机械效应能够使细胞间隙增宽，增加皮肤角质层细胞通透性；温热效应可使细胞间脂质流动性增加；

空化效应能导致细胞间形成暂时或永久性空隙。以上超声波的效应均有利于药物透入。此外，超声波的物理特性能产生一定的生物学效应，超声波的化学效应可激活瘢痕内的胶原酶，为胶原蛋白加速分解提供条件，超声波的机械效应还可破坏胶原交联，促进胶原纤维束的分散、分解。

2. 直流电离子导入 是在皮肤上施加电流来提高药液流量的方法。离子导入仪由微电脑控制用户操作、显示治疗时间。其波形有微电脑直接合成，具有信号稳定、连续可调的特点。信号经功率放大后输送到治疗部位。在药物溶液中，一部分药物离解成离子，通过非对称中频电流产生的电场，对药物离子产生定向的推动力，使药物中的有效成分更深入、更有效地透过皮肤及黏膜，快速进入人体。直流电离子导入应用于瘢痕时，除增加药物吸收外，还有直流电作用，可松解粘连、改善局部循环，起到消炎、镇痛、疏通经络、软化瘢痕等作用。

3. CO_2 点阵激光 CO_2 激光是汽化组织最常用的激光，点阵化 CO_2 激光可以精准调节光点的直径和密度，从而减少激光热损伤。使用 CO_2 点阵激光除可作为磨削治疗外，还可使治疗表面形成许多微小孔，也可用来作为药物吸收的通道。一般点阵激光需要配合局部药物封包起作用。由于瘢痕较硬，往往在瘢痕局部需要使用 CO_2 激光进行人工点阵形成一些小孔，然后配合局部药物作用以增加疗效。

4. 微针导入 药物经微针导入，由于制作材料的进展导入率得到较大提高。常用的有纳米微针、普通滚轮微针、水光针微针导入仪等，根据制作微针的材料，常用的有玻璃微针、硅微针、金属微针、聚合物微针等，又可分为实心微针和中空微针两大类，不同类型的微针在经皮肤导入方面各有其特点。通过许多微小针头，机械性刺激皮肤后形成微细管道，可以定位、定层地导入治疗药物。微针对皮肤的刺激还具有激活细胞，促进胶原蛋白及弹性纤维增生的作用。临床上可以治疗增生性瘢痕、凹陷性瘢痕、淡化色斑、抚平皱纹、改善肤质等。

参 考 文 献

[1] 曹元华，崔盘根，顾军，等 . 曲尼司特胶囊治疗瘢痕疙瘩的多中心随机双盲平行对照研究 . 国际皮肤性病学杂志，2007，33（5）：261-263.

[2] Murkami T，Yoshioka M，Yumoto R，et al. Biopharmaceutics：topical delivery of keloid therapeutic drug，tranilast，by combined use of oleic acid and propylene glycol as a penetration enhancer：evaluation by skin microdialysis in rats.J Pharm Pharmacol，1998，50（1）：49-54.

[3] Wang XB，Wang W，Zhu XC，et al. The potential of asiaticoside for TGF-beta 1/Smad signaling inhibition in prevention and progression of hypoxia-induced pulmonary hypertension. Life Sci，2015，137：56-64.

[4] Park TH，Rah DK. Successful eradication of helical rim keloids with surgical excision followed by pressure therapy using a combination of magnets and silicone gel sheeting. Int Wound J，2017，14（2）：302-306.

[5] 胡江伟，张巍巍，段宏杰 . 小剂量 90 锶贴敷联合复方肝素钠尿囊素凝胶在耳廓瘢痕疙瘩辅助治疗中的应用及随访研究 . 中国医疗美容，2021，11（1）：42-46.

[6] Macey ML，Meadows J，Doré CJ，et al. Human papillomavirus infection：protocol for a randomised controlled trial of imiquimod cream（5%）versus podophyllotoxin cream（0.15%），in combination with quadrivalent human papillomavirus or control vaccination in the treatment and prevention of recurrence of

anogenital warts（HIPvac trial）.BMC Med Res Methodol，2018，18（1）：125.

[7] 吴铁锋 . Treatment of keloids with triamcinolone acetonide and 5-fluorouracil injected intralesionally. 中国医学科学杂志（英文版），1994，9（1）：28.

[8] Reinholz M，Guertler A，Schwaiger H，et al. Treatment of keloids using 5-fluorouracil in combination with crystalline triamcinolone acetonide suspension：evaluating therapeutic effects by using non-invasive objective measures. J Eur Acad Dermatol Venereol，2020，34（10）：2436-2444.

[9 Shan CK，Du YB，Zhai XT，et al. Pingyangmycin enhances the antitumor efficacy of anti-PD-1 therapy associated with tumor-infiltrating CD8（+）T cell augmentation. Cancer Chemother Pharmacol，2021，87（3）：425-436.

[10] Evan A，Eugene K，Jared J，et al. The cellular response of keloids and hypertrophic scars to botulinum toxin A：a comprehensive literature review. Dermatol Surg，2018，44（2）：149-157.

[11] Skaria AM. Prevention and treatment of keloids with intralesional verapamil. Dermatology，2004，209（1）：71.

第三节　光 电 治 疗

　　瘢痕是机体创伤修复后的结果。创伤愈合与修复并不意味着组织功能上的复原，瘢痕对损伤前的组织来讲，是一个不完善的替换，表现为机械抗张性减弱、氧和营养物质交流障碍、瘢痕收缩与牵拉引起畸形和功能障碍。光电技术除在皮肤美容方面有较多应用外，在瘢痕防治方面也有较多应用。利用光电作用使胶原收缩与重塑，本质上还是将"明显瘢痕"变成"不明显瘢痕"的过程。现代光电技术可以准确地控制"能量与深度"，使光电治疗引起的瘢痕通过重塑得到精准控制。瘢痕疙瘩在综合治疗后，结合光电治疗可以达到持续改善外观的目的。

一、脉冲染料激光

　　染料激光波长为 585nm 和 595nm。根据选择性光热作用（selective photothermolysis）理论，500 ～ 600nm 波长区段的激光能量主要被血红蛋白吸收，脉冲染料激光主要用于血管性疾病的治疗。585 ～ 600nm 波长激光大约能作用至皮肤 1.2mm 深度。增生性瘢痕早中期，瘢痕内血管增生扩张明显，此阶段可以选择染料激光[1]。染料激光治疗选择性损伤瘢痕中血管，抑制瘢痕血管增生，促进血管内皮细胞热凝坏死，加重组织缺氧，导致胶原酶释放、胶原降解，进而抑制瘢痕生长且促进其萎缩。可以用低能量多次重复的治疗方案[2]，能量密度为 $6.5J/cm^2$，光斑为 7mm。

二、倍频 532nm 激光

　　此是 YAG：Nd 激光倍频后输出的激光，主要靶色基为黑色素和血红蛋白。除用于浅表色素性皮肤病的治疗外，还可用于血管性疾病治疗[3]。治疗瘢痕原理同脉冲染料激光，即封闭瘢痕中的微小血管，使成纤维细胞凋亡，抑制胶原合成。治疗参数：能量密度为 22 ～ 40J/cm^2，光斑为 3mm，脉宽为 20 ～ 40ms。

三、强脉冲光

强脉冲光（IPL）的治疗波长为 480 ～ 1200nm，具有宽光谱、多波长、脉冲光的特点。可兼顾多种皮损，如毛细血管扩张、色素斑点、细小皱纹、毛孔粗大等，也可用于充血明显的瘢痕及瘢痕疙瘩治疗[4]。强脉冲光治疗的基本原理仍为选择性光热作用理论，主要靶基为血红蛋白和黑色素。治疗产生的热效应和热收缩效应可使真皮层的胶原纤维与弹性纤维重塑。光子嫩肤 IPL 使用脉冲技术使能量、脉宽、波形能够稳定全能量均一输出。目前推出的精准脉冲光（DPL）为窄谱光技术，是一组精确控制在 10nm 范围内的特殊波长的光，涵盖了黑色素和血红蛋白的吸收峰，明显缩短了治疗周期。

四、汽化型激光

汽化型激光的作用靶基是水，可瞬间汽化靶组织。临床上常用 CO$_2$ 激光和铒激光。CO$_2$ 激光波长为 10 600nm，铒激光波长为 2940nm。铒激光较 CO$_2$ 激光热损伤更轻微，但穿透深度不如 CO$_2$ 激光。局灶性光热作用（fractional photothermolysis）是新发展起来的技术，聚焦的治疗束中有很多微小激光束，在治疗时形成许多柱状微小热损伤灶（microthermal treatment zone，MTZ），从而去除和更新受损组织（图 12-3）。治疗时可分别控制治疗密度和热损伤深度。临床上常用基于局灶性光热作用发展起来的点阵汽化激光治疗瘢痕，产生的矩阵排列微热损伤区，会重新启动修复，使瘢痕重塑，达到治疗目的[5,6]。

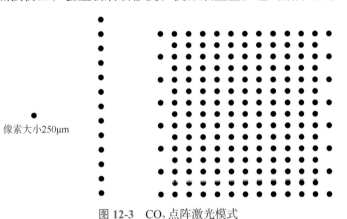

像素大小250μm

图 12-3　CO$_2$ 点阵激光模式

五、非汽化型激光

非汽化型激光主要以 1550nm 铒玻璃激光为代表。热损伤导致真皮层胶原变性、血管凝固，可引起胶原及血管再生重塑。同时对真皮中的色素也有破坏作用。因此，对瘢痕色素沉着及厚度改善明显[7]。治疗时有疼痛感，治疗后即刻发生红斑、水肿，2 ～ 4 天消退。

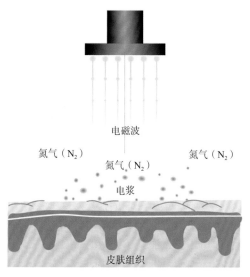

图 12-4　离子束治疗模式图

治疗参数为 70mJ，覆盖面积为 23%，点阵模式可以提高安全性。由于没有损伤角质层，保留了皮肤屏障，降低了感染风险。

六、离子束

离子束是一种高解离状态的气体，是通过"多点微单极射频"将空气中的氮气激发而成（图 12-4）。离子束的治疗作用是其有非靶基的热效应，具有穿透作用深、组织升温及散热快、少有碳化等特点。治疗瘢痕时微剥脱瘢痕表皮，启动修复；刺激成纤维细胞合成新的胶原和基质，使瘢痕重塑[8]。对浅表瘢痕疗效满意、修复期短、色素沉着轻。

七、微针射频

微针射频是利用电阻抗加热靶组织的原理，对深浅层的靶组织进行可控性的加热，使组织提拉和胶原收缩，并启动修复，使瘢痕重塑[9, 10]（图 12-5）。临床上应用的射频主要分侵入式和非侵入式，根据信号源又可分为单极、双极和多极。侵入式射频主要是点阵式的黄金微针，针体绝缘镀金微针，保护表皮免受热损伤，可以实现精准治疗。治疗深度为 3.5mm，热凝深度可达 5mm（表 12-3）。

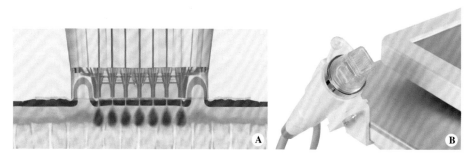

图 12-5　微针射频治疗头

表 12-3　微针射频与其他治疗方式比较

对比项	微针射频	传统射频	点阵激光
穿透深度	针头深度 3.5mm、凝固深度 5mm	< 3mm	< 2.5mm
停工期	0 ～ 1.5 天（水肿、红斑）	无	3 ～ 7 天
治疗间隔	2 ～ 4 周	2 ～ 4 周	4 ～ 6 周
对表皮损伤	深部定点加热，对表皮无热损伤	亚适温，大量组织加热	剥脱 + 收缩（对表皮损伤大）

八、光动力治疗

　　光动力治疗是利用光敏剂选择性富集于血管丰富的组织中，对增生活跃的组织和血管丰富的组织进行选择性治疗。光敏剂被相应波长光照射后，通过光化学反应产生大量具有细胞毒作用的活性氧，破坏靶组织中的微小血管，起到治疗作用。光动力治疗瘢痕时可以使瘢痕毛细血管栓塞，造成微循环障碍，导致瘢痕缺血缺氧；也可诱导细胞凋亡、抑制前胶原合成[11, 12]。临床上常用竹红菌素软膏联合红光或紫外光照射治疗增生性瘢痕和瘢痕疙瘩，有明显疗效。对于中重度痤疮，选择光动力治疗可明显减少痤疮瘢痕的产生。

参 考 文 献

[1] Har-Shai Y，Har-Shai L，Artzi O. Two-step treatment of bulky keloids on the cheeks after deep chemical peeling：intralesional cryosurgery followed by pulsed dye and ablative fractional CO_2 laser. Eur J Plast Surg，2020，43（6）：1-4.

[2] Stephanides S，Rai S，August P，et al. Treatment of refractory keloids with pulsed dye laser alone and with rotational pulsed dye laser and intralesional corticosteroids：a retrospective case series. Laser Ther，2011，20（4）：279-286.

[3] Chan HH，Chan E，Kono T，et al. The use of variable pulse width frequency doubled Nd：YAG 532 nm laser in the treatment of port-wine stain in Chinese patients. Dermatol Surg，2000，26（7）：657-661.

[4] Erol OO，Gurlek A，Agaoglu G，et al. Treatment of hypertrophic scars and keloids using intense pulsed light（IPL）. Aesthetic Plast Surg，2008，32（6）：902-909.

[5] Scrimali L，Lomeo G，Nolfo C，et al. Treatment of hypertrophic scars and keloids with a fractional CO_2 laser：a personal experience. J Cosmet Laser Ther，2010，12（5）：218-221.

[6] Ang CC，Tay YK，Kwok C，et al. Review of earlobe keloids treated with the CO_2 laser or cold steel debulking surgery.Lasers Surg Med，2010，93-94.

[7] Park KY，Hyun MY，Moon NJ，et al. Combined treatment with 595-nm pulsed dye laser and 1550-nm erbium-glass fractional laser for traumatic scars. J cosmet laser ther，2016，18（7）：387-388.

[8] Migita H，Rikimaru H，Rikimaru-Nishi Y，et al. Analysis of scars and keloids by focused ion beam/scanning electron microscopy distinguishing between hypertrophic scars and keloids. Ann Plast Surg，2020，84（4）：379-384.

[9] Meshkinpour A，Ghasri P，Pope K，et al. Treatment of hypertrophic scars and keloids with a radiofrequency device：a study of collagen effects. Lasers Surg Med，2005，37（5）：343-349.

[10] Kelly KM，Pope K，Nanda V，et al. Treatment of hypertrophic and keloid scars with a radiofrequency device. Lasers Surg Med，2004，28.

[11] Prieto R，Angel M，Valladars S，et al. Treatment of earlobe keloids with intralesional photodynamic therapy. J Am Acad Dermatol，2016，74（5）：AB291.

[12] Taein K，Junehyuck Y，Myongil B，et al. A new treatment of refractory keloid with photodynamic therapy using indocyrnine green. Journal of Dermatology，2014，41：103-103.

第四节　物 理 治 疗

　　物理治疗亦称物理康复治疗，对早期瘢痕预防及控制瘢痕增生有明显疗效，是瘢痕综合治疗中的重要一环。广义上讲，物理治疗包括激光、放射、加压、超声波、石蜡、冷冻、直流电、水疗、光化学、功能康复等。

一、压力疗法

压力疗法又称加压疗法，是指通过对瘢痕表面施加适当的机械性压力，以达到减轻和消除瘢痕病理变化的目的。压力疗法可以减少瘢痕组织的血流灌注量，使瘢痕组织毛细血管受压萎缩、数量减少，造成瘢痕组织缺血缺氧。瘢痕组织缺血缺氧，线粒体肿胀、空泡化，使成纤维细胞增生受阻，细胞外基质合成障碍，生成胶原纤维能力下降，从而抑制瘢痕增生。瘢痕缺血后导致 α 巨球蛋白减少，有利于胶原酶生成。胶原酶使胶原从螺旋状排列变为平行排列，瘢痕变薄。缺血使合成黏多糖的酶减少，水肿减轻，黏多糖沉积与合成减少，进而胶原合成减少，瘢痕减轻。

压力疗法主要用于大面积的增生性瘢痕，如深 Ⅱ 度或 Ⅲ 度烧伤后增生性瘢痕及瘢痕挛缩畸形的预防，也可作为瘢痕疙瘩手术或放疗后的辅助措施[1]。如果治疗部位有感染、脉管炎急性发作期或有下肢深静脉血栓等情况，则不能使用压力疗法。

压力疗法应遵循"早、紧、久"的原则。早：指治疗时机要早，最佳时机是创面新生上皮完全覆盖，刚刚出现瘢痕增生迹象，表现为创面质地稍变硬，多为愈合 2 周。紧：主要是指压力大小，一般有效压力应大于 25mmHg，但能让患者长期坚持耐受的压力是 15mmHg。久：指加压的持续性和长期性，每天加压不应少于 23 小时，清洁衬垫时间不超过 30 分钟，持续压力治疗一般在 6 个月以上。

手足部位可以用绷带进行加压，如棉质绷带、自粘弹力绷带、硅酮弹力绷带等。注意压力以患者能耐受为限，内层垫纱布，一般 4～6 小时更换一次，注意露出指尖以便观察末梢循环。在躯干、头颈等部位，可以使用量身定做的弹力衣、头套、颈颌套等。制作材料为弹力针织布料，成分为弹力尼龙和氨纶丝，拉伸度＞100%，通透率＞80%。一般制作 2 套，便于每 24 小时更换一次。应定期监测压力衣的松紧度。

压力治疗一般配合使用硅胶片，必要时可辅助使用压力垫、各种特制支具等。压力疗法期间应根据瘢痕变化情况及时调整压力，如出现水疱、破溃、压迫畸形、肢体水肿等情况需进行调整和处理。

二、超声波疗法

人耳能听到的声波频率为 16～20kHz，将频率高于 20kHz 的声波称为超声波。超声波是由特殊仪器发射的疏密交替、可向周围介质传播的波形，比一般声波有更高的能量[2]。超声波频率高、波长短，在一定距离内具有良好的束射性和方向性。超声波的作用原理是当它传播到物质中时会发生强烈的强迫振动，并产生定向力和热能。超声波作用于人体时可以产生机械振动、温热作用及化学作用，从而达到治疗目的。

超声波治疗有以下作用：降低神经兴奋性，减慢神经传导速度，有镇痛解痉作用；加强组织血液循环，提高细胞通透性，改善组织营养，促进水肿吸收；提高结缔组织弹性，使胶原纤维分解、瘢痕组织变细而松软，松解粘连、缓解挛缩；低强度超声波可刺激组织生物合成和再生修复；低强度超声波还可作用于神经节段调节支配区神经血管和内脏器官功能。主要适用于增生性瘢痕、瘢痕疙瘩、肌肉僵硬、软组织损伤、肩周炎、扭挫伤、注射硬结、血肿机化、腱鞘炎、骨折延迟愈合等[3]。恶性肿瘤、急性化脓性炎症、出血倾向、败血症、活动性肺结核等为禁忌证。

超声波治疗一般采用直接接触法，特殊部位采用水下法。治疗参数为 0.3 ～ 2W/cm²，< 15 分钟。

三、石蜡疗法

利用加热熔化的石蜡为温热介质，将热量传入机体，并发挥机械压迫作用，达到治疗目的。石蜡具有热容量大、导热系数小的物理特性，是良好的热载体，熔点 52 ～ 54℃。石蜡透热作用可达皮下组织 0.2 ～ 1cm，由于热容量大，释放热的过程缓慢，治疗时不会烫伤皮肤。石蜡温度下降，体积可逐渐缩小 10%，具有机械压迫作用。治疗作用有改善血液循环、减轻炎症反应、镇痛、松解粘连、软化瘢痕、增加组织弹性等[4]。治疗方法有浸蜡、包蜡、涂刷、中药蜡疗等。目前临床上有蜡疗机器，操作简单。一般每天治疗 2 次，每次 30 ～ 60 分钟。

四、冷冻疗法

冷冻是利用制冷物质产生低温，作用于病变组织，从而引起一系列理化变化，导致组织细胞坏死，从而达到治疗目的。临床上最常使用的冷冻源为液氮（-196℃）。冷冻产生的是一种生物学综合效应。当病变部位处于超低温度时，细胞内形成冰晶，造成细胞脱水、皱缩，直到细胞破坏死亡。低温还使细胞膜类脂蛋白复合物变性，产生局部血液循环障碍，进一步促进破坏作用。多次冻融破坏作用更大。冷冻疗法还可导致组织内抗原的释放和多种细胞活性物质形成，引起机体免疫反应。瘢痕组织经冷冻治疗后，表现为瘢痕表皮及表皮下瘢痕组织退化、变性和坏死，新的肉芽组织逐渐形成，周围表皮逐渐覆盖创面[5]。冷冻方法有棉签法、喷射法、刺入法。冷冻治疗需注意治疗时间、冻融次数、压力等。冷冻治疗一般可能出现水疱及疼痛，若过度则可能出现血疱，需要处理，个别患者出现冷冻敏感现象。

五、直流电疗法

利用低电压平稳直流电通过人体一定部位来治疗疾病的方法。直流电治疗可以产生生物物理作用和生物化学作用，引发机体相应的反应。促进局部小血管扩张和加强组织营养，对神经系统和骨骼肌的兴奋与抑制有调整作用。主要适应证为皮肤感觉迟钝或敏感、术后瘢痕增生和粘连、瘢痕疙瘩、血栓性静脉炎、关节炎、周围神经损伤等[6]。目前临床上采用直流电治疗仪治疗，操作简单。

六、运动疗法

运动疗法分为主动运动和被动运动。严重的瘢痕患者往往有关节僵硬、肌肉萎缩等情况，运动疗法可有效防治以上情况，改善局部和全身血液循环 [7]。运动疗法包括关节动度训练、肌肉训练、步态训练、平衡训练、抗阻训练、减重训练等。训练原则以注意保持患者功能体位、坚持动静结合、早期被动训练为主，后期逐渐转为主动训练为主。被动康复训练是通过治疗师按摩、推拿、牵拉等改善活动度，也可借助各种弹力性支具等；主动康复训练是患者病情稳定后自己运动锻炼，宜从小范围开始，循序渐进，逐渐加量，并鼓励患者战胜疼痛。各种器械训练也属运动康复，如阶梯、倾斜台、平行杠、体操棒、爬行架、跑步机等。

七、水疗及药浴

水疗是利用不同温度、压力和溶质含量的水，以不同方式作用于人体以达到防治目的。水疗具有温度刺激、机械刺激和化学刺激的作用。水的比热和热容量均很大，传热方式有传导和对流，除传热外，还有机械作用（浮力、压力、水冲击作用）。水还可溶解包括药物在内的多种物质。水疗具有解痉、改善循环、减低肌张力、恢复关节活动度等作用。借助水的浮力，瘢痕患者可以完成一些动作，有利于减轻瘢痕挛缩的僵硬程度。药浴是将治疗药物溶于水中进行水疗。瘢痕的中药药浴可选择性加入积雪草、川芎、当归、红花、透骨草、黄柏等 [8]。水疗和药浴过程中需密切注意患者有无惊慌、出汗、虚脱等现象，如出现上述情况应立即停止。

参 考 文 献

[1] Ghassemi P，Shupp JW，Travis TE，et al. A portable automatic pressure delivery system for scar compression therapy in large animals. Rev Sci Instrum，2015，86（1）：015101.

[2] Guo RQ，Xiang X，Wang LY，et al. Quantitative assessment of keloids using ultrasound shear wave elastography. Ultrasound Med Biol，2020，46（5）：1169-1178.

[3] Kothari SY，Srikumar V，Singh N. Comparative efficacy of platelet rich plasma injection，corticosteroid injection and ultrasonic therapy in the treatment of periarthritis shoulder. J Clin Diagn Res，2017，11（5）：RC15-RC18.

[4] Li YP，Feng YN，Liu CL，et al. Paraffin therapy induces a decrease in the passive stiffness of gastrocnemius muscle belly and Achilles tendon：a randomized controlled trial. Medicine，2020，99（12）：e19519.

[5] Schwaiger H，Reinholz M，Poetschke J，et al. Evaluating the therapeutic success of keloids treated with cryotherapy and intralesional corticosteroids using noninvasive objective measures. Dermatol Surg，2018，44（5）：635-644.

[6] Kaya A，Kamanli A，Ardicoglu O，et al. Direct current therapy with/without fidocaine iontophoresis in myofascial pain syndrome.Bratisl Lek Listy，2009，110（3）：185-191.

[7] Sharma S，Hussain ME，Sharma S，et al. Effects of exercise therapy plus manual therapy on muscle activity，latency timing and SPADI score in shoulder impingement syndrome. Complement Ther Clin Pract，2021，44：101390.

[8] 曲莉颖. 药浴方联合窄谱中波紫外线治疗静止期寻常型银屑病的效果分析. 中国医药指南，2021，19（5）：114-115.

第五节　心 理 治 疗

瘢痕疙瘩影响患者的外观形象和功能，伴随的瘙痒和疼痛症状明显，加之多次治疗后的复发经历，均会给患者的生活和工作带来影响，因此瘢痕疙瘩患者普遍存在不同程度的心理障碍[1]，如焦虑、抑郁、悲伤、不愿与人交往、自卑感增强等，瘢痕疙瘩患者的心理健康水平总体较差[2]。在瘢痕疙瘩的全面系统治疗中，心理治疗是不可忽视的重要方面。瘢痕疙瘩心理治疗是指在心理学理论指导下有计划、按步骤地对一定患者的心理活动、个性特征或行为问题施加影响，使患者发生朝着预期目标变化的过程。医护人员应掌握医学心理学知识和技巧，如倾听、鼓励、解释、面质、提问等心理学技巧，及时发现患者的情绪和心理变化，给予患者心理支持、理解与同情，并开导患者以积极的态度面对病情、面对人生，激发患者对良好预后的期望，主动配合治疗。

一、影响瘢痕疙瘩患者心理变化的原因

1. 影响美观　尤其是发生在下颌、耳部等暴露部位的瘢痕疙瘩，会严重影响外观，患者易产生自卑感。多数患者不愿参加社交活动，形成自我封闭的心理[3]，既影响工作，也影响婚姻及家庭生活。

2. 影响功能　在病程较长的患者中，瘢痕疙瘩损害往往发生挛缩现象，牵拉周围组织器官移位变形，限制躯干肢体的活动范围，影响正常功能。

3. 瘙痒疼痛　较重的瘢痕疙瘩一般伴有痒痛不适症状，会影响患者睡眠，产生不良情绪。

4. 病情复发　很多瘢痕疙瘩患者没有正确认识该病，求治心切、期望值高，采用单一的方法治疗，容易出现复发甚至加重现象。病情复发后患者极易出现焦虑、抑郁等心理。

二、瘢痕疙瘩患者心理变化的表现

1. 焦虑、烦躁　瘢痕疙瘩病程长、易复发，患者对治疗方法不理解、对治疗效果有顾虑等，均可促使患者产生焦虑及烦躁不安的心理[4]。

2. 抑郁　部分患者因病情的长期影响，心理负担逐渐加重，沉默少言、精神不振，不能正常睡眠，抑郁日渐加重。

3. 自卑　部分瘢痕疙瘩患者不能适应发病后的外观形象及功能变化，加之对恋爱婚姻或日常工作和生活的影响，自卑感日渐增强，不愿社交，甚至发展到自我封闭状态。

4. 人格变化　部分瘢痕疙瘩患者心理适应发生障碍，导致其人格特点被强化，对周围的人和事敏感多疑，出现抱怨、猜疑、易怒、过激行为等。

常用的心理测验和评估方法详见第十章"瘢痕疙瘩诊断"。

三、瘢痕疙瘩患者的心理治疗和护理

1. 建立良好的医患关系　良好融洽的医患关系是进行心理治疗的基础。医护人员需要有良好的心理素质，关心体贴患者，了解患者的心理状态，并注意自己的言行，讲究沟通技巧，耐心听取患者倾诉，恰当解释病情，避免加重患者心理障碍[5]。

2. 重建合理认知　瘢痕疙瘩发病机制的复杂性和临床难治性，给多数患者带来很多认识上的误区，例如，患者误认为瘢痕疙瘩不能治愈、不能选择手术治疗、不能选择放射治疗等。实际上瘢痕疙瘩通过规范的综合治疗并配合浅层放射治疗及长期防控措施，是可以达到临床治愈的。医护人员要帮助患者了解临床治疗进展，重建合理认知。

3. 实施心理疏导　瘢痕疙瘩患者在长期患病过程中，除了因不当治疗产生认识上的误区外，还担心传染、癌变等，更有部分患者出现焦虑、抑郁、自卑等心理疾病。医护人员应仔细分析患者的心理问题，做好心理疏导。例如，讲解瘢痕疙瘩的发病过程和预后，提供临床治疗进展信息，分享康复病例，鼓励患者增强治疗的信心，减轻心理负担，使瘢痕疙瘩患者的心理疾病逐渐康复[6]。

4. 争取家庭支持　瘢痕疙瘩患者通常因病情而产生心理障碍，要使患者恢复并逐步回归社会，必须有家庭成员的帮助及支持。患者与家庭成员的情绪容易相互影响。医护人员要向患者家属讲解家庭支持和心理护理的重要性，说服家庭成员理解患者的各种负性心理反应，给予患者细致的关心和照顾。家庭成员的态度对患者的身心康复具有重要作用。

参 考 文 献

[1] Bock O，Schmid-Ott G，Malewski P，et al. Quality of life of patients with keloid and hypertrophic scarring. Arch Dermatol Res，2006，297（10）：433-438.

[2] Bijlard E，Kouwenberg CAE，Timman R，et al. Burden of keloid disease：a cross-sectional health-related quality of life assessment. Acta Derm Venereol，2017，97（2）：225-229.

[3] 李宜姝，李宗瑜，苏海涛，等. 影响烧伤后残留疤痕患者一般健康状况的社会心理学因素调查分析. 世界最新医学信息文摘，2013，13（3）：14-16.

[4] Vuotto SC，Ojha RP，Li CH，et al. The role of body image dissatisfaction in the association between treatment-related scarring or disfigurement and psychological distress in adult survivors of childhood cancer. Psychooncology，2018，27（1）：216-222.

[5] Layton AM. Optimal management of acne to prevent scarring and psychological sequelae. Am J Clin Dermatol，2001，2（3）：135-141.

[6] Bowes LE，Alster TS. Treatment of facial scarring and ulceration resulting from acne excoriee with 585-nm pulsed dye laser irradiation and cognitive psychotherapy. Dermatol Surg，2004，30（6）：934-938.

第 六 节　放 射 治 疗

在自然病程中，由于瘢痕疙瘩具有持续增生的临床特征，且各种单一治疗后极易复发，因此临床上普遍采用包括放射治疗在内的综合治疗，并获得了较满意的临床疗效。部分医生和较多患者担心放射治疗的副作用及潜在风险而不愿意接受该治疗，事实上这是个认识误区，用于瘢痕疙瘩的放射治疗，射线种类、照射剂量和照射深度与肿瘤的放射治疗有很大的差别，疗效远远高于风险，因此患者需要转变观念。

一、放射治疗种类

放射治疗是通过放射源释放的 X 线、γ 射线和 β 射线产生的电离辐射生物效应发挥作用的。常用的放射源包括放射性同位素放出的 α、β、γ 射线；X 线治疗机和各类加速器产生的不同能量的 X 线；各类加速器产生的电子束、质子束、中子束及其他重粒子束等。各类射线的作用特点不同，目前瘢痕疙瘩放射治疗主要是用软 X 线或直线加速器产生的电子线（β 射线）[1]（表 12-4）。

1. X 线 1895 年德国物理学家伦琴发现 X 线。早期 X 线治疗需有放射科人员配合，治疗用 X 线机不太普及，且用 X 线照射时不易控制深部组织及重要器官免受射线的影响，防护困难，使其临床应用受到限制。X 线 1896 年就开始广泛应用于皮肤病的治疗，De Beurman 首次报道用 X 线治疗瘢痕。20 世纪 50 年代开始，我国即有采用 X 线治疗各种瘢痕的报道[2]。

表 12-4 瘢痕与肿瘤放射疗法比较

放射指标	瘢痕	恶性肿瘤
射线种类	软 X 线或 β 射线	X 线或 γ 射线
照射深度	皮肤浅层（真皮）	机体深部
单次照射剂量	3～5Gy	3～5Gy
疗程照射总量	较小（15～20Gy）	较大（60～70Gy）
疗程	短（2 周）	长（6～7 周）
副作用	轻微	较大

2. β 射线（电子线） 是从核素放射性衰变中释放出的高速运行的电子流，带负电荷，具有电离能力强、穿透能力弱、组织内射程短等特点，因而不会对深部组织和邻近组织造成辐射损伤，适用于体表的直接照射治疗。β 射线可以通过核素的释放或电子加速器获得。由于电子加速器价格高昂，目前我国大多数医院尚无此设备。目前治疗瘢痕等浅表病灶所用的 β 射线多源于核素（同位素），以敷贴器的方式放置于体表进行照射，从而对瘢痕等病变进行治疗[3,4]。

3. γ 射线 由法国科学家维拉德于 1900 年发现，是某些放射性核素在发生 α、β 衰变后产生。γ 射线波长比 X 线短，频率高，穿透能力强，难以控制其照射深度。临床上主要应用于深部病灶的诊断和治疗。

大型放疗设备主要用于深部肿瘤治疗。肿瘤放疗剂量大、疗程长、副作用较明显，因此大型放疗设备不太适合用于浅层瘢痕及瘢痕疙瘩的治疗。

瘢痕及瘢痕疙瘩是皮肤良性病变，选择放射治疗时应持慎重态度，充分权衡获益与风险。临床上一般采用 X 线进行治疗，根据皮损厚度选择合适的治疗深度及剂量，最大限度地保护和避开周围正常组织。常见的治疗用 X 线临床分类见表 12-5。

表 12-5 治疗用 X 线临床分类

电压（kV）	X 线性质	应用范围	波长（nm）
5～20	极软 X 线	表皮病灶	0.25～0.0062
20～120	软 X 线	真皮病灶	0.0062～0.0012
120～250	硬 X 线	较深组织病灶	0.0012～0.0005
＞250	极硬 X 线	深部组织病灶	＜0.0005

二、浅层放射治疗

2004 年美国 Sensus 公司设计和制造 SRT-100 浅层放射治疗设备，2007 年通过美国 FDA 和国际标准化组织（ISO）13485 认证。2012 年通过中国国家食品药品监督管理局（SFDA）认证。2013 年美国 FDA 又对该系统出具证书，确认对治疗瘢痕有确切疗效。浅层放射治疗设备的问世为临床治疗瘢痕疙瘩提供了便利，浅层放射治疗设备可以准确控制治疗深度、剂量和范围，具有舒适、高效、安全的优点，极大地推动了瘢痕疙瘩的综合治疗。

SRT-100 浅层放射治疗设备工作参数：自动预热，6 分钟，滤光器自动更换，开机时自动检测和校准治疗能量，X 线球管寿命 8000 小时（图 12-6A）。单次治疗时间短，一般为 1～2 分钟。操作界面简便（图 12-6B），设有三种治疗参数：100kV、70kV、50kV。SRT-100 配备有多种治疗头：标配治疗头大小有 1.5cm、3cm、5cm、7.3cm、10cm、12.7cm、15cm、25cm，选配治疗头大小有 2cm、2.5cm、4cm 及长方形 8cm×18cm 等（图 12-6C）。可根据治疗部位情况选择治疗头，并可用在头颈、肩膀、皮肤褶皱等特殊部位治疗。

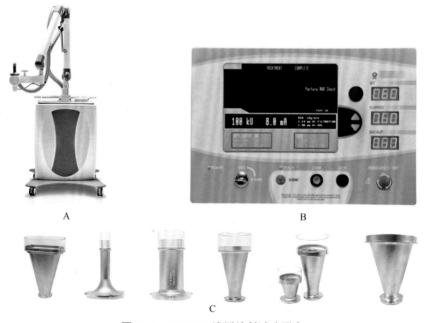

图 12-6 SRT-100 浅层放射治疗设备
A. SRT-100 主机；B. 操控界面；C. 各种型号治疗头

三、瘢痕疙瘩放射治疗原理

放射治疗对肿瘤的疗效取决于放射敏感性。放射敏感性与肿瘤细胞的增殖周期和病理分级有关，即增殖活跃的细胞比不增殖的细胞敏感，细胞分化程度越高，放射敏感性越低，反之越高。此外，肿瘤细胞的氧含量直接影响放射敏感性，如早期肿瘤体积小、血运好、乏氧细胞少时疗效好。

增生性瘢痕及瘢痕疙瘩虽然是良性病变，但仍属于增生活跃病变，可以采用放射治疗。放射治疗抑制瘢痕生长的原理[5]表现在以下方面。

1. 对成纤维细胞的影响　抑制细胞周期进程并使细胞功能受损。细胞受到辐射后所产生的自由基使合成 DNA 所需的底物形成发生障碍、酶的活力受抑制、DNA 模板损伤、DNA 合成减少，其中一个或几个环节受累而影响有丝分裂的间期。辐射后成纤维细胞功能受损，合成胶原能力降低，表现在成纤维细胞数量减少，体积变小，腔中内容物稀少，粗面内质网减少，线粒体肿胀或空泡化。

2. 对胶原纤维的影响　在瘢痕增生早中期，以大量 I 型胶原堆积和杂乱排列为病理特点。随着辐射剂量的增加，I 型胶原含量呈下降趋势，而Ⅲ型胶原含量则呈上升趋势。

3. 对瘢痕内微小血管的影响　辐射可以引起血管内膜炎，血管内膜增生，导致瘢痕内扩张和增生的毛细血管闭塞；辐射还可损伤血管内皮细胞外基质，引起内皮细胞凋亡，降低瘢痕内血管密度。

四、主要适应证和禁忌证

放射治疗用于瘢痕方面的主要适应证：①增生性瘢痕；②瘢痕疙瘩术后辅助治疗；③手术切口缝合处预防瘢痕增生。

禁忌证：①合并日光性皮炎、泛发性神经性皮炎等疾病；②需照射瘢痕或切口表面皮肤溃破；③胸腺、睾丸及卵巢等区域应避免照射。

五、放射治疗方案

放射治疗应根据瘢痕种类、部位、生长时间、患者年龄、个体对射线的敏感性、瘢痕局部对射线的反应情况而定，遵循早期、小剂量、长疗程及总量控制的原则[6]。没有一个绝对的方案适用于所有患者治疗。虽然认为放射治疗时达到"红斑剂量"效果最佳，但"红斑剂量"往往与产生放射性皮炎的剂量接近，临床上很难准确掌握。

对于手术后瘢痕增生或复发，目前主张术后 24 小时内进行首次放射治疗，这是由于成纤维细胞在创伤后 24 小时内成为成纤维细胞。每天照射一次，每次 300 ～ 500rad，在 2 周内给予 1500 ～ 2000rad。虽然治疗效果与放射治疗开始的第一次时间有关，但临床上必须综合考虑部位、年龄、瘢痕类型等情况，绝非一律为术后立即照射。另有报道称，对于瘢痕切除后预防切口瘢痕增生者，采用每天 2～3Gy，3～5 天 1 个疗程，每个疗程间隔 1 个月，每个疗程总剂量为 6～15Gy，1～2 个疗程治疗结束。

瘢痕疙瘩术后配合放射治疗是防止瘢痕疙瘩复发普遍采用的临床方案[7]。瘢痕疙瘩的复发率与病情、手术方式、浅层放射治疗方案等密切相关。关于放射治疗时机，如创面允许可以在术后 24 小时内进行，多数在术后待创面愈合 1 周内进行。放射治疗方案为 16Gy/4 分割 / 间隔 5～7 天一次。1 个疗程结束后若需增加放射治疗，需间隔 2～3 个月及以上。

部分瘢痕疙瘩或增生性瘢痕，病程较早期、皮损浅表者，选择单纯放射治疗，一般每次 3～5Gy，3～5 天照射一次，每个疗程总剂量为 9～25Gy，每个疗程间隔 1 个月，2～3 个疗程结束。预防切口瘢痕增生者，一般每次 2～3Gy，3～5 天照射一次，疗程间隔 1 个月，总剂量为 6～15Gy，1～2 个疗程结束。

其他可供参考放射治疗方案[8, 9]：①每次 8Gy，每月 1 次，照射 2～3 次，总剂量为 16～24Gy；②每次 4Gy，每周 2～3 次，照射 2～3 周，总剂量为 16～20Gy；③每次 3Gy，每周 5 次，总剂量为 15Gy，1 周内完成；④1 次治疗，总剂量为 13Gy；⑤2 次治疗，每次 800rad，总剂量为 16Gy；⑥3 次治疗，每次 600rad，总剂量为 18Gy。

六、放射治疗不良反应

用于瘢痕疙瘩或增生性瘢痕的放射治疗总体上讲较恶性肿瘤的放射治疗安全性高且副作用轻微，但照射剂量较大时仍有不良反应发生。放射治疗后可能出现以下不良反应[10]。

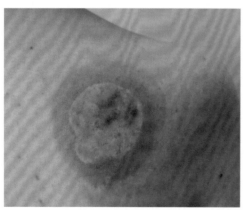

图 12-7　放射治疗致色素沉着

1. 皮肤急性反应　放射治疗后 3～10 天会发生皮肤急性红斑反应，然后逐渐消退。部分患者出现局部小水疱，一般 2～4 周后自行愈合。少数严重者有皮肤破溃发生（放射性皮炎）。

2. 皮肤晚期反应　色素沉着（图 12-7）、色素减退（图 12-8）、毛细血管扩张（图 12-9）、过度角化及萎缩。

3. 其他　伤口愈合时间延长、伤口感染、治疗后复发、皮肤纤维化变硬、甲状腺功能减退等。

七、放射治疗防护

使用放射治疗的医疗单位需要具备国家规定的相应资质和条件，按规定定期对放射治疗设备进行辐照剂量校验和环境安全性检测。

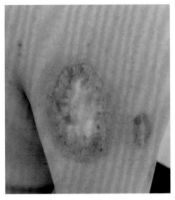 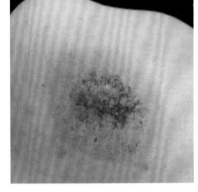

图 12-8　放射治疗致色素脱失　　图 12-9　放射治疗致毛细血管扩张

为减少放射治疗副作用的发生，应注意以下事项[11]：①尽量避免对深部组织及非病变部位照射；②严格掌握剂量，特别是单次剂量，尽可能采用小剂量、长疗程的方案；③头面部、躯干和近脊柱等部位选用穿透力弱的 β 射线；④眼睑和眼周放射治疗时，应特别注意对眼的保护；⑤肛门、会阴、阴囊、阴茎等部位放射治疗时，特别是对儿童及生殖年龄的男性，应特别注意保护睾丸；⑥对于儿童患者，应选择性地使用，注意照射部位的选择，减少照射剂量和深度，胸腺、乳腺及甲状腺应避免照射；⑦对范围大或不在一个平面上的皮损进行分野照射时，应使照射野内的 X 线量分布均匀，并注意避免重叠照射；⑧在放射治疗期间及照射后的 3 个月内，应避免各种物理因子（如日晒、热水烫洗）和化学因子（如药物中的煤焦油、水杨酸、碘酊等）的刺激。

参 考 文 献

[1] Pistenmaa DA，Dosanjh M，Amaldi U，et al. Changing the global radiation therapy paradigm. Radiother Oncol，2018，128（3）：393-399.

[2] 张建清，汤旭山，杨媚，等. 222 例瘢痕疙瘩患者术后放射治疗的疗效观察及预后影响因素分析. 陕西肿瘤医学，2016，24（20）：3270-3272.

[3] 王文婷，刘涛，宋海峰，等. 浅层电子线放射治疗背部瘢痕疙瘩的体外实验与临床疗效观察. 中国美容医学，2018，27（7）：87-90.

[4] Shen J，Lian X，Sun YL，et al. Hypofractionated electron-beam radiation therapy for keloids：retrospective study of 568 cases with 834 lesions. J Radiat Res，2015，56（5）：811-817.

[5] Xu J，Yang E，Yu NZ，et al. The radiation therapy in keloids treatment：a comprehensive review of pathomechanism，damage mechanisms and cellular response. Plast Aesthet Res，2017，4（1）：116-126.

[6] Huang CY，Liu LW，You ZF，et al. Managing keloid scars：from radiation therapy to actual and potential drug deliveries. Int Wound J，2019，16（3）：852-859.

[7] Lee YJ，Lee JH，Chung JY，et al. Combination approach of keloid treatment—radiation therapy after laser ablation. Journal of Dermatology，2014，41：102.

[8] Maemoto H，Iraha S，Arashiro K，et al. Risk factors of recurrence after postoperative electron beam radiation therapy for keloid：comparison of long-term local control rate. Rep Pract Oncol Radiother，2020，25（4）：606-611.

[9] De Cicco L，Vischioni B，Vavassori A，et al. Postoperative management of keloids：low-dose-rate and

high-dose-rate brachytherapy. Brachytherapy，2014，13（5）：508-513.

[10] Xu J，Yang E，Yu NZ，et al. Radiation therapy in keloids treatment：history，strategy，effectiveness，and complication.Chin Med J（Engl），2017，130（14）：1715-1721.

[11] Judge A，Feuz C，Evans D，et al. Evaluating canadian radiation therapists and UK therapeutic radiographers' experiences and opinions of a safety strap to secure patients during radiotherapy. J Med Imaging Radiat Sci，2020，51（3）：436-442.

第七节　手术治疗

过去很长一段时间内，因瘢痕疙瘩单纯手术后复发率较高，且复发后较原来病变范围更大、生长更快，很多医生不敢建议瘢痕疙瘩患者手术或不敢给患者做手术。许多患者也不了解该病的特点，畏惧手术。结果造成许多瘢痕疙瘩患者失去了早期手术治疗机会，造成后期治疗更加困难的局面。另一个较普遍的临床问题是由于不采取手术治疗，很多医生只采取瘢痕内注射的方法治疗瘢痕疙瘩，且注射药物仅为糖皮质激素。由于瘢痕疙瘩病变内有较多微小的封闭囊肿或被卷入的隐蔽腔隙等，激素注射往往造成继发感染，反而促进瘢痕疙瘩增生变大或加速进展，对后续治疗造成更大困难。

大量的瘢痕疙瘩临床病例表明，选择早期手术为主的综合治疗方案可以获得非常满意的临床效果并使病情长期稳定[1]。现在的观点是瘢痕疙瘩应尽早手术治疗：①从瘢痕疙瘩的临床特点来看，瘢痕疙瘩呈持续性、浸润性生长，病程长，无自行消退现象，越长越大，这个特点决定了瘢痕疙瘩应早期治疗；②从瘢痕疙瘩临床治疗现状来看，采用以手术为主的综合治疗方案，效果确切，只有手术治疗能最大限度地缩小瘢痕面积，最大程度地满足患者的治疗需求；③大量事实证明，瘢痕疙瘩患者如不早期采用以手术为主的综合治疗方案，将失去最好的治疗时机。

瘢痕疙瘩选择手术治疗时，首先应充分权衡手术对患者的利弊。一般情况下在有预防复发措施的条件下均可选择手术治疗，且手术配合浅层放射治疗及长期防控措施时临床效果更好[2]。对于严重瘢痕挛缩、功能受限、慢性溃疡、有瘢痕癌变可能等情况时优先选择手术。瘢痕疙瘩手术仍应遵循无张力、无无效腔原则，更要遵循微创控制损伤的原则。

瘢痕疙瘩手术常用方法有切除缝合术、Z 成形术、W 成形术、游离皮片修复、皮瓣移植术、皮肤软组织扩张术、瘢痕核心切除术及瘢痕皮再利用等。

一、切除缝合术

切除缝合术是瘢痕治疗中常用的方法，面积较小的瘢痕或瘢痕疙瘩常采用此方法。可以根据病情采用不同术式，小面积瘢痕直接切除缝合（图 12-10）、大面积瘢痕分期切除缝合（间隔 3 ～ 6 个月），必要时采用皮内减张缝合（图 12-11），增生严重瘢痕采用瘢痕内切除缝合。一般情况下，瘢痕疙瘩为 2 ～ 5cm 者，切除后可以直接拉拢缝合。超过这一范围者或因为张力过大无法直接缝合者按超大型瘢痕疙瘩治疗原则处理。原则上应该将瘢痕疙瘩完整切除，创口缘皮瓣做充分游离后直接拉拢缝合。术前应根据病损部位的皮肤张力充分预估直接缝合的可能性，避免张力过大导致的坏死或伤口不愈合。

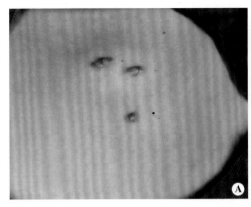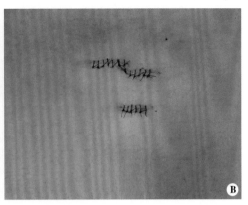

图 12-10　小型瘢痕疙瘩切除缝合

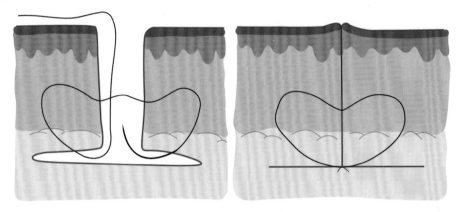

图 12-11　皮内缝合示意图

切除缝合术的适应证：形状规则的线状或近似圆形的瘢痕和瘢痕疙瘩；小面积的瘢痕疙瘩、扁平瘢痕或萎缩性瘢痕；局限性增生性瘢痕。禁忌证：大型瘢痕疙瘩和切除后有张力的瘢痕。

手术要点：①减张处理，在创缘下方做适当潜行游离，以增加移动度；一般用可吸收线做皮下减张缝合，使表面不受张力影响[3]。②无创操作，切开准确、平滑，用力均匀，通常刀刃与皮面垂直或稍向病变组织外侧偏斜[4]；手术过程中轻夹组织，不过度电凝止血；准确对位缝合，不留无效腔。③显微缝合，使用细针细线，缝线间距适当，注意皮瓣尖端处理等。④屈曲体位包扎固定、采用减张器等。⑤拆线时间适当。

切口方向：瘢痕纵轴方向、Langer 线（代表皮肤内弹性纤维走向，常与皮肤自然纹理一致）（图 12-12、图 12-13）[5]、轮廓线（发际、眶缘、耳前、皮肤黏膜交界），手部切口选择时尤其应注意保护手部功能（感觉、内收、外展、对掌等，常需采用多瓣或 Z 成形术）。

瘢痕内切除缝合术常保留利用瘢痕表面皮肤，具有切口限于

图 12-12　面部切口线选择

瘢痕内、不损伤外周正常皮肤、正常组织不受张力影响等优点。对于较大的瘢痕疙瘩或增生性瘢痕，完全切除缝合较困难，此时应考虑在瘢痕范围内做部分切除缝合，先去除炎症病变较活跃的部分瘢痕或尽量缩小瘢痕，为进一步手术或后续其他治疗创造条件。

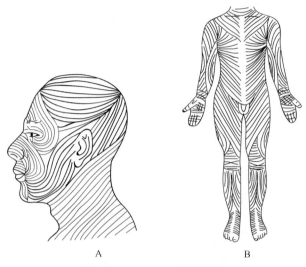

图 12-13　Langer 线示意图

二、瘢痕疙瘩核心切除术

瘢痕疙瘩核心切除术是瘢痕疙瘩手术治疗中最常用的方法之一，适用于没有严重挛缩及感染灶的各种类型的瘢痕疙瘩[6]。瘢痕疙瘩核心切除术的优点非常显著：首先是限定在瘢痕范围内手术，最大限度地保留周围正常组织及结构，将手术损伤降至最低限度；其次是保留表面的瘢痕皮肤，瘢痕皮的回植再利用，经过细致的缝合，使得手术切口无张力愈合（图 12-14、图 12-15）。唯一不足之处是愈合后外观与质地和正常皮肤有一定的差别。对于表面严重挛缩、有脓肿破溃的瘢痕疙瘩则不适合选择此类手术。瘢痕疙瘩核心切除术完全符合瘢痕疙瘩手术原则，该术式看似简单，实际要求很高，需非常细致才能很好地完成，尤其是瘢痕疙瘩数量较多时耗费的精力更多。

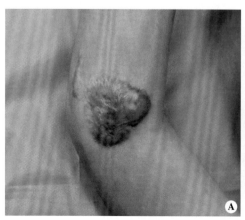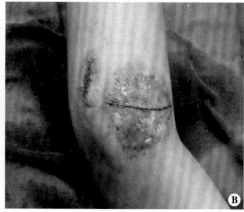

图 12-14　肘部瘢痕疙瘩核心切除术前后

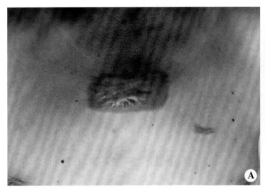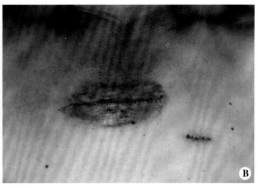

图 12-15 胸部瘢痕疙瘩核心切除术前后

手术要点：切口一般选择瘢痕疙瘩的长轴方向或有利于剥离瘢痕组织的方向。对于单个瘢痕疙瘩一般做一个切口，如果瘢痕疙瘩较大也可做其他辅助切口。切开准确，用力均匀，与表面垂直，完全切开瘢痕组织至正常组织的交界处。用尖手术刀仔细将瘢痕表面皮肤与下方的瘢痕组织做锐性剥离，注意需完整保留瘢痕表面皮肤，剥离范围应略大于瘢痕组织 1 ～ 2mm 以利于分离瘢痕组织，注意表面平整。再用手术刀将瘢痕组织从基底面与正常组织完整分离。手术创面如有渗血，需适度电凝止血。缝合时一般用 6-0 或 7-0 带针缝合线。适当加压包扎固定。

三、皮片移植术

皮肤游离移植就是通常所说的"植皮"，游离植皮术是修复创面较常用的方法，瘢痕手术治疗中也常应用[7]，临床上常采用自体移植。皮片的游离移植通常分刃厚皮片、中厚皮片（又分薄中厚、一般中厚、厚中厚）、全厚皮片和含真皮下血管网的皮片移植（表 12-6）。根据形状可以分为邮票状、网状、筛状、大张皮片。取皮鼓（图 12-16）、手持取皮刀（图 12-17）、电动取皮刀（图 12-18）为临床上常用的取皮器械。

刃厚皮片含有表皮和少量的乳头层，生长所需的条件不高，供皮区的面积不受限制，可反复切取。刃厚皮片的优点是成活能力强，在各种条件较差或轻度感染的肉芽组织上仍可以生长，供区恢复快，取皮后一般 7 ～ 10 天即可痊愈，愈后一般不留瘢痕。缺点是受区移植皮片较易挛缩、不耐磨，手术后与周围皮肤色差大，表皮高低不平，易擦破，形成湿疹样皮炎，功能也较差。

表 12-6 各种皮片厚度

皮片种类	厚度（mm）
刃厚皮片	0.20 ～ 0.25
薄中厚皮片	0.30 ～ 0.40
一般中厚皮片	0.50 ～ 0.60
厚中厚皮片	0.70 ～ 0.78
全厚皮片	1.0

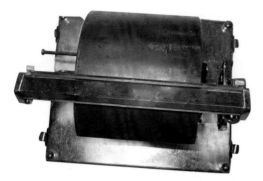

图 12-16　取皮鼓

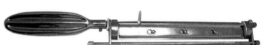

图 12-17　手持取皮刀

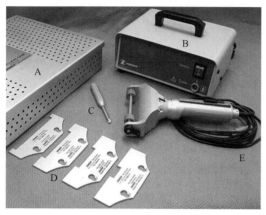

图 12-18　电动取皮刀

中厚皮片含表皮和部分真皮，生长所需条件一般，供区面积一般不受限制，供皮区愈合一般需 2～3 周，平均厚度为 0.3～0.6mm。中厚皮片具有刃厚皮片和全厚皮片的优点，中厚皮片含相当多的真皮组织，它既可以在有轻度污染的肉芽组织处生长，又能被应用于术后需要有一定耐磨力的位置，色差较小，收缩程度较表皮皮片小。供皮区仍能借助毛囊、皮脂腺、汗腺上皮的生长而自行愈合。缺点是如切取过深或供区有轻度感染，可形成增生性瘢痕，愈合后有较明显的色素沉着而影响美观。

全厚皮片含有全层皮肤，生长条件较高，感染的创面不易成活，供区面积受限，特别是大面积烧伤患者难以满足。全厚皮片包含皮肤表皮及真皮的全层，因组织较厚，移植后不易成活，一旦成活则具有较强的耐磨性，质地柔软，与周围组织色差小，不易收缩，具有较好的外观和良好的功能，特别适于手掌、足底部位。

含真皮下血管网皮片含表皮、真皮全层及真皮下血管网，存活后不易收缩，弹性及耐磨性良好，其外形、质地、功能、色泽均优于全厚皮片。

采用皮片移植修复瘢痕术后的创面时应注意患者全身情况和局部条件，同时还应注意供皮区的选择。否则有可能造成皮片坏死或供皮区新的瘢痕产生。手术失败原因主要有血肿或血清肿、感染、皮片移动、包扎压力不当、移植床不良、营养状况差等。当瘢痕或瘢痕疙瘩病情较重、供区较缺乏或有较大面积的成熟瘢痕，可将瘢痕皮回植再利用。但瘢痕皮回植存活后，色泽、质地、平整度等外观均较差。

手术要点：贴敷严密，固定良好，10～12 天拆线。皮片移植术中固定是保证皮片存活的重要环节，可采用加压包扎、缝线包扎等。包扎固定不当、皮片移动、血肿或血清肿、感染、营养状况差等是植皮失败的原因，应注意预防。后期皮片移植边缘可能出现增生性瘢痕，可使用浅层放射治疗、加压、注射等方法使新生瘢痕软化平整。

刃厚皮片移植在瘢痕疙瘩手术治疗中应用较多，适用于各种类型的瘢痕疙瘩。主要是因为刃厚皮片容易存活，且外观明显优于瘢痕皮回植，另外，供皮区损伤小，不容易再形成新的瘢痕。

四、皮瓣移植术

皮瓣是包括皮肤、皮下组织并具有自身血供的组织块。皮瓣移植是皮肤的带蒂移植，在皮瓣形成过程中，有一块组织与机体是相连的，这个相连的部分称为蒂。皮瓣的血液初期靠蒂部提供，后期皮瓣与受区重新建立血液循环后，蒂部血供逐渐减弱。在多种创面缺损及多种瘢痕的手术治疗中常用到皮瓣移植术[8]。皮瓣的分类方法很多，按皮瓣血供类型可将皮瓣分为任意型皮瓣和轴型皮瓣。任意型皮瓣包括：①局部皮瓣，如旋转（菱形、叶状）、推进（V-Y、矩形、双蒂）、易位（Z 成形、W 成形、四瓣成形、五瓣成形）皮瓣；②邻位皮瓣；③远位皮瓣（需制动，色泽、质地有较大差别）；④管状皮瓣；⑤筋膜皮瓣；⑥真皮下血管网薄皮瓣等。轴型皮瓣亦称为动脉性皮瓣，包括岛状皮瓣、肌皮瓣、游离皮瓣、带血管蒂的组织瓣等，见图 12-19 ～图 12-26。

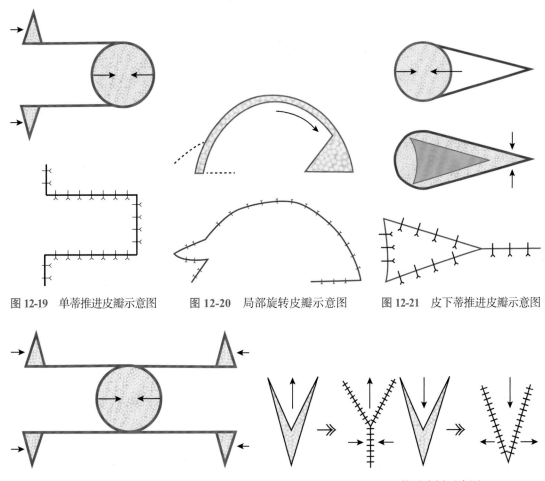

图 12-19 单蒂推进皮瓣示意图　　图 12-20 局部旋转皮瓣示意图　　图 12-21 皮下蒂推进皮瓣示意图

图 12-22 双蒂推进皮瓣示意图　　　　图 12-23 V-Y 推进皮瓣示意图

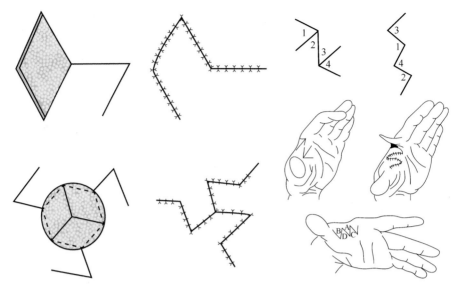

图 12-24　菱形皮瓣示意图　　　　图 12-25　四瓣成形术示意图

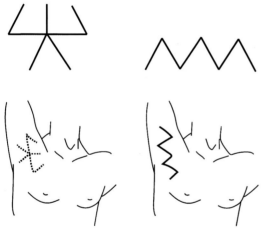

图 12-26　五瓣成形术示意图

皮瓣设计时长宽比例不超过 1.5：1，头面部可达（3～4）：1，肢体远端比例要缩小。皮瓣和皮管应按血管走行方向设计，严格按无菌、无创操作，止血要彻底。皮瓣转移中蒂部不能过分扭转或受牵拉，注意有无血供障碍（动脉供血不足、静脉回流不畅）的情况，皮瓣移植后注意预防感染、撕脱、关节僵硬（由长时间肢体制动所致）。对于超过正常长宽比例、供区血供较差或有瘢痕、蒂部有较大折屈、皮瓣远端低垂或超越躯干中线的皮瓣等情况，应做皮瓣延迟手术，目的是调整充实皮瓣血供，提高组织对缺氧的耐受。皮瓣延迟手术充分生效时间为 10～14 天。延迟手术方法是先将皮瓣周缘完全切开，皮下不分；或不完全切开，完全皮下分离。

在瘢痕或瘢痕疙瘩手术中，矫正挛缩瘢痕、修复瘢痕创面等常用到 Z 成形术和 W 成形术，均是局部易位皮瓣的一种具体运用[9]。

Z 形皮瓣又称对偶三角皮瓣或异位皮瓣，它是整形美容外科应用最多的一种皮瓣（图 12-27）。Z 形皮瓣可改变瘢痕挛缩的方式，恢复创面长轴的长度，错位组织复位、减少张力，修复创面，达到延长效应、直线分断效应等。一般 Z 形皮瓣为 60°，即以挛缩瘢痕线作为中心轴线，在其两侧作相反方向的平行线与中心轴线成 60° 角的辅助切口线，形成的两个三角皮瓣切开剥离后互相交换位置缝合，易位缝合后延长的轴线距离可达 75%，即松解了挛缩或张力。特殊部位 Z 形皮瓣应用时两三角形皮瓣的角度可以不相等，两三角形所形成的面积也可以不相等。W 成形术是在 Z 成形术的基础上衍生而来（图 12-28），是做 W 形切口或连续多个 W 形切口的连续 Z 成形术。优点是减少了缝合张力，将长而直的瘢痕分解为小而曲的瘢痕，使外观上不明显。三角形边长一般为 5.0～8.0mm，不宜太短，三角形皮瓣的夹角为 60°～90°，以 60° 为最佳，两侧 W 形切口应相互对应，将两侧 W 形切口范围内的瘢痕切除。

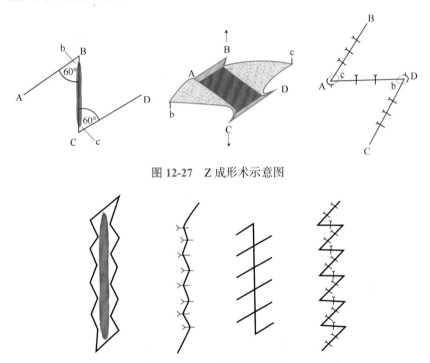

图 12-27　Z 成形术示意图

图 12-28　W 成形术示意图

五、皮肤扩张术

皮肤扩张术是通过增加置入皮下扩张器的容量，对表面皮肤产生压力，使其扩张产生"额外皮肤"，利用新增的皮肤来修复创面的技术。临床上最常用于瘢痕性秃发、耳鼻再造等，对于大型瘢痕疙瘩或其他类型瘢痕的手术创面修复，也可能用到皮肤扩张术[10]。皮肤扩张部位多选择病变部位的邻近正常皮肤，这样能较好地与病变部位的肤色、质地相匹配。

皮肤软组织扩张器由对机体无害的医用硅胶制作，主要由扩张囊、连接导管和注射壶三部分组成（图 12-29），可根据需要控制扩张量和扩张时间。扩张囊是扩张器的主体部分，主要功能是接受充注液，完成对皮肤软组织的扩张。囊壁具有较好的弹力伸缩性和密闭性，有较强的抗撕拉和抗爆破能力，可接受额定容量数倍以上注液量的扩张。常见的扩张囊有圆形、肾形，容量为 10～400ml。

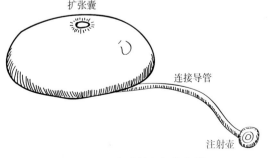

图 12-29　皮肤软组织扩张器

　　皮肤扩张术前需制订完善的治疗计划，选择和设计合适的扩张区域，避免影响重要组织器官功能，选择合适的扩张器，制订合理的扩张时间。扩张容量的计算依据需要修复的缺损区域的面积大小和可行扩张的情况决定，头皮可按每 $1.0cm^2$ 缺损面积需 $3.0 \sim 3.5ml$ 扩张容量计算，颈部躯干等按每 $1.0cm^2$ 缺损面积需 $4.0 \sim 5.0ml$ 扩张容量计算。在扩张组织转移前，一般要求其面积应为缺损区的 2 倍以上，或大于扩张器基底与缺损面积之和。

　　皮肤扩张术需二期进行，一期手术为扩张器的置入，二期手术为扩张器的取出、扩张后皮瓣形成、病变部位切除及缺损的修复，两期手术之间为扩张器的注射扩张期。

　　一期手术埋置扩张器。先标记扩张区域和剥离范围，剥离范围一般略大于扩张囊基底面积，并标记切口线及注射壶埋置部位。切口位置相对隐蔽，多选在扩张区域与修复区域交界处或在皮损边缘，切口方向一般与埋置区轴线垂直，以避免扩张时张力对切口的影响。头皮扩张时扩张器埋置深度为帽状腱膜下，面颈部埋入皮下或颈阔肌下。躯干部当缺损范围较大时，可同时放置多个扩张器。埋置腔隙的剥离是一期手术的关键，要了解局部解剖层次、组织结构及主要血管神经的分布情况，剥离时一般采用钝性分离，操作轻柔，层次清楚。剥离腔隙要足够大，一般要超过标记扩张囊周边 1cm 左右，以便置入的扩张囊展平，置入扩张囊时不可用锐器夹持。术中向扩张器内注放一定量的生理盐水，可起到展平扩张囊、压迫止血的作用。缝合前腔隙深部放置负压引流管，以防腔隙积血，切口要分层缝合，以防扩张囊从切口突出，缝合时可将皮下、皮肤缝合线留置，一并打结，以免刺伤扩张囊和导管。

　　常规术后 5 ~ 7 天开始注液扩张，5 ~ 7 天 1 次。每次注入量视扩张囊大小和扩张部位而定，皮肤张力较大或深部有重要器官的部位，一次注入量不可过多。一般每次注入扩张器额定容量的 10% ~ 15%。平均所需扩张时间为 6 ~ 8 周。另外，临床上根据实际需要，也有术中即时扩张、间隔快速扩张、连续快速扩张、亚速扩张等方法。

　　二期手术是当皮肤扩张达到预期目的、常规"养皮"后（指停止扩张并维持 2 周，以改善皮瓣局部循环、减少皮瓣回缩）施行。取出扩张器，利用扩张后形成的皮瓣对受区及供区同时修复。皮瓣的设计与转移是修复创面的关键，应尽可能根据供区及受区形态范围等综合考虑。常用的皮瓣设计有滑行推进皮瓣、旋转皮瓣、易位皮瓣等。扩张囊取出后，其周围所形成的纤维囊壁贴附于皮瓣内侧和扩张区基底部，术中应将纤维环剥离，对囊壁的处理程度视具体情况而定。

　　软组织扩张术除可能用于大型瘢痕疙瘩及各种面积较大瘢痕的创面修复外，瘢痕性秃发是最佳适应证，一般可修复占头皮 1/2 以下面积的瘢痕。

　　软组织扩张术的并发症有血肿、感染、扩张器外露、皮瓣坏死、疼痛、麻木等[11]，发生率与技术熟练程度、个体素质等有关。对于近期有放射治疗部位、有精神病不能合作、有出血倾向、过敏体质、全身营养不良、全身性感染或手术部位有感染灶的患者，为软组织扩张术的禁忌证。

参 考 文 献

[1] Song C. Hypertrophic scars and keloids in surgery current concepts. Ann Plast Surg，2014，73（Suppl 1）：S108-S118.

[2] Akaishi S，Ogawa R，Hyakusoku H. Treatment of recurrent earlobe keloids with surgery and high-dose-rate brachytherapy. Plast Reconstr Surg，2009，123（1）：424-425.

[3] Liu ZH，Tang ZS，Hao XY，et al. Modified buried vertical mattress suture versus buried intradermal suture：a prospective split-scar study.Dermatol Surg，2021，47（3）：e75-e80.

[4] Wongkietkachorn A，Wongkietkachorn N，Rhunsiri P. Oblique intradermal suture as a faster choice for intradermal closure：a randomized equivalence trial.J Plast Surg Hand Surg，2019，53（1）：45-50.

[5] Yazdani Abyaneh MA，Griffith R，Falto-Aizpurua L，et al. Famous lines in history：Langer lines. JAMA Dermatol，2014，150（10）：1087.

[6] 李珍珍，姚广东 . 核心切除治疗耳部瘢痕疙瘩的临床效果 . 医药前沿，2019，9（5）：39-40.

[7] Saha SS，Kumar V，Khazanchi RK，et al. Primary skin grafting in ear lobule keloid. Plast Reconstr Surg，2004，114（5）：1204-1207.

[8] Xu JY，Yang XL，Cai BK，et al. Study on different types of skin flap transplantation to repair forefoot damaged injury. China Plast Reconstr Surg，2019，1（4）：36-40.

[9] 逯艳，王振宇，裴洁，等 . 多个局部皮瓣联合修复鼻小柱与上唇瘢痕挛缩畸形 . 中国美容医学，2019，28（9）：56-59.

[10] 李德胜，艾全伟，黄海峰，等 . 皮肤多重扩张技术应用于头面颈部烧伤后瘢痕整形的临床效果探讨 . 医药前沿，2019，9（36）：132-133.

[11] Pascal S，Philandrianos C，Bertrand B，et al. The complications of skin expansion in paediatrics：diagnostic，taking over and prevention. Ann Chir Plast Esthet，2016，61（5）：750-763.

第八节　综合治疗

　　虽然瘢痕疙瘩为良性病变，但目前临床上仍无特别有效的单一疗法，仍应借鉴治疗肿瘤的综合治疗方法以降低瘢痕疙瘩治疗后的复发率。瘢痕疙瘩的综合治疗是将手术与非手术治疗相结合，临床上常用的治疗方法有手术、放射、光电、药物、加压、物理、中医药等。一般来讲，手术治疗适用于各种类型的瘢痕疙瘩，而非手术治疗如单独应用则效果较差，多作为手术治疗的辅助措施。在瘢痕疙瘩的临床治疗中，虽然手术治疗可以很快去除瘢痕，但切忌单纯使用。具体采用何种综合治疗方案应遵循个体化原则。

一、考量因素

　　瘢痕疙瘩为良性皮肤纤维化疾病，在实施临床治疗前，需要与其他增生性疾病进行鉴别诊断。隆突性皮肤纤维肉瘤外形与瘢痕疙瘩有一定的相似度，需要准确鉴别。其他需要鉴别的疾病还包括错构瘤、平滑肌肉瘤、炎性肉芽肿等。在完成鉴别诊断的基础上，需要根据患者年龄，瘢痕疙瘩的性质、大小、解剖部位和分布情况，以及是否存在感染灶和影响功能等各方面因素进行综合考虑，建立符合患者病情的治疗方案。

　　年龄是决定治疗方案的重要考量因素。儿童与成人在对药物耐受性、不良反应及治疗措施对儿童发育所产生的影响等诸多方面存在巨大差异。原则上小于 16 岁的患者一般不建议采用抗肿瘤化学药物和放射治疗。

　　瘢痕疙瘩的类型、大小和分布也是决定治疗方案的重要考量因素。原则上小型浅表未合并感染灶的瘢痕疙瘩可以采用保守治疗，中大型瘢痕疙瘩应尽早采用以手术治疗为主并术后辅助预防复发措施的综合治疗方案[1]。对于超大型瘢痕疙瘩，首先对患者的全身功能状况及麻醉风险进行评估，有慢性病、器官功能衰退和障碍的患者或年龄过大的患者，手术治疗需要谨慎。对于不适宜手术者，均归类为非手术治疗原则处理。在患者全身情况允许和采取了预防术后复发措施的条件下，应该采用以手术切除辅以皮片和皮瓣修复的方案。弥散性的瘢痕疙瘩手术以瘢痕核心切除法为主，也可考虑局部感染灶手术切除，其余部位的瘢痕疙瘩仍以非手术治疗为主。非手术治疗包括浅层放射治疗、药物注射、去红激光、硅胶制剂和外用药治疗等，其中 5-FU 联合糖皮质激素注射，其疗效远高于单纯的激素注射治疗，复发率也远低于单纯的激素注射治疗。低浓度 5-FU 联合曲安奈德注射治疗瘢痕疙瘩已经成为临床常规治疗方法[2]。一般联合药物注射至瘢痕疙瘩平软后，再辅以硅胶制剂、其他外用药和压迫治疗等预防复发。如果瘢痕充血明显，也可以先采用去红激光治疗或抗血管药物（如平阳霉素等）注射以减轻充血后，再联合其他方法治疗。仍有复发者，可考虑放射治疗。

瘢痕疙瘩患者的既往治疗史和复发史也是被考量因素之一。对于既往无治疗史的患者，在采取了预防瘢痕疙瘩术后复发措施的条件下，原则上手术应完整去除瘢痕，术前充分预估皮肤张力并采用相应方式，避免张力过大导致皮瓣坏死或伤口不愈合。对于既往有治疗史和复发史的患者，相对来说通常对治疗措施有一定抵抗或不敏感，同时在治疗后通常伴有较高的复发率。对于此类患者则应联合放化疗。若患者以往未接受抗肿瘤化学药物治疗，术前可在瘢痕疙瘩组织内单纯注射 5-FU 数次，待瘢痕由活跃期转为静止期后再施行手术，术后再配合放射治疗预防复发。若患者以往有放射治疗史或术前已经实施预防性放射治疗，原则上术后早期即应给予曲安奈德与 5-FU 注射，并在确保安全剂量下加做第 2 个疗程的放射治疗。

二、常用方案

瘢痕疙瘩的综合治疗方案较多，每种方案均有其适应证，临床上应在参考上述因素后再选择应用[3, 4]。

1. 二联方案　最常用的是手术联合放射治疗，其他为手术联合 5-FU 注射或糖皮质激素瘢痕内注射、手术联合加压治疗、手术联合硅凝胶、手术联合激光等治疗。手术联合放射治疗适用于各种类型的瘢痕疙瘩，手术方案应根据瘢痕疙瘩的具体情况选择切除缝合、瘢痕核心切除、减张措施、瘢痕皮回植、皮片修复、皮瓣修复等。即使在同一患者不同部位，瘢痕疙瘩病情也有较大差别，选择手术的方式也应有所不同。根据瘢痕疙瘩患者既往病史及治疗史，结合实际病情及发病部位综合判断。如对治疗措施敏感，可考虑手术联合硅凝胶、手术联合加压治疗，或手术联合去红激光治疗等，即使如此也应进行较长时期的术后随访观察。多数情况下，瘢痕疙瘩复发可能性大，一般应选择手术联合放射治疗，其次选择手术后联合 5-FU 瘢痕内注射，或手术后联合曲安奈德瘢痕内注射。

对于病程短且瘢痕疙瘩浅表的患者，临床上也常用瘢痕内注射联合放射治疗的方案。瘢痕内注射的药物一般为曲安奈德注射液或 5-FU 注射液，多数情况下为曲安奈德与 5-FU

注射液的混合液。瘢痕内注射联合放射治疗可以使绝大部分没有明显增厚的瘢痕疙瘩炎症逐渐消退、病灶萎缩变软，使病情处于稳定状态。

2. 三联方案 最常用的有手术联合放射治疗和药物瘢痕内注射，其他为手术联合加压治疗和药物注射、手术联合放射治疗和硅凝胶治疗、手术联合药物治疗和激光治疗等。在瘢痕疙瘩术后预防复发的联合方案中，以放射治疗和化疗方案效果较为确切。对于病情严重、复发可能性高的患者，手术的方式及联合方案也可进行调整。例如，术中切口内用5-FU 配合糖皮质激素进行药物冲洗，手术采取严格抗张措施，术后 24 小时内接受放射治疗等。

3. 其他方案 常用的有手术联合放射治疗、药物注射及光电治疗等三种以上的联合方案，多用于瘢痕疙瘩术后预防瘢痕复发及增生。对于瘢痕疙瘩损害范围大的严重患者，一般需采用以手术为主结合放化疗等三种以上联合方案。还可根据具体病情，在术前用低浓度 5-FU 数次瘢痕内注射，待病情转为静止后再施行手术，术后结合放射治疗，并连续使用减张装置或减张胶布，并辅以硅胶制剂和压迫治疗等。

参 考 文 献

[1] 林泉，刘为廷，李俊明，等.联合疗法治疗瘢痕疙瘩的疗效.中华医学美学美容杂志，2018，24（3）：199-201.

[2] Khan MA，Bashir MM，Khan FA. Intralesional triamcinolone alone and in combination with 5-fluorouracil for the treatment of keloid and hypertrophic scars. J Pak Med Assoc，2014，64（9）：1003-1007.

[3] Yang YQ，Jiang CY，Xu QJ，et al. Combination therapy for bulky auricular keloids：a clinical experience. J Cosmet Laser Ther，2019，21（1）：14-16.

[4] Weshahy AH，Hay RA. Intralesional cryosurgery and intralesional steroid injection：a good combination therapy for treatment of keloids and hypertrophic scars.Dermatol Ther，2012，25（3）：273-276.

（邓 军）

第十三章

司洛德瘢痕疙瘩综合治疗

司洛德（Surgery、Radiation、Injection、Drugs、Laser，SRIDL）瘢痕疙瘩综合治疗是由邓军教授为首的团队经过数千例瘢痕疙瘩患者诊治总结出的效果满意的临床治疗体系。司洛德瘢痕疙瘩综合治疗的核心思想包括病灶清除、保持结构、愈合优先、精准放疗、长期防控等创新治疗理念和干预策略，确立了瘢痕清除、损伤控制、综合治疗、治防并重的系统化治疗体系，破解了瘢痕疙瘩治疗中损伤大、张力高、易复发的临床难题，是国内外领先的瘢痕疙瘩综合治疗范式。

瘢痕疙瘩是皮肤科及整形科的常见病，瘢痕疙瘩的发病流调和基础研究也获得一些进展。流行病学调查显示，瘢痕疙瘩具有种族特发性、部位易感性、家族遗传性等倾向。一般认为肤色深的人发病率较高，非洲原住民的发病率最高，黄种人也明显较白种人高。还有研究对瘢痕疙瘩家系遗传学调查揭示，瘢痕疙瘩家系遗传方式为常染色体显性遗传伴不完全外显率，并且存在表现度差异。但遗传学研究仍没有完全揭示瘢痕疙瘩的遗传规律，可能是类似肿瘤发病的多基因遗传病，需要更多研究证实。另外，对瘢痕疙瘩局部的研究也获得了一些结果，如成纤维细胞生物学功能异常，表现为细胞凋亡增殖失衡，与细胞凋亡相关的 $p53$ 基因突变，还有编码 Fas 分子死亡域结构基因的移码突变等；细胞信号通路异常，如 TGF-β/Smad 信号通路异常；较多的生物活性因子如 TGF-β、血小板衍生生长因子（PDGF）、结缔组织生长因子（CTGF）、透明质酸刺激因子（HASF）、内皮素（ET）等异常；胶原代谢障碍，表现为Ⅰ/Ⅲ型胶原比例严重失衡等。虽然瘢痕疙瘩的研究取得了一些进展，但是其发病机制未完全清楚、控制疾病的关键点仍未完全确定，这导致瘢痕疙瘩至今在临床上没有特效疗法和特效药物，目前在临床上仍大多表现为对治疗的抵抗性和治疗后的高复发率，成为临床上的难治性疾病之一。

目前在临床上普遍存在的问题：对瘢痕疙瘩的诊治表现为不管机制、不做分级、惯性方法、简单粗暴、不做预防、缺乏管理；大多数瘢痕疙瘩患者也存在认识误区，误认为不能治愈、不能手术、不能放射治疗等。造成的后果也较严重，一是不敢治疗而失去早期治疗的机会，二是方法不当造成越治越糟，很多患者为此痛苦终身。

瘢痕疙瘩临床治疗最突出的是由于瘢痕疙瘩复发而出现了很多治疗不当的现象。这些不利因素又加重了瘢痕疙瘩治疗的难度，主要有以下方面：①患者因素，瘢痕疙瘩患者本身伴有其他疾病，明显干扰瘢痕疙瘩本身的治疗；②瘢痕因素，瘢痕疙瘩损害面积大、数量多、有挛缩、伴感染灶、曾复发、对治疗抵抗等；③手术加重因素，手术创伤大、张力高、延迟愈合、正常组织受损继发新的瘢痕[1]；④放射治疗加重因素，剂量过大、照射过深、有放射性皮炎发生、放射累及其他正常组织器官；⑤药物治疗加重因素，药物过量、累及正常组织、全身副作用；⑥治疗时机加重因素，病情严重时才做治疗、治疗后无长期随访管理。针对以上问题需要提出破解思路及行之有效的方法，司洛德瘢痕疙瘩综合治疗体系着重于改进手术方式方法、提高放疗精准度、多种药物调节使用、建立系统防控体系等（图 13-1）。

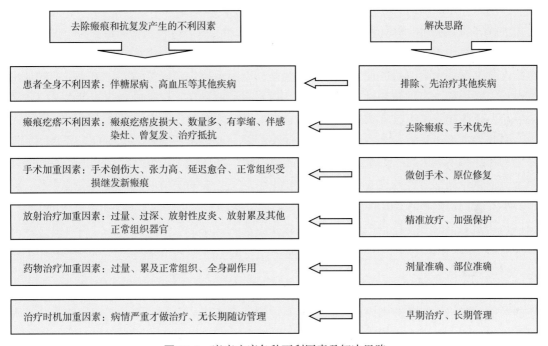

图 13-1　瘢痕疙瘩各种不利因素及解决思路

第一节　微创手术

瘢痕疙瘩治疗的首要目标是去除瘢痕，患者和医生的首要治疗目标是一致的。完整去除瘢痕的重要性体现在：①消除病变；②去除局部持续增生的"动力"；③保护和恢复躯干或四肢功能；④保持和恢复美观；⑤减少后续放射治疗剂量；⑥减少后续药物注射用量；⑦促进患者恢复健康心理。

在瘢痕疙瘩非手术治疗中，药物注射是瘢痕疙瘩药物治疗中疗效最强的一种方法，但对于已经有一定大小的瘢痕疙瘩也很难使之消退，反复药物瘢痕内注射容易出现局部和全身副作用，如糖皮质激素引起的局部萎缩、月经紊乱、库欣综合征等，化疗药过量引起的骨髓抑制、神经毒性等，另外注射还可能促使瘢痕疙瘩内感染灶扩散。激光治疗中采用去红染料激光，也只能封闭瘢痕中的血管，起到抑制瘢痕增生的作用，不能消除瘢痕组织。汽化型 CO_2 激光可以去除瘢痕组织，但由于热损伤效应大，不能用作去除瘢痕疙瘩的手段。液氮冷冻可以去除部分瘢痕组织，也因损伤大，容易形成难以愈合的溃疡，临床上不易准确掌握。其他物理治疗均不能起到消除瘢痕疙瘩的作用。总之，在瘢痕疙瘩的临床治疗中，非手术治疗不能作为去除瘢痕的主要手段。

手术是去除瘢痕疙瘩的最佳方法。由于患者为瘢痕体质，手术本身又是有创治疗，这就要求瘢痕疙瘩手术必须控制损伤，将手术本身的创伤限定在瘢痕范围内，可以最大限度地减少新生瘢痕，使手术创面局限在原位进行修复。

手术去除瘢痕疙瘩引起的创伤除要求尽可能小以外，还要求尽可能快地愈合。创伤形成后，机体会立即启动修复过程，创面愈合的基础是巨噬细胞、中性粒细胞、成纤维细胞、表皮细胞等的一系列生物学活动，细胞基质也参与其中。愈合过程主要有凝血期、炎症期、修复期。当组织细胞缺失较多时，则常由结缔组织填补修复，即瘢痕修复，临床上绝大多数是这种类型的愈合。机体使创面愈合主要是局部组织再生、修复和重建的一系列病理生理过程，是一种固有的防御性适应性反应。如果有创面存在，这种机体的防御性反应就不会停止，往往导致瘢痕过度增生。从这个意义上讲，创伤愈合优先于瘢痕疙瘩复发预防。

引起手术伤口延迟愈合的原因较多。瘢痕疙瘩一般是慢性病程，术前首先需要注意排除全身和局部不利因素，如全身营养差、重度贫血、糖尿病等先行治疗，其他如局部感染伴全身症状、局部有慢性皮炎、痤疮病情较重者均应先控制病情后再行瘢痕疙瘩手术。除手术本身的创伤因素外，引起伤口延迟愈合的最主要因素是切口张力过大，影响局部血供，切口长期暴露引起无菌性毒性反应。手术操作因素中，过度牵拉、夹持、分离、电灼等也容易致伤口延迟愈合。另外，脂肪液化、血肿、异物、血液循环不良、神经支配受损等也会影响伤口愈合。

综上所述，在瘢痕疙瘩治疗上应选择手术去除瘢痕，并应选择微创手术。微创手术能控制损伤，限定在瘢痕范围内且尽量不累及周围正常组织的手术才能做到原位修复，最大限度地减少新生瘢痕，微创手术还是创面无张力愈合及尽快愈合的最佳方式。

一、手术措施

为了尽量减少手术创伤，可采取以下相应措施。

"刀快"：指切开时准确、平滑，用力均匀，切忌来回切割造成切口不整齐。分离瘢痕时手术刀如有顿挫，立即更换。

"针锐"：缝合时选择大小型号合适的缝合针，不能使用钝针缝合。尽量使用细针细线，缝线间距适当。

"线滑"：选择合适线材以降低组织反应性，缝合松紧适度，将缝线"切割伤"降至最小。

皮内缝合减张处理：在创缘下方做适当潜行游离，用可吸收线做皮下减张缝合，使表面不受张力影响。但瘢痕疙瘩手术切口内尽量不留异物。

手术无创操作：细针细线、准确对位缝合、不留无效腔、缝线间距适当、注意皮瓣尖端处理，避免过度牵拉、夹持、分离、电灼等。

手术范围控制：手术尽量局限在瘢痕范围内，尽量不损伤周围正常组织。瘢痕皮尽量再利用。

包扎措施：使用宽的透气性好的胶布包扎，屈曲体位包扎固定，使用减张胶布等。

加压措施：术后使用颈颌套、胸肩衣、紧身裤加压固定，合理正确使用绷带包扎，必要时考虑使用热塑板加强固定。

二、手术方式

司洛德瘢痕疙瘩综合治疗体系中的微创手术通常采用瘢痕疙瘩核心切除术及瘢痕疙瘩平削刀厚皮片修复术 [2]，如果创伤轻微，其他术式也可能用到。

1. 瘢痕疙瘩核心切除术　适用于小型瘢痕疙瘩，没有严重挛缩及感染灶的中型瘢痕疙瘩也可采用瘢痕疙瘩核心切除术。

瘢痕疙瘩核心切除术的目的是将瘢痕组织去除，限定在瘢痕范围内进行，不损伤周围正常组织及结构；其次将瘢痕皮修整后回植再利用，使手术切口无张力愈合。瘢痕疙瘩核心切除术要求的细致程度很高，需要耗费很多时间和精力。

手术要点：沿瘢痕疙瘩长轴方向做切口，或选择有利于剥离瘢痕组织的方向做切口。单个瘢痕疙瘩一般做一个切口，瘢痕疙瘩较大时也可选择多个切口。切开准确，用力均匀，与表面垂直，完全切开瘢痕组织至正常组织的交界处。用手术刀仔细锐性剥离瘢痕表面皮肤与下方瘢痕组织，直到完整剥离整个瘢痕组织，剥离范围应略大于瘢痕组织 1～2mm以利于分离瘢痕组织并保持表面平整度，使瘢痕组织基底面与正常组织完整分离。适度电凝止血。用 7-0 带针缝合线间断缝合，加压包扎固定。

2. 瘢痕疙瘩平削刀厚皮片修复术　适用于中型至超大型的各种类型的瘢痕疙瘩，无论瘢痕疙瘩内有无感染灶，均可选择该术式。

瘢痕疙瘩平削是将瘢痕组织从水平方向削除，即"铲除瘢痕"而非"切除瘢痕"，这种术式也是局限在瘢痕范围内的手术，最大限度地保护瘢痕周围的正常组织和结构，再利用刀厚皮片修复创面，满足原位修复及无张力愈合的要求。刀厚皮片的厚度为 0.20～0.25mm，刀厚皮片含有表皮和少量真皮乳头层，容易存活，存活后外观接近正常皮肤。术前应注意患者全身情况和局部条件，同时还应注意供皮区的选择。大腿股外侧是瘢痕疙瘩相对不好发部位，同时也便于取皮和术后护理，因此常被选作供皮区域。如果供皮区域有限，也可选择腹部。精确控制取皮厚度是保证供皮区不形成新生瘢痕的关键。移植皮片下有血肿或术后护理不当造成皮片移动常导致局部皮片不存活，从而造成创面愈合时间延长。

手术要点：从瘢痕疙瘩边缘水平方向切削瘢痕，切缘整齐，瘢痕疙瘩边缘往往有较明显的炎症浸润带，也一并切削去除。切削瘢痕疙瘩基底部时最大限度地保留下方正常真皮组织，基底创面平整。适度电凝止血。严格计算所需刀厚皮片面积，用电动取皮刀精确控制取皮厚度，取皮操作平稳。按创面形状修剪皮片，严密敷贴皮片，用细针细线间断缝合固定皮片，用宽胶布固定包扎。术后使用颈颌套、肩胸衣、紧身裤等加压固定。术后患者限制活动，5 天左右打开创面进行后续治疗。

第二节　精准放疗

精准放疗与传统放疗技术的不同之处可概括为"四最"，即靶区内受照剂量最大，靶区周围正常组织受照剂量最小，靶区内剂量分布最均匀，靶区定位及照射最准确。精准放疗要达到"高精度、高疗效、低损伤"的要求，需要在常规放疗基础上进行精确定位、精确设计、精确计量、精确执行,是一种全新放疗技术[3]。在恶性肿瘤放疗中,因为恶性肿瘤大多呈浸润性生长且形状不规则,肿瘤周围有重要器官或与重要器官或正常组织相互交错,传统放疗很难做到适形适量的精准照射。在精准放疗的全过程中,借助三维图像处理技术、高精度剂量计算法、先进直线加速器技术、先进肿瘤诊断技术、放射生物学等前沿研究成果,每一步都强调精度,相对于传统放疗是质的飞跃[4, 5]。

瘢痕疙瘩虽是良性病变,但由于其高复发率,临床上常规采用放疗来控制瘢痕疙瘩的复发[6]。过去很长一段时间,由于设备和技术的限制,瘢痕疙瘩术后均采用传统放疗技术进行照射,虽然照射剂量有所调整,但照射范围和照射深度不能准确控制,因此过去常出现瘢痕疙瘩患者放疗后有较严重的并发症或是放疗无明显疗效的情况。近年来,浅层放疗设备的问世,极大地推动了瘢痕疙瘩的综合治疗。司洛德瘢痕疙瘩综合治疗体系正是采用了 SRT-100 浅层放疗设备,对瘢痕疙瘩术后进行精准放疗获得满意效果。照射通过以下方面对瘢痕疙瘩或增生性瘢痕起到治疗作用[7]:照射可抑制细胞周期进程,并使成纤维细胞功能受损,照射后合成胶原能力降低;照射能引起瘢痕内血管内膜炎,导致瘢痕内毛细血管闭塞,降低瘢痕内血管密度;照射还可以促进胶原纤维成熟,加快其分解。

一、放疗设备

2004 年美国公司设计和制造 SRT-100 浅层放疗设备,2007 年通过美国 FDA 和 ISO 13485 认证。2012 年通过中国 SFDA 认证。2013 年美国 FDA 批准其用于瘢痕治疗。

SRT-100 浅层放疗设备工作参数:自动预热 6 分钟,滤光器自动更换,开机时自动检测和校准治疗能量,X 线球管寿命 8000 小时。单次治疗时间短,一般为 1～2 分钟。操作界面简便,设有三种治疗参数:100kV、70kV、50kV。SRT-100 配备有多种治疗头:标配治疗头大小有 1.5cm、3cm、5cm、7.3cm、10cm、12.7cm、15cm、25cm,选配治疗头大小有 2cm、2.5cm、4cm 及长方形 8cm×18cm 等。可根据治疗部位情况选择治疗头,并可用于头颈、肩膀、皮肤褶皱等特殊部位的治疗。

二、放疗方法

瘢痕疙瘩病变或术后创面均位于体表,相对于深部恶性肿瘤的放疗更容易做到精确控制照射的剂量、范围和深度,在绝大部分情况下瘢痕疙瘩的放疗是用于对已经去除瘢痕组织的愈合创面进行预防性抗复发治疗。司洛德瘢痕疙瘩综合治疗体系在总体上兼顾放疗总剂量、总时间、危险因素及防护等方面,既满足总剂量要求,又不致发生放射性皮炎。

1. 浅层放疗时机 司洛德放疗方案遵循愈合优先理念,因此对于浅层放疗时机是待创面愈合后再行放疗,而非术后立即放疗。因为机体使创面愈合是一种固有的防御性反应,如果创面持续存在,则这种防御反应就不会停止,瘢痕修复并过度增生的可能性就更大,而术后立即放疗往往使创面延迟愈合,并不利于预防瘢痕复发。一般选择术后 5～7 天开始第 1 次浅层放疗,最早术后 4 天,最晚术后 7 天,根据局部创面情况做适当调整。绝大部分情况下,术后 5～7 天伤口愈合而又无瘢痕增生,此时的放疗时机适宜。对于选择非手术瘢痕疙瘩患者，因放疗操作中的各种防护措施等因素，原则上先行瘢痕内注射治疗，再做放疗。对于疗程内的复诊瘢痕疙瘩患者，先行局部常规创面处理再做放疗，放疗后重新包扎伤口。因为司洛德瘢痕疙瘩综合治疗普遍采用微创手术方式，故一般不主张在术前做预防性放疗。

2. 放疗深度 根据靶区深度调整；特殊部位根据创面形态调整放疗方向及治疗头大小。为满足上述两个调整，工作时需要非常细致。司洛德瘢痕疙瘩微创术后，一般选择70kV 和 100kV 治疗参数以达到治疗靶区深度要求。对于形态不规则的特殊部位，如肩部大面积创面、耳部不规则创面等，需要精确分区多次放疗，射线分布均匀，并注意避免重叠照射。

3. 放疗剂量 浅层放疗剂量需要进行个体化精确调整，即因人调整、因部位调整、因病情调整。一般受照的单部位总剂量为 16 ～ 20Gy，每次 300 ～ 400rad，5 ～ 7 天 1 次浅层放疗，1 个疗程共 4 ～ 5 次。邻近部位有重要组织器官，除加强防护外，照射剂量上需做适当调整。放疗起效标志是照射后 2 ～ 3 天局部淡红斑反应，后期轻度色素沉着反应。

4. 操作方法 开机后通过预热和自检。通知患者从患者通道进入放疗室，躺入治疗床，暴露治疗区域。用特制铅片保护眼部、甲状腺、外阴等非照射部位。安装与受照部位相匹配的治疗头，将治疗头紧贴受照部位，再用铅片保护外周非照射部位。照射面积应在皮损处向外略扩展 0.5cm。照射期间患者保持体位不动。进入放疗控制室，选择设定好的治疗参数，开始照射。一般单部位照射时间为 1 ～ 2 分钟。一个部位完成后，再进入放疗室准备下一部位照射操作。

5. 疗程间隔 部分瘢痕疙瘩患者复发及对治疗抵抗需要局部 20Gy 以上的加强放疗时，必须间隔 2 ～ 3 个月及以上才考虑做第 2 个疗程的加强治疗。

6. 放疗防护 放疗室安全防护设置、安全预警标识设置等根据国家相关要求严格执行，并按规定定期对放疗设备进行辐照剂量校验和环境安全性检测。医护操作人员按规定穿戴防护用铅衣。放疗时患者防护及非照射部位防护按要求严格执行，对于眼部、甲状腺、性腺、外阴等部位应特别注意保护。

7. 放疗后护理及注意事项 ①注意放疗创面局部护理，有渗出物及痂皮等及时清理，保持术区清洁，敷料不沾水；②伤口创面愈合前避免受到污染，避免各种机械刺激，避免伤口创面受到牵拉；③遵医嘱按时到医院拆线换药，其间不涂抹无关药物；放疗期间不外用硅凝胶，否则容易引起湿疹样皮炎；④禁烟酒及辛辣食物；⑤放疗后应避免各种物理因素（如日晒、热水烫洗）和化学因素（如水杨酸、碘酊等）的刺激；⑥避免过大精神压力和重体力劳动；⑦红斑和色素沉着反应不做特别处理，待其自行消退；⑧加强随访，遵医嘱定期复诊。

第三节 复合药物治疗

瘢痕疙瘩是特殊类型的瘢痕，其发病除与遗传因素相关外，发病局部还具有持续性的炎症反应，单一治疗后常复发。部分既往有治疗和复发史的中大型瘢痕疙瘩患者，相对来说对治疗有一定的抵抗或不敏感，治疗后往往伴有较高的复发率。因此，临床上对瘢痕疙瘩采用综合治疗才能获得满意效果。

糖皮质激素是瘢痕疙瘩注射治疗的传统药物，单纯注射糖皮质激素的复发率较高，且很多患者注射糖皮质激素后发生不良反应，包括皮肤萎缩、色素减退和毛细血管扩张。其他药物如维拉帕米等在瘢痕疙瘩防复发方面有少量应用[8, 9]。国内外指南均推荐糖皮质激素需要与抗肿瘤化疗药物联合使用。临床应用表明，5-FU 与糖皮质激素联合注射治疗瘢痕疙瘩有效、安全，且该方案已成为瘢痕疙瘩治疗及预防术后复发的常规方案[10]。

司洛德瘢痕疙瘩综合治疗体系中药物治疗是非常重要的方法之一，为增加疗效并减少副作用采用复合药物治疗，尤其是联合化疗药 5-FU 在局部精确使用。瘢痕疙瘩药物治疗包括局部注射、局部外用及全身系统治疗。少数情况系在术前做预防性药物治疗，为手术创造更好的条件；更多的是在术后行抗复发药物治疗。对于局部炎症反应明显、以往有多次治疗并复发的瘢痕疙瘩患者，可在术前于瘢痕内单纯注射 5-FU 2 ~ 3 次，待瘢痕转为静止期后再施行瘢痕疙瘩切除手术。也可在瘢痕疙瘩边缘少量注射，以阻断瘢痕疙瘩对周围正常皮肤的病理影响。一般在术后 1 个月开始局部注射曲安奈德和 5-FU，其他辅助措施也可以适当延长，如抗张治疗时间，以及去红激光、硅胶制剂和其他外用药物的应用等。

对于有重要脏器严重疾病和高度麻醉风险的超大型瘢痕疙瘩患者，必须采用非手术治疗策略，5-FU 联合糖皮质激素是最主要的治疗手段。一般采用分区治疗，治愈一个区域后再治疗另一个区域，直至整个瘢痕区域治愈。同时还应掌握好适当的疗程间隔。为减少糖皮质激素副作用，应辅以其他口服的抗瘢痕药物治疗。

一、常用治疗药物

1. 糖皮质激素 能减轻病损部位炎症反应，通过下调瘢痕疙瘩成纤维细胞 mRNA，抑制成纤维细胞增殖，减少胶原合成；也可使伤区 TGF-β、IGF-I、α 巨球蛋白减少而增加胶原酶活性，加快胶原降解，使瘢痕组织逐渐萎缩。常用曲安奈德、复方倍他米松。曲安奈德瘢痕内注射一般每次不超过 80mg。复方倍他米松瘢痕内注射，一般每次 1ml。较长时间、较大剂量使用时要注意药物不良反应，如痤疮、月经失调、皮下组织萎缩等。

2. 5-FU 是细胞周期特异性抗肿瘤药，主要抑制 S 期细胞。抑制胸腺嘧啶核苷酸合成酶，阻断脱氧尿嘧啶核苷酸转变为脱氧胸腺嘧啶核苷酸，从而抑制 DNA 合成；通过阻止尿嘧啶和乳清酸掺入 RNA，达到抑制 RNA 合成。一般每 $1cm^2$ 瘢痕注射 0.05ml（每毫升含 5-FU 50mg），每 3 周注射 1 次，累计不超过 10 次。剂量过大有骨髓抑制、胃肠道反应、神经毒性等副作用。

3. 玻璃酸酶 为蛋白分解酶，能分解组织基质中的玻璃酸黏多糖，使氨基葡萄糖 C1 和葡萄糖醛酸 C4 之间的氨基己糖键断裂，组织中的玻璃酸黏多糖降解。临床上通常采用 1500U 与其他药物联合瘢痕内注射。

4. 曲尼司特 具有稳定肥大细胞、抑制 TGF-β 释放、抑制金属蛋白酶及进一步抑制成纤维细胞胶原合成的作用。可用于哮喘和过敏性鼻炎、增生性瘢痕和瘢痕疙瘩防治等。用法：每粒 0.1g，每次 1 粒，每天 3 次。疗程：一般 12 周为 1 个疗程。

5. 硅凝胶 对皮肤无刺激性，硅凝胶膜伸展性与皮肤的伸展性接近（40%），使用中缓慢析出的硅酮油可分解坏死组织、抑菌、促进创面愈合。硅凝胶膜表面有许多微小孔隙可使水分子缓慢蒸发，但仍有透气散热、软化瘢痕的作用。硅凝胶具有抑制瘢痕增生、透气保湿、促进皮肤正常修复等作用。一般在创面愈合后 1～2 周开始使用，每次至少敷贴 12 小时，可反复使用。不良反应有浸渍、汗疱疹等。临床上常见的硅凝胶制剂有硅凝胶贴剂、硅凝胶涂剂、硅凝胶喷雾剂。

二、药物联合使用及配伍

1. 单独使用 5-FU　5-FU 注射液配制的浓度控制在 2～5mg/ml。5-FU 注射液有 5ml（含 125mg）及 10ml（含 250mg）两种规格。根据实际需要配制，一般用 2% 利多卡因注射液配制，既可调节浓度，注射时又有镇痛作用。一般随着病情改善，可逐渐降低浓度。

2. 5-FU 与曲安奈德配伍　5-FU 注射液配制的浓度控制在 2～5mg/ml。曲安奈德注射液规格每支为 5ml（含 50mg），根据病情需要配制，一般一次治疗曲安奈德注射总量应控制在 10～50mg。通常仍用 2% 利多卡因注射液进行配制。随着病情改善，逐渐降低 5-FU 和激素的浓度。

3. 5-FU 与曲安奈德和玻尿酸酶配伍　5-FU 注射液配制的浓度控制在 2～5mg/ml。曲安奈德注射液根据病情需要配制，总量控制在 10～50mg。玻尿酸酶 1500U。用 2% 利多卡因注射液进行调节配制。

4. 5-FU 与复方倍他米松配伍　5-FU 注射液配制的浓度控制在 2～5mg/ml，复方倍他米松注射液（浓度为 7mg/ml）1.0ml，再按需配制 2% 利多卡因注射液，混匀后用于瘢痕内注射（表 13-1）。

表 13-1　5-FU 和激素联合注射药物配制

治疗用药	预防用药
5-FU 0.6ml+2% 利多卡因 5.0ml	5-FU 0.6ml + 2% 利多卡因 1.0ml + 曲安奈德 5.0ml
5-FU 0.1ml+2% 利多卡因 0.5ml+ 复方倍他米松 1.0ml	5-FU 0.6ml + 2% 利多卡因 5.0ml
5-FU 0.3ml+2% 利多卡因 2.0～3.0ml+ 曲安奈德 2.0～3.0ml	5-FU 0.1ml + 2% 利多卡因 1.0～2.0ml+ 复方倍他米松 0.5～1.0ml

注：5-FU 浓度为 25mg/ml，曲安奈德浓度为 10mg/ml，复方倍他米松浓度为 7mg/ml。

5. 药物浓度调整　出现药物作用抵抗或疗效欠佳时，可以适当增加 5-FU 的浓度，但浓度应控制在 5mg/ml 以下，以免不良反应和并发症发生。

5-FU 与糖皮质激素联合治疗在早期可以使用较高浓度，一般应控制在每 4 周注射一次，当瘢痕趋于平软之后，注射频率逐渐改为每 6 周、8 周或 12 周一次。原则上 5-FU 与糖皮质激素间无须形成固定的浓度配比，应根据治疗后病情的变化调整药物浓度和注射频率。除注意瘢痕局部的变化情况外，药物的全身副作用也应密切注意。相对于曲安奈德，复方倍他米松的药物纯度较高、作用相对温和，并且持续时间较长，较少发生过敏反应，适用于早期和小面积瘢痕疙瘩。而对于较为严重的瘢痕疙瘩，一般将曲安奈德与 5-FU 联合。

6. 注意事项　① 5-FU 禁忌证：儿童、近期准备生育的（男女性）患者、肝肾等重要脏器功能损害者、造血系统疾病和骨髓抑制者。②糖皮质激素禁忌证：高血压、内分泌紊乱、肝肾等重要脏器功能损害者和近期备孕者。③药物不良反应防治：接受 5-FU 联合糖皮质激素注射者定期行血常规检测，若出现白细胞减少、严重脱发、胃肠道反应、肝肾功能受损等，需停用 5-FU；若出现严重痤疮、月经失调、水钠潴留、骨质疏松、抵抗力下降和库欣综合征等症状与体征，需停用糖皮质激素。④使用 5-FU 的患者治疗期间不得备孕和生育，直至停药 6 个月后，治疗期间若意外妊娠，不建议继续妊娠。

三、瘢痕内精准注射

瘢痕疙瘩治疗和术后预防复发的疗效与瘢痕内注射的精准度有很大关系，瘢痕内注射应做到两个"确实"：确实有效的药物、确实注射到局部。临床上常见到药物配制不准确导致无明显疗效，更多是因为瘢痕坚硬和注射方法不当导致药物进入外周组织或漏出。医生在操作时注意避免以上现象，做到瘢痕内精准注射。

瘢痕内注射可以分为徒手注射、无针低压注射、助推器注射[11]。为提高注射精准度并不漏出药液，推荐使用 30G 针头助推器注射。

瘢痕内注射治疗注意事项：缓慢注射，建议边推注边进针，以便观察瘢痕表面是否变白；准确控制在瘢痕病灶内注射，不宜过浅或过深；面积较大瘢痕注射需控制药物总量；避免在有感染灶的瘢痕内注射；注射过程中常摇动注射器以避免药物沉积；特别疼痛时注意止痛，必要时给予静脉镇痛药；瘢痕内注射可能出现晕针、急性过敏反应，虽然罕见，但需要有应急准备和措施；注射局部可能出现慢性不良反应，包括色素沉着、色素脱失、药物沉积灶、多毛、瘢痕周围组织萎缩、毛细血管扩张等，应对症处理。

其他促进药物吸收的方法如点阵激光、激光人工点阵、微针导入等，必要时可考虑使用。

在司洛德瘢痕疙瘩综合治疗体系中，注射治疗一般情况下是在去除瘢痕组织后做局部预防复发的精准注射，相对于传统治疗方法，能明显减少局部药物用量、减轻注射疼痛、避免明显全身药物副作用。

第四节 早期防控

瘢痕疙瘩是在诱发因素作用下启动伴有炎症的瘢痕增生过程，由于患者特异体质，这种瘢痕增生过程往往不会自行停止。自然发病的瘢痕疙瘩往往发生于马拉色菌毛囊炎、痤疮等，而发生于手术创伤者常见于复发患者。虽然诱发因素不同，但从病理过程及发展进程来看，复发性瘢痕疙瘩与自然发病瘢痕疙瘩没有本质区别。在瘢痕疙瘩发病早期，瘢痕不明显或瘢痕组织很小，表面无挛缩，瘢痕内无感染灶，在此期间进行治疗就能以很轻的创伤或很小的药物剂量获得满意的疗效。同样，在瘢痕疙瘩抗复发治疗上仍然强调早期治疗。术后早期创伤局部虽然没有明显瘢痕，但已经有炎症反应，瘢痕疙瘩的进程其实已经启动。

在司洛德瘢痕疙瘩综合治疗体系中早期防控是重要环节之一，只有做好早期防控，才能及时有效预防复发。早期防控瘢痕疙瘩的意义：早期防控能巩固手术效果，最终获得的临床疗效明显优于复发后再治疗；早期防控所需要的浅层放疗剂量小，不容易出现放射性皮炎；早期防控所需的药物剂量小，药物副作用不明显；增强患者配合意识，便于以后长期动态管理。

一、浅层放疗防控时机与方法

瘢痕疙瘩术后配合放疗，是防止瘢痕疙瘩复发普遍采用的临床方案。有学者认为第 1 次浅层放疗开始时间与控制瘢痕效果关系较大，依据是成纤维细胞开始增生的时间在创伤后 48 小时左右，并主张术后 24 小时内放疗。

临床上常见的几种方案：①术后 24 小时内放疗；②术后 5～7 天创面愈合后放疗；③部分瘢痕疙瘩创面延迟愈合，被迫选择术后 2～3 周放疗；④极少数术前做预防性放疗。

机体创面愈合是一种固有的防御性反应，如果创面持续存在，瘢痕修复并过度增生的可能性就更大，而术后立即放疗往往使创面延迟愈合。司洛德放疗方案遵循愈合优先理念，待创面愈合后再行放疗。一般选择术后 5～7 天开始第 1 次浅层放疗，根据局部创面愈合情况略做调整。绝大部分情况下，术后 5～7 天伤口愈合而又无瘢痕增生，此时的放疗时机适宜。以后浅层放疗间隔 7 天左右，单部位总量为 16～20Gy。因放疗时需要做各种防护措施，因此对于疗程内的复诊患者，先常规处理创面再做放疗，放疗后重新包扎伤口。对于非手术治疗的患者，原则上先行瘢痕内注射治疗，再做放疗。

二、药物注射防控时机与方法

在瘢痕疙瘩抗复发治疗中，除放疗外，另外一种抗肿瘤化疗药 5-FU 已经在临床上验证安全有效。目前 5-FU 与曲安奈德联合注射已成为瘢痕疙瘩治疗及预防术后复发的常规方案，但临床应用时仍然需进行个体化调整。司洛德瘢痕疙瘩综合治疗体系中强调术后早期防控也是此目的。

临床上常见到的几个开始使用 5-FU 的时机：

（1）术后 2 周开始早期注射：高复发风险患者，有放疗史或术前已经实施预防性放疗，原则上应在术后 2 周早期给予曲安奈德和 5-FU 注射。一般 5-FU 从低浓度 2～3mg/ml 开始使用。

（2）术后 1 个月开始注射：对于绝大部分患者，术后 1 个月刚完成 1 个疗程浅层放疗，此时开始局部注射 5-FU 和曲安奈德预防复发也为早期防控。一般术后 1 个月患者手术局部无明显瘢痕复发现象，原则上 5 FU 和曲安奈德从低浓度开始预防性使用。因人因部位防控，逐渐增加 5-FU 浓度，但不超过 5mg/ml。联合使用的曲安奈德浓度也做相应调整，应特别注意总量控制。其他辅助措施根据局部病情做适当延长，如抗张治疗时间，以及去红激光、硅胶制剂和其他外用药物的应用等。

（3）复发后及时注射：无论术前或术后是否实施过治疗，一旦手术区域出现复发迹象，应及时给予 5-FU 联合曲安奈德注射治疗，使用的药物浓度可适当增加。必要时采用去红激光以抑制局部血管增生，减轻充血程度。

第五节　长期管理

临床上常见瘢痕疙瘩经过规范的综合治疗，早期效果很好，但更长时间后又复发。造成最终临床疗效不理想的原因大多是没有对瘢痕疙瘩患者进行长期管理，既有患者自身原因，也有医生的原因，医生缺少精力和时间去管理患者。长期管理对维持瘢痕疙瘩疗效非常重要[12]，医生应充分认识瘢痕疙瘩的特殊性、反复性和长期性，不能只治不管，或只管前期不管后期。

一、病情稳定前需长期管理

司洛德方案中瘢痕疙瘩早期防控是指在术后创面愈合即开始的抗复发治疗，随后的防控周期则是为期 2 年甚至更长时间，直至局部达到长期静止的稳定状态。局部长期稳定的标志是"白平软"，即瘢痕疙瘩局部经过系列治疗和长期抗复发治疗后颜色变白（无充血发红、无炎症现象、瘢痕颜色评分为 0）、表面变平（无隆起）、质地柔软（无瘢痕坚硬触感），这是瘢痕疙瘩临床治愈标准。

在 2 年的防控周期中，一般是术后第 1 个半年，每月复查 1 次；术后第 2 个半年，每 1～2 个月复查 1 次；术后第 2 年，每 2～3 个月复查 1 次。每次复查时，根据具体病情做相应处理，多数情况下是使用低浓度 5-FU 和曲安奈德局部注射。当然这并非一成不变，随着病情逐渐稳定，复查间隔从 4 周逐渐增至 8～12 周，注射药物浓度也做相应调整。少数患者的某些部位出现复发现象，复查时可以增加 5-FU 和曲安奈德局部注射的浓度，必要时也可考虑增加浅层放疗，但需与第 1 个浅层放疗疗程间隔 4 个月以上。只要治疗的局部仍有红斑，就不应放弃管理。

二、因人因部位因病情施策

众多临床病例显示，瘢痕疙瘩综合治疗后的复发程度因人而异，即使同一人不同部位的瘢痕疙瘩复发倾向也是不同的。因此，瘢痕疙瘩综合治疗后的长期管理应因人因部位因病情精准施策。瘢痕疙瘩治疗后的复发倾向总体上与治疗前的病情轻重大致相同，如果患者有多部位的瘢痕疙瘩，但病情严重程度不一致，病情较重的部位在后期也呈现出容易复发倾向。其次是不同部位的瘢痕疙瘩，综合治疗后的复发情况也不一致，胸部是瘢痕疙瘩最好发部位，也是治疗后最易复发的部位，躯干、四肢则相对较稳定，耳部相对不易复发。根据以上临床现象，需要在后期患者管理中因人因部位做出不同的处理。

三、建立随访体系实施动态管理

医患配合，定期复诊，建立体系，动态管理。瘢痕疙瘩治疗是国际难题，要提高治疗满意度，必须先做好细致的医患沟通，了解瘢痕疙瘩患者对治疗的要求、对治疗效果的期望值、求治心态是否客观、求医目的是否符合实际情况等，以便掌握患者心理状态。还要对患者详细说明瘢痕疙瘩综合治疗的方法与过程，使患者认识瘢痕疙瘩的复杂性、艰难性和长期性，为后期长期配合随访治疗打下基础。

医护人员和科室应建立瘢痕疙瘩专病管理体系，专人负责随访，及时了解所有患者病情，定时提醒应复查患者。医生在每次复查处理后根据病情确定下次复查时间，并记录在管理体系中。认真将瘢痕疙瘩综合治疗的每个环节做实做细，以获得满意的临床疗效。

参 考 文 献

[1] Chen B，Ding JP，Jin J，et al. Continuous tension reduction to prevent keloid recurrence after surgical excision：preliminary experience in Asian patients. Dermatol Ther，2020，33（4）：e13553.

[2] 邓军，胡学强. 微创手术结合浅层放疗治疗瘢痕疙瘩 1658 例临床观察. 皮肤科学通报，2020，37（3）：286-290.

[3] 张晓智，杨蕴一，孙宇晨，等. 精准放疗的现状与进展. 西安交通大学学报（医学版），2020，41（5）：633-638.

[4] Simiele EA，Breitkreutz DY，Capaldi DPI，et al. Precision radiotherapy using monochromatic inverse Compton X-ray sources. Med Phys，2021，48（1）：366-375.

[5] Yang WC，Hsu FM，Yang PC. Precision radiotherapy for non-small cell lung cancer. J Biomed Sci，2020，27（1）：82.

[6] Maemoto H，Ishigami K，Iraha S，et al. Analyses of size and computed tomography densitometry parameters for prediction of keloid recurrence after postoperative electron beam radiation therapy. Skin Res Technol，2020，26（1）：125-131.

[7] Sruthi K，Chelakkot PG，Madhavan R，et al. Single-fraction radiation：a promising adjuvant therapy to prevent keloid recurrence. J Cancer Res Ther，2018，14（6）：1251-1255.

[8] Danielsen PL，Rea SM，Wood FM，et al. Verapamil is less effective than triamcinolone for prevention of keloid scar recurrence after excision in a randomized controlled trial. Acta Derm Venereol，2016，96（6）：774-778.

[9] Tan A，Luna OM，Glass DA 2nd. Pentoxifylline for the prevention of postsurgical keloid recurrence. Dermatol Surg，2020，46（10）：1353-1356.

[10] Khalid FA，Farooq UK，Saleem M，et al. The efficacy of excision followed by intralesional 5-fluorouracil and triamcinolone acetonide versus excision followed by radiotherapy in the treatment of ear keloids：a randomized control trial. Burns，2018，44（6）：1489-1495.

[11] Levenberg A，Vinshtok Y，Artzi O. Potentials for implementing pressure-controlled jet injection in management of keloids with intralesional 5FU and corticosteroids. J Cosmet Dermatol，2020，19（8）：1966-1972.

[12] Sidle DM，Kim H. Keloids：prevention and management. Facial Plast Surg Clin North Am，2011，19（3）：505-515.

第六节　司洛德瘢痕疙瘩综合治疗临床病例

自 2016 年 6 月以来，邓军团队用司洛德（SRIDL）瘢痕疙瘩综合治疗方案治疗了数千例瘢痕疙瘩患者，获得了满意的临床疗效，患者病情长期稳定。图 13-2 ～图 13-61 是 60 例瘢痕疙瘩患者在治疗前、治疗中及治疗后的临床照片。

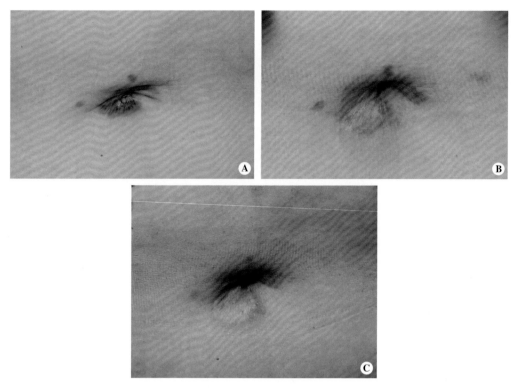

图 13-2　脐窝瘢痕疙瘩
A.术前；B.术后 1 个月；C.术后 6 个月

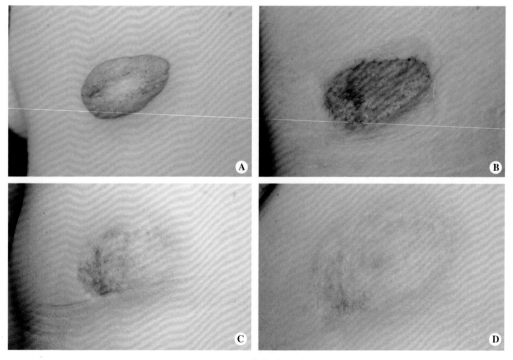

图 13-3　左背部瘢痕疙瘩
A.术前；B.术后 4 天；C.术后 6 个月；D.术后 2 年

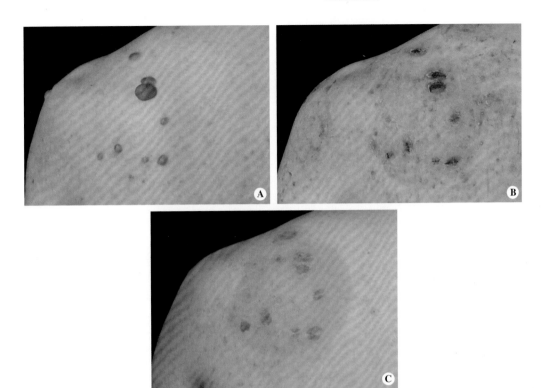

图 13-4　左肩部瘢痕疙瘩
A. 术前；B. 术后 5 天；C. 术后 6 个月

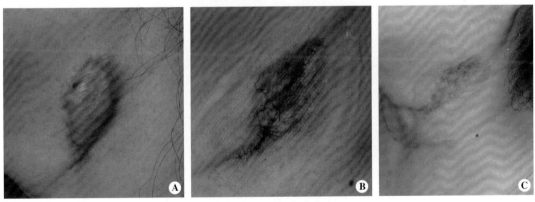

图 13-5　左颈部瘢痕疙瘩
A. 术前；B. 术后 1 周；C. 术后 1 年

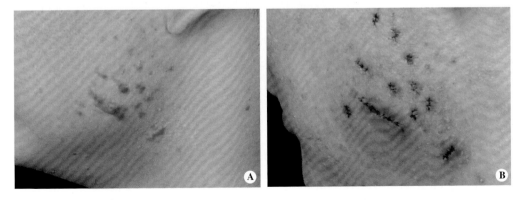

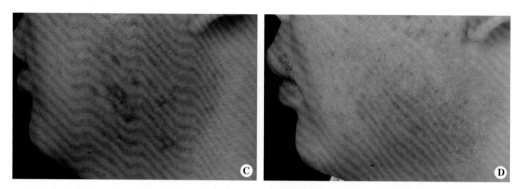

图 13-6　左下颌瘢痕疙瘩

A.术前；B.术后 1 周；C.术后 1 个月；D.术后 1 年

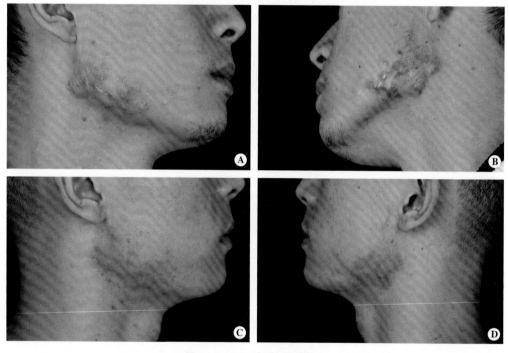

图 13-7　双下颌瘢痕疙瘩 1

A、B.术前；C、D.术后 1 年

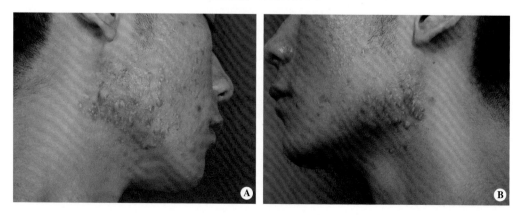

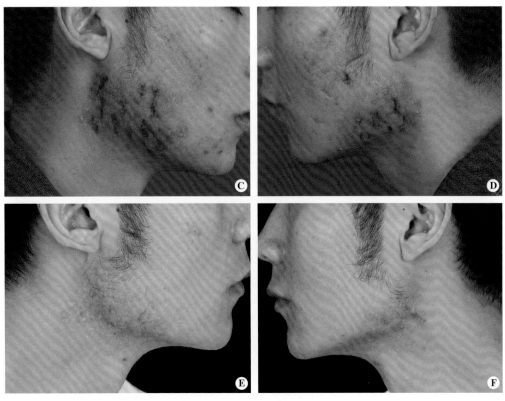

图 13-8 双下颌瘢痕疙瘩 2

A、B. 术前；C、D. 术后 1 周；E、F. 术后 2 年

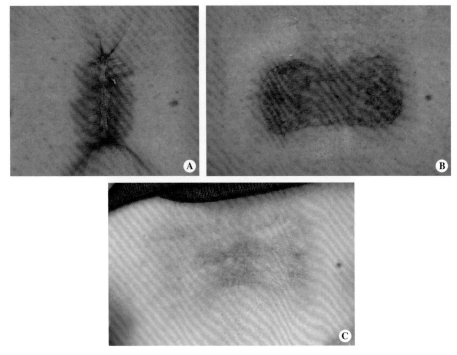

图 13-9 胸前瘢痕疙瘩 1

A. 术前；B. 术后 1 周；C. 术后 2 年

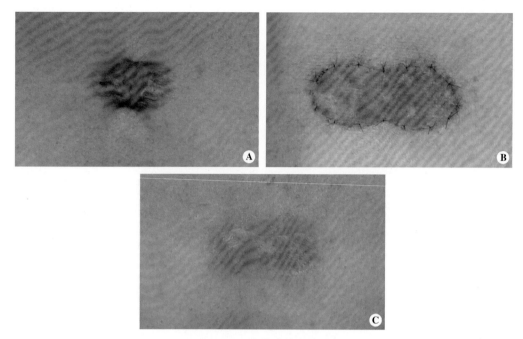

图 13-10　胸前瘢痕疙瘩 2
A. 术前；B. 术后 1 周；C. 术后 1 年

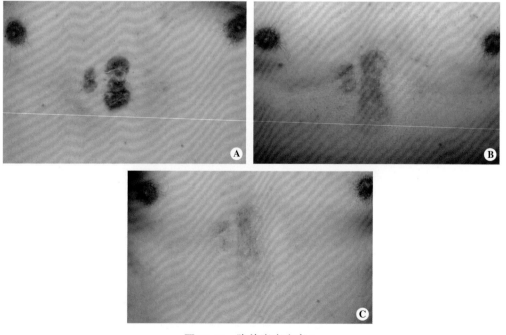

图 13-11　胸前瘢痕疙瘩 3
A. 术前；B. 术后 4 个月；C. 术后 2 年

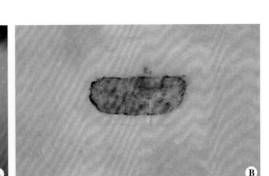

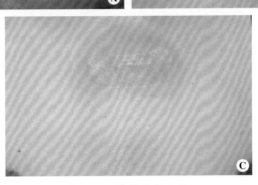

图 13-12 胸前瘢痕疙瘩 4

A. 术前；B. 术后 10 天；C. 术后 6 个月

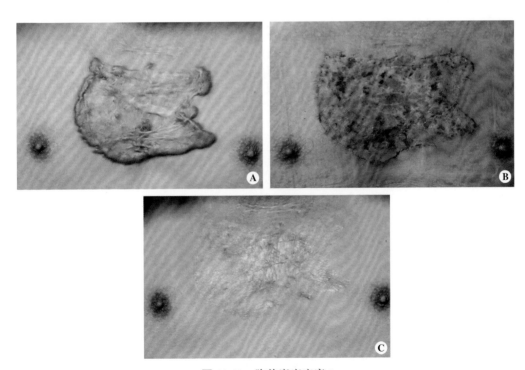

图 13-13 胸前瘢痕疙瘩 5

A. 术前；B. 术后 1 周；C. 术后 18 个月

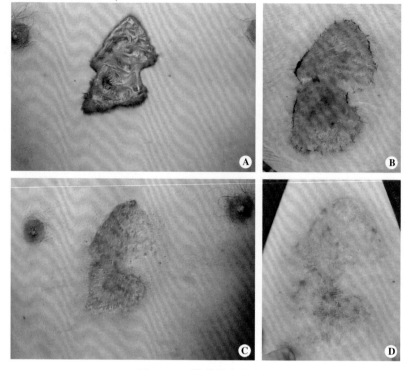

图 13-14　胸前瘢痕疙瘩 6
A. 术前；B. 术后 5 天；C. 术后 1 个月；D. 术后 1 年

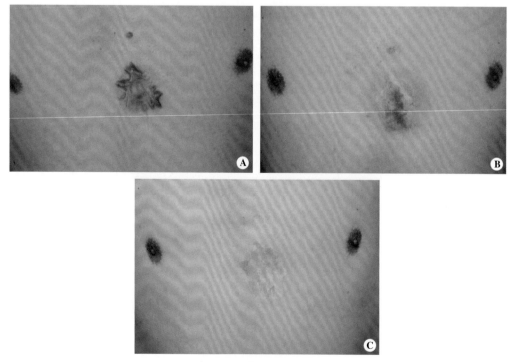

图 13-15　胸前瘢痕疙瘩 7
A. 术前；B. 术后 2 个月；C. 术后 2 年

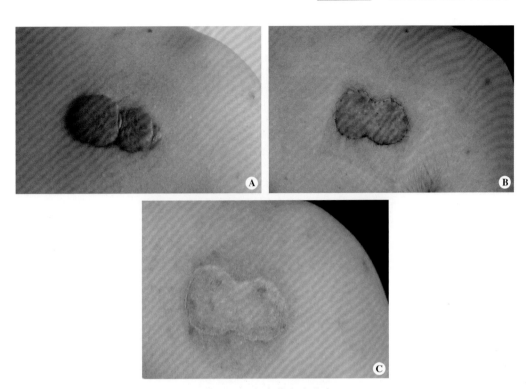

图 13-16 右肩背瘢痕疙瘩

A. 术前；B. 术后 5 天；C. 术后 6 个月

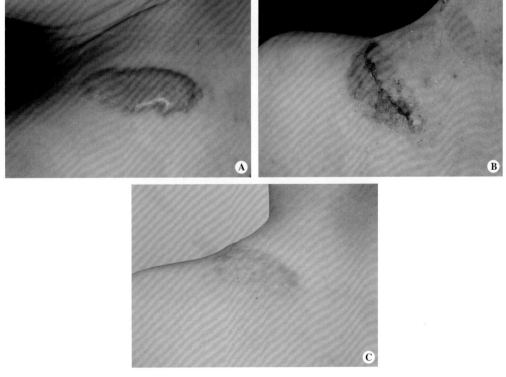

图 13-17 左肩瘢痕疙瘩

A. 术前；B. 术后 1 周；C. 术后 2 年

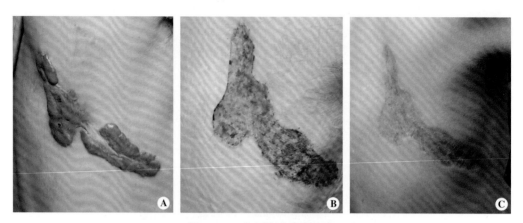

图 13-18　右侧胸壁瘢痕疙瘩

A. 术前；B. 术后 2 周；C. 术后 1 年

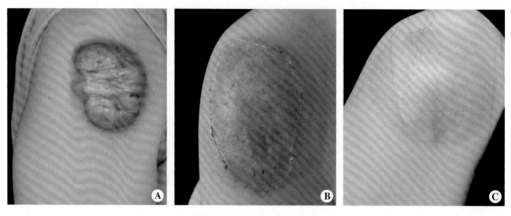

图 13-19　右肩瘢痕疙瘩

A. 术前；B. 术后 2 周；C. 术后 1 年

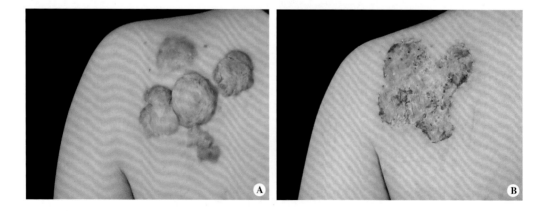

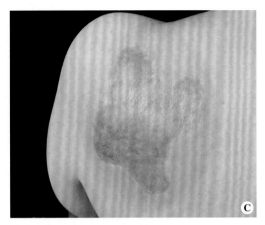

图 13-20　左肩背瘢痕疙瘩
A. 术前；B. 术后 10 天；C. 术后 10 个月

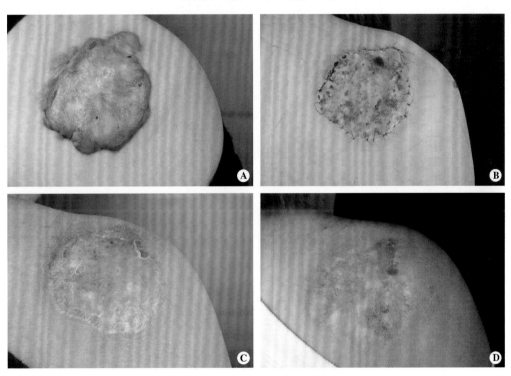

图 13-21　右肩背瘢痕疙瘩
A. 术前；B. 术后 5 天；C. 术后 3 个月；D. 术后 18 个月

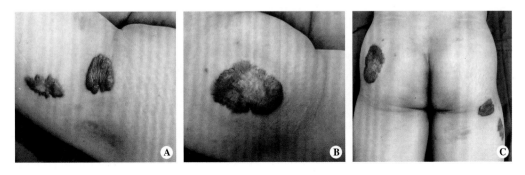

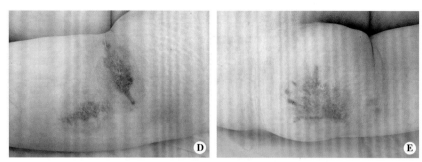

图 13-22 臀部及股外侧瘢痕疙瘩

A～C. 术前；D、E. 术后 30 个月

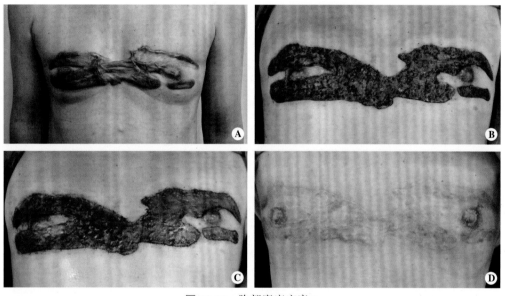

图 13-23 胸部瘢痕疙瘩 1

A. 术前；B、C. 术中；D. 术后 6 个月

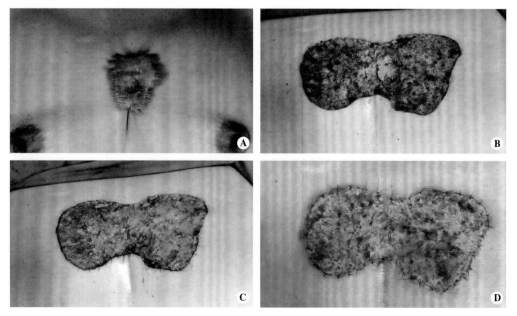

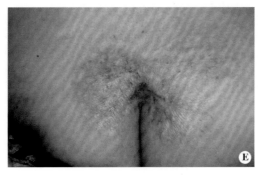

图 13-24　胸部瘢痕疙瘩 2

A. 术前；B、C. 术中；D. 术后 10 天；E. 术后 2 年

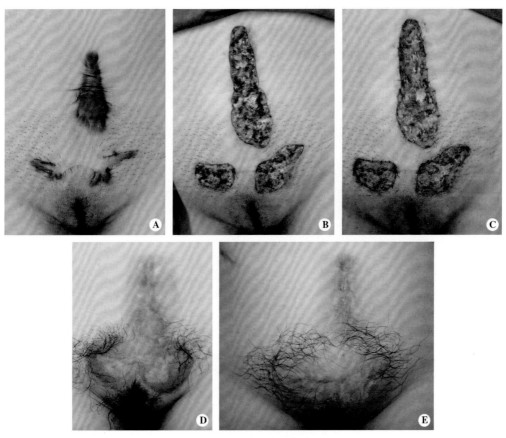

图 13-25　外阴瘢痕疙瘩

A. 术前；B、C. 术中；D. 术后 4 个月；E. 术后 2 年

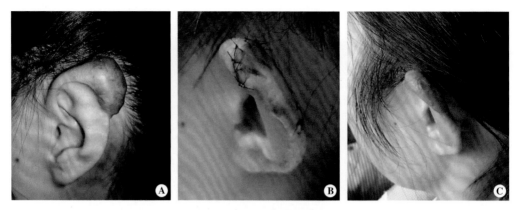

图 13-26　左耳廓瘢痕疙瘩
A. 术前；B. 术中 5 天；C. 术后 1 年

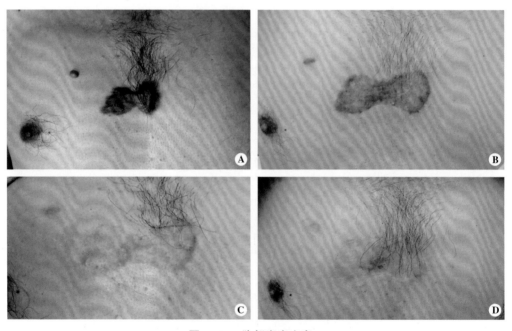

图 13-27　胸部瘢痕疙瘩 1
A. 术前；B. 术后 3 个月；C. 术后 1 年；D. 术后 2 年

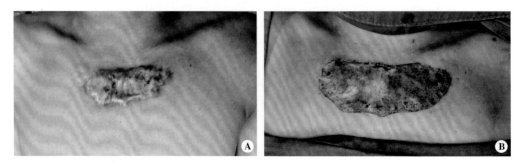

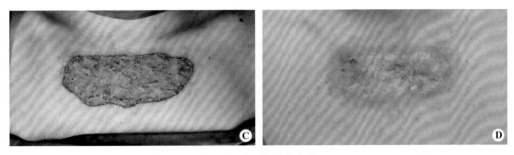

图 13-28 胸部瘢痕疙瘩 2
A. 术前；B. 术中；C. 术后 5 天；D. 术后 2 年

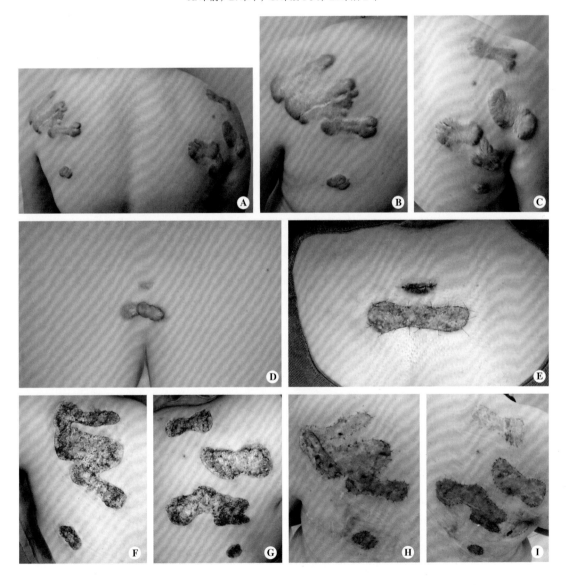

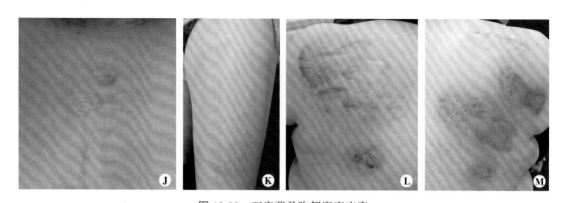

图 13-29 双肩背及胸部瘢痕疙瘩

A～C. 双肩背术前；D. 胸部术前；E. 胸部术中；F、G. 双肩背术中；H、I. 双肩背术后 5 天；J. 胸部术后 2 年；K. 股外侧供皮区术后 2 年；L、M. 双肩背术后 2 年

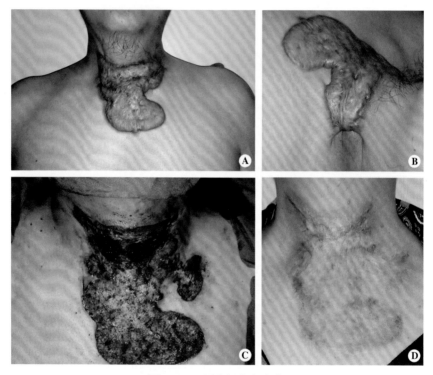

图 13-30 颈胸部瘢痕疙瘩

A、B. 术前；C. 术中；D. 术后 2 年

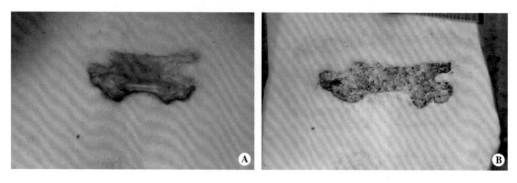

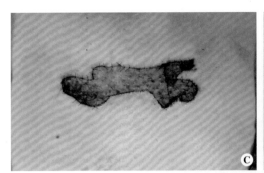
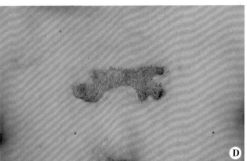
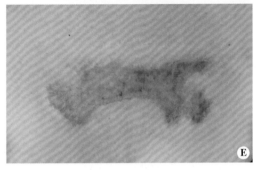

图 13-31 胸部瘢痕疙瘩

A. 术前；B. 术中；C. 术后即刻；D. 术后 1 个月；E. 术后 1 年

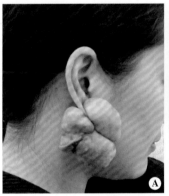
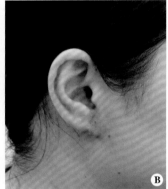

图 13-32 右耳垂瘢痕疙瘩

A. 术前；B. 术后 1 年

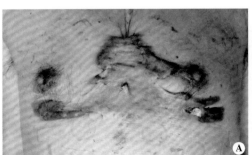
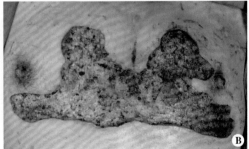

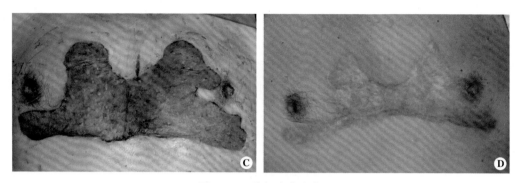

图 13-33　胸部瘢痕疙瘩
A. 术前；B、C. 术中；D. 术后 2 年

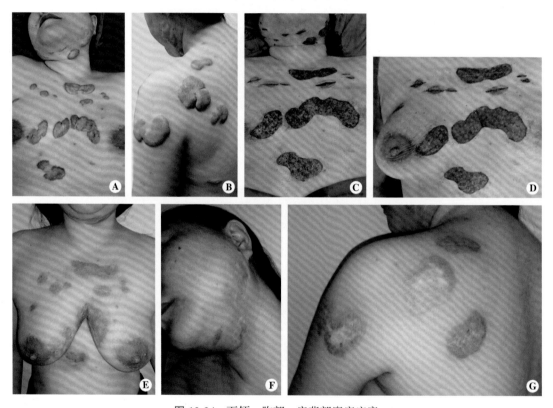

图 13-34　下颌、胸部、肩背部瘢痕疙瘩
A、B. 术前；C、D. 术中；E～G. 术后 2 年

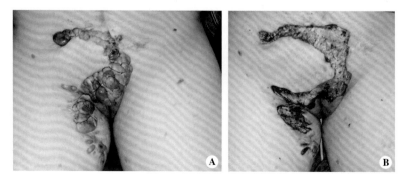

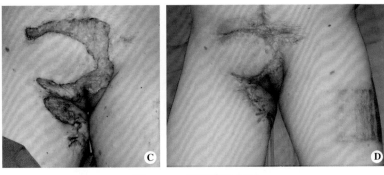

图 13-35 外阴瘢痕疙瘩

A. 术前；B、C. 术中；D. 外阴部及左大腿供皮区域术后 1 年

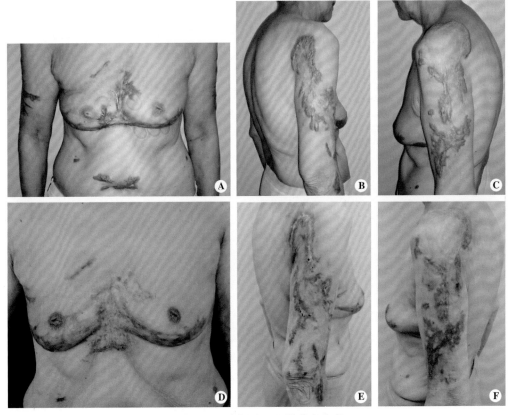

图 13-36 胸部及双上臂瘢痕疙瘩

A～C. 术前；D～F. 术后 6 个月

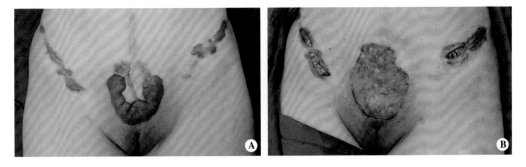

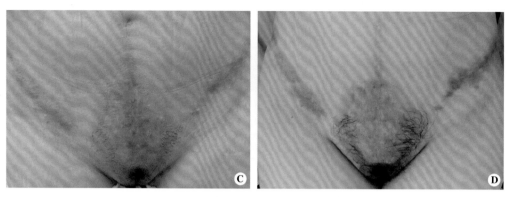

图 13-37　外阴及下腹部瘢痕疙瘩

A. 术前；B. 术中；C. 术后 6 个月；D. 术后 18 个月

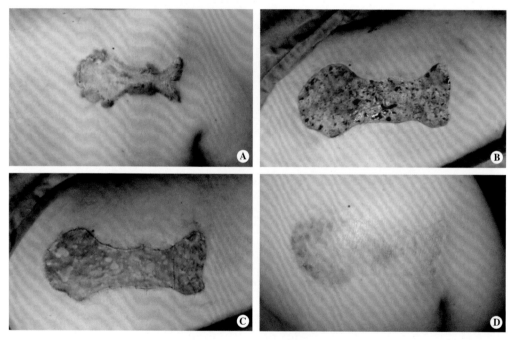

图 13-38　右肩背瘢痕疙瘩

A. 术前；B、C. 术中；D. 术后 2 年

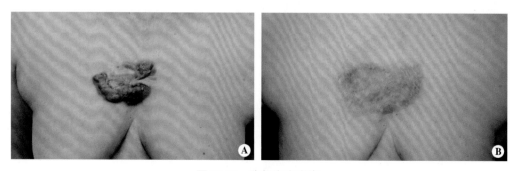

图 13-39　胸部瘢痕疙瘩

A. 术前；B. 术后 2 年

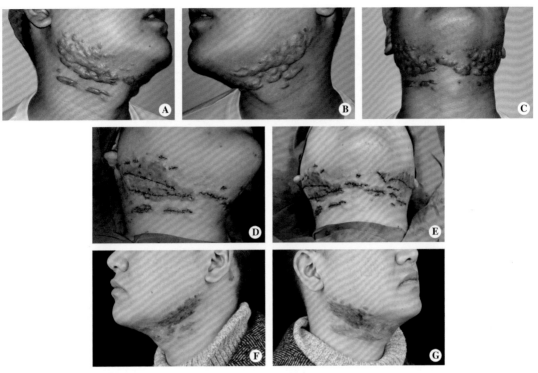

图 13-40 下颌瘢痕疙瘩

A ～ C. 术前；D、E. 术中；F、G. 术后 6 个月

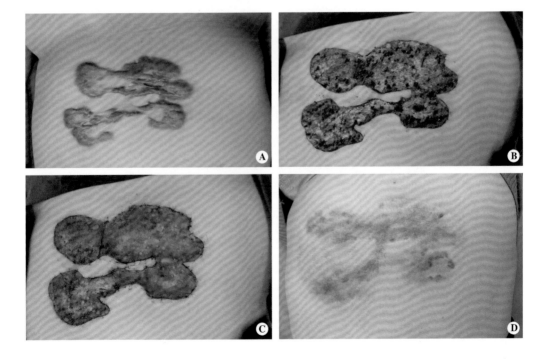

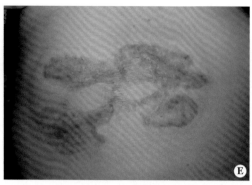

图 13-41　腹部瘢痕疙瘩

A. 术前；B、C. 术中；D. 术后 6 个月；E. 术后 18 个月

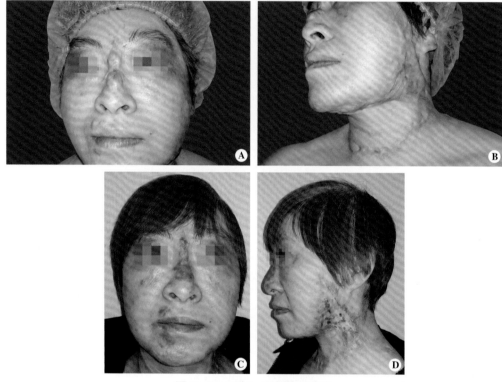

图 13-42　面部、下颌瘢痕疙瘩

A、B. 术前；C、D. 术后 1 年

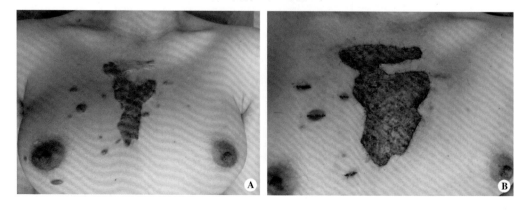

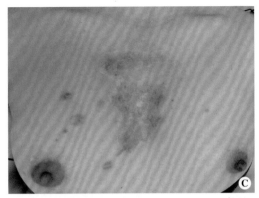

图 13-43 胸部瘢痕疙瘩
A. 术前；B. 术中；C. 术后 14 个月

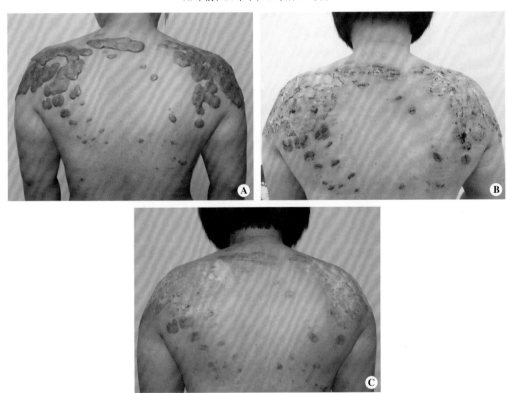

图 13-44 双肩、背部瘢痕疙瘩
A. 术前；B. 术后 1 周；C. 术后 1 年

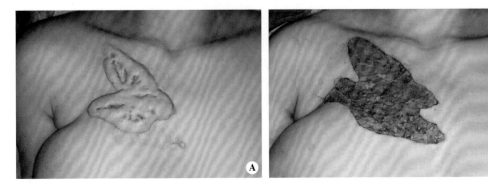

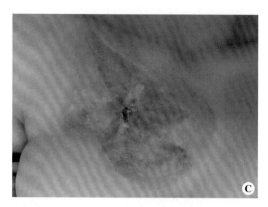

图 13-45　右胸部瘢痕疙瘩
A. 术前；B. 术中；C. 术后 6 个月

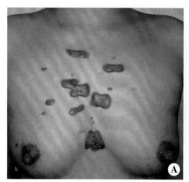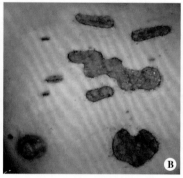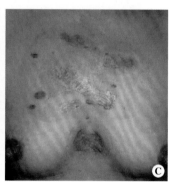

图 13-46　胸部瘢痕疙瘩
A. 术前；B. 术中；C. 术后 4 个月

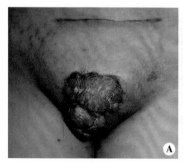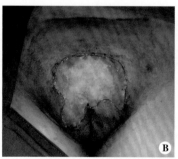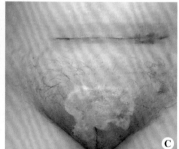

图 13-47　外阴瘢痕疙瘩
A. 术前；B. 术中；C. 术后 18 个月

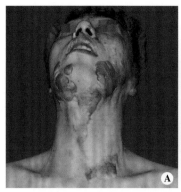
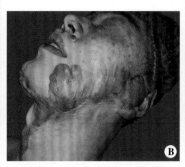
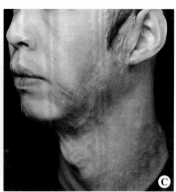

图 13-48　颌颈部瘢痕疙瘩

A、B.术前；C.术后 1 年

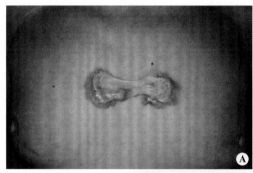
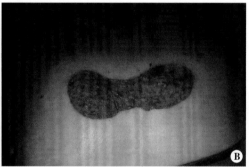
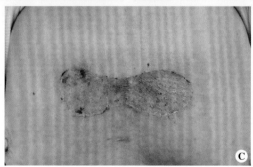

图 13-49　胸部瘢痕疙瘩

A.术前；B.术中；C.术后 3 个月

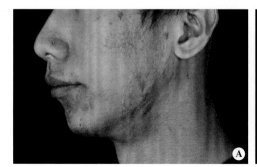
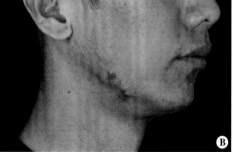

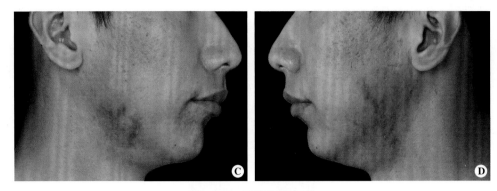

图 13-50 下颌瘢痕疙瘩
A、B.术前；C、D.术后 2 年

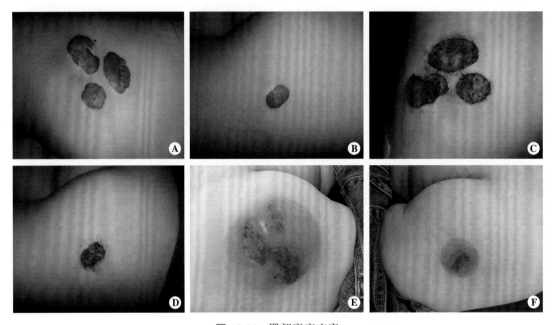

图 13-51 臀部瘢痕疙瘩
A、B.术前；C、D.术中；E、F.术后 6 个月

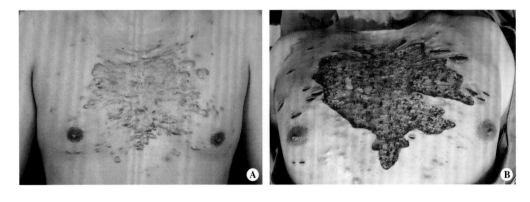

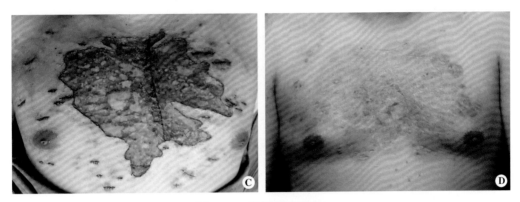

图 13-52　胸部瘢痕疙瘩 1

A. 术前；B、C. 术中；D. 术后 18 个月

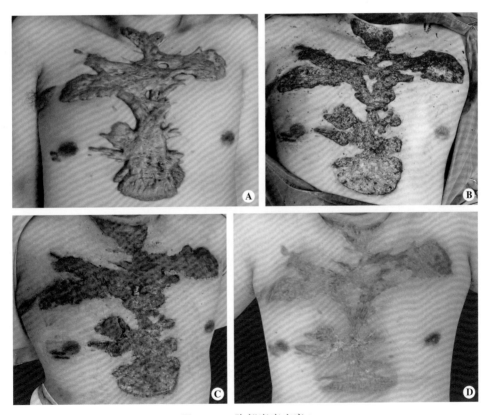

图 13-53　胸部瘢痕疙瘩 2

A. 术前；B. 术中；C. 术后 1 周；D. 术后 6 个月

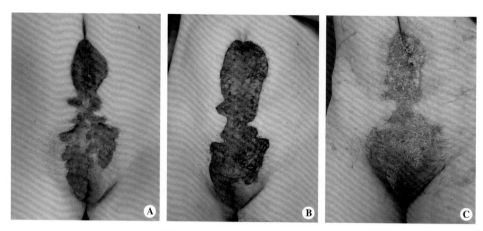

图 13-54 下腹及外阴瘢痕疙瘩

A. 术前；B. 术中；C. 术后 3 个月

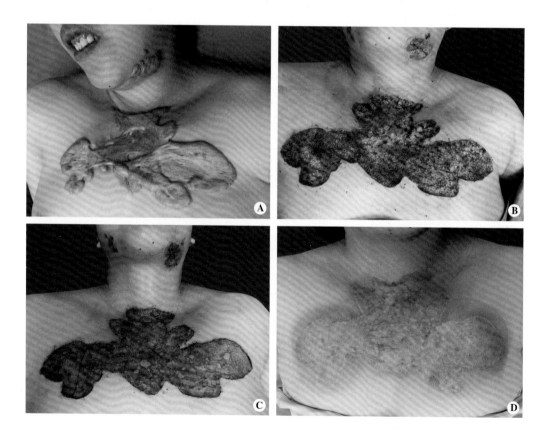

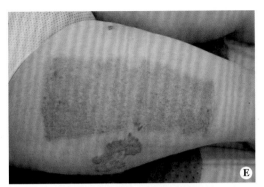

图 13-55　下颌及胸部瘢痕疙瘩

A. 术前；B、C. 术中；D. 术后 6 个月；E. 大腿供皮区域术后 6 个月

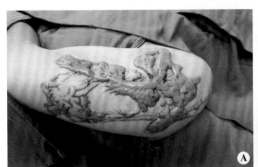
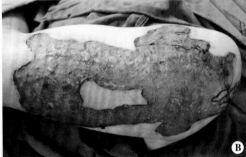

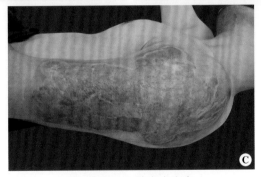

图 13-56　上臂瘢痕疙瘩

A. 术前；B. 术中；C. 术后 8 个月

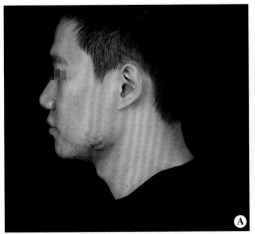
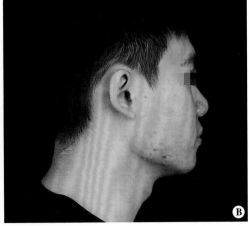

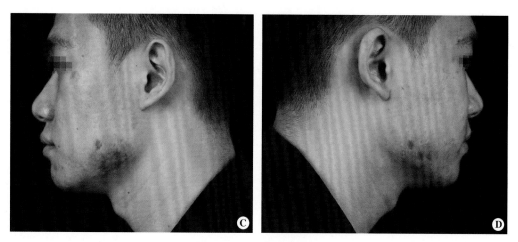

图 13-57　下颌瘢痕疙瘩

A、B. 术前；C、D. 术后 1 年

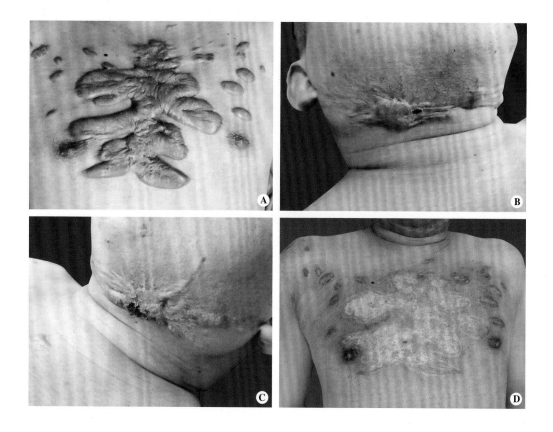

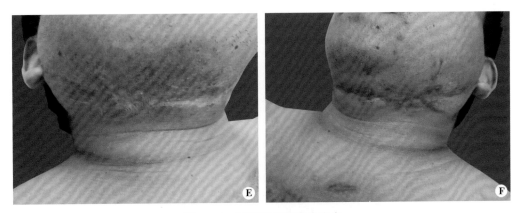

图 13-58 下颌及胸部瘢痕疙瘩

A～C. 术前；D～F. 术后 8 个月

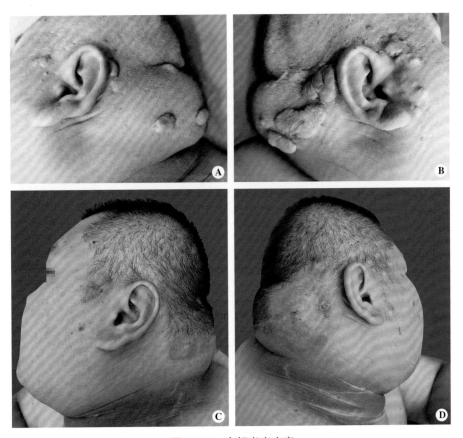

图 13-59 头部瘢痕疙瘩

A、B. 术前；C、D. 术后 4 个月

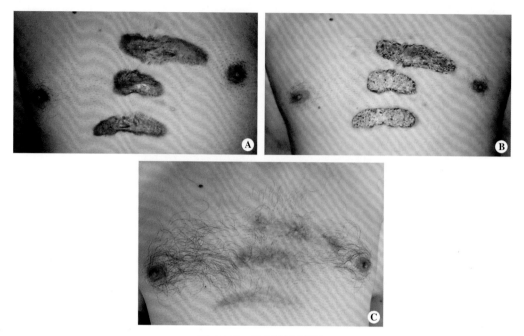

图 13-60　胸部瘢痕疙瘩
A. 术前；B. 术中；C. 术后 30 个月

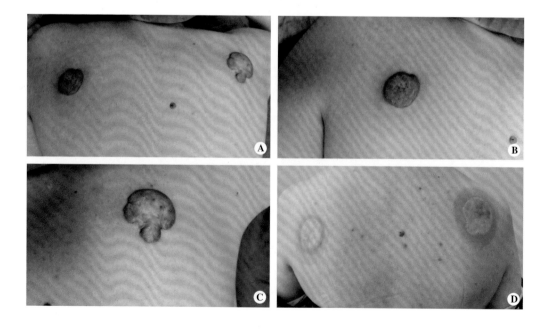

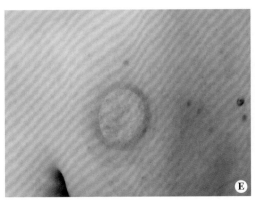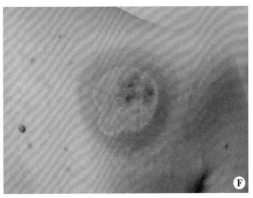

图 13-61 双肩背瘢痕疙瘩

A～C.术前；D～F.术后1年

（邓 军 邱 磊 陈群英 许元元）

第十四章

瘢痕疙瘩治疗进展

瘢痕疙瘩临床治疗中，目前仍采用以手术为主结合浅层放疗及长期防控的综合治疗方案。过去有冷冻治疗和同位素治疗等传统方法，由于有效性和副作用等问题目前已基本不在临床应用。光电治疗特别是染料脉冲激光在抑制或减少瘢痕疙瘩血供或充血方面有效，也写入了瘢痕治疗的某些指南中，但多作为综合治疗中的辅助治疗。

随着基础研究的进展，有更多的科学证据表明遗传因素、信号通路异常、生长因子和免疫学异常等在瘢痕疙瘩发病机制中起重要作用，由此也催生了细胞因子治疗、基因治疗、抗肿瘤治疗、靶向药物治疗等新兴措施在瘢痕疙瘩中的应用。本章重点对这方面的进展进行介绍，但这些新的治疗方法仍需观察长期临床效果以验证其有效性和安全性。

第一节　细胞因子治疗

随着瘢痕疙瘩发病机制中分子水平研究的深入，细胞因子治疗给治愈瘢痕疙瘩带来了希望。

一、转化生长因子 -β 及其受体

转化生长因子 -β（TGF-β）被公认为是一种与瘢痕疙瘩形成关系密切的细胞因子，主要通过 TGF/Smad 信号通路发挥其生物学效应。但瘢痕疙瘩发病机制非常复杂，细胞信号通路中任一环节失调都可能导致瘢痕疙瘩发生。TGF-β 及其信号通路与瘢痕疙瘩形成最为密切，阻断 TGF-β 信号通路及 TGF-β 抗体应用理论上是瘢痕疙瘩治疗的有效途径。

TGF-β 通过促进成纤维细胞等间质产生细胞中的葡萄糖、氨基酸的转运和葡萄糖酵解等代谢过程，胶原蛋白、非胶原糖蛋白、蛋白聚糖（PG）等 ECM 产生增加，这是导致器官、组织纤维化的物质基础。TGF-β 还通过对其他细胞因子的影响，如覆盖抑制胶原产生的细胞因子 TNF-α 在胶原等基因上的反应元件、上调强效细胞有丝分裂原性细胞因子 PDGF 受体在成纤维细胞的表达，间接促进成纤维细胞增殖，增加成纤维细胞数量，使 ECM 基因表达得到进一步强化。TGF-β1、TGF-β2 过度表达扰乱了胶原合成与降解的平衡而促进 ECM 沉积，是瘢痕疙瘩形成的重要因素。TGF-β1 在体内刺激血管生成及上皮化，刺激成纤维细胞增殖分化，增加 ECM 的合成与沉积，进而参与瘢痕疙瘩形成，而 TGF-β3 则具有抗纤维化作用。随着对 TGF-β 在瘢痕疙瘩形成中作用的认识，TGF-β 及其受体可能成为治疗瘢痕疙瘩的一个切入点。拮抗 TGF-β 的方法有中和抗体的应用、修饰蛋白、特

异 Smad 分子的选用、可溶性 TGF-βRⅡ抗体的应用、反义寡核苷酸或具有拮抗 TGF-β1、TGF-β2 效应的 TGF-β3 的应用等。

1. TGF-β 抗体 近年 TGF-β1 和 TGF-β2 抗体成为治疗瘢痕疙瘩的新制剂。动物实验表明，TGF-β1、TGF-β2 抗体可降低 TGF-β1、TGF-β2 水平，减少Ⅰ、Ⅱ型胶原纤维和 FN 沉积，从而减少瘢痕形成。早期应用 TGF-β1、TGF-β2 抗体对降低 TGF-β1、TGF-β2 水平，避免 TGF-β mRNA 自我诱导，阻断 TGF-β 自分泌有重要意义。但目前尚未见该生物制剂的广泛临床应用报道。

2. TGF-β3 单体 TGF-β3 通过下调 TGF-β1、TGF-β2 水平，减少巨噬细胞和单核细胞渗入伤口的数量，减少Ⅰ、Ⅱ型胶原纤维和 FN 的沉积，改善伤口新生真皮组织结构而发挥抗纤维化作用。根据这一特点，人重组 TGF-β3 已进入临床药学三期试验阶段，其临床疗效尚待进一步评估。

3. 可溶性 TGF-βR 瘢痕疙瘩成纤维细胞膜 TGF-βR 水平升高提高了外源性刺激信号的转导能力和效率，对瘢痕疙瘩形成发挥着重要作用。TGF-β 受体的功能激活可通过整合翻译后修饰、细胞水平的空间调节及细胞表面 TGF-βR 的可用性来精细调节。TGF-β 本身诱导其自身受体向细胞表面的快速移位，从而放大了其自身的反应。可溶性 TGF-βR 可能在阻止瘢痕疙瘩生成中有巨大潜力。

4. 减少 TGF-β 含量 核心蛋白聚糖（decorin）是 ECM 中蛋白聚糖的主要成分，位于胶原纤维表面，吸附 TGF-β，抑制其功能而减少细胞外基质蛋白，具有抗纤维化的作用，是一种潜在的瘢痕疙瘩治疗剂。由于其不具有抗原性，因此核心蛋白聚糖比 TGF-β 抗体更具有治疗优势。

近年报道了一些针对 TGF-β 因子的防治瘢痕疙瘩的实验研究，具体如下：

合成药物常山酮（halofuginone，HF）具有抗纤维化作用，在细胞培养研究中显示 HF 可以抑制 TGF-β1/Smad3 途径并减弱胶原蛋白合成 [1]。在浓度为 50nmol/L 的 HF 中会阻碍瘢痕疙瘩成纤维细胞增殖，并降低 TGF-β1 诱导的 α-SMA 表达和Ⅰ型前胶原产生，HF 处理后可减少瘢痕疙瘩成纤维细胞迁移，防止基质收缩，并增加 MMP/TIMP 的比例。HF 可能在瘢痕疙瘩预防和治疗中有应用价值。

ICG-001 是 Wnt/β- 连环蛋白信号转导的小分子抑制剂，最初是作为结直肠癌药物开发的。它与 CREB 结合蛋白结合并阻断 β- 连环蛋白与 CBP 的相互作用，从而抑制 Wnt/β- 连环蛋白信号转导 [2]。Wnt/β- 连环蛋白信号转导也参与了纤维化疾病的发病机制，如瘢痕疙瘩组织中 β- 连环蛋白的表达显著增加，而 TGF-β 刺激成纤维细胞导致 Wnt/β- 连环蛋白信号转导上调。实验观察发现 ICG-001 对瘢痕疙瘩成纤维细胞活性有影响。

二、血管内皮生长因子

血管内皮生长因子（VEGF）与 VEGF 受体 Flt、KDR 结合介导血管生成及功能维持。其在皮肤创面修复中起重要作用。越来越多的证据表明，VEGF 在调节瘢痕组织的产生中起重要作用。VEGF 及其受体过表达介导大量血管新生，为瘢痕疙瘩发生提供氧气和养分，促进胶原合成。有实验证据表明，VEGF 的抑制作用可以减少瘢痕组织的沉积。尽管可获得抗 VEGF 药物，但在临床上靶向 VEGF 以减轻瘢痕形成的潜在价值尚不清楚[3]。还有研究显示，miRNA 对预防和治疗瘢痕疙瘩有潜力[4]。miR-205-5p 可以抑制 VEGF 介导的伤口愈合级联反应，起到抑制瘢痕疙瘩形成作用。miR-205-5p 主要影响 VEGF 介导的信号转导机制，削弱成纤维细胞的生存能力，诱导凋亡，并抑制细胞的侵袭和迁移能力。

三、乏氧诱导因子 -1α

瘢痕疙瘩是病理性皮肤愈合类型，瘢痕组织中血管网络被破坏，瘢痕疙瘩常表现出缺氧，乏氧诱导因子 -1α（HIF-1α）是介导缺氧应激反应并使细胞适应低氧条件的核心因子，在瘢痕疙瘩的发病机制中也起到重要作用。

泛素化是蛋白翻译后的重要修饰之一，是蛋白质降解的信号，泛素连接酶 E3 是其中最重要的酶。Parkin 是一种泛素连接酶 E3，研究发现 Parkin 有助于瘢痕疙瘩成纤维细胞中 HIF-1α 的降解[5]，如沉默瘢痕疙瘩成纤维细胞中的 Parkin 可以上调 HIF-1α 表达并延长其蛋白半衰期。此外，Parkin 通过靶向作用于 HIF-1α 而影响 TGF-β/Smad 信号转导。在缺氧条件下，沉默 Parkin 可通过 TGF-β/Smad 信号通路增强瘢痕疙瘩成纤维细胞增殖并抑制细胞凋亡。而二甲双胍作为一种抗糖尿病药物，可以显著诱导 Parkin 表达并增强其与 HIF-1α 的相互作用。研究提示，Parkin 可能是瘢痕疙瘩治疗的靶点。

白藜芦醇是一种具有抗增殖作用的新药。实验研究发现在缺氧环境下培养的瘢痕疙瘩成纤维细胞用白藜芦醇处理，白藜芦醇可通过下调 HIF-1α 逆转缺氧对瘢痕疙瘩的作用[6]。此外，瘢痕疙瘩成纤维细胞中的胶原蛋白合成也被白藜芦醇抑制，这与抑制 HIF-1α 相对应。

四、结缔组织生长因子

结缔组织生长因子（CTGF）作为 TGF-β 下游因子，促进成纤维细胞增殖、移动、黏附及结缔组织的合成，促进细胞外基质沉积，促进血管内皮细胞增殖、游走，是较 TGF-β 更为特异的促纤维因子。CTGF 在组织重塑和纤维化中起重要的中介作用，有可能是治疗包括增生性瘢痕和瘢痕疙瘩在内的纤维化疾病的有前景的治疗靶标。

引入化学修饰不对称干扰 RNA（asiRNA）骨架结构，在体外和体内通过 RNA 干扰机制有效抑制 CTGF 表达的干扰 RNA 分子进行开发。可以穿透细胞的 RNA 分子（cp-asiRNA）进入细胞并触发 RNA 干扰介导的基因沉默，而无须转运载体。在体外和体内均检测了靶向 CTGF 的 cp-asiRNA（cp-asiCTGF）的基因沉默活性[7]。在大鼠皮肤切除伤口模型中施用 cp-asiCTGF 可有效减少伤口愈合过程中 CTGF 和胶原蛋白的诱导，结果显示 cp-asiCTGF 分子可能发展为抗纤维化药物。

RXI-109 是一种经过修饰的小干扰 RNA（siRNA），旨在有效进入细胞并通过 RNA 干扰（RNAi）降低 CTGF。两项一期试验结果表明，RXI-109 的治疗耐受性良好，没有产生明显的副作用或毒性，并且在切开部位的活检中 CTGF mRNA 和蛋白质显著降低，与预期的 RNAi 机制相符[8]。

五、胰岛素样生长因子 - Ⅰ

胰岛素样生长因子 -Ⅰ（IGF-Ⅰ）能够使成纤维细胞的Ⅰ、Ⅱ型前胶原 mRNA 表达增加，抑制成纤维细胞胶原酶基因表达，抑制胶原降解。研究表明，IGF-Ⅰ 受体在瘢痕疙瘩成纤维细胞中过表达与抗凋亡有关，IGF-Ⅰ 亦可增强 TGF-β 对瘢痕疙瘩来源成纤维细胞外基质产生的诱导。TGF-β 受体的功能激活可通过整合翻译后修饰、细胞水平的空间调节及细胞表面 TGF-βR 的可用性来精细调节。尽管大部分 TGF-βR 位于细胞内部，但响应胰岛素或其他生长因子的 Akt Ser/Thr 激酶活化迅速诱导 TGF-βR 向细胞表面转运，从而增加了细胞对 TGF-β 的响应能力。

重组人 IGFBP-3 或抗 IGF-Ⅰ 抗体或 IGF-ⅠR 能明显抑制瘢痕疙瘩成纤维细胞增殖。甘露糖 -6- 磷酸通过拮抗 IGF-Ⅱ 与 IGF-Ⅱ 甘露糖 -6- 磷酸受体结合，抑制 IGF-Ⅱ 的生物学效应，从而阻断 TGF-β 激活，以达到抑制瘢痕形成的目的。其代表药物 juvidex 已进入临床药学二期试验。

六、肿瘤坏死因子 -α

肿瘤坏死因子 -α（TNF-α）参与机体正常创面愈合，在杀伤肿瘤细胞、炎症、休克、自身免疫等中起重要作用，对成纤维细胞胶原代谢亦有重要影响。其受体分为 TNFR1 及 TNFR2 两型。TNF 对成纤维细胞有双重作用，低浓度刺激成纤维细胞增殖，高浓度则抑制成纤维细胞增殖。TNF-α 低浓度表达是瘢痕增生的重要因素。TNF 受体相关因子 4（TRAF4）可以诱导 p53 不稳定并促进瘢痕疙瘩成纤维细胞增殖。初步研究表明，TNF-α 诱导的蛋白 3（TNFAIP3）多态性可能与硬皮病易感性有关，泛素 – 蛋白酶体系统（UPS）通过调节 TGF-β/Smad 信号通路参与病理性纤维化的发生和发展[9]。泛素化酶包括 Smurfs、UFD2 和 KLHL42 在内的多种泛素连接酶，可以通过靶向 TGF-β/Smad 信号通路在硬皮病中发挥重要作用。

基因转染技术提高 TNF-α 含量或提高靶细胞膜 TNF 受体数量，理论上对抑制瘢痕疙瘩有重要意义，但尚未发现临床大样本报道。

七、干扰素

干扰素（IFN）能够抑制成纤维细胞增殖，通过抑制脯氨酸羟化酶而抑制Ⅰ、Ⅱ型胶原合成，促进胶原酶产生，拮抗 TGF-β 而起到治疗瘢痕疙瘩的作用。IFN-γ 阻断成纤维细胞从 G_0 期进入 G_1 期，再过渡到 S 期，抑制成纤维细胞生长。联合应用 IFN-α 和 IFN-γ 可发挥协同作用，降低成纤维细胞及Ⅰ、Ⅱ型胶原 mRNA 水平，抑制胶原合成。

咪喹莫特可诱导 IFN-α 和 IFN-γ，抑制胶原合成，从而治疗瘢痕疙瘩。重组人 IFN 注射用药和外用药的出现及应用，已被证实可有效减轻患者的临床症状。

参 考 文 献

[1] Marty P，Chatelain B，Lihoreau T，et al. Halofuginone regulates keloid fibroblast fibrotic response to TGF-β induction. Biomed Pharmacother，2021，135：111182.

[2] Kim KI，Jeong DS，Yoon TJ，et al. Inhibition of collagen production by ICG-001，a small molecule inhibitor for Wnt/β-catenin signaling，in skin fibroblasts. J Dermatol Sci，2017，86（1）：76-78.

[3] Wilgus TA. Vascular Endothelial growth factor and cutaneous scarring. Adv Wound Care，2019，8（12）：671-678.

[4] An G，Liang SZ，Sheng CH，et al. Upregulation of microRNA-205 suppresses vascular endothelial growth factor expression-mediated PI3K/Akt signaling transduction in human keloid fibroblasts. Exp Biol Med，2017，242（3）：275-285.

[5] Lei R，Shen J，Zhang SZ，et al. Inactivating the ubiquitin ligase Parkin suppresses cell proliferation and induces apoptosis in human keloids. J Cell Physiol，2019，234（9）：16601-16608.

[6] Si LB，Zhang MZ，Guan EL，et al. Resveratrol inhibits proliferation and promotes apoptosis of keloid fibroblasts by targeting HIF-1α. J Plast Surg Hand Surg，2020，54（5）：290-296.

[7] J Hwang J，Chang C，Kim JH，et al. Development of cell-penetrating asymmetric interfering RNA targeting connective tissue growth factor. J Invest Dermatol，2016，136（11）：2305-2313.

[8] Libertine L，Pavco P，Young VL，et al. Update on phase 2 clinical trial results of RXI-109 treatment to reduce the formation of hypertrophic dermal scars. J Am Acad Dermatol，2015，72（5Suppl 1）：AB273.

[9] Shen W，Zhang Z，Ma J，et al. The ubiquitin proteasome system and skin fibrosis. Mol Diagn Ther，2021，25（1）：29-40.

第二节 基 因 治 疗

　　成纤维细胞过度增殖和细胞外基质过量沉积为瘢痕疙瘩主要的致病机制，而基因改变是导致组织细胞过度增生的关键因素。近年来，随着基因工程技术的不断发展，基因治疗已成为瘢痕疙瘩的研究热点。基因治疗是通过基因转移的方法使基因得以替代、修正或增强，从而达到治疗目的的全新方法。目前，瘢痕疙瘩的基因治疗虽仅处于实验研究阶段，但随着技术的日益成熟，其有望从根本上防治瘢痕疙瘩的发生、发展。

一、基因治疗策略

　　瘢痕疙瘩的基因治疗策略主要围绕调控成纤维细胞的增殖凋亡、调节胶原代谢及细胞因子开展，主要包括以下几种方案。

（一）导入增殖 - 凋亡相关调控基因

　　大量国内外研究已证实瘢痕疙瘩与肿瘤基因相关。其临床表现也有肿瘤侵袭性生长的特性，在一定程度上具有肿瘤属性。肿瘤相关基因可从以下两方面干扰瘢痕疙瘩的形成，一方面抑癌基因（*p53*、*Fas* 和 *p16* 等）发生突变，丧失了对成纤维细胞增殖的抑制作用；另一方面，基因（*Bcl-2*、*Smad* 和 *Tenascin-C* 等）过度表达，可促进成纤维细胞的增殖，并产生抗凋亡基因[1]。

1. *p53* 基因 位于人染色体 17p13.1，是重要的细胞周期调节基因和凋亡基因。*p53* 基因作为重要的抑癌基因，具有调控细胞生长周期、细胞凋亡和维持基因组稳定等功能。p53 蛋白在瘢痕疙瘩中的高表达与成纤维细胞功能异常存在关联。瘢痕疙瘩有较高水平 p53 蛋白，但由于瘢痕疙瘩 *p53* 基因突变可产生截断的或不稳定的 p53 蛋白，使其失去对细胞的增殖抑制作用，瘢痕疙瘩成纤维细胞增殖失调，在瘢痕疙瘩形成中起重要作用。资料显示，*p53* 基因的变异类型将影响瘢痕疙瘩的最终形态。也有研究发现将携带野生型 *p53* 基因的腺病毒转染至在体外培养的瘢痕疙瘩成纤维细胞中，可显著抑制瘢痕疙瘩成纤维细胞的增殖[2]。因此，修复 *p53* 基因突变位点有望成为瘢痕疙瘩治疗的新靶点。

2. *Fas* 与 *FasL* 基因 Fas 蛋白为 *Fas* 基因的表达产物，属肿瘤坏死因子超家族成员，与 Fas 受体（FasL）结合后，可激活凋亡相关基因产物，进而诱导细胞凋亡。将重组腺病毒介导的 *Fas* 基因转染体外培养的瘢痕疙瘩成纤维细胞，发现导入 *Fas* 基因后，瘢痕疙瘩成纤维细胞的 FasL 能得以稳定重建。与对照组相比，经转染后，处于增殖期的瘢痕疙瘩成纤维细胞数量明显减少，处于凋亡期的瘢痕疙瘩成纤维细胞数量增多，可达到治疗瘢痕疙瘩的目的[3]。

3. *Bcl-2* 是凋亡抑制基因，*Bcl-2* 的过表达、灭活和（或）阻断激活细胞凋亡通路中的酶系，可抑制凋亡效应因子（如 caspase-3）活化，使凋亡受阻。*Bcl-2* 持续过表达可能是瘢痕疙瘩区别于增生性瘢痕的原因之一。*Bcl-2* 表达抑制可能是瘢痕疙瘩治疗的新靶点。

（二）导入自杀基因

自杀基因治疗恶性肿瘤是指利用转基因方法将哺乳动物不含有的药物酶基因转入肿瘤细胞内，其表达产物可将无毒性的药物前体转化为细胞毒性药物，影响细胞 DNA 合成，从而引起细胞死亡。自杀基因治疗肿瘤的研究较多，近年来也应用在瘢痕疙瘩的治疗中。其中 *TKGCV* 基因治疗、*CD/5-Fc* 基因治疗、*CD-TK* 双自杀基因治疗为目前常用的方法。旁观者效应为自杀基因治疗中的一个机制未明的现象。联合应用胸苷激酶基因和大肠杆菌胞嘧啶脱氨酶基因转染瘢痕疙瘩成纤维细胞研究发现，在应用前体药物后，瘢痕疙瘩成纤维细胞发生了明显的凋亡，对瘢痕疙瘩具有强大的杀伤效应和旁观者效应，显示了良好的应用前景。

（三）调节胶原代谢

瘢痕疙瘩的主要发病机制包括成纤维细胞过度增生和胶原无序沉积。因此，调节胶原代谢可达到治疗瘢痕疙瘩的目的。调节胶原代谢的策略概括起来包括以下几种。

1. 反义核酸技术 是根据碱基互补原理，应用短核苷酸片段与特定 mRNA 序列特异性结合而封闭靶基因表达的技术。以脂质体介导方法将结缔组织生长因子反义寡核苷酸转染至瘢痕疙瘩成纤维细胞中，可有效抑制胶原合成，延缓瘢痕纤维化进程[4]。除此之外，研究表明人Ⅰ型前胶原基因（*CollA1*）反义寡核苷酸对体外培养的人增生性瘢痕成纤维细胞有抑制胶原合成的作用，对瘢痕疙瘩的治疗有指导意义[5]。

2. 圈套策略 是在信号转导的终点干预基因表达的方法。原理为将与顺式元件序列一致的核苷酸导入细胞，由于竞争性抑制作用，转录因子失去与内源性基因作用的能力，使基因的表达受到抑制，从而实现治疗疾病的目的。Ⅰ型胶原的大量沉积是瘢痕疙瘩形成的重要因素，研究表明，激活蛋白 1（activator protein-1，AP-1）的异常活化与Ⅰ型胶原基因过表达之间存在关联，通过圈套策略将人工合成的核苷酸作为靶向 AP-1 的圈套寡核苷酸导入细胞，可以抑制 AP-1 的活性，达到调节Ⅰ型胶原的目的，为瘢痕疙瘩的治疗提供了新的思路[6]。通过血管紧张素Ⅱ型受体拮抗剂 ZD7155 阻断 AP-1 受体介导的 AP-1/TGF-β1 通路，发现 ZD7155 能抑制血管紧张素Ⅱ诱导的 TGF-β1 及胶原蛋白的表达，为瘢痕疙瘩的治疗提供了新思路。

3. 血管靶向基因治疗策略 瘢痕疙瘩的类癌属性包括血管丰富及侵袭性生长等。血管大量生成和胶原异常沉积被认为是瘢痕疙瘩形成的"两驾马车"。瘢痕疙瘩的侵袭生长可能与 VEGF 及其受体过表达有关，已被证实瘢痕疙瘩中血管内皮生长因子及其受体过表达现象。METH-1 是一种血管生成抑制剂，可通过对内皮细胞的直接作用抑制血管生成过程，间接发挥抑制成纤维细胞的增殖及胶原分泌的作用。研究表明血管抑制因子 *METE1* 基因转染能抑制成纤维细胞增殖，使Ⅰ/Ⅲ型胶原比例明显降低，提示基因靶向治疗对抑制瘢痕疙瘩的形成有重要作用。

二、基因治疗部分进展

重组腺病毒介导的双自杀基因 *Bcl-2* 和 *BAX* 已被广泛用于癌症的基因治疗，鉴于瘢痕疙瘩的生物学行为与肿瘤相似，有研究者观察了双自杀基因 *Bcl-2* 和 *BAX* 在瘢痕疙瘩成纤维细胞中的致死作用和旁观者作用[7]。使用改良的 AdEasy 系统构建重组腺病毒表达 *CDglyTK* 自杀基因，在 48 小时后使用 MTT 测定法测量致死和旁观者效应，通过苏木精 – 伊红染色检测成纤维细胞的形态变化，并通过 dUTP 缺口末端标记检测法检测凋亡，再通过免疫组化和实时定量 PCR 检测 *Bcl-2* 和 *BAX*。研究结果显示 *CDglyTK* 的致死和旁观者效应在瘢痕疙瘩成纤维细胞中显著，提示重组腺病毒介导的 *CDglyTK* 双自杀基因疗法可有效破坏瘢痕疙瘩成纤维细胞，并为基因治疗瘢痕疙瘩提供依据。

瘢痕疙瘩发病过程中，角质形成细胞也有明显变化。最新研究表明，瘢痕疙瘩角质形成细胞表现出粘连异常及转录特征，出现上皮 – 间质转化（EMT）的细胞，EMT 在瘢痕疙瘩病理机制中是一个重要现象。研究瘢痕疙瘩中 EMT 相关基因的调控有助于开发瘢痕疙瘩防控方法。在瘢痕疙瘩和正常角质形成细胞中，TGF-β1 调节 EMT 相关基因的表达，包括透明质酸合酶 2、波形蛋白、钙黏着蛋白 11、ADAM 金属肽酶结构域 19 和 IL-6 等。在瘢痕疙瘩中的角质形成细胞以 EMT 样亚稳态存在，类似于愈合伤口中活化的角质形成细胞。在体内瘢痕疙瘩表皮中可以观察到 EMT 的生物标志物，包括 E 钙黏着蛋白减少和活性 β 连环蛋白增加。实验研究通过抑制角质形成细胞中 TGF-β1 信号转导能调节细胞 EMT 样基因表达[8]，通过这些干预措施可能有助于抑制瘢痕疙瘩形成。

激素松弛素（RLX）可以抑制成纤维细胞中胶原蛋白的合成和表达。利用腺病毒转导技术，将能表达 RLX 的腺病毒（dE1-RGD/lacZ/RLX）转染瘢痕疙瘩，用免疫组化方法观察发现Ⅰ型和Ⅲ型胶原、纤维连接蛋白和弹性蛋白的表达明显降低[9]。这些结果表明表达

RLX 的腺病毒具有抗纤维化作用。

跨膜 4L6 家族成员 1（TM4SF1）是一种小质膜糖蛋白，在癌症中高表达，在瘢痕疙瘩中 TM4SF1 表达经常上调。为了研究 TM4SF1 在瘢痕疙瘩中的作用，研究人员观察了瘢痕疙瘩中 TM4SF1 的表达、功能和 miRNA 调控网络。实验使用 miRNA 和慢病毒改变成纤维细胞中 TM4SF1 的表达，应用双重荧光素酶报告基因测定来确定 miRNA 靶标。TM4SF1 可以由 miRNA 调控，筛选后发现 miR-1-3p 和 miR-214-5p 靶向作用于 TM4SF1，抑制瘢痕疙瘩成纤维细胞中的 TM4SF1 表达，Akt/ERK 信号转导受抑制，抑制细胞增殖并诱导凋亡[10]。研究表明，miR-1-3p、miR-214-5p 和 TM4SF1 参与成纤维细胞增殖、细胞运动和凋亡调节，可能是瘢痕疙瘩治疗的潜在靶标。

三、基因治疗面临的问题

基因治疗为瘢痕疙瘩的治疗提供了新思路和线索，目前实验室研究已取得一定的成绩，但仍存在诸多生物安全问题，致使瘢痕疙瘩基因治疗至今未能应用于临床。当前所应用的载体尤其是病毒类载体，仍存在诸多问题有待解决，如存在机体免疫反应、基因突变及野生病毒毒力恢复等，有待改进现有的载体，使其靶向性更好，更精准、稳定、安全地将目的基因导入靶细胞；仍需进一步发掘与瘢痕疙瘩相关的基因，并解决基因转移中的调控问题；反义 RNA 技术、核酶技术等基因治疗方法在应用过程中也存在有待解决的问题，例如，如何使 RNA、DNA 分子导入靶细胞且不被降解。瘢痕疙瘩的基因治疗仍需进一步深入研究，相信基因治疗将成为瘢痕疙瘩防治的希望。

参 考 文 献

[1] 金哲虎. 瘢痕疙瘩的成因及治疗新进展. 中国医学文摘（皮肤科学），2015，32（1）：11-15，4.

[2] 万芸，王芳，章杰，等. 瘢痕疙瘩相关抑癌基因的研究现状. 实用中西医结合临床，2014，14（2）：89-92.

[3] 曲乐，何春涤. 瘢痕疙瘩的遗传学及相关基因研究最新进展. 中国医学文摘（皮肤科学），2015，32（1）：7-10，3.

[4] 任丽虹，段国新，杨大平，等. 反义结缔组织生长因子对人瘢痕疙瘩成纤维细胞的作用. 中国美容医学，2011，20（6）：936-938.

[5] 袁即山，利天增，祁少海. 人 I 型前胶原基因反义寡核苷酸对人增生性瘢痕裸鼠移植模型胶原合成的作用. 中国修复重建外科杂志，2011，25（6）：718-723.

[6] 王少华，郝晓亮，刘付存. 瘢痕疙瘩细胞因子及基因治疗研究进展. 中华医学杂志，2011，91（37）：2657-2659.

[7] Xu B，Liu ZZ，Zhu GY，et al. Efficacy of recombinant adenovirus-mediated double suicide gene therapy in human keloid fibroblasts. Clin Exp Dermatol，2008，33（3）：322-328.

[8] Hahn JM，McFarland KL，Combs KA，et al. Partial epithelial-mesenchymal transition in keloid scars：regulation of keloid keratinocyte gene expression by transforming growth factor-β1. Burns Trauma，2016，4（1）：30.

[9] Lee WJ，Kim YO，Choi IK，et al. Adenovirus-relaxin gene therapy for keloids：implication for reversing pathological fibrosis. Br J Dermatol，2011，165（3）：673-677.

[10] Xu MY，Sun JQ，Yu YJ, et al. TM4SF1 involves in miR-1-3p/miR-214-5p-mediated inhibition of the migration and proliferation in keloid by regulating AKT/ERK signaling. Life Sci，2020，254：117746.

第三节 药物治疗

目前瘢痕疙瘩的治疗以手术及浅层放疗等综合治疗为主，药物治疗主要用于防控瘢痕疙瘩增生，激光治疗则用于瘢痕稳定后的进一步改善。研发针对瘢痕疙瘩发病机制中关键因素的靶向药物可能是解决瘢痕疙瘩临床难治性问题的方向。

一、临床常用药物

1. 糖皮质激素 在临床上应用较为广泛，瘢痕内注射糖皮质激素主要是使瘢痕退化，减轻瘙痒和疼痛，并改善外观。其作用机制是下调瘢痕疙瘩成纤维细胞的 mRNA，抑制细胞增殖，减少胶原合成，同时也减少其他细胞外基质合成；也可通过降低 TGF-β1、α- 巨球蛋白和 IGF 活性，增加胶原酶，加快胶原降解速度，使瘢痕内部结构发生变化而达到治疗目的。常用曲安奈德、复方倍他米松等。

2. 氟尿嘧啶（5-FU） 是经典的抗肿瘤药物，目前也常用在瘢痕疙瘩治疗中。5-FU 可抑制细胞增殖并诱导 G_2/M 细胞周期休眠，同时可以诱导 p53 表达及下调 Bcl-2，从而诱导细胞凋亡。临床上常用于瘢痕疙瘩皮损内注射，可以使瘢痕疙瘩皮损变平软、炎症明显消退[1]。

3. 曲尼司特 主要被用于治疗变态反应性疾病，其可以抑制肥大细胞释放组胺和前列腺素，并通过抑制 MMP 和 TIMP 而进一步抑制 TGF-β1 的释放及瘢痕疙瘩成纤维细胞的合成。瘢痕疙瘩治疗中一般配合口服曲尼司特。

二、其他治疗药物

1. 秋水仙碱 是一种抗微管剂，可在细胞有丝分裂中阻断纺锤体活化而干扰细胞分裂。秋水仙碱对胶原蛋白的合成和成纤维细胞的增殖活性具有特定的抑制作用，并有剂量依赖性。秋水仙碱用于纤维化疾病的治疗，也用于瘢痕及瘢痕疙瘩的治疗。

2. 丝裂霉素 C 是一种烷基化抗肿瘤药，可通过形成双螺旋链的交联来抑制 DNA 合成，从而抑制 DNA 复制。还可以在细胞周期的 G_1 期晚期和 S 期早期引起 DNA 片段化。丝裂霉素 C 可抑制成纤维细胞的增殖和活性，从而减少瘢痕形成。瘢痕疙瘩治疗时为局部应用。

3. 博来霉素 是一种细胞毒性抗生素，具有抗癌、抗菌和抗病毒作用。可以将细胞生长限制在 G_2/M 期，并切割 DNA 诱导其凋亡。博来霉素可用于治疗各种恶性肿瘤，还可用于局部治疗顽固性疣、增生性瘢痕和瘢痕疙瘩[2]。

4. 紫杉醇 是一种化疗药物，已报道具有抗纤维化作用。体外实验表明，紫杉醇对成纤维细胞增殖、迁移的抑制作用明显，能有效地促进细胞凋亡和使细胞周期阻滞于 G_2/M 期。体内实验表明，紫杉醇可抑制 TNF-α、IL-6、TGF-β 生成，并抑制 α-SMA 和 I 型胶原表达[3]。

紫杉醇有望成为瘢痕疙瘩治疗领域的一种有前景的药物。

5. 甲氨蝶呤（MTX）　是一种抗代谢物和抗炎药，常用于银屑病治疗，长期应用有致肝肺纤维化的副作用。有报道称 MTX 也用于皮肤瘢痕及瘢痕疙瘩治疗。研究显示，MTX 能抑制皮肤成纤维细胞的 I 型胶原合成，作用途径可能是参与皮肤成纤维细胞 MMP-1 的产生[4]。

6. 积雪苷　是萃取天然植物积雪草的有效成分，其具有抗炎、抑制成纤维细胞增殖、减少黏多糖胶原量的作用。现已有成品积雪苷霜软膏和积雪苷片用于瘢痕疙瘩的治疗。

7. 他克莫司　是一种磷酸酶抑制剂和免疫抑制药物。研究显示外用他克莫司软膏可以抑制瘢痕增生。他克莫司用于瘢痕疙瘩治疗可能是通过抑制 TGF-β/Smad 信号通路而表现出抗纤维化作用。

8. 咪喹莫特　属于非核苷杂环胺药物，为小分子免疫调节剂。5% 咪喹莫特乳膏常外用于治疗外生殖器及肛周疣、日光性角化病和浅表性基底细胞癌。用于瘢痕疙瘩治疗是由于其能诱导 IFN-α 生成，而 IFN-α 可增强瘢痕胶原酶活性，减少成纤维细胞的合成并引起细胞凋亡。

9. 肉毒毒素 A　在除皱嫩肤等领域广泛应用，其作用于胆碱能运动神经的末梢，干扰乙酰胆碱从运动神经末梢释放，使肌纤维不能收缩，致使肌肉松弛，从而达到除皱美容的目的。有报道称该药用于瘢痕疙瘩治疗，推测可能是由于降低了切口愈合过程中周围组织和肌肉对切口的牵张作用，抑制瘢痕疙瘩成纤维细胞的增殖活性，并减少 ECM 合成等。

10. 胶原酶　瘢痕疙瘩内为胶原沉积，用胶原酶治疗可以直接减小瘢痕疙瘩的体积。但局部应用胶原酶可能引起水疱、溃疡、肿胀和局部淤伤等副作用，也存在一定比例的过敏反应。局部应用外源性胶原酶只是起到了酶"刀"的作用，而不是 ECM 合成和降解的调节物。

三、靶向药物

针对瘢痕疙瘩病因或机制的新药设计开发，或扩大已知药物适应证，是解决瘢痕疙瘩难治性临床问题的方向之一[5]。针对瘢痕疙瘩发病机制中某些因子和信号通路，以及调节细胞外基质的靶向药物，目前处于实验室探索阶段，用于临床则需要大规模可靠的临床随机对照观察数据。

细胞内信号异常是瘢痕疙瘩形成的关键机制之一。在瘢痕疙瘩成纤维细胞中也观察到活化的 PI3K/Akt/mTOR 信号通路和组蛋白脱乙酰基酶 2（HDAC2）的过量产生。研究使用 PI3K/Akt/mTOR 途径和 HDAC 双重抑制剂 CUDC 907 对瘢痕疙瘩成纤维细胞的作用[6]，发现 CUDC 907 可以抑制体外培养的瘢痕疙瘩成纤维细胞增殖、迁移、侵袭和细胞外基质沉积，还可以抑制胶原蛋白积累，并在体内和体外破坏瘢痕疙瘩外植体的毛细血管。用 CUDC 907 处理的细胞，细胞周期停滞在 G_2/M 期，同时细胞周期蛋白依赖性激酶抑制剂 1 的表达增强，细胞周期蛋白 B 的表达降低；CUDC 907 不仅抑制 Akt 和 mTOR 磷酸化并促进组蛋白 H3 的乙酰化，也显著抑制 Smad2/3 和 Erk 的磷酸化水平。CUDC 907 可能是全身性瘢痕疙瘩治疗的候选药物。有学者发现两种靶向 mTORC1 和 mTORC2 信号的 mTOR 激酶抑制剂 KU-0063794 与 KU-0068650，在体内外具有很好的抗瘢痕疙瘩作用[7]。用 KU-0063794 或 KU-0068650 处理瘢痕疙瘩成纤维细胞可完全抑制其 Akt、mTORC1

和 mTORC2 的表达，并在非常低的浓度下抑制瘢痕疙瘩成纤维细胞增殖、迁移。与单独使用雷帕霉素相比，KU-0063794 和 KU-0068650 均能更显著地抑制细胞周期调控蛋白和 HIF1-α 表达。这两种化合物均诱导瘢痕疙瘩体积缩小和生长停滞。作为第一种口服多激酶抑制剂，索拉非尼阻断许多细胞内信号通路，研究发现索拉非尼可以抑制瘢痕疙瘩成纤维细胞的 TGF-β/Smad 和 MAPK/ERK 信号通路活性。离体证据表明，索拉非尼可诱导瘢痕疙瘩成纤维细胞停止迁移、血管生成抑制和胶原蛋白积聚减少 [8]。表明索拉非尼可能成为瘢痕疙瘩的潜在治疗药物。

上皮 – 间质转化（EMT）在纤维化瘢痕疙瘩形成中起关键作用，其特征是胶原蛋白过多及细胞外基质合成和沉积。有证据表明，丝氨酸 / 苏氨酸激酶同源域相互作用蛋白激酶 2（HIPK2）在几种主要的纤维化信号通路的上游起作用 [9]。实验研究用培养原代正常皮肤和瘢痕疙瘩角质形成细胞，经 TGF-β1 进行预处理，加 HIPK2 siRNA 转染角质形成细胞，蛋白质印迹分析结果显示瘢痕疙瘩来源的角质形成细胞中 HIPK2 明显增加，且 HIPK2 还通过 Smad3 诱导正常皮肤角质形成细胞中 EMT 表达。当用 HIPK2 siRNA 转染细胞时，TGF-β1 相关的 EMT 标记和 Smad3 磷酸化对添加的 TGF-β1 的影响被显著消除。该研究提示 HIPK2 可能是瘢痕疙瘩治疗的新型潜在药物靶标。

生物制剂 dupilumab 用于治疗成人特应性皮炎，意外发现对瘢痕疙瘩具有一定的治疗作用。该药可通过 IL-13/IL-4 信号转导阻断 Th2 驱动的炎症。2016 年 10 月，dupilumab 单药治疗特应性皮炎的两项 Ⅲ 期临床试验结果发表在《新英格兰医学杂志》上。2017 年被美国 FDA 批准上市，目前已经获批在国内上市。研究发现 dupilumab 可能抑制瘢痕疙瘩中 IL-4/IL-13 受体表达的增加，从而可部分纠正瘢痕中 Th1/Th2 失衡现象。此外，IL-13 在离体成纤维细胞中能增强 TGF-β 信号转导活性，以及能通过骨膜素促进纤维化作用，而这种作用可能被 dupilumab 抑制 [10]。dupilumab 和其他 Th2 靶向药物是否成为瘢痕疙瘩的治疗选择值得进一步研究。

IL-6 及其受体介导的信号通路在成纤维细胞分泌胶原蛋白和瘢痕疙瘩发生发展中发挥一定的作用。开发出可特异性拮抗 IL-6 或阻断其受体的特异性抗体可能有助于胶原蛋白堆积减少。同样，基于受体 – 配体结合特性的分子模型开发肽拮抗剂或受体诱饵分子也可能达到相同目的 [11]。

在其他纤维化疾病中发现 ADP- 核糖聚合酶 1（PARP1）的失活对几种纤维化疾病具有保护作用，研究发现 PARP1 抑制剂 rucaparib 对瘢痕疙瘩有治疗效应 [12]。实验研究表明，在瘢痕疙瘩小鼠模型上采用蛋白质印迹法检测瘢痕疙瘩和对照组中 PARP1 与 Smad3 的蛋白表达发现，rucaparib（20μmol/L）可以显著抑制瘢痕疙瘩成纤维细胞的增殖和迁移，瘢痕疙瘩也显著缩小。PARP1 抑制剂 rucaparib 可能是治疗瘢痕疙瘩的有前景的药物。

过氧化物酶体增殖物激活受体（PPAR）-γ 激动剂可用于糖尿病患者。研究表明，曲格列酮在瘢痕疙瘩成纤维细胞中呈中度表达，曲格列酮可抑制 TGF-β1 刺激瘢痕疙瘩成纤维细胞的 Ⅰ 型胶原表达和胶原合成，呈浓度依赖性 [13, 14]。提示 PPAR-γ 可能成为瘢痕疙瘩的一个治疗靶点。

nintedanib 是靶向 VEGF、PDGF、FGF 和 TGF-β 受体的酪氨酸激酶受体抑制剂，已被证明具有抗血管生成和治疗各种类型癌症的作用。在体外和离体模型中研究了 nintedanib

对瘢痕疙瘩成纤维细胞的作用，发现 nintedanib（$1 \sim 4\mu mol/L$）剂量依赖性地抑制瘢痕疙瘩成纤维细胞增殖，诱导 G_0/G_1 细胞周期停滞，并抑制瘢痕疙瘩成纤维细胞的迁移和侵袭。该药还显著抑制 I 型（COL-1）和 III 型（COL-3）胶原蛋白、纤维连接蛋白和结缔组织生长因子的表达[15]。nintedanib 可能成为瘢痕疙瘩全身治疗的潜在靶向药物。

参 考 文 献

[1] Shah VV，Aldahan AS，Mlacker S，et al. 5-fluorouracil in the treatment of keloids and hypertrophic scars：a comprehensive review of the literature. Dermatol Ther，2016，6（2）：169-183.

[2] Wang XQ，Liu YK，Qing C，et al. A review of the effectiveness of antimitotic drug injections for hypertrophic scars and keloids. Ann Plast Surg，2009，63（6）：688-692.

[3] Wang MJ，Chen LQ，Huang W，et al. Improving the anti-keloid outcomes through liposomes loading paclitaxel-cholesterol complexes. Int J Nanomedicine，2019，14：1385-1400.

[4] Nabai L，Kilani RT，Aminuddin F，et al. Methotrexate modulates the expression of MMP-1 and type 1 collagen in dermal fibroblast. Mol Cell Biochem，2015，409（1-2）：213-224.

[5] Huang CY，Ogawa R. Pharmacological treatment for keloids. Expert Opin Pharmacother，2013，14（15）：2087-2100.

[6] Tu T，Huang J，Lin MM，et al. CUDC-907 reverses pathological phenotype of keloid fibroblasts in vitro and in vivo via dual inhibition of PI3K/Akt/mTOR signaling and HDAC2. Int J Mol Med，2019，44（5）：1789-1800.

[7] Syed F，Sanganee HJ，Singh S，et al. Potent dual inhibitors of TORC1 and TORC2 complexes（KU-0063794 and KU-0068650）demonstrate in vitro and ex vivo anti-keloid scar activity. J Invest Dermatol，2013，133（9）：1340-1350.

[8] Wang WB，Qu M，Xu L，et al. Sorafenib exerts an anti-keloid activity by antagonizing TGF-β/Smad and MAPK/ERK signaling pathways. J Mol Med（Berl），2016，94（10）：1181-1194.

[9] Zhao YX，Zhang GY，Wang AY，et al. Role of homeodomain-interacting protein kinase 2 in the pathogenesis of tissue fibrosis in keloid-derived keratinocytes. Ann Plast Surg，2017，79（6）：546-551.

[10] Diaz A，Tan K，He H，et al. Keloid lesions show increased IL-4/IL-13 signaling and respond to Th2-targeting dupilumab therapy. J Eur Acad Dermatol Venereol，2020，34（4）：e161-e164.

[11] Uitto J. IL-6 signaling pathway in keloids：a target for pharmacologic intervention. J Invest Dermatol，2007，127（1）：6-8.

[12] Park TH，Kim CW，Choi JS，et al. PARP1 inhibition as a novel therapeutic target for keloid disease. Adv Wound Care，2019，8（5）：186-194.

[13] Zhang GY，Yi CG，Li X，et al. Troglitazone suppresses transforming growth factor-β1-induced collagen type I expression in keloid fibroblasts. Br J Dermatol，2009，160（4）：762-770.

[14] Zhu HY，Bai WD，Li J，et al. Peroxisome proliferator-activated receptor-gamma agonist troglitazone suppresses transforming growth factor-beta1 signalling through miR-92b upregulation-inhibited Axl expression in human keloid fibroblasts in vitro. Am J Transl Res，2016，8（8）：3460-3470.

[15] Zhou BY，Wang WB，Wu XL，et al. Nintedanib inhibits keloid fibroblast functions by blocking the phosphorylation of multiple kinases and enhancing receptor internalization. Acta Pharmacol Sin，2020，41（9）：1234-1245.

（邓　军　金哲虎）

第十五章

瘢痕疙瘩中医药治疗与研究

第一节 历史沿革

一、中医古籍对瘢痕疙瘩的记载

追溯医学史料，中医药学关于"瘢痕"的历史记载源远流长，"瘢"最早见于《五十二病方》。《五十二病方》1973年由湖南长沙马王堆3号汉墓出土[1]。《五十二病方》记载在帛书上，专家考证约公元前500年成书。其有关"瘢"的记载如下："一方：令伤毋瘢（瘢），取彘膏，□衍并冶，傅之。"释义：外伤后要防止伤口愈后产生瘢痕，用猪油做基质和药，做成软膏，敷外伤处。

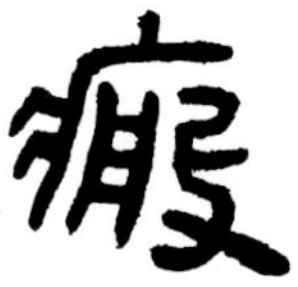

图 15-1 古籍资料中的"瘢"字

1975年在湖北省云梦县睡虎地考古发现了12座秦墓，其中11号墓出土了大量秦代竹简，定名为《睡虎地秦墓竹简》[2]。墓主喜（公元前262～前217年）曾历任地方官兼司法官。《睡虎地秦墓竹简》中涉及有关法医学内容。《封诊式·爰书》中提到"其腹有久故瘢二所"，即腹部有灸疗所引起的陈旧性瘢两处。《睡虎地秦墓竹简》中的"瘢"字是现存古籍资料中记录最早的"瘢"字（图15-1）。

"瘢痕"一词出现较早，在东晋陈延之所撰《小品方》中就记载有"灭瘢痕方"，南北朝陶弘景所撰《本草经集注》亦记载有"丹雄鸡、白僵蚕"具有"灭瘢痕"的功效，这些记载并没有详细记载瘢痕的临床表现和病因病机，因此不能确定是何种瘢痕。

《太平圣惠方》编自宋太平兴国三年（978年）至淳化三年（992年），由王怀隐等奉旨历时14年编纂而成（图15-2）。《太平圣惠方》为我国10世纪最大的官修方书。据日本抄本（抄宋版）"灭瘢痕诸方"中记载有"瘢""瘢痕""瘢痕突出"三个病名。曰："夫瘢痕者，皆是风热毒气，在于脏腑，冲注于肌肉，而生疮胗。及其疮愈，而毒气尚未全散，故疮痂虽落，其瘢犹黯，或凹凸肉起，宜用消毒灭瘢之药以傅焉。"记载20余种治疗瘢痕的外用方剂。指出外感风热毒气是瘢痕产生的主要外因，此论被后世《圣济总录》《普济方》等传承。

《本草纲目》是由明代伟大的医药学家李时珍（1518～1593）编纂，该书系本草学、博物学巨著。记载有"瘢""瘢痕""瘢痕突出""瘢痕不灭"4种病名，精选了中医古籍《圣济总录》《外台秘要》《千金方》《海上集验方》《救急方》《太平圣惠方》《普济方》中16种治疗瘢痕的古方。

《证治准绳·疡医》中载有"或问：背侧生疽，高二寸，长尺许，状如黄瓜，肉色不变何如？曰：此名黄瓜痈，一名肉龟。疼痛引心，四肢麻木是也，此证多不可治"。对本病的临床表现和预后记载，如瘢痕疙瘩有较多类似之处，此疾病在后世《外科大成》《外科心法要诀》《疡医大全》《外科证治全书》等古籍中有记载。《外科心法要诀》是清朝政府组织，1742 年由太医吴谦奉旨负责编修而成的一部清朝医学教科书。书中记载"黄瓜痈""肉龟"。曰："黄瓜痈在背旁生，脾火色红黄瓜形，肿高寸余长尺许，四肢麻木引心疼。"《疡医大全》于 1760年由顾世澄编著，是一部中医外证全书。其中"黄瓜痈门主论"曰："黄瓜痈，生胁前，长尺余，高起二寸。上头小者谓之逆毒难治，下头小者谓之顺毒可治。"瘢痕类似黄瓜形状，故古籍中称黄瓜痈。但需要指出的是《外科心法要诀》中亦记载"肉龟"为发际疮的一种，"惟胖人项后发际，肉厚而多折纹，其发反刺疮内，因循日久不瘥，又兼受风寒凝结，形如卧瓜，破烂津水，时破时敛，俗名谓之肉龟，经年不愈，亦无伤害"。可见其临床表现与瘢痕疙瘩差别较大。

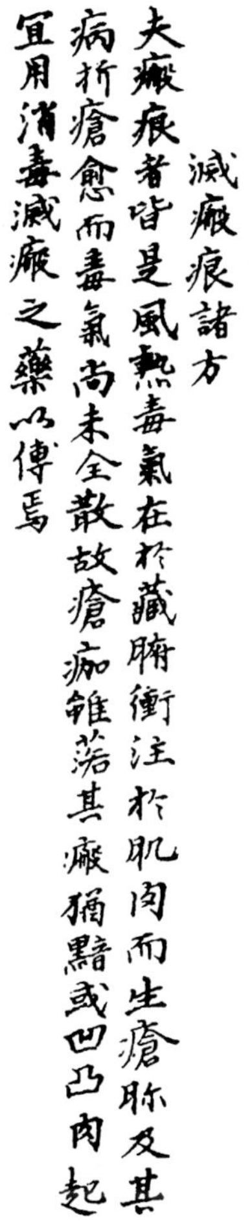

从上可见"肉龟疮"起源于"黄瓜痈"的别名"肉龟"。《中医大辞典》记载：瘢痕疙瘩俗称肉疙瘩，又称锯痕症、肉蜈蚣。中医学对瘢痕和瘢痕疙瘩研究较早，并且积累了许多宝贵的经验与方法。

图 15-2 《太平圣惠方·灭瘢痕诸方》

减瘢痕诸方

夫瘢痕者皆是风热毒气在于藏腑衝注于肌肉因而生瘡胗及其病折瘡愈而毒气尚未全散故瘡痂雖落其瘢猶黯或凹凸肉起宜用消毒减瘢之药以傅焉

二、近现代记载的瘢痕及瘢痕疙瘩

1897 年《皮肤证治》记载"瘢瘤"，该书由聂会东编译，为我国第二部西医皮肤科教材，是中国博医会和中华医学会医学教材[3]。书中记载：起症时有小疣，生于皮内，大如豆，小如半豆，渐渐长大，然其长甚缓，约数年方长成，形状殊奇，中为体，四围外伸如爪，或无外伸者形或长或圆或甚长成条。大小无定，小如豆，大如手心，以平常论大如大手指头，界限甚清，中高四围较低，其外侧滑而无毛，用手按捏觉硬，色浅红光滑。平常只有一颗，常患处即在身上，而胸骨上为最多，生于胸骨者，皆顺肋骨外长，脖子、耳朵及上肢亦可患此，间有作痛者，亦有用手压按则痛者，此症迟速不同，皮不破，乃终身之患也。

1918 年顾鸣盛编纂的《中西合纂外科大全》记载"蟹足肿"，该书以中西医汇通形式撰成。定义：其一继瘢痕组织而起，其一则系特发，继发者谓之伪蟹足肿。分为真性蟹足肿和伪蟹足肿，即现瘢痕疙瘩和增生性瘢痕。

1921年谢利恒主编的《中国医学大辞典》记载"肉龟疮"。定义：此证由心肾二经受邪所致，生于胸背两肋间，俨如龟形，头尾四足皆具，皮色不红，高起二寸，疼痛难忍。

1928年海贝殖和杨传柄编订的《皮肤病汇编》记载"瘢痕疙瘩"，又称"瘢痕瘤"。该书为中华医学会皮肤科教材，1947年第3版定义：为皮肤损伤后在真皮中发生之致密结缔组织瘤。

1935年蹇先器将日本医学家土肥章司编撰的《皮肤及性病学》译成中文，书中称"瘢肉"（keloid）。该书为民国时期医学教材之一。1949年第4版定义，"有特发性与续发于瘢痕之二种：①真瘢肉或特发性瘢肉；②瘢痕瘢肉"。前者相当于瘢痕疙瘩，后者相当于增生性瘢痕。

1942年太原绥靖公署陆军卫生人员训练所编著的教科书《皮肤科学》中称"蟹足肿"。

中国台湾林昭庚主编的《中西医病名对照大辞典》称"瘢瘤"：是皮肤受伤后产生的纤维修复组织。

1953年中央人民政府卫生部卫生教材编写委员会胡传揆主编的医士学校教本《皮肤病及性病学》称"瘢痕疙瘩"。此后，所有西医、中医和中西医结合大学本科、大学专科、中等专科的外科和皮肤科教材，如北京医学院、上海第一医学院主编的《皮肤病学》称"瘢痕瘤（瘢痕疙瘩）"。以后顾伯华、朱德生、刘辅仁、赵辨、王光超编写的大型参考书，以及于光元、徐世正、朱学骏等翻译的大型译著都称"瘢痕疙瘩"，仅赵炳南、朱仁康称"锯痕症"。

2010年范瑞强等主编的《中医皮肤性病学（临床版）》称"瘢痕疙瘩（蟹足肿）"。

2012年陈德宇主编的《中西医结合皮肤性病学》称"瘢痕疙瘩（锯痕症、蟹足肿、肉龟疮）"。

中医古籍中没有将瘢痕疙瘩和增生性瘢痕进行明确区分，中医古籍中的"瘢痕""肉龟疮""黄瓜痈"等疾病的临床表现与瘢痕疙瘩近似。近现代根据瘢痕疙瘩的临床表现，不同中医医家将本病分别称为"蟹足肿""蟹足疮""肉龟""肉龟疮""肉蜈蚣""锯痕症""锯痕疮""黄瓜痈""黄瓜疽""肉疙瘩"等。最后，《中医临床诊疗术语》（GB/T 16751—1997）将瘢痕疙瘩的中医病名规定为"蟹足肿"。

第二节　病因病机

瘢痕疙瘩形成的机制仍未十分明了，中医学认为本病属创伤愈合过程中的一种病理反应，主要是因为素有湿毒内蕴或肺胃湿热，复有金刀、火毒和毒虫外伤，伤及肌肤，气滞血瘀，瘢痕增生，日久而成；或外伤、外邪侵袭，营卫不和，气滞血凝所致。

瘢痕疙瘩的发生多因先天禀赋不足，素体不耐。加之外遭金创、水火之伤，湿热邪气搏结于局部经络而得，或手术、虫咬等外伤或湿热等邪气侵袭肌表，脏腑功能下降，余毒未清，营卫不和，瘀于肌腠而得。其为病，病理因素总以湿、热为主，湿热互结，郁于肌肤，阻塞经络而发病。其表现在表，但疾病根源仍在脏腑。

中医学认为皮肤创伤，正气虚弱，邪毒外入，壅滞气血，邪浊不排，瘀积作肿，创面虽合，邪浊未泄，经1～2个月或3～6个月，邪毒与体内浊气、瘀血、痰湿搏结于愈合之处，久成瘢痕。其病机特点为"本实而标虚"。瘢痕疙瘩是为有形可察的包块，其主要原因为邪气侵入机体，居而不出，给人体带来了异常的变化。邪气内存，气血瘀滞，破坏了脏气的宣发、肃降、水道通调及气机的升降疏泄，破坏了正常的代谢，使某一局部产生死血潴留，浊气不出，湿浊不散，形成了聚而成型的毒素，或再加上外界条件人为的刀伤、火伤、虫咬及情志饮食所伤，便形成了这种日益增大、触之坚硬、痛痒难忍的瘤样瘢痕疙瘩。

血瘀可为有形之邪，凝聚肌肤，日久不散，故形成质地偏硬的结节、斑块。血行瘀滞，脉络不通，气机不畅，不通则痛，按压则气机郁滞，故疼痛如针刺、触痛拒按。紫色主瘀，皮损可呈淡紫色。瘀阻肌表络脉，故皮损表面呈现丝状如缕的毛细血管扩张。心血瘀阻，唇舌失荣，故见舌下静脉曲张瘀血、舌质紫暗、舌体瘀斑瘀点、腭黏膜血管扩张及色素紫暗。血行瘀滞、经络痹阻是瘢痕疙瘩的主要病机及关键环节。瘢痕疙瘩的发生既与金刀水火之伤、禀赋特异有关，亦与饮食失节、情志不遂等致使体内蕴有湿热、气滞、痰湿等关系密切，后者既是瘢痕疙瘩血瘀证的主要成因，又与血瘀兼杂共同促成瘢痕疙瘩；此外，瘀热、痰瘀互结，致使瘢痕疙瘩病程冗长、顽固难治。研究提示活血化瘀乃瘢痕疙瘩治法，同时需依据辨证分析结果，辅以清热利湿、化痰行气，切中病机，灵活变通，方能获效。

第三节　临床表现和诊断要点

瘢痕疙瘩一般发生于外伤后或外伤后数月，或继发于毛囊炎、疱疹等皮肤损害，单发或多发，呈圆形或椭圆形，直径数毫米至数十厘米不等，明显超出损伤范围，早期表面平滑，边缘常呈蟹足状。该病无自愈倾向，皮损可逐渐增大，形成不规则形斑块，胸部斑块多呈蝴蝶形或哑铃状向两侧进展，皮损多肥厚，可伴萎缩，皮损表面皮肤多皱缩，部分斑块内部形成表皮囊肿，最终会陆续红肿、破溃，尤以胸部、外阴皮损多见。

瘢痕疙瘩患者多有血虚、血瘀，复因手术、创伤、烫伤及未被察觉的轻微擦伤等而气血重伤，运行逆乱，瘀滞局部，凝结不散，渐成赘物，高突皮面。其瘀滞不除则新血难生，血脉不充则瘀滞更甚，血虚、血瘀互为因果，相互影响，复因外伤损害，以致气血瘀滞，凝结于局部而不散。

根据本病的临床特点，中医学称为"肉龟疮""肉疙瘩""锯痕症"。古医籍中少有言及者，其辨治可参考"瘤赘""结块"等。诊断要点：瘢痕及周围脉络色暗红者为血瘀；色淡红或暗淡者多兼血虚；瘀血者其舌质亦暗或有瘀斑、瘀点；兼血虚者常见舌体瘦薄，色暗淡；面色苍白晦滞，乏力头晕者多为病久血虚；自觉刺痛或灼痛者多属瘀滞不通；瘙痒者为表皮失荣；由于血虚、血瘀，女性患者常见月经不调；瘀结者脉常沉涩；若兼血虚则脉沉细无力。

第四节　辨证和施治

目前认为病理性瘢痕主要是由气血壅滞、经络痹阻、痰湿搏结或三者相辅相成所致。病理性瘢痕的辨证分型缺乏统一标准。有研究者分为"实热型""虚实夹杂型""溃脓型"三型，"毒热内蕴，血瘀阻络""瘀血内阻，血流不畅""气虚血滞，脉络瘀阻"三型，"余毒未尽，凝滞体肤""气血瘀滞，毒邪蕴结"两型，"瘀毒聚结""气虚血瘀"两型，"湿热内蕴""气血凝滞"两型。尚有研究者分为"气血变滞，湿热搏结""气亏阴虚，血燥筋转""经络痹阻，营卫失调""痰凝血瘀，湿蕴风盛"四型[4]。

瘢痕疙瘩临床上常用的治法有活血化瘀、软坚散结、清热解毒、益气养血、疏风止痒、祛湿化痰[5]。常用的药物包括活血行气中药，如丹参、桃仁、红花、鸡血藤、三棱、莪术、乳香、没药、当归、五灵脂、香附、木香；软坚散结中药，如夏枯草、生牡蛎、海藻、昆布、贝母；清热解毒中药，如蒲公英、连翘、金银花、白花蛇舌草、半枝莲；益气养血中药如黄芪、党参、当归、丹参、鸡血藤；祛风止痒中药，如防风、蝉蜕、白蒺藜、荆芥；其他中药，如透骨草、伸筋草、威灵仙、丝瓜络、紫草、生地黄、赤芍、苦参、防己等。

一、中医内治法

（一）气滞血瘀

证候特点：皮损多颜色暗红，肥厚质硬，疼痛不适，可伴有表面毛细血管扩张，食欲缺乏，嗳气，恶心，胸膈痞满，女性可有月经不调，舌质紫暗，苔薄白，脉缓而涩[6]。

治法：行气活血，软坚散结。

代表方剂：复元活血汤加减。

基本处方：当归15g，桃仁15g，红花10g，三棱10g，莪术10g，柴胡10g，枳壳10g，穿山甲10g，土鳖虫10g，生牡蛎10g，土贝母10g。

加减法：病在上肢加桑枝、桂枝，病在下肢加川牛膝，气虚加黄芪、党参，麻木加全蝎、蜈蚣。

（二）湿热蕴结

证候特点：皮损多颜色较红，增生较快，皮损边缘浸润生长明显，皮损肿胀肥厚，质地较硬，痒痛不适，可伴有毛囊炎小丘疹、丘脓疱疹，大便干、小便黄，舌质红、苔黄腻，脉弦滑。

治法：清热利湿，解毒散结。

代表方剂：枇杷清肺饮加减。

基本处方：枇杷叶15g，桑白皮15g，黄连10g，黄柏10g，人参5g，甘草5g，黄芩

10g，知母 10g，桃仁 10g，丹参 15g，赤芍 15g。

加减法：热盛加生石膏，热退即减；伴有毛囊炎小丘疹、丘脓疱疹，加金银花、紫花地丁、白花蛇舌草、蒲公英；气滞加柴胡、青皮；质硬加三棱、莪术、荔枝核、橘核。

（三）痰湿阻络

证候特点：皮损多颜色淡红、肥厚饱满、质地偏硬，无明显痒痛等自觉症状，可伴有周身沉重，腹部胀满，大便黏腻或便溏，舌体胖大、有齿痕，舌质淡红、苔白腻，脉滑。

治法：化痰渗湿，通络散结。

代表方剂：二陈汤加减。

基本处方：半夏 15g，陈皮 15g，乌梅 10g，茯苓 15g，生姜 5g，天南星 15g，白芥子 10g，浙贝母 15g，黄药子 10g，海藻 10g，昆布 10g。

加减法：痰湿甚、皮损质韧加海蛤壳、海浮石；质硬加三棱、莪术、荔枝核、橘核；病在上肢加桑枝、桂枝，病在下肢加川牛膝，气虚加黄芪、党参，麻木加全蝎、蜈蚣。

（四）其他治疗验方

（1）凉血四物汤加味：方剂组成为当归、生地黄、赤芍各 12g，金银花 15g，川芎、红花、陈皮、赤茯苓、黄芩、牡丹皮、三棱、莪术、大黄、桔梗、甘草各 10g。

（2）水蛭活血汤：方剂组成为水蛭 9～10g，桃仁 10g，红花 10g，制乳香 10g，制没药 10g，三棱 10g，莪术 10g，炒白芍 15g，伸筋草 15g，炙穿山甲 10g，威灵仙 10g；病在上肢加桑枝、桂枝，病在下肢加川牛膝，气虚加黄芪、党参，麻木加全蝎、蜈蚣。

（3）消瘢汤：方剂组成为丹参 30～60g，青皮、陈皮、法半夏、制天南星、炙穿山甲、皂角刺、白芥子各 10g，川芎、红花、苏木、羌活、独活、地龙、僵蚕、夏枯草各 20g，蔓荆子、苍耳子各 6g。若瘢痕坚硬、痒痛不甚者，重用穿山甲、皂角刺、丹参、僵蚕、地龙、夏枯草、蔓荆子、苍耳子；若瘢痕痒甚者，去白芥子、青皮、陈皮，重用羌活、独活、蔓荆子、苍耳子，加苦参、土槿皮各 10～15g，蝉蜕 6～10g。

（4）破血软坚丸：方剂组成为三棱、莪术、蒲黄、五灵脂、穿山甲、赤芍、苏木、生牡蛎、夏枯草、皂角刺、浙贝母、枳壳、连翘、金银花、白花蛇舌草、半枝莲各等分。用法为共研细粉，炼蜜为丸，每丸重 10g，内服，一次 2 丸，每天 2 次。

（5）祛瘢效灵汤：方剂组成为生地黄、白花蛇舌草、马齿苋、玄参各 20g，花粉 15g，丹参 30g，赤芍、白芍、草薢、橘叶、荔枝核、益母草、皂角刺、紫草、穿山甲各 10g。

（6）仙方活命饮加减：方剂组成为金银花 15～20g，牡丹皮 10～15g，当归 10～15g，穿山甲 5～10g，桃仁 5～15g，赤芍 8～10g，红花 5～10g，黄芩 5～10g，玄参 10g，防风 6～10g，陈皮 10～12g，牛蒡子 10g，白鲜皮 10～20g，地肤子 6～20g，甘草 3～6g。

（7）消积排通汤[7]：白芷 12g，穿山甲珠 12g，雷丸 10g，麦冬 12g，延胡索 12g，桃仁 12g，红花 6g，槟榔片 10g，荆芥 10g。

二、中医外治法

（一）黑布药膏疗法

黑布药膏是北京中医医院赵炳南老先生在行医过程中收集到的一个有效的祖传秘方[8]，发现用其治疗"背痈"等化脓性疾病，不论面积多大，抑或是很深的疮面，治愈后瘢痕都很小，后来扩展用于治疗瘢痕疙瘩，经过不同的临床观察均发现疗效很好。

药物组成：五倍子 860g，金头蜈蚣 10 条，蜂蜜 180g，老黑醋 2500ml，冰片 3g。

制法：砂锅盛老黑醋火上熬开 30 分钟，加入蜂蜜再熬至沸腾状，用铁筛将五倍子粉慢慢撒入，边撒边按同一方向搅拌，撒完后即改用文火熬成膏状离火；再兑入蜈蚣粉和冰片粉搅匀即成。做成的黑布药膏质量要求光亮、黑润，储存在瓷罐或玻璃罐中备用（勿用金属器皿储存）。

用法用量：首先清洁局部皮肤，有条件时可予以 75% 乙醇溶液消毒患处，外涂黑布药膏 2～3mm 厚，表面覆盖黑布（现在多用数层纱布），下次换药之前再次清洁患处，每 1～2 天换药 1 次。

注意事项：①黑布药膏的基质中含有老黑醋，所以在涂抹黑布药膏时忌用金属器械辅助，金属器械会与醋发生化学反应，从而改变药物性质，不能达到最好的功效。②每次在换药之前，注意首先清洁患处，然后厚涂黑布药膏，涂药厚度要超过一元硬币边缘的厚度，如果涂药过薄，则效果不佳，涂药后用黑布或数层纱布覆盖，这样不仅可以促进药物吸收，而且可以避免弄脏衣物，天气凉爽时最好每 2 天换药 1 次，高温闷热时可每天换药 1 次。③因为瘢痕疙瘩在临床中很难治愈，病程很长，患者多尝试过多种治疗手段，如手术或放射治疗，瘢痕炎症反应比较明显，患者主诉痒痛难耐，此时不能过早使用黑布药膏，以免进一步刺激皮肤，而是应首先控制急性炎症反应，等炎症完全消退后再用。④使用前需要详细询问患者的过敏史，黑布药膏成分中的五倍子、蜈蚣、老黑醋等，外用容易发生接触过敏及局部刺激症状，所以使用前要详细交代患者。刚开始使用时，不要大面积涂抹于所有瘢痕处，应于局部涂抹少量药膏试用，密切观察有无过敏反应和刺激症状，一旦发生，应及时停药，若症状不能缓解需给予抗过敏药物治疗。⑤从中医理论的整体观出发，人体疾病的发生发展往往形于外而因于内，瘢痕疙瘩也是如此，患者在精神紧张劳累或忧思过度时，经常自觉瘢痕痒痛加剧，症状明显，治疗时不能仅关注皮肤情况，也要从整体观出发，多与患者沟通，全面掌握病情，及时缓解患者的心理压力，鼓励患者养成豁达心态。

（二）拔膏疗法

拔膏疗法是赵炳南老先生在 1958 年根据临床实际需要，吸取了前人的经验，不断摸索、不断改进而形成的[9]。所谓拔膏疗法，就是将中药制作成硬膏（拔膏棍），然后将中药硬膏温热后外贴治疗某些皮肤病，临床观察发现其用于治疗瘢痕疙瘩也有明显疗效。常用的中医硬膏包括黑色或脱色拔膏棍等，具体组成及制法如下：

药物组成：①群药类，鲜羊蹄根梗叶（土大黄）、大枫子、百部、皂刺各 100g，鲜凤仙花、羊蹄足虫花、透骨草、马前子、苦杏仁、银杏、蜂房、苦参子各 50g，穿山甲、川乌、草乌、全蝎、斑蝥各 25g，金头蜈蚣 15 条。②药面类，白及面 50g，藤黄面、轻粉各25g，硇砂面 15g。

制法：香油 8kg、生桐油 1kg 倾入铁锅内，浸泡群药后，文火炸成深黄色，离火后过滤；再将药油置武火熬炼至滴后成珠（温度约为 240℃），然后下丹。黑色拔膏棍：每斤药油加樟丹 500g，药面 150g，松香 100g。脱色拔膏棍：每斤药油加官粉 700g，樟丹 100g，药面 100g，松香 100g。

用法：将拔膏棍加热软化后外贴患处，每隔 3～5 天换药 1 次。换药时需要用植物油或挥发性油类清拭患处。

（三）五倍子瘢痕膏

五倍子瘢痕膏是湖南中医药大学第二附属医院欧阳恒教授在赵炳南先生黑布药膏的基础上进行的创新，增加了药物，改进了剂型，亦可用来治疗瘢痕疙瘩[10]。

药物组成：五倍子 300g，蜈蚣 100g，地骨皮 300g，白矾 300g，丹参 300g，威灵仙300g，黑醋 1500ml。

制法：五倍子用 8 倍量 95% 乙醇溶液冷浸 24 小时以上，提取液减压回收乙醇，得提取物Ⅰ。药渣与其余 5 味药合并，用水提取 2 次（双提法，加水量分别为药材量的 8 倍、6 倍，第 1 次煎 2 小时，第 2 次煎 1 小时），挥发油以器皿保存，药液水浴浓缩至一定浓度，加乙醇使乙醇浓度为 60% 进行醇沉，冷藏静置过夜，抽滤，滤液回收乙醇至无醇味，得提取物Ⅱ。软膏制备，称取卡波姆 Cb900（3%）40g 撒于水面上，润湿 12 小时，边搅拌边加入三乙醇胺，调整 pH 至 7～8，搅匀。取中药提取物及挥发油一定量（20%～30%），羟苯乙酯 2g 和氮酮 60g，用丙二醇 400ml 和乙醇 400ml 的混合溶剂溶解，边搅边加入上述基质，加水至 2000g，即得。

用法用量：首先清洁局部皮肤，五倍子瘢痕膏 2～3mm 厚涂抹于瘢痕疙瘩表面，敷料覆盖。睡前 30 分钟用保鲜薄膜封包，第 2 天晨起去掉薄膜，换药 1 次。

（四）其他治疗验方

1. 乌倍膏

方剂组成：乌梅 50g，五倍子 30g，蜈蚣 5 条，苦参 30g，生地黄 40g，麝香 3g。

制法：先将蜈蚣、麝香研成细末，其余诸药加水浸泡 10 小时后煎煮取汁 500ml，加入食醋 500ml 浓缩收膏成糊状，再加入蜈蚣、麝香粉混匀。

用法：将药膏均匀地摊于多层消毒桑皮纸上，在瘢痕处盖上药膏，每天 1 次。

2. 化痞散

方剂组成：丹参、海菜、瓦楞子各 20g，昆布、枳实、五倍子、莪术、汉防己各 15g，硼砂、木香各 10g，朱砂、蜈蚣各 5g。

制法：将上药共研细末，取小金丹 1 管研末加入化痞散药末 30g，用适量麻油、蜂蜜调匀。

用法：将药摊在同瘢痕一样大的桑皮纸上，敷贴于瘢痕处，盖上纱布，用胶布固定，每 3 天更换敷药 1 次。

3. 消瘢散

方剂组成：丹参 60 ～ 120g，地龙、阿魏、三棱、莪术、半枝莲各 30 ～ 60g，炙穿山甲、皂角刺、僵蚕、夏枯草、半夏、天南星、海藻、昆布、泽漆、硫黄各 15 ～ 30g，苦参、五倍子、防风、蝉蜕、蔓荆子各 10 ～ 20g。

制法：上药研极细末，过 120 目筛，药末用食醋调匀。

用法：将药末薄而均匀地摊在纱布或面巾纸上，外敷瘢痕处，用电吹风机局部热烘 10 ～ 15 分钟，每天 2 次，3 天敷药 1 次。瘙痒难忍者用白鲜皮、土槿皮、白蒺藜各 10g，痛甚者用川乌、草乌、乳香、没药各 10g，瘢痕坚硬位于关节处致活动受限者用伸筋草、透骨草、宽筋藤各 15g，水煎取汁，先熏后洗，边洗边轻揉按压患处，熏洗后再外敷消瘢散。

4. 瘢痕平复膏

方剂组成：白花蛇舌草、蒲公英、皂角、白芷、连翘、当归、金银花、生天南星、威灵仙、红花、三棱、伸筋草各 35g，蜈蚣 5 条，乳香、没药、五倍子各 30g，冰片 15g，陈醋 2000g，蜂蜜 250g。

制法：前 12 味药用陈醋煎沸 30 分钟后，去渣取液，将蜂蜜放入其中，同时将蜈蚣、乳香、没药、五倍子、冰片共研细末后放入药液内搅匀，再用小火煎热成膏。

用法：瘢痕处外涂膏药，盖以纱布，胶布固定，隔天换药 1 次。

5. 瘢痕膏

方剂组成：米醋 1250g，蜂蜜 100g，五倍子粉 120g，丹参粉 80g，汉防己粉 60g，五加皮粉 60g，蜈蚣（焙、研）20 条，冰片（研）1g。

制法：将醋用武火煮 12 分钟，入蜂蜜再煮 5 分钟。用一号筛缓缓筛入五倍子粉、丹参粉、五加皮粉及汉防己粉，边筛边搅；加药毕文火煮 5 分钟，待稍凉加蜈蚣末及冰片末，搅匀成膏。

用法：将药膏均匀涂于瘢痕处，加压包扎，每 2 天换药 1 次。

6. 皂角刺膏

方剂组成：皂角刺、三棱、莪术、白花蛇舌草、威灵仙、生天南星、蒲公英、连翘、夏枯草、生乳没、半枝莲各 50g，蜈蚣粉 10g，冰片 20g。

制法：前 12 味药用醋熬沸 45 分钟后去渣，加蜜再熬，徐加蜈蚣粉、冰片粉，调成糊膏状。

用法：将药膏平摊在胶布上，敷于瘢痕处，隔天换药 1 次。

三、针灸疗法

（一）刺络拔罐法

刺络拔罐法可以直接作用于瘢痕组织，调整气血运行，并可将体内的风、寒、湿、瘀血及火热等各种邪气从皮毛排出，从而达到治疗目的 [11]。

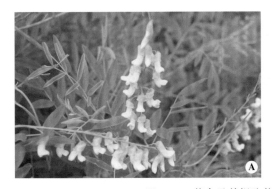
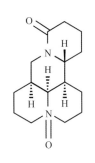

图 15-4 苦参及其提取物
A. 苦参；B. 苦参素化学结构式

苦参素可以抑制瘢痕成纤维细胞的增殖，使 Bax 表达上调，P53 和 Bcl-2 表达下调，通过影响细胞周期，促进瘢痕成纤维细胞的凋亡。其对各种免疫性和非免疫性皮肤炎症均有抗炎作用，临床上苦参素已被试用于多种皮肤病的治疗[23]。

细胞增殖试验显示苦参素可抑制血小板衍生生长因子 BB（PDGFBB）诱导的成纤维细胞增殖[24]。除抑制成纤维细胞增殖外，还能抑制成纤维细胞胶原合成并诱导凋亡和基质金属蛋白酶表达[25]。苦参素涂膜剂在瘢痕动物模型上能明显抑制增生性瘢痕胶原合成，可通过下调 TGF-β1、Smad3 mRNA 和蛋白的表达而起作用[26]。

三、丹参

丹参为唇形科植物丹参的干燥根和根茎。春、秋二季采挖，除去泥沙，干燥。具有活血祛瘀、通经止痛、清心除烦、凉血消痈之功效，用于胸痹心痛、脘腹胁痛、热痹疼痛、心烦不眠、月经不调、痛经经闭、疮疡肿痛等。丹参提取物含有丹参酮、隐丹参酮、异丹参酮、丹参新酮、丹参醇等生物活性物质。丹参酮具有雌性激素样功能，雌性激素可使皮脂腺缩小而减少皮脂分泌。因此，用丹参作有效物所配制的化妆品，对雄性激素亢进、皮脂分泌旺盛而产生的粉刺有治疗作用。丹参提取物主要成分为酚酸类和二萜类，目前已阐明结构的成分有 50 余种，二萜类占一半以上。二萜化合物中大部分为丹参酮型的二萜醌类（图 15-5）。

以丹参为代表的活血化瘀药物都能有效抑制胶原合成和沉积，丹参素具有诱导成纤维细胞发生凋亡的作用，丹参有效成分能刺激成纤维细胞 c-Myc 蛋白表达水平的上调，促进成纤维细胞凋亡，并可通过抑制成纤维细胞自分泌 TGF-β1 而降低胶原的合成，丹参酮ⅡA 对瘢痕成纤维细胞的增殖具有显著的抑制作用，并且能诱导其凋亡[27]。

在兔耳增生性瘢痕模型上，RT-PCR 基因检测等方法显示丹参酮ⅡA 磺酸钠能够通过增强 MMP-1 mRNA 的表达及抑制成纤维细胞的增殖，减少胶原纤维的合成而抑制瘢痕过度增生[28]。在鼠深Ⅰ度烫伤模型上，丹参组创面愈合时间较短，且无瘢痕形成，毛发生长如常。提示烫伤后丹参通过优化 NO/ET 比例，降低 ET 与 NO 合成量，提高创面组织活力，减轻烫伤早期创面进行性损害作用，创面愈合良好[29]。在培养人皮肤成纤维细胞（$2×10^6$）中加入丹参素（0.025mg/ml），培养 8 小时后，培养细胞 NF-κB 结合活性几乎被完全抑制，因此丹参素可抑制成纤维细胞的 NF-κB 活性并诱导其凋亡，调控胶原的合成与分泌。

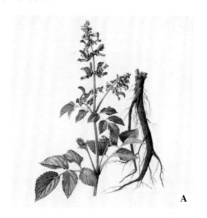

图 15-5　丹参及其提取物
A.丹参；B.丹参酮ⅡA 化学结构式

四、川芎

川芎系草本复叶、块茎类药用植物，其块茎断面肉质为乳白色，味芳香。川芎是传统医学所需的生物碱，具有镇痛、镇静、祛风、舒筋、活血、麻痹神经的功效，常用于治疗心脑血管病。川芎嗪是从川芎的根茎提取分离的生物碱单体（图 15-6）。

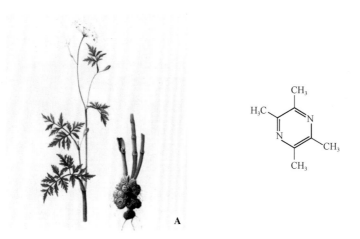

图 15-6　川芎及其提取物
A.川芎；B.川芎嗪化学结构式

川芎嗪可抑制瘢痕疙瘩成纤维细胞的增殖活性，减少成纤维细胞的胶原合成，并使细胞形态发生改变，川芎嗪能显著抑制瘢痕成纤维细胞内Ⅰ、Ⅲ型前胶原 mRNA 的表达[30]。采用川芎嗪局部瘢痕疙瘩内注射，能明显使瘢痕疙瘩软化[31]。通过体外培养增生性瘢痕成纤维细胞，发现川芎嗪可抑制成纤维细胞的增殖活性，并减少成纤维细胞的胶原合成[32]。

用流式细胞仪检测各时相细胞 DNA 水平，发现川芎嗪组 G_0+G_1 期细胞的百分比明显高于对照组，而 G_2+M 期细胞的百分比则显著低于对照组。川芎嗪能抑制增生性瘢痕成纤维细胞增殖，但并不影响其活力。

五、雷公藤

雷公藤是卫矛科雷公藤属植物。藤本灌木，高可达 3m，小枝、细棱、棕红色，叶椭圆形，根圆柱形、扭曲。其提取物含有多种活性成分，如二萜内酯、生物碱、三碱等，具有抗炎、免疫抑制等作用。雷公藤提取物对成纤维细胞的形态和增殖都具有负调节作用（图 15-7）。

细胞学研究发现，雷公藤红素能降低瘢痕疙瘩成纤维细胞活力，使细胞凋亡率升高，GINS2 表达降低，并呈显著的剂量依赖性[33]。因此，雷公藤红素通过下调 GINS2 可抑制瘢痕疙瘩成纤维细胞活力，促进细胞凋亡。另有研究采用 MTT 法测定细胞活力、流式细胞仪检测细胞周期改变、羟脯氨酸含量测量、乳酸脱氢酶检测等方法发现，雷公藤多苷能抑制皮肤瘢痕成纤维细胞生长及胶原合成[34]。在体外培养增生性瘢痕成纤维细胞培养液中加入不同浓度的雷公藤提取物，24 小时后观察细胞形态、增殖活性及药物雷公藤提取物的细胞毒性[35]，结果发现不同浓度的提取物能明显降低细胞增殖活性。观察雷公藤内酯醇对成纤维细胞的细胞动力学及形态学影响，光镜下见细胞密度降低，胞体细长，部分失去正常的细胞形态，胞质红染，并可见典型的凋亡小体；电镜下见粗面内质网疏松，内容物减少，并可见各期凋亡细胞[36]。因此，雷公藤内酯醇可促进成纤维细胞凋亡，并对胶原的分泌也有一定的影响。

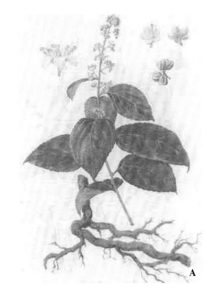

图 15-7 雷公藤及其提取物

A. 雷公藤植物；B. 雷公藤红素化学结构式

六、汉防己

汉防己是防己科风龙属植物，为多年生缠绕藤本。根圆柱状，有时呈块状，外皮呈淡棕色或棕褐色。茎柔韧，呈圆柱形，有时稍扭曲，长达 2.5～4m，具有细条纹，枝光滑无毛，基部稍带红色。汉防己中的生物碱含量可高达 1.5%～2.3%，主要成分是双苄基异喹啉类生物碱汉防己甲素和汉防己乙素。汉防己甲素即粉防己碱，是钙调蛋白拮抗剂，药理活性广泛，可使成纤维细胞的增殖活性明显下降，有预防和治疗瘢痕增生的作用（图 15-8）。

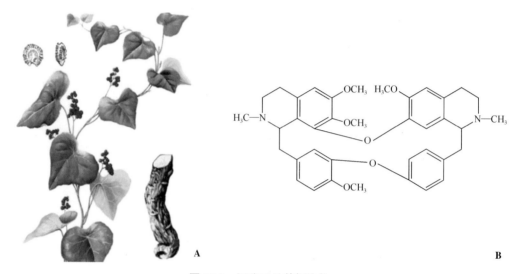

图 15-8　汉防己及其提取物
A. 汉防己；B. 粉防己碱化学结构式

在大耳白兔中行兔眼小梁切除术，用汉防己甲素在巩膜瓣下浸 5 分钟，术后第 7 天、30 天、60 天检查眼压、滤过泡、角膜、眼底，并分别取滤过口附近组织送电镜及病理学检查。电镜下，汉防己甲素组见成纤维细胞胞体收缩，间隙增宽，线粒体较少，纤维细胞异染色质，合成蛋白质功能不活跃。结果表明汉防己甲素在青光眼滤过性手术中有抗瘢痕化的作用 [37]。另一研究观察了汉防己甲素对成纤维细胞的生物学作用，在培养的增生性瘢痕成纤维细胞中加入不同浓度的汉防己甲素，继续培养后观察成纤维细胞增殖和活力的变化，结果显示汉防己甲素的浓度达到 100mg/L 时，抑制率达到了 89.4%，细胞的活性也显著下降 [38]。

七、五倍子

在我国产生五倍子的树木主要是盐肤木、青麸杨、红麸杨等三种，五倍子是由五倍子蚜虫寄生在漆树科盐肤木属植物的叶上产生的虫瘿。五倍子主要含有单宁、没食子酸、五倍子油、矿物质、微量元素、脂肪、蛋白质、树脂、淀粉、蜡质等多种化学成分。单宁酸是五倍子的主要有效成分，又称为五倍子鞣质或鞣酸（图 15-9）。传统中医认为，五倍子具有敛肺降火、涩肠止泻、解毒消痈等功效；现代药理学认为，五倍子具有抗菌、清除自由基和抗氧化、收敛、降血糖、止血等作用。

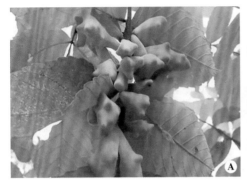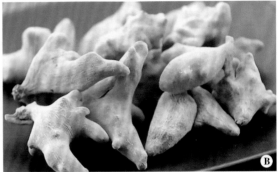

图 15-9 五倍子及其提取物

A、B. 五倍子；C. 五倍子鞣质化学结构式

五倍子瘢痕膏有抑制瘢痕疙瘩成纤维细胞增殖的作用。在裸鼠瘢痕疙瘩动物模型上，用五倍子瘢痕膏涂抹外用，3 次 / 天，连续 30 天。观察对 miR-21/mTOR 信号通路关键分子 miR-21、PI3K、10 号染色体张力缺失蛋白磷酸酶（PTEN）、蛋白激酶 B（Akt）、哺乳动物雷帕霉素靶蛋白（mTOR）表达的影响。RT-PCR 检测结果显示治疗组和正常皮肤组 miR-21 相对表达量差异无统计学意义（$P > 0.05$，$t=1.24$）；但二者与对照组相比均明显降低，差异有统计学意义（$P < 0.05$，$t=2.76$、2.81）。免疫组化检测结果显示 PI3K、Akt、mTOR 在对照组中高表达，而在治疗组和正常皮肤组中低表达；PTEN 在对照组中低表达而在治疗组和正常皮肤组中高表达。因此，五倍子抑制瘢痕疙瘩成纤维细胞增殖的机制可能与其通过抑制 miR-21 表达而上调 PTEN 表达，进而下调 mTOR 信号通路中

PI3K、Akt、mTOR 表达有关[39]。用五倍子瘢痕膏水溶液加入原代培养瘢痕疙瘩成纤维细胞第 4 ～ 8 代中，也观察到各不同浓度的药物组对瘢痕疙瘩成纤维细胞的增殖都有一定的抑制作用[40]。

用四甲基偶氮唑盐比色法和生长曲线测定法比较单味五倍子醇提取物对增生性瘢痕成纤维细胞和人正常皮肤成纤维细胞的体外生长活力与生长状态的影响，结果显示五倍子可明显抑制成纤维细胞的体外增殖率，并且对增生性瘢痕成纤维细胞的作用较正常皮肤成纤维细胞强[41]。五倍子醇提取物浓度在 0 ～ 400μg/ml 时，对增生性瘢痕成纤维细胞增殖率的抑制作用与药物剂量呈明显的正相关。

八、蜈蚣

蜈蚣是扁长节肢动物，长 9 ～ 17cm，宽 0.5 ～ 1cm。全体由 22 个环节组成，最后一节略细小。头部两节暗红色，有触角及毒钩各 1 对；背部棕绿色或墨绿色，有光泽，并有纵棱 2 条；腹部淡黄色或棕黄色，皱缩；自第二节起每体节有脚 1 对，生于两侧，黄色或红褐色，弯作钩形（图 15-10）。质脆，断面有裂隙；气微腥，并有刺鼻的特殊臭气，味辛而微咸。质量以身干、虫体条长完整、头红身绿者为佳。蜈蚣为常用药材，性温、味辛，有毒。具有息风镇痉、攻毒散结、通络止痛之功能。蜈蚣含两种类似蜂毒的有毒成分，即组胺样物质及溶血性蛋白质等。

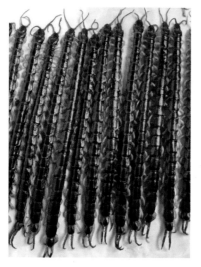

图 15-10 药用蜈蚣

药用蜈蚣是黑布膏药中的重要成分。用 MTT 法和 ³H- 脯氨酸掺入法检测不同药物浓度、作用时间的五倍子和蜈蚣对体外培养的瘢痕疙瘩成纤维细胞增殖及胶原蛋白合成的影响[42]发现，五倍子、蜈蚣能抑制瘢痕疙瘩成纤维细胞的增殖及胶原蛋白的合成，其抑制作用与剂量和时间有关，最佳浓度为 10μg/ml，五倍子在作用后 72 小时，蜈蚣在作用后 48 小时，抑制作用最强，抑制率分别为 89% 和 92%。

九、鸦胆子

鸦胆子为苦木科植物鸦胆子的干燥成熟果实，其性味苦寒，有小毒。鸦胆子含多种成分：鸦胆子苦醇、鸦胆子素 A、鸦胆子素 B、鸦胆子素 C、鸦胆子素 D、鸦胆子素 E、鸦胆子素 F、鸦胆子素 G、鸦胆子素 H 等（图 15-11）。鸦胆子有清热解毒、截疟、止痢功效，外用腐蚀赘疣，故常用于痢疾、疟疾，外治赘疣、鸡眼。

有研究观察鸦胆子油乳对增生性瘢痕成纤维细胞增殖、胶原合成和 ERK1/2MAPK 信号通路的影响，用不同浓度的鸦胆子油乳作用于培养成纤维细胞 24 ～ 72 小时后，发现 1mg/ml 浓度的鸦胆子油乳作用 24 小时、48 小时、72 小时后，对成纤维细胞增殖的抑制率分别为 53.13%、75.07%、88.65%，成纤维细胞数目明显减少、细胞间隔增宽、细胞突起明显缩短甚至消失。成纤维细胞 I 型胶原、波形蛋白和 p-ERK1/2 的表达明显受到抑制 [43]。另一观察发现鸦胆子油静脉乳剂可增加病理性瘢痕成纤维细胞凋亡，表现为核固团缩、核碎裂并可见高亮蓝色凋亡小体 [44]。

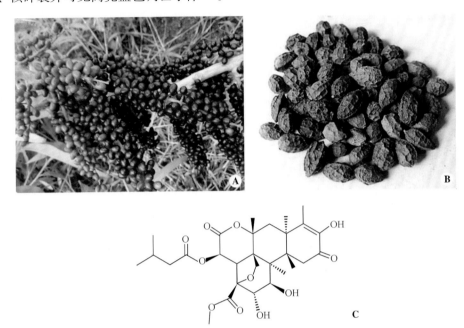

图 15-11 鸦胆子及其提取物
A、B.鸦胆子；C.鸦胆子素 A 化学结构式

十、三七

三七是五加科人参属多年生直立草本植物，高可达 60cm。主根肉质，呈纺锤形。茎暗绿色，指状复叶，轮生茎顶；叶柄具条纹，叶片膜质，伞形花序单生于茎顶，有花 100 朵左右；总花梗有条纹，苞片多数簇生于花梗基部，卵状披针形；花梗纤细，小苞片多数，花小，淡黄绿色；花萼杯形，稍扁，花丝与花瓣等长；子房下位，果扁球状肾形，种子白色，三角状卵形，7～8 月开花，8～10 月结果。三七是以其根部入药，其性温、味辛，具有显著的活血化瘀、消肿镇痛功效。三七总皂苷是从三七提取的有效药用成分，包括 20 多种皂苷活性物质（图 15-12）。

在大鼠骨骼肌损伤动物模型上，观察三七总皂苷对肌组织纤维瘢痕形成和血清中前列腺素 E_2 含量的影响，发现损伤后即刻于损伤部位皮下注射三七总皂苷 100mg/kg，三七总皂苷通过减少大鼠骨骼肌修复过程中的纤维瘢痕面积，同时降低血清 PGE_2 的含量 [45]。在兔耳皮肤增生性瘢痕模型上，用不同浓度三七皂苷 R1 水凝胶涂抹，每天 2 次，连续外涂 5 周。结果显示瘢痕颜色变淡，瘢痕变薄，胶原疏松有序排列，瘢痕增生指数、成纤维细胞数量和胶原纤维密度明显降低，瘢痕组织中 bFGF 蛋白和 mRNA 表达升高，TGF-β1 蛋白和 mRNA 表达降低 [46]。因此，三七皂苷 R1 水凝胶对兔耳皮肤增生性瘢痕具有一定的抑制和修复作用。动物实验还显示，三七透明质酸钠凝胶可以抑制 α 平滑肌肌动蛋白的表达，从而减轻瘢痕挛缩[47]。体外培养人增生性瘢痕成纤维细胞并应用三七总皂苷进行干预，发现其能够显著抑制细胞 TGF-β1 的表达并使细胞停滞于 S 期，而 $G_0 \sim G_1$ 期、$G_2 \sim M$ 期细胞明显减少[48]。

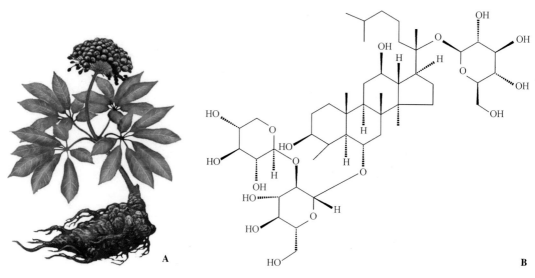

图 15-12　三七及其提取物

A. 三七；B. 三七皂苷化学结构式

十一、辣椒素

辣椒为木兰纲茄科辣椒属一年或有限多年生草本植物。辣椒素是辣椒中的主要生物活性成分，是一种脂溶性的天然植物碱（图 15-13）。辣椒素能明显抑制瘢痕增生，降低瘢痕硬度，并有镇痛、止痒作用。辣椒素在体外试验中显示对成纤维细胞具有抑制作用，对临床上瘙痒等症状具有十分肯定的效果。

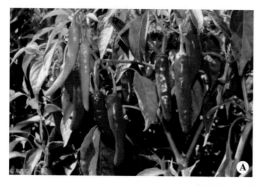

图 15-13　辣椒及其提取物

A. 辣椒；B. 辣椒素化学结构式

在体外培养瘢痕疙瘩成纤维细胞中，用含有 0.5μg/L 和 5μg/L 辣椒素的 DMEM 培养液培养瘢痕疙瘩成纤维细胞，显示辣椒素能抑制瘢痕疙瘩成纤维细胞增殖，阻滞细胞于 G_0/G_1 期，并抑制 I、III 型胶原和纤维连接蛋白的表达，还能降低瘢痕疙瘩成纤维细胞炎症因子 IL-6、IL-8 及 TNF-α 的表达，但对细胞的迁移能力没有影响[49]。在体外原代培养 SD 大鼠表皮成纤维细胞中，采用不同浓度的辣椒素（0.5mg/L、1mg/L、2.4mg/L、8mg/L）作用 24 小时后发现，随着辣椒素浓度增高，表皮成纤维细胞的细胞存活率逐渐降低，细胞阻滞在 G_1 期且凋亡率增加，同时 p-Akt 及 p-FoxO1 的蛋白表达水平降低。说明 Akt-FoxO1 信号通路可能参与辣椒素抑制瘢痕疙瘩成纤维细胞的增殖效应[50]。

参 考 文 献

[1] 马继兴. 马王堆古医书考释. 长沙：湖南科学技术出版社，1992，338：556-560.

[2] 高明，涂白奎. 古文字类编. 上海：上海古籍出版社，2008，754.

[3] 马振友，张广中，丁侃，等. 皮肤源流之考证. 中国美容医学，2014，23（5）：416-419.

[4] 赵庆利，董静，杨庆琪，等. 瘢痕疙瘩的中医体质类型研究. 中国中西医结合皮肤性病学杂志，2010，9（1）：19-23.

[5] 姚玉珍. 用活血化瘀法治疗瘢痕疙瘩的临床体会. 北京中医，1987，（4）：25-26.

[6] 赵庆利，张英伟，孟如松，等. 瘢痕疙瘩的血瘀证研究. 中华中医药杂志，2010，25（11）：1888-1891.

[7] 史鸿涛. "消积排通汤"治疗"蟹足肿". 吉林中医药，1988，（1）：5-7.

[8] 北京中医医院. 赵炳南临床经验集. 北京：人民卫生出版社，1975.

[9] 赵炳南，张志礼. 简明中医皮肤病学. 北京：中国展望出版社，1983.

[10] 丁继存，严月华，翟晓翔，等. 五倍子瘢痕膏治疗瘢痕疙瘩的疗效观察. 河北医科大学学报，2007，（5）：356-359.

[11] 季德江，冶尕西，关淑婷，等. 刺络拔罐法治疗瘢痕疙瘩的临床应用. 亚太传统医药，2019，15（6）：123-124.

[12] 郑方. 火针治疗瘢痕疙瘩 5 例. 中国中医药科技，2014，21（3）：245.

[13] 庞金榜，李薇，王寅. 王寅教授火针治疗瘢痕疙瘩经验. 中国美容医学杂志，2011，20（z4）：396-397.

[14] 杨卫. 丹参注射液治疗瘢痕疙瘩 40 例. 中医杂志，2002，43（6）：448.

[15] 于游，贺光照. 川芎嗪治疗瘢痕疙瘩的临床研究. 中国美容医学，2001，10（3）：194-195.

[16] 钟海蓉，丁翠爽. 积雪草苷治疗瘢痕疙瘩后皮肤损伤 39 例. 河南中医，2017，37（4）：705-707.

[17] 曹为，曲剑华. 赵炳南黑布药膏特色治疗瘢痕疙瘩经验. 北京中医药，2019，38（10）：956-958.

[18] 卢桂玲. 当代中医皮肤科临床家丛书. 北京：中国医药科技出版社，2014.

[19] 闫小宁，李争红. 当代中医皮肤科临床家丛书. 第 2 辑. 北京：中国医药科技出版社，2015.

[20] 欧阳丹薇，邵燕，孔德云，等. 积雪草总苷及其化学成分对瘢痕成纤维细胞增殖的抑制作用. 世界临床药物，2014，35（4）：215-220.

[21] 李珊珊，王玮蓁，曾宪玉. 积雪草苷对瘢痕组织成纤维细胞 I、III 胶原和 TGF-β1mRNA 表达的影响. 中国麻风皮肤病杂志.2013，29（5）：310-313.

[22] 戴丽冰，潘姝，沈雁，等. 积雪草苷对增生性瘢痕成纤维细胞结缔组织生长因子及 RhoA/ROCK-I 调控信号的影响. 中国药学杂志，2010，45（14）：1067-1072.

[23] 张明发，沈雅琴. 氧化苦参碱对皮肤疾病的药理作用与临床应用研究进展. 药物评价研究，2020，43（4）：790-796.

[24] 伍严安，高春芳，万伟东，等.氧化苦参碱抑制血小板源性生长因子诱导的人成纤维细胞增殖.中国免疫学杂志，2001，（4）：207.

[25] 王爱丽，徐顺，顾耀辉，等.苦参素抑制裸鼠人源增生性瘢痕的初步研究.组织工程与重建外科杂志，2017，13（1）：9-12.

[26] 王爱丽，顾耀辉，黄静，等.苦参素涂膜剂对裸鼠增生性瘢痕作用及 TGF-β/Smad 信号通路调控.中国药物警戒，2016，13（2）：74-77.

[27] 姜会庆，陈一飞，汪涌，等.丹参素对成纤维细胞生物学作用机制的研究.中华烧伤杂志，2001，17（1）：36-38.

[28] 刘树发，刘浩，迟玉红，等.丹参酮ⅡA磺酸钠对兔耳增生性瘢痕中 MMP-1mRNA 表达的影响.现代口腔医学杂志，2011，25（4）：294-298.

[29] 晏泽，肖能坎，刘卉，等.丹参提高烫伤创面组织活力的实验研究.现代中西医结合杂志，1999，8（7）：1042-1044.

[30] 兰海，王臻，张琳西，等.川芎嗪抑制瘢痕成纤维细胞增殖及胶原的合成.第四军医大学学报，1999，（11）：49-50.

[31] 于游，贺光照.川芎嗪治疗瘢痕疙瘩的临床研究.中国美容医学，2001，（3）：194-195.

[32] 雷水生，唐省三，张端莲，等.川芎嗪对瘢痕成纤维细胞形态和增殖抑制的影响.齐齐哈尔医学院学报，2003，（6）：606-607.

[33] 黄芳，石志军，雷燕，等.雷公藤红素通过调控GINS2表达对瘢痕疙瘩成纤维细胞活力和凋亡的影响.中国病理生理杂志，2020，36（11）：2043-2049.

[34] 黄茂芳，陈明春，曾凡钦.雷公藤多甙片对皮肤瘢痕成纤维细胞生长及胶原合成影响的研究.中国中西医结合皮肤性病学杂志，2006，5（4）：200-204.

[35] 解伟光，姜会庆，李汉保.雷公藤提取物抑制增生性瘢痕成纤维细胞的实验研究.中华烧伤杂志，2002，18（1）：32-33.

[36] 魏娴，姜会庆.雷公藤内酯醇对成纤维细胞的影响.医学研究生学报，2003，（6）：404-406，398.

[37] 左炜，王恒.汉防己甲素在青光眼术中抗瘢痕化作用的研究.实用预防医学，2013，20（8）：994-995.

[38] 李万同，罗力生，柳大烈.汉防己甲素对增生性瘢痕中成纤维细胞增殖和活力的影响.现代康复，2000，（1）：66-67.

[39] 唐志铭，翟晓翔，丁继存，等.五倍子瘢痕膏对瘢痕疙瘩 miR-21/mTOR 信号通路相关分子表达的影响.中国中西医结合皮肤性病学杂志，2020，19（1）：29-33.

[40] 丁继存，翟晓翔，陈向辉，等.五倍子瘢痕膏水溶液对瘢痕疙瘩成纤维细胞增殖的影响.河北医科大学学报，2008，29（6）：829-832.

[41] 沈丹蓓，鞠强，石继海，等.五倍子等对体外培养的人皮肤瘢痕组织成纤维细胞生长的影响.中华皮肤科杂志，2002，（4）：51-53.

[42] 任丽虹，郝立君，段国新，等.五倍子、蜈蚣对瘢痕疙瘩成纤维细胞增殖和胶原合成的影响.实用美容整形外科杂志，2003，14（6）：324-327.

[43] 刘松健，章宏伟，张春丽.鸦胆子油乳对增生性瘢痕成纤维细胞的增殖影响及其机制研究.中华整形外科杂志，2018，34（5）：397-402.

[44] 余建军，罗少军，汤少明，等.鸦胆子油静脉乳剂对病理性瘢痕成纤维细胞增殖与凋亡的影响.实用医学杂志，2009，25（17）：2814-2817.

[45] 郑成，王轩，沈亚南，等.三七总皂苷对大鼠骨骼肌损伤后纤维瘢痕和血清前列腺素 E2 的影响.中国中医骨伤科杂志，2019，27（9）：7-10.

[46] 黄敬文，王景，安丽凤，等.三七皂苷 R1 水凝胶对兔耳皮肤增生性瘢痕的修复作用及对 bFGF、

TGF-β1 表达的影响 . 现代中西医结合杂志，2020，29（12）：1269-1274.

[47] 徐泉，潘钰，周卫，等 . 三七透明质酸钠凝胶干预硬膜外瘢痕中 α- 平滑肌肌动蛋白的表达 . 中国组织工程研究，2015，19（16）：2518-2522.

[48] 姚恒，李世荣，刘剑毅 . 三七总甙对人增生性瘢痕成纤维细胞 TGF-β1 和细胞周期的作用 . 中国实用美容整形外科杂志，2005，（4）：243-245.

[49] 林苗苗，王文波，康文，等 . 辣椒素抑制体外培养瘢痕疙瘩成纤维细胞增殖的实验研究 . 组织工程与重建外科杂志，2017，13（1）：5-8，12.

[50] 周艳星，彭新生，侯敢，等 . 辣椒素抑制成纤维细胞增殖的作用及其分子机制 . 中国组织工程研究，2019，23（7）：1018-1022.

（陈维文　邓　军）

第十六章

其他皮肤纤维化类疾病

皮肤纤维化是皮肤组织在创伤、感染、血液循环障碍及免疫反应等多种机体内外致病因素作用下，以细胞外基质异常增生和沉积为主要特点的一类临床疾病或综合征。因为诱发皮肤纤维化的病因广泛，所以广义上讲，几乎所有皮肤损害相关疾病或异常都与纤维化有关。临床上最常见和最有代表性的以皮肤纤维化为主要病理特征的疾病是皮肤瘢痕和硬皮病。

组织纤维化使组织创伤得以修复愈合，是机体抵御创伤的一种保护性反应。广义上讲，没有纤维化即没有修复，所以纤维化在生理上具有十分积极的意义。然而纤维化形成的修复毕竟是一种代偿性修复，它不是以再生的方式完全恢复损伤组织原有的形态、结构与功能，尤其是发生异常纤维化时，往往会直接和间接造成机体器官或组织不同程度的形态结构异常或功能障碍。

第一节 硬 皮 病

硬皮病是一种复杂的以广泛纤维化、血管改变及针对各种细胞抗原的自身抗体为主要特征的疾病。现有数据显示，硬皮病患病率为（50～300）/100万，年发病率为（2.3～22.8）/100万。女性患硬皮病的风险远高于男性，比例为（3～14）：1。硬皮病有两个主要亚型，即局限性硬皮病和系统性硬皮病。在局限性硬皮病中，纤维化主要局限于手、臂和面部。雷诺现象可以在纤维化出现数年前就存在，常伴有肺动脉高压，50%～90%的患者出现抗着丝粒抗体。系统性硬皮病是一种进展迅速并影响大面积皮肤和损害一个或多个内部器官的疾病。因此，在皮肤病学分类上归属于结缔组织疾病。

有学者认为按照 CREST（钙质沉着症、雷诺现象、食管运动功能障碍、硬化性指关节炎和毛细血管扩张症）表现，硬皮病的诊断有些过时[1]，在极少数情况下，硬皮病患者没有明显的皮肤受累。硬皮病合并系统性红斑狼疮、类风湿关节炎、多发性肌炎或干燥综合征的患者被认为有重叠综合征。这种分类有一定的根据，但没有一种分类能充分反映硬皮病临床表现的差异。

硬皮病可以导致几乎任何内部器官的严重功能障碍甚至衰竭，但也存在相当大的差异。内脏器官受累是决定预后的主要因素，肾脏、食管、心脏和肺是最常见的靶部位。肾脏受累可受血管紧张素转换酶抑制剂影响，严重衰弱性食管功能障碍是最常见的内脏并发症，肺部受累是死亡的主要原因。

一、发病机制

尽管对硬皮病及其并发症的治疗取得了进展，但关于硬皮病发病机制的相关资料有限；此外，还没有令人满意的硬皮病动物模型。硬皮病的发病机制尚不十分清楚。

（一）环境因素

病毒、药物、氯乙烯和二氧化硅可能诱发与硬皮病相似或相同的临床表型。此外，一些报道表明，在妊娠期间，胎儿或母体淋巴细胞可穿过胎盘并引发移植物抗宿主反应，最终导致硬皮病。硬皮病和慢性移植物抗宿主病（GVHD）在临床、血清学和组织病理学上有相似之处，在硬皮病患者的外周血和皮肤活检标本中检测到异基因细胞[2]，目前缺乏确凿的证据表明这些细胞参与硬皮病的发病机制。

（二）血管和炎症改变

硬皮病的早期就有血管功能异常与内皮损伤。它先于纤维化，涉及小血管，尤其是小动脉。硬皮病的血管损伤机制包括血管收缩因子（如内皮素）和血管扩张因子（如一氧化氮）的反应性改变、内皮细胞凋亡、血管内膜增殖所致的管腔阻塞及血管生成缺陷。继发的低氧可导致促纤维化细胞因子合成、成纤维细胞活化和胶原合成。

尽管对缺氧的适应性反应导致了血管的进行性消失和血浆中血管内皮生长因子的高水平，但是血管生成障碍分子机制未知，血管生成素和血管抑制因子在早期硬皮病中即可检测到异常。值得注意的是，炎性细胞因子如肿瘤坏死因子-α（TNF-α）可刺激或抑制血管生成，这取决于刺激的持续时间。

血管损伤几乎发生在所有器官，雷诺现象由可逆性的血管痉挛和不可逆的动脉损伤引起，后者常合并有血管内膜增殖和管腔阻塞。内皮损伤体现在甲近端毛细血管袢异常并存在无血管区，以及巨大扩张的毛细血管。内皮损伤也可致血管渗出及水肿，这是皮肤硬化早期的特征性表现。此外，基底膜层血管壁有单核细胞（含罕见淋巴细胞）的血管周围浸润，微血管闭塞性病变，毛细血管稀少等表现。小血管明显稀少是硬皮病后期的特征性表现，硬皮病的肾危象和肺动脉高压这些临床表现也与血管异常有关[3]。

（三）纤维化

纤维化逐渐取代硬皮病的血管炎症期，并最终破坏受影响组织的结构。纤维化是引起该病主要症状的原因。皮肤纤维化始于真皮下层和皮下上层，伴随着微血管的丧失、附属器的减少、网状结构和网脊的丧失而发生。累积基质的组成随疾病进展而变化。不同类型的胶原、蛋白聚糖和弹性纤维（包括原纤维）混合物是早期的典型特征，而I型胶原则在后期积聚。硬皮病的纤维化可由某些细胞因子与生长因子激活成纤维细胞所致。TGF-β和CTGF已受到关注。后者由TGF-β诱导产生，可能是刺激胶原持续合成的原因。即使缺乏直接的证据证明上述因子是导致硬皮病纤维化的原因，但阻断其活性作用仍具治疗价值。硬皮病具有复杂的细胞外基质改变，尽管对成纤维细胞已有广泛的研究，但就硬皮病成纤维细胞本身是否存在缺陷而导致过度胶原合成这点而言，仍存在争议。另一个解释是，细胞因子合成增加（如 TGF-β）刺激了成纤维细胞，换而言之，成纤维细胞处于促纤维化的微环境中，硬皮病患者胶原的积聚主要是合成增加而非降解减少的结果[4]。

（四）细胞病变

1. 内皮细胞 在硬皮病早期就有内皮细胞的损伤。在早期病变中内皮细胞凋亡、内皮细胞表型、内皮细胞增殖或前体分化的缺失即发生改变，从骨髓中动员内皮细胞前体与疾病的严重程度有关，但是这些细胞向外周血管系统的聚集尚不明确。内皮细胞与血小板和血小板衍生生长因子（PDGF）的相互作用对于内皮前体细胞的成熟和聚集至关重要。硬皮病早期病变出现在血管周围。进行性血管壁增厚和血管周围浸润是该部位血管病变的特征，表明血管平滑肌细胞和血管周围细胞受累[5]。

2. 血管周围细胞和平滑肌细胞 小血管含有血管平滑肌细胞和血管周围细胞。血管周围细胞有可能分化为血管平滑肌细胞、成纤维细胞和肌成纤维细胞（表达 α 平滑肌肌动蛋白和纤维连接蛋白的 ED-A 剪接变体的特殊收缩细胞），并影响内皮细胞增殖。病变血管周围细胞过度表达多种细胞因子受体，包括 PDGF 受体（PDGFR），但这种情况仅发生在早期病变、雷诺现象及抗核抗体患者中。这些细胞增殖并导致血管壁增厚[6]。总之，早期病变中的细胞变化是内皮细胞、增殖的血管周围细胞和血管平滑肌细胞，以及血管周围免疫细胞的丢失。内皮细胞是早期硬皮病发生凋亡的唯一间质细胞，而血管平滑肌细胞和血管周围细胞增殖旺盛。

3. 成纤维细胞 可以协调胶原和其他细胞外基质成分的产生、沉积和重塑。硬皮病中的成纤维细胞在胶原合成方面具有特异性。胶原的过量产生是由于胶原特异性 mRNA 的转录增强或稳定性增强。硬皮病中成纤维细胞胶原基因自主上调转录，并在体外持续数代。成纤维细胞可转化为肌成纤维细胞，并且它们过度表达几种细胞因子（如 TGF-β 和单核细胞趋化蛋白 1）和 TGF-β 受体。这些发现表明了自分泌环在维持纤维化反应中的作用（图 16-1）。此外，硬皮病患者的成纤维细胞含有过量的活性氧。硬皮病患者皮肤和内脏器官中活化成纤维细胞的来源仍有争议[4]。可能是局部激活或起源于循环中聚集的间质干细胞或祖细胞（如纤维细胞）激活。

4. 单核细胞 硬皮病早期皮损中的浸润细胞主要由 T 细胞、巨噬细胞、B 细胞和肥大细胞组成。皮损中的 T 细胞以 CD4+ 细胞为主，且主要是 2 型辅助性 T 细胞（Th2 细胞）。这些特征与硬皮病患者血清中 Th2 细胞分泌的细胞因子水平升高平行。在皮损中也发现有 CD20+ B 细胞，它们可能通过分泌 IL-6 和 TGF-β 参与纤维化的发病机制及自身抗体的产生。

（五）细胞介质

1. 细胞因子和生长因子 硬皮病患者皮肤活检标本的全基因组转录谱提供了细胞因子参与成纤维细胞活化的直接证据。数据表明硬皮病内皮细胞、成纤维细胞、B 细胞和 T 细胞中基因转录的系统性变化。这些研究表明，细胞因子和生长因子在临床受影响和未受影响的皮肤中存在转录变化[7]。表 16-1 归纳了与硬皮病发病有关的细胞因子、生长因子和生物活性物质的主要来源及致病作用。

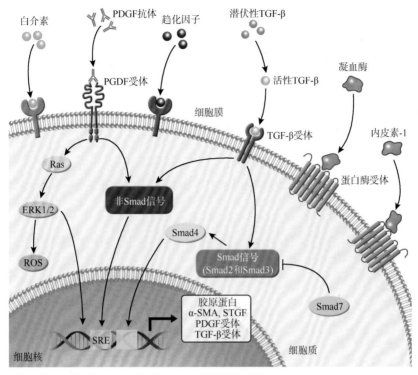

图 16-1　硬皮病成纤维细胞的活化

表 16-1　与硬皮病发病有关的细胞因子、生长因子和生物活性物质

物质	主要细胞来源	致病相关性	在硬皮病中的影响
IL-1	巨噬细胞、单核细胞	在成纤维细胞产生 IL-6 和 PDGF-α 中起作用	在皮肤成纤维细胞中组成性表达
IL-4	Th2 细胞	（1）刺激成纤维细胞增殖、趋化性和胶原合成 （2）刺激 TGF-β、CTGF 和 TIMP-1 的产生 （3）上调内皮细胞黏附分子的表达	（1）血清水平增加；皮肤成纤维细胞中蛋白质和基因表达增加 （2）产生 IL-4 的 T 细胞数量增加
IL-6	成纤维细胞、巨噬细胞、内皮细胞、B 细胞、T 细胞	（1）刺激胶原蛋白和 TIMP-1 合成 （2）促进 Th2 细胞极化免疫反应	（1）组织和血清中的水平增加 （2）PBMC 和在体外培养成纤维细胞的产量增加
IL-8	肺泡巨噬细胞、肺成纤维细胞、皮肤成纤维细胞	（1）作为中性粒细胞的一种有效的化学诱导剂和激活剂 （2）促进成纤维细胞的趋化性	血清、皮肤标本和支气管肺泡灌洗液水平升高
IL-10	活化 B 细胞、单核细胞	促进诱导胶原合成的主要 Th2 细胞免疫反应	血清水平升高
IL-13	Th2 细胞	通过 TGF-β 依赖和 TGF-β 非依赖机制诱导纤维化	血清水平升高
IL-17	Th1 和 Th2 细胞	（1）诱导成纤维细胞增殖 （2）通过刺激巨噬细胞产生 TNF-α 和 IL-1 （3）刺激成纤维细胞产生胶原、IL-6 和 PDGF （4）诱导上皮细胞产生 IL-1 并增加 IL-6、ICAM-1 和 VCAM-1 的表达	（1）血清中含量增加 （2）在皮肤中过度表达

物质	主要细胞来源	致病相关性	在硬皮病中的影响
TGF-β	巨噬细胞、成纤维细胞、T细胞、B细胞、血小板、内皮细胞	（1）诱导成纤维细胞增殖并产生 CTGF 和内皮素 -1 （2）刺激胶原蛋白、纤维连接蛋白和蛋白聚糖的合成 （3）通过减少 MMP 合成和诱导 TIMP-1 以抑制其细胞外基质降解 （4）刺激 TGF-β 和 PDGF 受体的表达	（1）体内 TGF-βR Ⅰ 水平升高 （2）一些研究中皮肤 TGF-β 水平升高 （3）TGF-β 信号通路 Smad2 或 Smad3 效应子的表达和磷酸化水平升高
CTGF（CCN2）	成纤维细胞、内皮细胞、平滑肌细胞	（1）由 TGF-β、IL-4 和 VEGF 诱导 （2）诱导成纤维细胞增殖和趋化性，刺激细胞外基质的产生	（1）血清水平升高 （2）皮肤和体外成纤维细胞基因表达增加
TNF-α	巨噬细胞、T细胞、B细胞、内皮细胞、成纤维细胞、血管平滑肌细胞	根据实验条件，刺激促纤维化或抗纤维化反应	用 TNF-α 拮抗剂治疗硬皮病的矛盾
MCP-1/CCL2	巨噬细胞、成纤维细胞、内皮细胞	（1）部分通过 TGF-β 刺激胶原生成 （2）调节单核细胞和 Th2 细胞的迁移	（1）血清水平升高 （2）外周血单个核细胞自发产生增多 （3）病变皮肤表达增加
MCP-3	单核细胞、皮肤成纤维细胞	促进白细胞运动；激活 pro-α2（Ⅰ）胶原启动子报告基因	早期硬皮病患者的皮肤活检标本和皮肤活检标本培养的成纤维细胞表达增加
PDGF	血小板、巨噬细胞、内皮细胞、成纤维细胞	（1）作为成纤维细胞的有丝分裂原和化学引诱剂 （2）诱导胶原蛋白、纤维蛋白、蛋白聚糖的合成 （3）刺激 TGF-βR Ⅰ 型、MCP-1、IL-6 的分泌	（1）PDGF 及其受体在皮肤中的高表达 （2）支气管肺泡灌洗液中的水平升高
内皮素 -1	内皮细胞、成纤维细胞、血管平滑肌细胞	（1）激活血管平滑肌细胞 （2）诱导巨噬细胞和血管平滑肌细胞增殖与趋化 （3）将成纤维细胞分化为肌成纤维细胞 （4）增加成纤维细胞产生细胞外基质	（1）血清和支气管肺泡灌洗液生物液水平升高 （2）组织表达增加
IGF- Ⅱ	胎儿细胞	体外刺激硬皮病肺成纤维细胞产生 Ⅰ 型胶原和纤维结合蛋白	（1）肺成纤维细胞基因和蛋白表达增加 （2）纤维化相关肺疾病免疫染色增强
血管紧张素 Ⅱ	皮肤成纤维细胞	增加 Ⅰ 型胶原蛋白的产生	（1）血清水平升高 （2）培养成纤维细胞基因表达增加 （3）局限性皮肤硬皮病患者皮肤活检标本表达增加

注：CCL2. 趋化因子配体 2；CTGF. 结缔组织生长因子（也称为 CCN2）；ICAM-1. 细胞间黏附分子 1；IGF- Ⅱ. 胰岛素样生长因子 Ⅱ；MCP-1. 单核细胞趋化蛋白 1；MCP-3. 单核细胞趋化蛋白 3；MMP. 基质金属蛋白酶；PDGF. 血小板衍生生长因子；TGF-βR Ⅰ. 转化生长因子 β（TGF-β）Ⅰ 型受体。

　　TGF-β 是一种有效的促纤维化细胞因子。DNA 微阵列分析表明，硬皮病患者皮损活检标本中一组 TGF-β 依赖性基因过度表达。TGF-β 也是肌成纤维细胞的最强诱导物，它调节各种细胞因子受体的表达，包括 TGF-βR 和 PDGFR。在硬皮病成纤维细胞中，TGF-β 进一步上调结缔组织生长因子（CTGF）。CTGF 是一种富含半胱氨酸的模块化蛋白，属于 CCN 家族（CYR61、CTGF 和 NOV）的基质细胞生长因子，其生物活性与 TGF-β 相似。在硬皮病皮损中检测到增强的 TGF-β 和 CTGF 表达，在小鼠模型中，成纤维细胞中增强的 TGF-β 信号导致皮肤纤维化，似乎可以解释硬皮病的临床和组织学特征。TGF-β 下游的 Smad 依赖性或 Smad 非依赖性信号在硬皮病细胞中已被广泛证明。抑制蛋白激酶 Cδ、香叶基转移酶 1 或应激活化蛋白激酶 p38 可消除硬皮病细胞中 I 型和 III 型胶原的表达。作为 TGF-β 非活性前体可被血小板反应素和整合素 $\alpha_v\beta_3$ 激活，进一步证明了细胞因子、细胞外基质和整合素之间的相互作用。

　　PDGF 与伤口愈合和纤维化有关，可能在硬皮病中起作用。硬皮病患者血清中存在 PDGFR 刺激性抗体，PDGF 强烈刺激血管周围细胞向成纤维细胞转化，硬皮病患者皮损中存在高水平的 PDGF 及其受体，选择性 PDGF 信号抑制剂对皮肤纤维化的有益作用都表明 PDGF 在硬皮病中的重要性。因此，PDGF 抑制剂可能对纤维化有治疗作用[8]。

　　内皮素 -1 与 TGF-β 协同作用将成纤维细胞转化为肌成纤维细胞。内皮素 -1 受体抑制剂对硬皮病患者肺动脉高压的有益作用表明内皮素 -1 是该疾病的重要信号分子。抑制内皮素信号可减轻硬皮病中 TGF-β 的过度刺激。许多其他细胞因子与硬皮病的血管生成、血管抑制、纤维化和局部炎症有关。但迄今为止尚没有令人信服的证据表明这些细胞因子的水平和活性与硬皮病的发生发展确切相关。

　　2. 细胞外基质成分及其受体　硬皮病的特征是细胞外基质过度沉积，这是由胶原蛋白和其他糖蛋白（如纤维连接蛋白和原纤维蛋白）过度生成的。硬皮病中胶原蛋白的大分子排列通常在骨而不是皮肤胶原基质中见到的交联改变，这些交联是由赖氨酰羟化酶 2 作用形成的，在硬皮病中赖氨酰羟化酶 2 的水平增加。

　　细胞外基质分子通过调节细胞因子和生长因子的活性来调节细胞反应。例如，在硬皮病中，TGF-β 与纤维蛋白相互作用是成纤维细胞激活所必需的。细胞外基质还提供黏附点，这些黏附点由整合素结合，整合素是连接细胞外基质环境和细胞骨架的跨膜受体，从而介导内外信号传递。整合素 $\alpha_1\beta_1$ 诱导信号，下调成纤维细胞的胶原合成；$\alpha_1\beta_1$ 基因敲除小鼠伤口胶原合成增强。硬皮病患者的成纤维细胞表面整合素 $\alpha_1\beta_1$ 水平降低，导致整合素不能下调胶原合成。整合素信号的损伤可能放大硬皮病的纤维化。越来越多的证据表明[9]，不同整合素和细胞外基质分子之间的串扰决定了许多细胞因子和生长因子的活性，这些细胞因子和生长因子直接与靶细胞相互作用，硬皮病细胞外基质的改变可能为受体介导的细胞活化提供了环境。

　　3. 自身抗体　硬皮病与多种自身抗体有关，其中一些是重要的诊断标志物。检测抗拓扑异构酶 I（Scl-70）、着丝粒相关蛋白和核仁抗原的自身抗体有助于诊断及判断预后。尽管自身抗体与疾病严重程度和特定器官并发症的风险相关，但其致病相关性尚不清楚。抗 PDGFR 的抗体能刺激特异性信号级联。然而，这些刺激性自身抗体的特异性仍有待确定。在硬化性 GVHD 患者血清中提取的免疫球蛋白中检测到具有 PDGF 激动活性的同一类型自身抗体。据报道，PDGFR 信号抑制剂在硬化性 GVHD 耐药病例中具有显著的有益作用[10]。

（六）活性氧

高水平的活性氧（reactive oxygen species，ROS）和氧化应激直接或间接地与硬皮病有关。在几乎所有的炎症性疾病中，细胞活性氧水平的增加是单核细胞活化的直接结果。在硬皮病中，间质细胞中活性氧水平与炎症状态相对独立；细胞对应激敏感，并诱导 DNA 损伤。活性氧来源于还原型烟酰胺腺嘌呤二核苷酸磷酸（nicotinamide adenine dinucleotide phosphate，NADPH）氧化酶系统，在血管壁内或周围的所有细胞中对损伤进行刺激。

虽然上述很多因素参与硬皮病的发生发展，但具体的机制仍不明确。微血管损伤是硬皮病发病机制中的早期病变之一，其特征是内皮细胞损伤、基底膜增生、血管壁偶有外周血单核细胞滞留和血管周围单核细胞浸润。由外周血细胞在血管腔内产生的 ROS，或由巨噬细胞、内皮细胞、血管平滑肌细胞或外膜成纤维细胞在血管壁内产生的 ROS，可使内皮细胞显示凋亡增加。尽管低水平的 ROS 是正常血管功能所必需的，但过量 ROS 的产生则会损伤血管的功能和结构。ROS 的大量生成激活了局部间充质细胞，诱导细胞趋化、增殖和细胞外基质的产生，以及细胞因子和生长因子的释放，从而放大了炎症病灶。自分泌回路 [Ha-Ras- 细胞外信号调节激酶 1 和 2（ERK1/2）/ROS] 维持高水平 ROS 可能是细胞因子受体周转减少的原因。血管壁的结构和功能异常，以及血管内改变会导致明显的临床症状。随后的纤维化、内脏器官结构紊乱、血管稀疏及缺氧主导了硬皮病的发展。一旦间质细胞活化的单个或多个机制消退，或间质细胞本身发生衰老或凋亡，疾病就会消失。环境、局部和遗传因素可影响疾病进展[11]（图 16-2）。

二、病理变化

硬皮病的皮肤病理变化主要在胶原纤维和小动脉。

第一期为临床水肿期，真皮内间质水肿，胶原纤维分离，真皮上层小血管周围有轻度的淋巴细胞浸润。

第二期为临床硬化期，胶原纤维肿胀，血管周围细胞浸润消退，小血管及胶原纤维周围酸性黏多糖增加。

第三期为临床萎缩期，胶原纤维均质化，与表皮平行排列的胶原纤维束增加，胶原纤维数量明显增多，以致向深部扩展至汗腺。弹性纤维破坏。皮肤血管壁有同样变化，真皮小血管管壁增厚，管腔变小。晚期继发改变为表皮及附属器萎缩，钙盐沉着。此外，筋膜、肌肉也可累及。

局限性硬皮病改变基本上同系统性硬皮病，但表皮萎缩一般不明显。诊断依据第二期或第三期变化。

免疫病理可见临床正常皮肤表皮细胞核有 IgG 沉积，呈斑点型或颗粒型，无特异性。少数患者皮损处有免疫球蛋白沉积，无诊断意义。

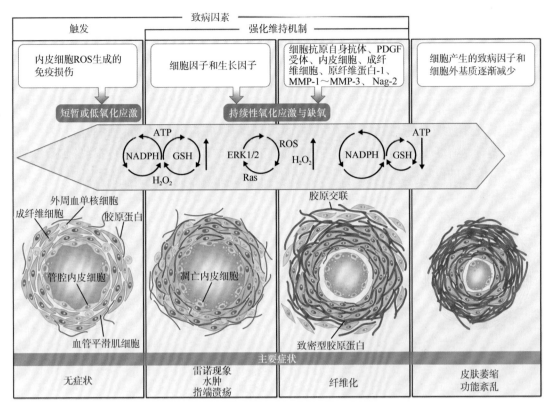

图 16-2　活性氧诱导的硬皮病发病机制

三、临床分类

（一）局限性硬皮病

局限性硬皮病包括点滴状硬皮病、斑块状硬皮病、泛发性硬皮病和线状硬皮病。

（二）系统性硬皮病

系统性硬皮病也称为进行性系统性硬化症，包括肢端硬皮病、弥漫性硬皮病、CREST 综合征。

不同类型的硬皮病有不同的临床表现，它们的内脏损害和预后不同。局限性硬皮病病变主要局限在皮肤，内脏一般不受累，预后较好。系统性硬皮病则有广泛分布的皮肤硬化、雷诺现象和多系统受累，预后不一，大多数预后较好，弥漫性者预后不良。在硬皮病的局限性和弥漫性两极之间可见一些中间型，如局限性硬皮病中泛发性硬斑病和系统性硬皮病中的肢端硬皮病、CREST 综合征。

两类硬皮病均以女性发病率较高，与男性患者相比为 3：1。发病年龄，局限者多数在 11～40 岁，系统性者在 21～50 岁。

四、临床表现

（一）局限性硬皮病

1. 点滴状硬皮病　多发生于上胸、颈、肩、臀或股部。损害为黄豆至五分钱硬币大小的白色或象牙色斑点，呈圆形，稍有凹陷，病变活动使周围有紫红色晕，质地柔软或有"羊皮纸"感觉。病变发展缓慢，向四周扩展而相互融合或持续不变。某些皮损可消退，局部残留轻度萎缩的色素沉着。

2. 斑块状硬皮病　较常见，最常发生于腹、背、颈、四肢、面部。初起呈圆形、椭圆形或不规则形的淡红色斑片，经数周或数月后扩大且硬化，呈淡黄色或象牙色。表面干燥平滑，周围有轻度紫红色晕。病程缓慢，数年后逐渐萎缩，中央色素脱失。可侵及真皮及浅表皮下，但仍可移动。皮损的数目和部位不一，多数患者只有一个或几个损害，有时呈对称性。皮损在头皮时可引起硬化萎缩性斑状脱发。

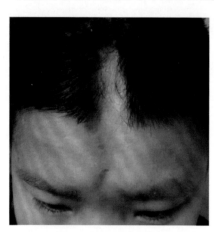

图 16-3　带状硬皮病额部皮损

3. 泛发性硬皮病　点滴状、斑块状或线状等类型损害可部分或全部合并存在，损害可分布于全身各个部位，但很少累及面部，损害常有融合倾向，常可合并关节痛、腹痛、神经痛、偏头痛或精神障碍，偶可转化为系统性硬皮病。

4. 线状或带状硬皮病　皮肤硬化常沿肋间神经或一侧肢体呈带状分布，亦可发生于前额近正中部向头皮延伸，呈刀砍状（图 16-3）。局部皮损常显著凹陷，常开始即成萎缩性，皮肤菲薄、不发硬，其程度不等地贴于骨面上。额部带状硬皮病大多单独出现，某些患者可合并颜面偏侧萎缩。带状损害常累及浅部及深部结构，如皮肤、肌肉和筋膜，最终硬化固定于下方的组织而引起严重畸形。越过肘、腕、指等关节时，可使关节活动受限，并导致肢体弓状挛缩和爪形手。

（二）系统性硬皮病

1. 前驱症状　有雷诺现象、关节痛、神经痛、不规则发热、食欲减退、体重下降等。

2. 皮肤症状　发病常自手部尤以手指开始，渐扩展至前臂、面、躯干上部等处，呈对称性。局部先发生红斑肿胀，压之无凹陷；继之皮肤坚实发亮，呈灰黄色似蜡样，可有色素异常和毛细血管扩张。皮肤因与皮下组织粘连而用手指不能提起皱褶。皮肤、皮下组织、肌肉均可萎缩，甚至皮肤直接贴于骨面。损害处毳毛可脱落，出汗减少，皮脂缺乏。指甲可增宽，表面有纹、易碎或变薄脱落。

硬皮病色素异常可呈现以下三种表现：①泛发性色素沉着或暴露部位、黏膜色素增加，色素沉着不限于硬化部位，类似于肾上腺皮质功能不全，但肾上腺皮质功能正常；②硬化部位局灶性色素沉着或色素脱失（图 16-4）；③色素全部脱失背景上出现毛囊周围色素沉着斑，常见于上胸、背部、头皮、发线、面部、前臂伸侧及耳廓。

面部表情丧失，呈面具脸，鼻尖似鹰嘴，口唇变薄且收缩成放射状沟纹，口裂狭小（图16-5）。

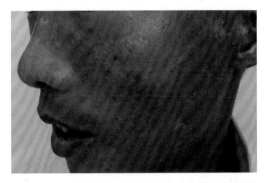

图16-4 系统性硬皮病泛发性色素加深及局灶性色素脱失

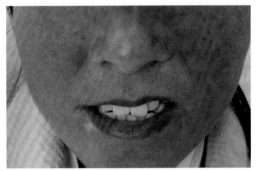

图16-5 系统性硬皮病皮肤变硬、口唇变薄

指关节活动受限（图16-6），可呈爪状手，肘关节、膝关节可屈曲挛缩。胸部皮肤受累可影响呼吸运动。

大多数患者甲后皱襞有线状毛细血管扩张。毛细血管扩张丛几乎无一例外地见于硬皮病。其特点为呈线状、卵圆形、正方形或多角形的界限清楚、局限性毛细血管扩张性斑，呈粉红色至鲜红色，大小1～5mm，少数可达1～2cm。常见于面部、唇和颊黏膜。有些损害仅能见均匀的红斑，损害界限清楚或稍模糊。

皮肤钙沉着一般见于硬皮病病程晚期，主要是在大关节周围和手指，不影响功能，但常出现疼痛。

肢端硬化者可表现为典型指（趾）硬皮病，即手指逐渐变细，皮肤光亮绷紧，多发生雷诺现象，自轻度血管痉挛、没有皮肤持久性改变到严重发作性血管功能不全，引起指尖溃疡或坏疽（图16-7）。

有报道称，少数硬皮病患者在皮肤硬化区出现瘢痕疙瘩样结节，称为结节性硬皮病。

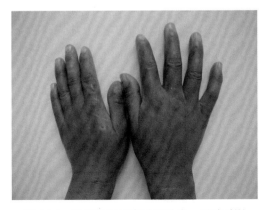

图16-6 系统性硬皮病手指肿胀、活动受限

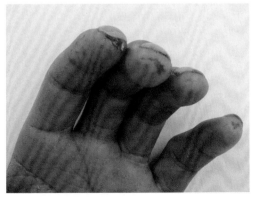

图16-7 系统性硬皮病指尖缺血坏死

3. 系统性病变　系统性硬皮病可侵犯各个部位，以关节、肺、食管多见，其他还有心脏、消化道、肾脏、肌肉、肝、脾、骨髓、淋巴结、中枢神经系统、内分泌腺等。内脏损害也可发生于皮肤症状之前，或发生无皮肤损害的内脏硬皮病。

（1）黏膜：舌、牙龈、软腭、咽喉、阴道黏膜等均可硬化萎缩。舌肌可萎缩，舌系带硬化缩短，导致舌不能伸出口外。硬化可累及腭垂、眼球、睑结膜的结缔组织和肌肉，引起咽门狭小、眼睑闭合不全、眼球转动受限等。不少患者有干燥综合征的表现，如口腔、喉干燥、唾液腺功能减退等。

（2）骨关节：关节病变表现为关节痛和关节炎。大小关节同时受累，而且以手部小关节常见，可有畸形，X 线表现为关节间隙狭窄和关节面的骨硬化。骨变化以指骨的吸收较特殊，临床可见指骨变短、变细，X 线表现为骨质疏松或硬化、骨质破坏、骨变形、骨萎缩。牙槽骨可萎缩，牙间隙增宽，牙齿脱落明显。下颌关节 X 线检查亦有关节间隙变窄。下颌角可有骨吸收，此与面部皮肤拉紧、咬肌和翼状肌萎缩，口裂变小有关。

（3）食管：42% 的患者可有食管受累，主要表现为不同程度的吞咽困难。66.9% 的患者有食管 X 线异常改变，钡餐透视可见整个食管扩张或蠕动减弱甚至蠕动消失，食管下1/3 处常有狭窄。

（4）肺：约 25% 的患者有肺部弥漫性间质性纤维化。有时伴支气管扩张和肺气肿，少数有肺囊肿形成。胸膜炎少见。95% 的患者肺功能异常，如肺活量降低、气体弥散障碍、肺顺应性降低，提示肺泡弹性减弱和肺动脉高压。系统性硬皮病合并肺癌的病例近年来增多，特别是肺泡细胞癌。

（5）心脏：心脏病变与心肌纤维化、肺小动脉炎密切相关。有研究表明，大部分患者有轻微的左心功能不全迹象。主要损害心肌，约占 10%，可为继发性，也可为原发性心肌损害，同时可侵犯心包及心内膜。临床表现有气急、胸闷、心悸，以及各种房性、室性心律不齐，也可有踝部水肿、呼吸困难，有时可发生心绞痛或晕厥，甚至心力衰竭。X 线表现为心脏扩大、心搏减弱或心包积液。心电图有心房颤动、期前收缩、低电压、房室传导阻滞、ST 段偏移及 T 波平坦等改变。

（6）肾脏：硬皮病的肾脏病变以慢性型居多，表现为患病 2 ～ 3 年后逐渐发生轻度蛋白尿和镜下血尿，常为疾病严重的表现。当出现氮质血症、恶性高血压、视网膜病变和高血压脑病时，患者迅速死亡，称为硬皮病性肾危象，是系统性硬皮病的主要死亡原因。肾危象的主要受损部位在弓形动脉、小叶间动脉及小动脉，早期以血管痉挛为主，临床上应用抗高血压疗法可使肾危象逆转，血压恢复正常。晚期则主要由硬化性肾小球肾炎和肾小球毛细血管基底膜增厚引起。

（7）其他部位：肌肉病变除累及平滑肌、心肌外，横纹肌亦有不同程度硬化和萎缩。患者肢体有肌肉自发痛、肌无力、肌萎缩、肌肉变硬。周围神经和自主神经系统亦常受累，表现为末梢血循环不良，如指（趾）麻木、感觉异常、掌跖发冷、多汗等。中枢神经系统的原发性损害较少见。患者神经系统症状也可因病变累及小肠，肠壁的纤维化使肠蠕动减弱而致肠内容物淤积、肠道菌群异常，因而出现营养吸收障碍，如钙吸收不良引起手足痉挛发作，维生素 B_{12} 缺乏引起脊髓病变，发生亚急性联合变性。也见头发稀疏。患者可有性欲减退或消失，以及女性出现月经过少或闭经。

（8）其他症状：除内脏病变引起的表现外，常有低热（急性发病初期可有高热）、消瘦、全身衰弱等。肢端硬皮病约占系统性硬皮病的 95%，女性多见。常先有雷诺现象。皮肤硬化从手部开始，继之累及前臂、面部、颈部、躯干上部和下肢，但躯干和下肢皮肤硬化程度较轻。手指部常有皮肤钙质沉着及远端骨质吸收。病情进展缓慢，皮肤硬化区可自行缓解。

弥漫性硬皮病约占系统性硬皮病的 5%，男女发病率相近。皮肤硬化常自躯干开始，后累及四肢、面部。萎缩较肢端硬皮病轻。无雷诺现象，也无肢端硬化及皮肤钙质沉着，罕见远端骨质吸收。病情进展迅速，约 2 年全身皮肤大部分硬化，晚期侵犯内脏，预后差。皮损罕见自动消退者，可迅速死亡。病死率为肢端硬皮病的 3 倍。

1964 年 Winterbauer 将指（趾）硬皮病合并有皮肤钙沉着、雷诺现象和毛细血管扩张者称为 CRST 综合征。由于大多数患者有食管蠕动功能异常，因此 Rodnan 称其为 CREST 综合征，即除上述四个症状，再加上食管功能障碍。此为系统性硬皮病的亚型，病变缓慢，预后良好。

五、硬皮病的实验室检查

间接免疫荧光测定抗核抗体（ANA）阳性率不一，达 36%～91%，为斑点型和核仁型，以核仁型多见。在系统性硬皮病中，抗 Scl-70 抗体阳性率为 34%～40%，特异性高，是系统性硬皮病的标志性抗体。在 CREST 综合征中，抗着丝点抗体阳性率为 50%～96%，是该综合征的标志性抗体，在弥漫性硬皮病中为 8%，有助于系统性硬皮病的再分类。另外，抗着丝点抗体又是硬皮病预后良好的指标。其他免疫学检查可见高 γ 球蛋白血症和血清白蛋白降低、IgG 增高、混合型冷球蛋白血症，30%～50% 的患者类风湿因子阳性，15%～70% 的患者检出循环免疫复合物，10% 的患者狼疮细胞阳性，见表 16-2。

表 16-2　系统性硬皮病与部分以皮肤硬化为特点的疾病的主要临床与实验室表现

项目	系统性硬皮病	局限性硬皮病	嗜酸性筋膜炎	硬肿病	硬化性黏液水肿性苔藓	肾源性纤维化
主要临床分类	*局限型 *弥漫型	*斑块状硬皮病 *泛发性硬皮病 *带状硬皮病		*感染后型（Ⅰ型） *单克隆丙种球蛋白病相关型（Ⅱ型） *糖尿病相关型（Ⅲ型）		
雷诺现象	++	–		–	–	–
对称性硬化	++	–	++	++	++	+
手指硬化	++	–				
面部累及	+	–斑状与泛发性 +带状				
系统累及	++		+		++	+
抗核抗体	++	±泛发性与带状 –斑片状				
抗着丝点抗体	+局限型	–		–	–	

续表

项目	系统性硬皮病	局限性硬皮病	嗜酸性筋膜炎	硬肿病		硬化性黏液水肿性苔藓	肾源性纤维化
抗拓扑异构酶Ⅰ（Scl-70）+弥漫型抗体	–			–			
单克隆丙种球蛋白病	–	–		–	+ 口型	++	
自愈	–	++ 斑状 +泛发性 ± 带状	++	++ Ⅰ型 ± Ⅱ型和Ⅲ型		–	*±

*并有肾功能改善；++ 几乎总是；+ 常见；± 有时；– 罕见或少见。

此外，可有缺铁性贫血，外周血中嗜酸性粒细胞常增多；尿中见蛋白、红细胞及管型；红细胞沉降率增快，血中纤维蛋白原含量明显增加，血液凝固性升高等。

甲皱襞皮肤毛细血管镜检查，大多数患者显示视野模糊，有水肿，血管袢数目显著减少，血管支明显扩张和弯曲，血流迟缓，大多数患者有出血。

六、诊断

1. 局限性硬皮病 根据局限性皮肤象牙色水肿硬化，病变活动周围有淡红色晕，可初步诊断为局限性硬皮病。皮肤组织病理检查有助于诊断。

2. 系统性硬皮病 系统性硬皮病诊断以临床表现结合组织病理为依据，具体诊断标准见表 16-3。

表 16-3　系统性硬皮病诊断标准

1. 主要症状
　（1）皮肤症状
　A. 初期：手臂、上眼睑原因不明的水肿及皮肤对称性弥漫性水肿性硬化
　B. 晚期：皮肤硬化及手指屈曲性挛缩
　（2）四肢症状
　A. 雷诺现象（肢端动脉痉挛现象）
　B. 指、趾末端溃疡或瘢痕形成
　（3）关节症状：多发性关节痛或关节炎
　（4）胸部症状：肺纤维化
　（5）消化道症状：食管下部扩张及收缩功能低下
2. 病理所见
　（1）前臂伸侧皮肤活检，显示本病特有的胶原纤维肿胀或纤维化
　（2）血管壁显示上述类似变化

疑诊：①前臂伸侧皮肤活检显示胶原纤维肿胀或纤维化；②除主要症状中皮肤症状以外的其余4项中有2项，并能排除其他结缔组织病。

确诊：①上述疑诊病例中具有病理所见的（1）或（2）者；②主要症状中有3项以上者。

参考事项：硬皮病一般与下述各项关系甚为密切——①多为女性。②不规则发热。③舌系带显著缩短。④弥漫性色素沉着。⑤面、颈部及手掌呈斑纹状、多发性毛细血管扩张。⑥实验室所见，如系风湿因子阳性，有抗 Scl-70、抗着丝点抗体等自身抗体；红细胞沉降率快、γ 球蛋白含量上升；指骨末端骨质吸收或软组织钙沉着。

七、鉴别诊断

（一）局限性硬皮病应与下列疾病相鉴别

1. Pasin-Pierini 特发性斑状萎缩 呈不规则形、界限清楚、直径 1～10cm 的灰色斑，皮肤略凹陷。与硬皮病相反，本病先发生轻微萎缩，后呈继发性硬化。周围无淡紫色晕。多见于躯干，尤其是背部。病变多年后萎缩，始终呈浅表性。组织学上无真皮基质硬化，但也有学者认为这是局限性硬皮病的一型。

2. 硬化萎缩性苔藓 其轻度硬化的斑块是由白色光泽的多角形扁平丘疹组成，斑上有毛囊性黑色角栓，有时发生水疱，最后发生萎缩。常聚集分布，但不互相融合，组织学上可与硬皮病相鉴别。

3. 类脂质渐进性坏死 是由红色丘疹扩展成的硬皮病样斑块，中央萎缩呈褐色且有光泽，有毛细血管扩张。病理上有特殊改变。

（二）系统性硬皮病应与以下疾病相鉴别

1. 雷诺病 系统性硬皮病早期出现的雷诺现象应与雷诺病相鉴别，雷诺病少有皮肤硬化或骨变化。但部分雷诺病患者可能为硬皮病的最轻型，需随访观察。

2. 成人硬肿病 以皮肤深层、筋膜和肌肉的木质样变为特点。自颈部开始发病，手足很少受累，无雷诺现象及系统性病变，有自愈倾向。

3. 博来霉素的皮肤毒性症状 呈硬皮病样变化，且组织变化与硬皮病相似。主要是手部的浸润斑与带状发硬表现，但有用药史，且为可逆性变化。

4. 肢端骨质溶解症（氯化乙烯病） 本病发生在聚氯乙烯制造业中接触氯化乙烯单体者，具有三联症临床症状：雷诺现象、硬皮病样皮损和骨的溶解性损害（最常见于末节指骨）。脱离接触后，部分患者皮肤硬皮病样损害可逐渐消退，溶解性骨损害亦可自然痊愈，但手指变短呈杵状。手部 X 线检查显示手远侧指（趾）骨中心溶解性损害。

5. 皮肌炎、混合结缔组织病、苯丙酮尿症、类癌综合征 亦可呈硬皮病样表现，但它们有各自的临床病理、生化等特点。

6. 慢性移植物抗宿主病 皮肤虽有硬皮病样改变，但有接受骨髓移植病史。

八、治疗

硬皮病目前尚无特殊疗法，可应用的药物及方法虽多，但疗效评价比较困难，效果也不一。

（一）局限性硬皮病

（1）皮损内注射：小片损害可选用普鲁卡因加糖皮质激素混悬液如泼尼松龙 25mg/ml 或曲安奈德 5～10mg/ml，局部皮内注射或皮损内注射。

（2）外用糖皮质激素制剂。

（3）物理疗法：如蜡疗、推拿、按摩等。肢体受累者坚持体疗、配合蜡疗能很快改善带状硬皮病的肢体关节挛缩及活动受限，恢复肢体功能。

（4）口服维生素 E：每天 200 ～ 300mg，有一定疗效。

（二）系统性硬皮病

目前，我国尚无专门的系统性硬皮病推荐治疗指南，临床治疗主要参考国外的治疗指南并结合临床经验开展。基于系统性硬皮病临床表现的复杂性和异质性，2009 年欧洲抗风湿病联盟（European League Against Rheumatism，EULAR）与硬皮病试验和研究组（EUSTAR）发布了对系统性硬皮病的治疗推荐[12]。随着对系统性硬皮病发病机制认识的深入和治疗药物的增加，2016 年 EULAR 更新了对系统性硬皮病治疗的推荐意见，并提出治疗的研究方向[13]，治疗推荐上变化最大的部分是对相关血管病变的治疗。同年，英国风湿病学会（BSR）和英国风湿病卫生专业人员协会（BHPR）也在曼彻斯特 BSR 年会上提出了治疗推荐[14]。上述各版的硬皮病推荐治疗指南见表 16-4。

表 16-4　国外硬皮病推荐治疗指南比较

临床表现 / 其他	2009 年版 EULAR/EUSTAR 治疗推荐	2016 年版 EULAR/EUSTAR 治疗推荐	2016 年版 BSR/BHPR 治疗推荐
雷诺现象	（1）口服硝苯地平（CCB），为一线治疗药物 （2）病情严重者可给予静脉用前列腺素类似物（伊洛前列素等）	（1）同前（1）（2009 年版） （2）同前（2）（2009 年版） （3）推荐使用 PDE-5 抑制剂 （4）推荐使用氟西汀（SSRI）	（1）患者教育（避寒、保暖、戒烟） （2）CCB 和 ARB （3）SSRI、α 受体阻滞剂、ACEI 和他汀类药物 （4）静脉用前列腺素类 （5）PDE-5 抑制剂 （6）手指（手掌）交感神经切除术（伴或不伴肉毒毒素注射）
肢端溃疡	（1）静脉用前列腺素类似物（特别是伊洛前列素），治疗活动性肢端溃疡 （2）CCB 治疗无效的多处肢端溃疡，可考虑使用波生坦治疗	（1）同前（1）（2009 年版） （2）同前（2）（2009 年版） （3）可考虑使用 PDE-5 抑制剂	（1）口服血管扩张剂、镇痛药和治疗感染 （2）静脉用前列腺素类 （3）PDE-5 抑制剂 （4）ERA （5）手指（手掌）交感神经切除术（伴或不伴肉毒毒素注射）
肺动脉高压	（1）推荐波生坦用于肺动脉高压的治疗 （2）可考虑使用西他生坦或西地那非 （3）静脉用依前列醇	（1）ERA（波生坦、安立生坦、马昔腾坦） （2）静脉用前列腺素类似物 （3）PDE-5 抑制剂（西地那非、他达那非） （4）可考虑使用利奥西呱	（1）诊断基于右心导管插入术和心肺疾病调查 （2）ERA（波生坦、安立生坦、马昔腾坦） （3）PDE-5 抑制剂（西地那非、他达那非） （4）静脉用前列腺素类似物 （5）利奥西呱 （6）如有必要，可使用利尿剂、抗凝剂和氧气进行支持治疗

续表

临床表现/ 其他	2009 年版 EULAR/EUSTAR 治疗推荐	2016 年版 EULAR/EUSTAR 治疗推荐	2016 年版 BSR/BHPR 治疗推荐
皮肤受累	MTX 用于治疗早期皮肤病变	（1）MTX 用于治疗早期皮肤病变 （2）自体造血干细胞移植	（1）MTX、MMF、CYC、口服糖皮质激素或利妥昔单抗 （2）CYC、AZA 或 MMF 维持治疗 （3）保湿（尤其是羊毛脂产品），避免刺激性的洗浴用品 （4）抗组胺药 （5）皮肤遮瑕及激光治疗毛细血管扩张症
肺部病变	CYC 用于治疗间质性肺病	（1）同前（2009 年版） （2）自体造血干细胞移植	（1）CYC （2）MMF （3）CYC、AZA 或 MMF 用于维持治疗
肾危象	（1）ACEI （2）使用糖皮质激素治疗，测血压及肾功能	（1）尽早使用 ACEI 治疗 （2）同前（2）（2009 年版）	（1）危险因素识别与密切监测血压 （2）ACEI （3）其他难治性高血压的降压治疗
胃肠病变	（1）PPI （2）促胃肠动力药物 （3）交替使用抗生素	（1）同前（1）（2009 年版） （2）同前（2）（2009 年版） （3）同前（3）（2009 年版）	（1）PPI （2）组胺 H$_2$ 受体拮抗剂 （3）促胃肠动力药物 （4）肠外营养（必要时） （5）交替使用抗生素 （6）泻药和止泻药（必要时）
心脏病变	无	无	收缩性心力衰竭： （1）使用免疫抑制剂治疗 （2）考虑植入起搏器和（或）除颤器 （3）ACEI 和卡维地洛治疗 （4）慎用选择性 β 受体阻滞剂治疗 舒张性心力衰竭： （1）利尿剂（如螺内酯和呋塞米） （2）CCB
钙化	无	无	（1）抗生素治疗伴发的感染 （2）药物：氢氧化铝、CCB、双磷酸盐、秋水仙碱、IVIG、英夫利昔单抗、米诺环素、利妥昔单抗和华法林 （3）介入：糖皮质激素注射、激光治疗和碎石术 （4）严重及难治性患者行外科手术治疗
肌肉骨骼病变	无	无	（1）免疫抑制剂治疗 （2）关节炎和肌炎治疗遵循标准方案

续表

临床表现/其他	2009 年版 EULAR/EUSTAR 治疗推荐	2016 年版 EULAR/EUSTAR 治疗推荐	2016 年版 BSR/BHPR 治疗推荐
一般管理	无	无	（1）诊断、分型分组 （2）早期确诊疾病，全面评估器官受累情况，及时开始免疫抑制剂治疗（MTX、MMF 或 CYC） （3）考虑对特定病例进行造血干细胞移植
非药物治疗	无	无	物理疗法、按摩理疗和其他提高运动能力的项目

注：CCB. 钙通道阻滞药；ARB. 血管紧张素Ⅱ受体拮抗剂；SSRI. 选择性 5- 羟色胺再摄取抑制剂；ACEI. 血管紧张素转换酶抑制剂；PDE-5. 5 型磷酸二酯酶抑制剂；ERA. 血管紧张素转换酶受体抑制剂；CYC. 环磷酰胺；AZA. 硫唑嘌呤；MMF. 霉酚酸酯；MTX. 甲氨蝶呤；PPI. 质子泵抑制剂；IVIG. 静脉注射用丙种球蛋白。

1. 一般治疗 避免精神刺激及过度紧张，注意保暖休息，避免潮湿，防止寒冷刺激，停止吸烟，避免其他诱发和加重血管收缩的因素，如应用肾上腺素、麦角新碱等，以尽量减少雷诺现象的发生。去除体内慢性感染病灶，尽量做维持功能的理疗，给予营养丰富的饮食等均十分重要。

2. 糖皮质激素 对于进展期系统性硬皮病，以及伴有关节、肌肉、肺等累及和弥漫性硬皮病，可谨慎使用。一般常用泼尼松 30mg/d，连用数周，渐减为维持量 5 ～ 10mg/d。能改善关节症状，减轻皮肤水肿、硬化及全身症状，对间质性肺炎和心肌病变有一定疗效。但由于该药应用价值可疑，治疗数月后皮肤变软才明显，而且有副作用，因此不用于肢端硬皮病，对肺纤维化和（或）有肾脏损害者，则应限制使用或不使用。

3. 青霉胺 对硬皮病有一定疗效，通过松解分子间的结合而促使胶原纤维破坏，但其临床应用价值尚有争议，而且可能有严重副作用，只限于弥漫性硬皮病或迅速进展的肢端硬皮病。初始量 250mg/d，间隔 2 ～ 4 周增加一次剂量，一次尽量增加 125mg/d，但不要超过 1000mg/d，6 个月后皮肤明显变软，维持量为 300 ～ 600mg/d。治疗中要注意观察副作用。

4. 秋水仙碱 对肢端动脉痉挛和皮肤硬化有一定疗效。用量为 0.5 ～ 1.5mg/d，可连服数周至数月，一般疗程为 2 ～ 3 个月。

5. 血管痉挛的治疗

（1）血管扩张剂：外用血管扩张药如 1.2% 的烟酰苄酯霜、1% ～ 2% 硝酸甘油软膏。口服血管扩张药如肼屈嗪 25mg，每天 3 次，也可用地巴唑、妥拉唑林。丹参 8 ～ 16ml，加入右旋糖酐 40 静脉滴注，每天 1 次，疗程为 1 个月，连续或间隔使用，对系统性硬皮病早期有较好疗效，且红细胞沉降率和 IgG 可转为正常。也可用丹参注射液肌内注射，每次 4ml，每天 1 ～ 2 次，有一定疗效。也可口服丹参。

（2）增强纤维蛋白溶解：如司坦唑醇 5mg，每天 2 次，6 个月为 1 个疗程。

（3）抗血小板凝固药物：如阿司匹林 300mg，每天 2 次。

（4）其他抗血管痉挛的药物：如前列腺素、硝苯地平、盐酸哌唑嗪、雌三醇等。亦可用利血半 1mg，加入 5ml 生理盐水，缓慢注入肱动脉，可减轻疼痛。严重高血压或多种抗高血压治疗无效伴恶性高血压肾危象时，可用卡托普利 75～300mg/d。

（5）局部处理：发生指部溃疡时则需局部清创，切除纤维和脓性物，用油纱布包扎，加用抗生素及镇痛药。疼痛性钙化结节可外科切除。

（6）血浆置换疗法：有报道称严重进行性系统性硬皮病患者可试用。

（7）中药：主要用活血化瘀药，可改善微循环及结缔组织代谢。对于久病体虚，并发症较多，临床症状复杂，或经长期治疗而起效缓慢、不易巩固者，则除选用合适的活血化瘀药外，必须强调辨证施治，对体虚患者尤需注意调治。对病情顽固者，剂量一般宜大，服药时间要长。可选用解毒活血汤、阳和汤、右归丸、附归八味丸或全鹿丸、软皮丸、鸡血藤片口服，红灵酒外搽，此外可口服复春片。

九、病程及愈后

局限性硬皮病预后较好，部分硬化斑可自行缓解或经治疗后消退，通常在消退后局部残留萎缩性瘢痕，并有色素沉着，但线状型和致残型为进行性，通常不能消退。

系统性硬皮病的自然病程差异很大，首次确诊后 10 年生存率为 65%。一般为慢性进行性，但可自行缓解。病程中缓解与加重常交替进行。男性比女性临床发展快，且男性患者预后往往较差。有肾、心和肺受累者预后差。

本病部分患者死于肾衰竭、心力衰竭、肺部感染、营养障碍、肠坏死等。妊娠期病情可缓解，呈静止状态，产后病情再度进展。

第二节　以皮肤纤维化为特征的其他疾病

纤维化是一种强烈或隐匿的炎症过程消退的表现。由于正常胶原的破坏，成纤维细胞增殖，进行修复，从而形成纤维化。瘢痕、瘢痕疙瘩及慢性放射性皮炎都属于纤维化皮炎。然而，在组织学上的纤维化并不一定都表现为临床上的瘢痕，如皮肤磨削术一般是达到真皮乳头层，愈合后并无明显瘢痕形成。

纤维化及硬化时弹性纤维数量明显减少或特性发生改变，因此进行弹性纤维染色常有助于判断这类皮炎。

真皮乳头硬化在临床上表现为白色皮损，如硬化萎缩性苔藓及恶性萎缩性丘疹病。在其他一些硬化性皮肤病，如慢性盘状红斑狼疮，可以呈色素减退，也可以呈色素沉着。网状真皮硬化在临床上则表现为发黄，如硬斑病。而类脂质渐进性坏死时皮肤发黄，除真皮硬化外，还有脂质沉积。

出现真皮乳头硬化的许多皮肤病最终可能发生恶性皮肤肿瘤，特别是鳞状细胞癌、基底细胞癌，甚至恶性黑素瘤。这类皮肤病主要有放射性皮炎、寻常狼疮、盘状红斑狼疮、外生殖器及会阴硬化萎缩性苔藓及烧伤瘢痕等，它们在长期慢性病变中可发生癌变。

以皮肤纤维化为特征的各类疾病分类见表 16-5。

表 16-5　以皮肤纤维化为特征的疾病分类

纤维性皮炎	硬化
纤维生成前病变	1. 增生性硬化
1. 皮肤表面损伤	硬皮病
（1）溃疡	2. 萎缩性硬化
（2）耳轮结节性软骨皮炎	（1）硬化萎缩性苔藓
2. 肉芽组织	（2）慢性放射性皮炎
化脓性肉芽肿	（3）盘状红斑狼疮
纤维化	（4）类脂质渐进性坏死
1. 增生性纤维化	纤维结缔组织肿瘤
（1）增生性瘢痕	1. 结缔组织痣
（2）瘢痕疙瘩	2. 皮肤纤维瘤
（3）慢性淋巴水肿	3. 组织细胞瘤
2. 萎缩性纤维化	4. 软纤维瘤
（1）萎缩性瘢痕	5. 毛周纤维瘤及血管纤维瘤
（2）萎缩纹	6. 复发性婴儿指部纤维瘤
（3）斑状萎缩	7. 获得性指状纤维角化瘤
（4）萎缩性慢性肢端皮炎	8. 先天性泛发性纤维瘤病
（5）进行性特发性皮肤萎缩	9. 指节垫
（6）皮肤异色症	
（7）播散性浅表性光线性汗孔角化症	
（8）萎缩性扁平苔藓	

一、溃疡

皮肤损伤如深达真皮层形成溃疡，创伤修复就会有纤维化和瘢痕修复，从溃疡至纤维化这一炎症反应的中间阶段则是肉芽组织。它以富含血管、肿胀结缔组织，以及其间有成纤维细胞、中性粒细胞等混合类型炎症细胞浸润为特点。

溃疡是至少达真皮层的皮肤缺损，溃疡的主要病因包括先天性皮肤发育不全、阿弗他溃疡、各种蚊虫咬伤、感染、肿瘤、神经疾病、脂膜炎、疱病、放射性皮炎、外伤、烧伤、冻伤或人工皮炎、血管病变等。

溃疡至少为表皮全部丧失，真皮部分缺如，有的溃疡仅及真皮乳头层，但有的溃疡则达到真皮网状层或更深，这主要取决于损伤的严重程度。溃疡表面有痂屑，且常是出血性的。糜烂则是全层或部分表皮的丧失，而真皮并未受侵。造成糜烂的常见原因之一是剧烈搔抓，组织学上表现为表皮的局限性缺损，上附痂屑，其下真皮浅层有稀疏炎症细胞浸润。

糜烂由于真皮乳头层胶原并未受损，因此愈后并不遗留瘢痕。表皮下大疱顶去除后成为糜烂，如类天疱疮糜烂面愈合后并无瘢痕。相反，隐性营养不良性大疱表皮松解症虽然也是表皮下疱，但由于在真皮乳头层胶原有不可逆的改变，愈后就留下瘢痕。同样的情况还见于迟发性皮肤卟啉病及瘢痕性类天疱疮。这三种病变真皮乳头均发生纤维化，正常表皮突与真皮乳头间的犬齿状交错连接变平。

溃疡愈合后是否形成可见的瘢痕视真皮内胶原损伤的程度及深度而定。若仅在真皮乳头层，则虽有纤维化，但并不出现肉眼可见的瘢痕；若溃疡达到真皮网织层，则纤维化后必定出现肉眼可见的瘢痕。

二、耳轮结节性软骨皮炎

耳轮结节性软骨皮炎（chondrodermatitis nodularis helicis，CNH）是一种累及耳部皮肤及软骨的炎性疾病。可能与耳轮暴露在外，缺少脂肪的保护，血供较差，易受外界刺激如局部反复受压、摩擦、寒冷等引起血液循环异常而发病。

临床特点：好发于 50 岁以上中老年男性，男女发病比例为 10：1。病程呈慢性经过，发生在耳轮，也可发生于耳后及外耳道，表现为单发椭圆形疼痛性小结节，皮损境界清楚，通常质地较硬并且与其下的软骨膜紧密粘连、隐没或高出皮肤，直径为0.5～2.0cm，男性患者皮损多见于耳轮中上缘，而女性常位于对耳轮，有黏着鳞屑或结痂，揭去痂皮后可见小溃疡，表面皮肤正常或呈灰白色，小结通常不能移动，可绕一圈狭窄的充血区（图 16-8）。本病最常见的症状为夜间剧烈疼痛，少数患者有日间疼痛[15]。

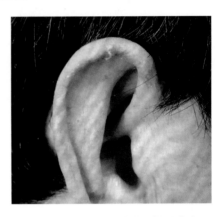

图 16-8 耳轮慢性结节性软骨皮炎

组织病理表现：表面糜烂或溃疡，或为再上皮化的表皮，其上为丘状角化过度；溃疡下方为纤维素沉积，纤维素下方为硬化灶，在纤维素沉积及硬化区域两侧为肉芽组织或高度血管化的结缔组织；软骨周围纤维化或硬化；软骨不同程度变性（图 16-9）。

本病开始为表皮局限性增生，中心有一杯形凹陷，其内为一角质栓，呈半球形突出皮面，以后由于角质栓向下压迫耳轮软骨，导致溃疡形成，出现如上述的改变。溃疡下依次为纤维素沉积、硬化及变性软骨，两侧则为肉芽组织及淋巴细胞、浆细胞等炎症细胞浸润。这一组织学改变很具有特征性，有时活检标本取材较浅，并未切到软骨，但只要见到溃疡、纤维素沉积及硬化，两侧为肉芽组织，则可做出耳轮软骨性软骨皮炎的诊断。

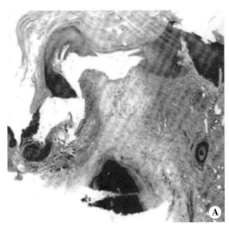

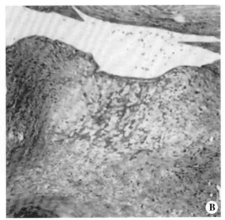

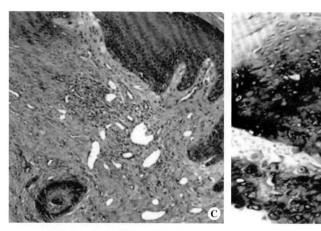

图 16-9　耳轮慢性结节性软骨皮炎患者皮损组织病理表现（HE 染色）

A. 表皮角化过度伴角化不全，棘层增生肥厚，真皮浅层小血管周围较多淋巴细胞浸润，下方真皮胶原纤维呈纤维蛋白样坏死，有黏液沉积，其下方软骨细胞减少，可见钙化（×100 倍）；B. 真皮胶原纤维呈纤维蛋白样坏死，有黏液沉积（×400 倍）；C. 棘层增生肥厚，真皮浅层小血管周围可见较多淋巴细胞浸润（×400 倍）；D. 软骨细胞减少，可见钙化（×400 倍）

三、肉芽组织

肉芽组织（granulation tissue）是组织损伤过程中为取代坏死组织，新生的富含毛细血管的初级阶段的纤维结缔组织形成红色颗粒样柔软组织。肉芽组织表面呈细颗粒状，鲜红色，柔软湿润，触之易出血而无痛觉，形似嫩肉故名。肉芽组织是修复过程中的一个主要特点，见于所有深度达到真皮乳头层下部溃疡的修复期。肉芽组织有以下重要作用：①抗感染保护创面；②填补创口及其他组织缺损；③机化或包裹坏死、血栓、炎性渗出物及其他异物。

肉芽组织的组织学特点是高度血管化的水肿性结缔组织，有许多新形成的毛细血管，且内皮细胞肿胀，有大量成纤维细胞，在肉芽组织内有较为致密的混合类型的炎症细胞浸润，包括中性粒细胞、淋巴细胞、组织细胞、嗜酸性粒细胞及浆细胞等。肉芽组织在组织损伤后 2～3 天即可开始出现，填补创口或机化异物。随着时间的推移，肉芽组织按其生长的先后顺序逐渐成熟。成熟肉芽组织的主要形态标志为水分吸收逐渐减少；炎症细胞减少并逐渐消失；毛细血管闭塞、数目减少，少数毛细血管改建为小动脉和小静脉；成纤维细胞产生的胶原纤维增多，并逐渐变为纤维细胞。肉芽组织犹如盖房时的脚手架，供成纤维细胞在其上进行修复，最后导致纤维化并转变为瘢痕组织。

化脓性肉芽肿（pyogenic granuloma）又称为毛细血管扩张性肉芽肿，是一种后天性、良性结节状增生，多在皮肤穿通性外伤后，新生的血管形成血管瘤样或乳头样损害，可迅速增大，容易破溃出血和溃烂，长到一定大小静止。发病原因包括外伤、扎进木刺、虫咬等，并非细菌感染，故无化脓现象，因此可能与感染无关。

化脓性肉芽肿的临床特点：皮损表现为单发的红色丘疹或息肉，在数周或数月内迅速生长，然后停止生长。皮损最终大小一般不超过 1cm，若不切除可持续存在。易误诊为血管瘤。好发于易受伤的部位，常见的发生部位依次为牙龈、手指、唇、面部和舌。皮损极易破损，经常形成溃疡，轻微外伤后大量出血为其特点。原发性化脓性肉芽肿皮损被破坏后，其周围偶尔会形成多发性卫星病灶，其中大部分病例可能是过度增生的肉芽组织。

化脓性肉芽肿组织的病理表现：皮损突出表面，基底的上皮向内收缩呈领圈状；急性期为表面呈溃疡的肉芽组织，结缔组织水肿，毛细血管及小静脉数目明显增加，内皮细胞肿胀，有大量炎症细胞浸润，还有大量成纤维细胞；慢性期病变部位逐渐被纤维化所代替，可见大量成纤维细胞及新生的胶原纤维，血管数目虽减少，但仍丰富，与血管纤维瘤改变相似。

鉴别诊断：本病无论在临床上还是组织学上均可误诊为血管瘤。组织学鉴别要点：①本病皮损高出皮面，基底向上内收缩呈领圈状；②在瘤体内有纵行的纤维素性间隔；③炎症十分明显，表面常有溃疡及结痂。

四、慢性淋巴水肿

慢性淋巴水肿有原发性及继发性两种（表16-6）。原发性系先天仅淋巴管生长缺陷。继发性系后天病变使淋巴管发生堵塞所致，常见的如复发性丹毒、血丝虫病所致的下肢慢性淋巴水肿或淤滞（病变显著时又称"象皮肿"），此时下肢尤其是小腿明显肿胀硬化，可见表皮角化过度及疣状改变；又如乳腺癌根治术后发生的一侧上肢淋巴水肿；面部、外生殖器部位也可发生慢性淋巴水肿。

表 16-6 淋巴水肿病因

原发性淋巴水肿	继发性淋巴水肿
先天性淋巴水肿（出生时或出生后2年内出现）	复发性淋巴管炎和蜂窝织炎
先天性胸导管发育不全	寄生虫感染，如丝虫病
外周淋巴管发育不全	淋巴结清扫，如黑素瘤或乳腺癌
腹部或胸部淋巴管先天异常	恶性梗阻，如淋巴瘤、卡波西肉瘤、腹膜后肉瘤
遗传性（Nonne-Milroy综合征）：在一些家族有 VEGFR3（FLT4）突变	放射损伤
Turner综合征	肥胖
Noonan综合征	外科手术，如乳房切除术、前列腺切除术
早发性淋巴水肿（青春期出现）	寻常痤疮和玫瑰痤疮（面中部）
Meige病	肉芽肿类疾病
淋巴水肿-重睫综合征	
黄甲综合征：在一些家族中有 FOXC2 突变	
少毛-淋巴水肿-毛细血管扩张综合征：由 SOX18 突变所致	
迟发性淋巴水肿（35岁以后出现）	

组织病理表现：真皮内有大量成纤维细胞及原纤维胶原，它们与表皮平行排列；淋巴管及小静脉数目增加、扩张，管壁增厚，走行的方向与表皮垂直；表皮乳头状增生，有时在皮肤表面呈半球形隆起，角化过度。

淋巴水肿早期的组织学改变为淋巴管扩张，真皮网织层高度水肿；至慢性阶段，真皮广泛纤维化，表皮增生，角化过度。

五、萎缩纹

萎缩纹（striae atrophicans）又称为膨胀纹，是皮肤在受到拉伸后，真皮产生破坏出现的线状萎缩性凹陷。本病在各个年龄组都很常见（表 16-7），多见于青春期体重增长迅速者、妊娠期妇女及长期服用糖皮质激素者。

表 16-7　不同人群萎缩纹发病情况对照

人群	部位	可能的形成机制	平均年龄（岁）	发病率（%）
青春期女性	股、臀、胸	快速生长牵拉皮肤；肾上腺皮质活性增强	13～14	72～77
青春期男性	臀、股、小腿、背	快速生长牵拉皮肤；肾上腺皮质活性增强	14	6～86
妊娠成年女性	腹、胸、股	腹围增加牵拉皮肤；肾上腺皮质活性增强	23～27	43～88
非妊娠成年女性	胸、股	产后	29	35
成年男性	臀	体重突然增加或减轻，肌肉锻炼	无数据	11

临床特点：起初为紫红色稍突出皮面的条纹，之后紫红色逐渐消退，呈白色、轻度凹陷并萎缩，无自觉症状或伴轻度瘙痒，表面平滑而有细微皱纹。根据不同情况，其发生于患者的不同部位，妊娠纹发生于腹部、大腿，青春期萎缩纹常发生于股内侧、臀部及后腰部，服用糖皮质激素者则发生于股内侧等皱褶处。

组织病理表现：①急性期，皮肤表面呈轻度半球形隆起；浅层血管丛血管扩张，管周有以淋巴细胞为主的浸润；真皮乳头及网织层水肿；弹力组织染色可显示真皮网织层大量断裂的弹性纤维。②慢性期，皮肤表面轻度凹陷；真皮上半部弹性纤维明显增多，排列致密，且与皮肤表面平行，弹性组织染色可更清楚地显示；在弹性纤维改变的区域，胶原纤维束变细、真皮变薄，成纤维细胞数量减少；真皮上半部毛细血管扩张，与皮肤表面平行走行。

六、斑状萎缩

斑状萎缩有原发性及继发性之分。前者原因不明，多见于中年女性，好发于腰背部；后者则继发于原有的皮肤疾病，如麻风、梅毒等[16]。临床特点：典型损害为直径 1cm 至数厘米大小的圆形或卵圆形萎缩斑，该处皮肤弹性消失（图 16-10、图 16-11）。有时可呈柔软的轻度隆起，用手指按压有疝囊样感觉。有的病例在萎缩前为轻度炎症性红斑。

组织病理表现：早期损害是真皮浅层血管周围稀疏至中等密度淋巴细胞浸润，有的患者可出现中性粒细胞、朗格汉斯细胞及嗜酸性粒细胞浸润（图 16-12）；萎缩期示表皮萎缩，表皮突消失、变平，弹性纤维染色明显减少乃至消失（图 16-13），胶原纤维束变细，真皮亦变薄，皮肤附属器如毛囊、皮脂腺及汗腺减少甚至消失。

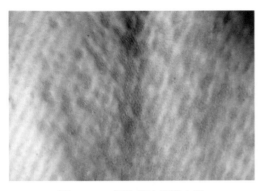

图 16-10　斑状萎缩背部皮损

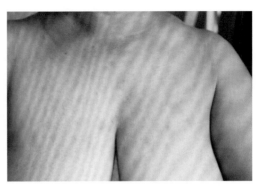

图 16-11　斑状萎缩胸前皮损

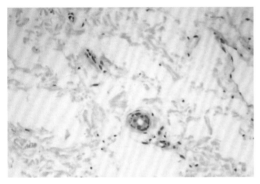

图 16-12　斑状萎缩组织病理（×100 倍）

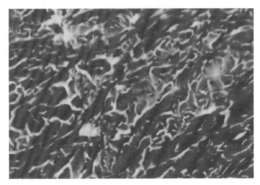

图 16-13　斑状萎缩弹性纤维染色（×200 倍）

七、萎缩性慢性肢端皮炎

萎缩性慢性肢端皮炎（acrodermatitis chronica atrophicans）是发生于下肢远端的皮肤萎缩，原因不明，本病可能与伯氏疏螺旋体感染有关。

临床特点：病变始自肢体远端，为紫红色的浸润斑块或结节或紫癜样皮疹，逐渐融合成片状损害，中央萎缩，呈瓷白色，皮肤菲薄、发皱、松弛，逐渐扩大可使整个肢端发生萎缩、变薄、干燥，其下血管走行轮廓更清晰，周围仍有活动性损害。以下肢多见，患者以中年女性居多，呈慢性经过，逐渐加重，全身健康一般不受影响。

组织病理表现：表皮萎缩变薄，表皮突变平、消失；真皮浅层较致密带状淋巴细胞浸润，在表皮与真皮炎症细胞间有一窄的无浸润带；真皮中下层及皮下脂肪血管周围有散在的淋巴细胞浸润，还可见浆细胞；真皮间质水肿，胶原间距离增宽；萎缩期真皮因胶原纤维、弹性纤维减少而明显变薄，皮下脂肪亦萎缩变薄；毛囊、皮脂腺萎缩，小汗腺仍存在。

八、进行性特发性皮肤萎缩

进行性特发性皮肤萎缩（progressive idiopathic skin atrophy）病因不清，可能类似于结缔组织病脂膜炎的萎缩期。主要为皮肤局部出现灰棕色萎缩，萎缩下方浅表血管显露并呈进行性发展的疾病，又称为帕西尼－皮耶里尼（Pasini-Pierini）皮肤萎缩症。

临床特点：本病多见于青壮年人群，女性比男性多见，婴幼儿及老年人少见。好发于躯干，特别是后背部，也可见于面部，隐匿性发病，皮损可以单发，也可以多发。起初为轻微水肿性红斑，呈圆形、卵圆形或不规则形斑片，可以为钱币大小、手掌大小或更大的萎缩斑，与周围皮肤的界限可以很清楚，也可以不清楚，表面光滑，1～2周后呈青紫色或深棕色，皮肤发硬，有些萎缩而凹陷，其下可见血管走行（图 16-14、图 16-15）。无自觉症状，呈慢性病程，缓慢发展，最后呈静止状态，但一般难以恢复[10]。

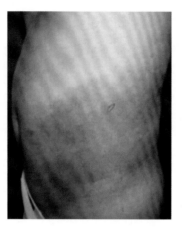

图 16-14　进行性特发性皮肤萎缩左腰腹部皮损

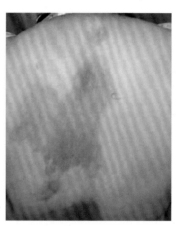

图 16-15　进行性特发性皮肤萎缩左背部皮损

组织病理表现：早期为真皮内血管丛周围散在淋巴细胞浸润，胶原束轻度增粗；陈旧性损害中真皮深层胶原增粗且排列紧密，可呈均一玻璃样改变，表皮萎缩（图 16-16、图 16-17）。

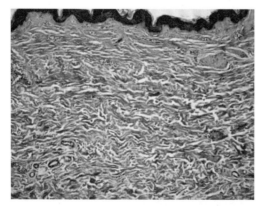

图 16-16　进行性特发性皮肤萎缩组织病理

表皮大致正常，真皮萎缩，毛细血管周围有少量炎症细胞浸润

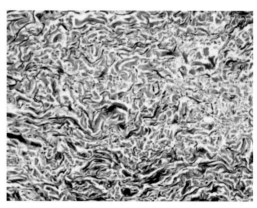

图 16-17　进行性特发性皮肤萎缩 Verhoeff-Van Gieson 染色

真皮浅中层可见弹性纤维断裂

九、皮肤异色症

皮肤异色症（poikiloderma）是指皮损内同时有萎缩、硬化、色素增加或减退、毛细血管扩张。该病并不少见，既可以是独立的疾病，也可以是某些皮肤病的并发表现，如Kindler综合征、Rothmund-Thomson综合征、先天性角化不良、西瓦特（Civatte）皮肤异色病、持久性发疹性毛细血管扩张症、皮肌炎、红斑狼疮、皮肤异色病样皮肤淀粉样变性、蕈样肉芽肿等。

临床特点：皮肤红斑、点状色素沉着，后期出现皮肤萎缩及色素减退。皮肤有红、白、黑三色相间的特征性临床表现。

组织学改变为表皮突变平，表皮突与真皮乳头间波纹状交错的结构消失，界面改变。真皮乳头中原有纤细的胶原纤维为粗厚红染的胶原所代替，真皮乳头毛细血管扩张，浅层血管周围有噬黑素细胞。

皮肤异色病的表现可见于血管萎缩性皮肤异色病（蕈样肉芽肿的一种类型）、异色性皮肌炎及慢性放射性皮炎等。因此，组织学上除上述共同的改变外，还有原发疾病的特征性改变，血管萎缩性皮肤异色病时真皮浅层中度致密单核细胞浸润，它们单一或成巢地侵入表皮；异色性皮肌炎时有界面的空泡改变或基底膜带增厚；慢性放射性皮炎时纤维化、硬化，真皮内有形状奇特、有时呈多核的大成纤维细胞。有时原发改变不明显，难以做出特异的诊断。

十、播散性浅表光线性汗孔角化病

播散性浅表光线性汗孔角化病（disseminated superficial actinic porokeratosis，DSAP）是汗孔角化病的一种亚型，是一种临床少见的常染色体显性遗传性角化性皮肤病。因有皮损广布于露出部位，病损表浅播散，故名。

临床特点：男女发病率无差异，且多在20～40岁发病，不发生于儿童，夏季重，冬季皮疹的颜色趋于消退。皮损多发于暴露部位，好发于下肢、前臂、上臂，其次为胸背部，但面部皮损较少见。早期的皮损为1～3mm大小之小丘疹，一般发生在毛囊，顶端有小角栓，呈褐色或褐红色，角栓脱落后可留下小的中心凹陷，继而丘疹呈离心性扩大，或边缘清楚，高起0.5～1mm的角化嵴，呈圆形、花环状或不规则形，一般直径为1～10mm，中央轻度凹陷萎缩[17]（图16-18），正常肤色或其内侧面有色素减退，患部不出汗。皮损数目由数个至数百个，无明显自觉症状，有的损害中心有明显角化、结痂和溃疡形成，一般随着年龄增长皮损数目增多，但50岁以后皮损可逐渐减少和消退，但也有发展成鳞状细胞癌的报道。

组织病理表现：角质层中有细长的角化不全柱，称鸡眼样板，其下方的颗粒层减少，棘层中有少数角化不良细胞；两个鸡眼样板之间的表皮萎缩变薄，表皮突变平，表皮突与真皮乳头间波纹状结构消失（图16-19）；真皮乳头层早期为较致密的淋巴细胞浸润，后期炎症消退，为纤维化及硬化所代替；浅层毛细血管扩张，可见噬黑素细胞。

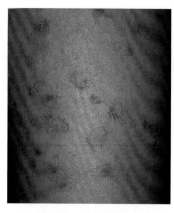

图 16-18　汗孔角化症

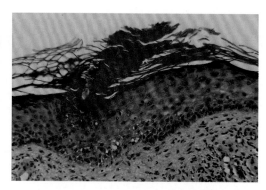

图 16-19　汗孔角化症组织病理

十一、萎缩性扁平苔藓

萎缩性扁平苔藓是扁平苔藓消退阶段的表现，除了可见到扁平苔藓的特征性改变，如真皮浅层带状以淋巴细胞为主的浸润、界面改变、粒层楔形增厚、致密的角质层增生外，还可见到消退期的萎缩性改变，此时致密的带状浸润逐渐为成纤维细胞及粗厚的胶原纤维所代替；噬黑素细胞相对增多；真皮乳头层增厚，而表皮突与真皮乳头间的波状结构变平。

临床特点：为紫褐色或黄褐色萎缩性斑疹，边线可轻度隆起。

十二、硬化萎缩性苔藓

硬化萎缩性苔藓（lichen sclerosus atrophicus，LSA）病因不明，可发生在身体的任何部位，以躯干及外阴部好发，患者以中青年女性居多。发生在女性外阴者又称为女阴干枯，常自觉瘙痒，长期搔抓，皮损增厚，组织学上为神经性皮炎的改变；硬化萎缩阶段，女阴干枯萎缩，此时大小阴唇、阴蒂均可萎缩硬化，少数患者可继发鳞状细胞癌。发生在男性龟头包皮者又称为干燥性闭塞性龟头炎。病程长的也可发生鳞状细胞癌。

临床特点：早期为周围绕以红晕的扁平白色丘疹，常紧密排列；后期皮疹融合成界限清楚的白色萎缩硬化性斑片，周围可见典型的瓷白色丘疹[18]（图 16-20）。

组织病理表现：①炎症期，真皮乳头高度水肿、增厚；界面空泡样改变，界面部位炎症细胞浸润不多；水肿的乳头层下浅层血管丛血管扩张，有中等密度的以淋巴细胞为主的浸润；表皮萎缩变薄，表皮突变平。②硬化期，真皮乳头层明显均一化、硬化，其中毛细血管扩张；真皮乳头及浅层血管周围有噬黑素细胞；浅层血管周围有稀疏淋巴细胞浸润；基底细胞液化变性，可出现表皮下裂隙；表皮变薄，表皮中黑色素减少，表皮突与真皮乳头间的波纹状结构消失、变平；角化亢进，毛囊角栓（图 16-21）。

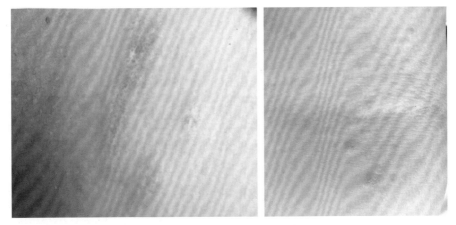

图 16-20 硬化萎缩性苔藓

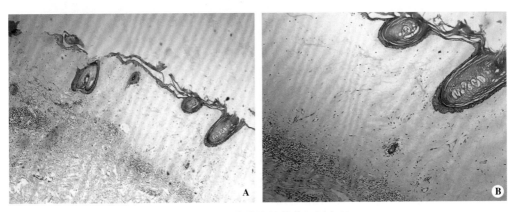

图 16-21 硬化萎缩性苔藓组织病理

A. 表皮角化过度，棘层变薄，基底细胞水肿，表皮突消失，可见毛囊角栓（×100 倍）；B. 真皮浅层胶原纤维均一化，偶见
毛细血管和淋巴管扩张，真皮中部可见以淋巴细胞为主的炎症细胞浸润（×200 倍）

十三、慢性放射性皮炎

放射性皮炎组织学改变早期为乳头水肿，慢性期为硬化。但它与硬化萎缩性苔藓不同，在硬化区内有形状奇特的大成纤维细胞；在表皮下有纤维素，许多血管壁上也有纤维素，有的还在管腔内造成栓塞。

临床特点：皮肤呈异色改变，在萎缩硬化（发白发黄）的基础上有毛细血管扩张（发红）及棕黑色或棕褐色色素沉着斑点。皮肤干燥少汗。在皮损部位易发生溃疡，且不易愈合。在放射硬化部位的表皮中有时可见到非典型性角质形成细胞和（或）黑素细胞核。少数病例可在放射性皮炎的基础上发生基底细胞癌、鳞状细胞癌或恶性黑素瘤等。

组织病理表现：真皮上部硬化，有形状奇特、有时为多形核的大成纤维细胞；界面有明显空泡样改变；浅层血管丛周围有数量不等的淋巴细胞、组织细胞及噬黑素细胞；在界面及浅层血管周围有纤维状嗜酸性物质（纤维素）的沉积；表皮变薄，有时有角化亢进、糜烂或溃疡；皮肤附属器消失；真皮上层血管扩张，深层有些血管纤维化，有些血管腔由于内膜增厚和血栓而堵塞。上述这些改变以在硬化真皮中见到具有多形核、形状奇特的大成纤维细胞最具特征性。

十四、慢性盘状红斑狼疮

慢性盘状红斑狼疮（DLE）是红斑狼疮的一种亚型，盘状损害最常见于头面部，包括唇部及口腔黏膜等。盘状损害炎症一般在真皮浅层和深层（图 16-22），通常毛囊等皮肤附属器受累，随着时间的推移，可出现毁损性瘢痕，也可以继发鳞状细胞癌等。

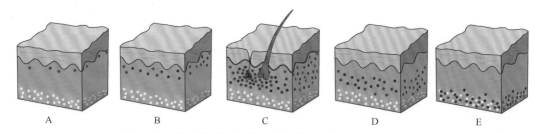

图 16-22　各种类型红斑狼疮在皮肤中炎症浸润的主要部位
A. 急性皮肤型红斑狼疮；B. 亚急性皮肤型红斑狼疮；C. 盘状红斑狼疮；D. 肿胀性红斑狼疮；E. 深部红斑狼疮

组织病理表现：真皮上层硬化；基底膜带增厚；表皮变薄，表皮突变平，角化亢进，毛囊漏斗部扩大，毛囊角栓；浅层及深层血管丛周围可见程度不等的以淋巴细胞为主的浸润，还有浆细胞及组织细胞；皮肤附属器特别是毛囊皮脂腺结构消失，原先的毛囊部位代之以纤维化的条索。

十五、类脂质渐进性坏死

类脂质渐进性坏死常见于糖尿病患者胫前，呈大片硬的斑块，与糖尿病引起的小血管病有关，女性患者多于男性患者[19]。

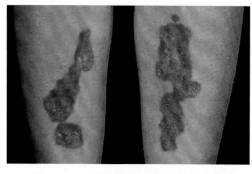

图 16-23　类脂质渐进性坏死胫前皮损

临床特点：类脂质渐进性坏死皮损多位于小腿伸侧，也可发生于大腿、足踝等部位。初起时为较硬的棕红色或暗紫色斑块，慢性阶段的损害为光亮、发黄、硬的萎缩斑，其上有扩张的毛细血管，无毛发（图 16-23）。发黄是由于真皮乳头脂质的沉积，发硬是由于真皮硬化，萎缩是由于表皮突与真皮乳头间波纹状的结构消失、变平，毛细血管扩张则反映了真皮乳头血管扩张。

组织病理表现：真皮特别是中下层纤维化乃至硬化，皮下组织的间隔亦增厚、硬化；皮肤附属器减少甚至消失；真皮全层血管周围有以组织细胞及浆细胞为主的浸润；真皮上层毛细血管扩张；表皮变薄，表皮突变平甚至消失（图 16-24）。在硬化区域做弹性纤维染色可见弹性纤维消失。

十六、结缔组织痣

结缔组织痣是由真皮层组织成分如胶原纤维、弹性纤维或黏多糖等构成的错构瘤。病因不明，可能与成纤维细胞缺陷、常染色体显性遗传[20]、肿瘤抑制因子 TSC-1 或 TSC-2 的突变有关。

结缔组织痣患者临床表现多样，大小不等，外形不甚规则。皮损形态可为丘疹、结节或斑块，呈黄色、棕褐色或肤色，无痛痒，好

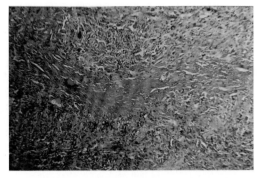

图 16-24　类脂质渐进性坏死组织病理
真皮内见肉芽肿性改变，胶原束间组织细胞呈栅栏状排列

发于躯干，偶见于头皮、下颌、甲下及跖部等。皮损上的毛孔清楚，可如橘皮状或鲛鱼皮样。一般在儿童时期出现，缓慢生长。本病可单发或多发，根据患者是否并发其他疾病，临床分为 2 型：①不伴其他器官病变型；②伴其他器官病变型，并发疾病包括结节性硬化症、脆弱性骨硬化、局灶性真皮发育不良、巨指症、偏身肥大、斑秃及局部白发。根据组织病理特点，结缔组织痣分为胶原型、弹性纤维型、黏多糖型或混合型。前 3 型一般为真皮中单一结缔组织成分增生，即胶原纤维增生、弹性纤维增生或黏多糖异常增生，而成纤维细胞缺乏；混合型则表现为弹性纤维和胶原纤维等几种成分同时增生。依据临床表现和组织病理特点对结缔组织痣进行分型常有重叠。

组织病理表现：真皮网织层胶原纤维数量明显增加，有时可见胶原束增厚，呈均一化改变；弹性纤维数量可正常、减少或增加，增加时可在胶原纤维束间见到包绕的弹性纤维（弹性纤维需特殊染色才能显示，在 HE 染色切片上一般见不到）。

十七、皮肤纤维瘤

有学者认为皮肤纤维瘤的发生是成纤维细胞在皮肤受到外伤、昆虫叮咬或毛囊破裂、内容物进入真皮等所产生的一种增生性反应。临床特点为褐色或棕褐色稍突出皮面的半球形结节，直径为 0.3 ～ 1cm，质硬，无自觉症状，好发于下肢。

组织病理表现：病变部位成纤维细胞数量增加，排列杂乱，与它相伴的是较粗的胶原纤维，有时还有组织细胞。在病变周围的成纤维细胞包绕着粗厚的胶原纤维束；病变部位有时毛细血管明显增多，血管内皮细胞肿胀；病变部位上方或两侧的表皮增生，色素增多，有时向下增生的表皮突可呈现向毛囊的分化；皮肤附属器减少乃至消失。

组织学上本病病变范围常不甚清晰，增殖的成纤维细胞及幼稚的胶原纤维在真皮胶原束间伸展，排列杂乱，有的呈旋涡状、车轮状，与隆突性纤维肉瘤相似，应注意鉴别。在病变周围可见被成纤维细胞包绕的增厚胶原束。瘤体上方及两侧的表皮常增生，表现为表皮突下延，有时可呈现向毛囊的分化，可见小的基底样细胞集合，周围呈栅栏状，下端有毛球及毛乳头结构。在瘤体及其上方的表皮间常有一些狭窄的胶原带。偶尔病变部位表浅，达真皮乳头层，此时其上表皮可萎缩变薄，表皮突消失。有的病例，病变中的胶原纤维可呈现硬化改变，均一红染。

十八、组织细胞瘤

对于本病的归类，目前仍有争论，一般认为若瘤体中以胶原纤维成分为主，则称为皮肤纤维瘤；若瘤体中组织以细胞成分为主，且有多数脂质及含铁血黄素沉积，则称为组织细胞瘤。近年来，强调两者是一致的，成纤维细胞本身即有潜在的吞噬功能。电子显微镜下观察也发现，发生吞噬作用的损害都是由成纤维细胞引起的。两者均属同一病变的不同发展阶段，可有不同的临床表现及组织病理变化，尽管有学者认为皮肤纤维瘤是外伤后成纤维细胞的一种反应性增生性炎症，但因损害大多无消退趋势，故仍认为其本质上属于肿瘤。

临床特点：与皮肤纤维瘤相同。皮肤纤维瘤和组织细胞瘤都是良性肿瘤，虽然瘤体上方表皮可以增生，特别是基底膜上皮瘤样增生，但极少出现真正的基底细胞上皮瘤。

组织病理表现：瘤体内为大量以组织细胞为主的浸润，它们具有圆形或卵圆形的胞核和丰富的胞质；可见大量泡沫状组织细胞及含铁血黄素细胞；有大量成纤维细胞，血管数量多，内皮细胞增殖；瘤体上方表皮增生，基底细胞层色素增多。

十九、软纤维瘤

本病多见于中老年女性。多发丝状者好发于颈部，为丝状柔软、突出皮面的肿物，皮色为淡褐色，表面平滑。单发袋状者好发于躯干、腋部，大小约 1cm，为柔软、呈袋状突出皮面的肿物，底部常有蒂。

组织病理表现：有多发丝状及单发袋状。丝状生长者表皮轻度增生，棘层肥厚，有时可呈轻度乳头瘤状；单发袋状者表皮层萎缩变薄，表皮变平。瘤体内为疏松排列的胶原纤维，胶原纤维较为纤细，其中有较多扩张的毛细血管。有时在真皮内可见黑素性痣细胞，此时软纤维瘤实际上为处于消退阶段的黑素细胞性皮内痣。

二十、获得性指状纤维角化瘤

获得性指状纤维角化瘤（acquired digital fibrokeratoma，ADFK）是一种少见的良性后天性纤维瘤。常被误诊为寻常疣。

临床特点：ADFK 通常无症状，表现为直径小于 1cm 的单发肉色丘疹或结节，也可表现为大于 1cm 的疼痛性结节，最常见于手指[21]，但也可见于手掌、足趾和足底。根据发病部位，也可称为获得性甲周纤维角化瘤和获得性甲下纤维角化瘤。多发生于 39～77 岁的成年男性。

组织病理表现：由厚而密集的胶原束组成的穹形病变，表皮角化过度或角化不全，棘层增厚，一些核周晕和角质形成细胞双核化，真皮核心由密集的胶原束组成，成纤维细胞较多，排列较规则，弹性纤维减少或缺乏弹性纤维。部分病例组织病理学表现类似于乳头瘤病毒感染。

二十一、先天性泛发性纤维瘤病

先天性泛发性纤维瘤病（congenital generalized fibromatosis，CGF）极少见。于皮下组织、心肌、肺、肝和肠道等有弥漫性纤维组织增生，形成边界不清的结节。结节是由伸长的梭形成纤维细胞的疏松束组成。患儿出生时外观正常，出生后不久于躯干及四肢发生多发性小的皮下结节。1～2周后可出现腹泻，并常带血。患儿仅能存活数月。

二十二、婴儿指（趾）纤维瘤病

本病又称为复发性婴儿指（趾）纤维瘤、包涵体纤维瘤病，是一种发生于婴儿和儿童指（趾）的罕见的以成纤维细胞增生为特征的良性肿瘤，80%的病例在出生后1年内发病，男性患儿较多见。数年后可自发性消退，不遗留瘢痕，但复发率高达60%～75%。此外，肿瘤还可发生于年龄较大的儿童和青少年，成年人发病亦有报道[22]。

临床特点：损害为单个或多个半球形结节，质地坚硬、表面光滑，常与皮肤粘连，呈粉红色或鲜红色的结节，直径很少超过2cm，质硬，与皮肤粘连，可移动，多位于指、趾关节伸侧及外侧，特别是中指、环指和小指处单发或多发。一般无自觉症状，但可引起功能障碍和关节畸形。从发病到指（趾）功能受限的时间为数月至2年不等。

组织病理表现：表皮增生、肥厚，真皮内大量胶原纤维及成纤维细胞增生、交织，排列紊乱；肿瘤边界不清，无包膜，无炎症细胞浸润，成纤维细胞核大、呈梭形，胞核旁可见嗜伊红包涵体。Masson染色呈深紫色，真皮内有梭形细胞增生，胞质内含有核周嗜酸性包涵体，电子显微镜检查示肿瘤细胞具有肌成纤维细胞性质；免疫组化研究表明这些包涵体为肌动蛋白丝。因此，其被认为是典型的肌成纤维细胞增生形成的肿瘤。

二十三、指节垫

指节垫系指关节伸侧皮肤纤维性增厚所致，患者无自觉症状，病因不明，散在发生，往往有家族史，与遗传有关。

临床特点：皮损为指关节伸侧扁平或隆起的局限性角化损害，表面光滑或粗糙，发展缓慢，因此往往经过数月或多年才被发觉。直径为3～10mm，有些则隆起很高，呈明显硬结。最常见于近侧指间关节，但也有发生于远端指间关节者，拇指较少见，但有报道一家族在膝关节及足背关节也有类似损害。发病年龄一般在15～30岁，也有更早者，有些损害可发生多年而未被觉察，因此发病年龄无法明确。

组织病理表现：表皮角化过度，棘层肥厚，真皮结缔组织增生，胶原纤维明显增粗。

参 考 文 献

[1] Gabrielli A，Avvedimento EV，Krieg T. Scleroderma. N Engl J Med，2009，360（19）：1989-2003.

[2] Nelson JL，Furst DE，Maloney S，et al. Microchimerism and HLA-compatible relationships of pregnancy

in scleroderma. Lancet, 1998, 351（9102）: 559-562.

[3] Fleming JN, Nash RA, McLeod DO, et al. Capillary regeneration in scleroderma: stem cell therapy reverses phenotype?. PLoS One, 2008, 3（1）: e1452.

[4] Bellini A, Mattoli S. The role of the fibrocyte, a bone marrow-derived mesenchymal progenitor, in reactive and reparative fibroses. Lab Invest, 2007, 87（9）: 858-870.

[5] Stellos K, Gnerlich S, Kraemer B, et al. Platelet interaction with progenitor cells: vascular regeneration or inquiry. Pharmacol Rep, 2008, 60（1）: 101-108.

[6] Helmbold P, Fiedler E, Fischer M, et al. Hyperplasia of dermal microvascular pericytes in scleroderma. J Cutan Pathol, 2004, 31（6）: 431-440.

[7] Whitfield ML, Finlay DR, Murray JI, et al. Systemic and cell type-specific gene expression patterns in scleroderma skin. Proc Natl Acad Sci USA, 2003, 100（21）: 12319-12324.

[8] Gay S, Jones R E Jr, Huang G Q, et al. Immunohistologic demonstration of platelet-derived growth factor （PDGF） and sis-oncogene expression in scleroderma. J Invest Dermatol, 1989, 92（2）: 301-303.

[9] Asano Y, Ihn H, Yamane K, et al. Increased expression of integrin alpha（v）beta3 contributes to the establishment of autocrine TGF-beta signaling in scleroderma fibroblasts. J Immunol, 2005, 175（11）: 7708-7718.

[10] 李彦希, 赵鹏, 阎衡. 进行性特发性皮肤萎缩 2 例. 临床皮肤科杂志, 2016, 45（3）: 214-215.

[11] Svegliati S, Cancello R, Sambo P, et al. Platelet-derived growth factor and reactive oxygen species（ROS）regulate Ras protein levels in primary human fibroblasts via ERK1/2. Amplification of ROS and Ras in systemic sclerosis fibroblasts. J Biol Chem, 2005, 280（43）: 36474-36482.

[12] Kowal-Bielecka O, Landewé R, Avouac J, et al. EULAR recommendations for the treatment of systemic sclerosis: a report from the EULAR Scleroderma Trials and Research group（EUSTAR）. Ann Rheum Dis, 2009, 68（5）: 620-628.

[13] Kowal-Bielecka O, Fransen J, Avouac J, et al. Update of EULAR recommendations for the treatment of systemic sclerosis. Ann Rheum Dis, 2017, 76（8）: 1327-1339.

[14] Pellar RE, Pope JE. Evidence-based management of systemic sclerosis: navigating recommendations and guidelines. Semin Arthritis Rheum, 2017, 46（6）: 767-774.

[15] 汪丹, 何永萍, 汪盛. 慢性结节性耳轮软骨皮炎. 临床皮肤科杂志, 2017, 46（11）: 788-790.

[16] 王秋枫, 夏汝山, 杨维玲. 原发性斑状萎缩 1 例. 中国皮肤性病学杂志, 2009, 23（8）: 512-513.

[17] 王今朝, 石年, 毛辉. 播散性浅表性光线性汗孔角化症 1 例. 皮肤病与性病, 2016, 38（5）: 384-385.

[18] 张燕, 刘桂丽, 李瑞静, 等. 硬化萎缩性苔藓. 临床皮肤科杂志, 2018, 47（3）: 138-140.

[19] 钱冬冬, 张怀亮, 曾学思, 等. 类脂质渐进性坏死 1 例. 临床皮肤科杂志, 2015, 44（7）: 446-447.

[20] 范宏生, 林达, 张学军, 等. 结缔组织痣一家系报道. 中国麻风皮肤病杂志, 2005, 21（9）: 736-737.

[21] Bart RS, Andrade R, Kopf AW, et al. Acquired digital fibrokeratomas. Arch Dermatol, 1968, 97（2）: 120-129.

[22] 翟志芳, 郝飞, 钟白玉, 等. 婴儿指部纤维瘤病. 临床皮肤科杂志, 2009, 38（9）: 591-592.

（龙朝钦）